汉敬德◎著

柳氏

中医临证传承实录

谈药话方篇

中国健康传媒集团

中国医药科技出版社

内 容 提 要

　　本书作者为山东省名中医柳少逸的入室弟子，柳少逸先生作为柳氏医学流派传承人，成立了"柳少逸中医传承工作室"，倾心尽力地向弟子们传授柳氏医学的学术思想和临床经验。作者在本书中以中药为主线，用柳氏医学"以方证立论"的法式，领悟柳氏医学流派的精华，并经过"理论—实践—再理论—再实践"过程的不断反复，丰富柳氏医学流派的理论。本书可供中医药院校师生、中医临床工作者、中医爱好者阅读参考，亦可作为基层中医药培训教材和中医药文化"五进"的辅助教材。

图书在版编目（CIP）数据

　　柳氏中医临证传承实录. 谈药话方篇 / 汉敬德著 . — 北京 : 中国医药科技出版社，2020.9（2024.9 重印）

　　ISBN 978-7-5214-1996-2

　　Ⅰ . ①柳… 　Ⅱ . ①汉… 　Ⅲ . ①中医临床—经验—中国—现代 　Ⅳ . ① R249.7

　　中国版本图书馆 CIP 数据核字（2020）第 167197 号

美术编辑　陈君杞
版式设计　也　在

出版　**中国健康传媒集团** ｜ 中国医药科技出版社
地址　北京市海淀区文慧园北路甲 22 号
邮编　100082
电话　发行：010-62227427　　邮购：010-62236938
网址　www.cmstp.com
规格　710×1000mm $\frac{1}{16}$
印张　25 $\frac{3}{4}$
字数　434 千字
版次　2020 年 9 月第 1 版
印次　2024 年 9 月第 2 次印刷
印刷　北京金康利印刷有限公司
经销　全国各地新华书店
书号　ISBN 978-7-5214-1996-2
定价　**59.00 元**

获取新书信息、投稿、为图书纠错，请扫码联系我们。

张 序

——传承精华 守正创新

庚子春，在取得"新型冠状病毒肺炎"（以下简称"新冠肺炎"）疫情防控阶段性胜利之时，明滨同志给我一份书稿，并推荐道："基层中医同志们，在工作之余，多有著述。这是东港区汉敬德同志写的书稿清样，仔细阅读后，非常契合我市中医药文化进机关、进校园、进企业、进社区、进医院（'五进'）活动。"邀我为之作序。阅读之，近似散文的语言将博大精深的中医药文化娓娓道来，令人耳目一新。

作者以中药为主线，写出了对身边常见中药的认识与思考；用中医的经典理论阐述中药组方之用；用柳氏医学"以方证立论"的法式，领悟名老中医柳少逸先生的学术思想和临床经验。作者守正着"理必《内经》，法必仲景，药必《本经》"的传统中医理论；传承发扬了柳氏医学的精华；创新了中医药文化的传播方式。本部著作是不可多得的基层中医药培训教材和中医药文化"五进"的辅助教材，更是基层医务工作者中医药文化的普及读物。

"传承精华，守正创新"，是习总书记对中医药工作的重要指示，奏响了中医药事业大发展的主旋律，指引着中医药今后的发展道路。特别在抗击"新冠肺炎"疫情的过程中，中西医结合、中西药并用，形成中国方案的一大特色、中国经验的一大亮点。无论是预防干预还是治疗"新冠肺炎"，中医药都全程参与，实现了发病率低和治愈率高的不俗成绩，让中医药在古老土地上重焕光彩。

日照自古就是中医药文化的发祥地之一，并且有着深厚的群众基础。1977年莒县陵阳河遗址被专家确认为大汶口文化中晚期遗存，距今4800年左右，出土了5件玉器，其中一枚为《黄帝内经》中所提到的"砭石"，佐证了日照市早在4800年前就已经开始使用砭石治病。《文心雕龙》作者刘勰是日照人，莒县定林寺是刘勰晚年校经著书之处。《文心雕龙》提出"窥意象而运斤"，极大地丰富与发展了象思维，象思维是中国传统思想文化中最基本的思维方式，取象比类法是中医学主要的认知方法之一，贯穿于中医学的整体观念和辨证论治思维之中。象思维是中华文化原创性思维的源泉、原创性的母体，研究《文心雕龙》中的象思维，对中医药创造性转化、创新性发展具有启发意义。清代瘟疫学大家刘奎，出生于日照市五莲县，晚年隐居五莲松朵山下，自号松峰山人。刘奎的瘟疫学研究在清代具有全国性的广泛影响，《清史稿》有传，清朝嘉庆年间，有"南臧（枚吉）北黄（元御）中刘（奎）"之说。代表作《松峰说疫》，继《温疫论》之后强调了瘟疫之名义，总分为瘟疫、寒疫、杂疫三类，提出治疫证最宜通变，"瘟疫不可先定方"的主张，首倡瘟疫统治八法，突出辨证论治精神，所设方药实用便宜，补本草之所未备。在新中国成立后三次大型的医籍整理中都被当作医学经典著作被整理出版，是医学界寻求战胜重大疫情灵感的宝库。

日照独特的南北过渡型气候条件、起伏多变的地形地貌，造就了丰富的中药材资源，不但有药源丰富的植物药、动物药、矿物药，更因临海，海洋药物也很丰富。中药材品质优良，"莒县丹参""莒县黄芩"通过国家农业农村部地理标志农产品产地认证，莒县库山乡是国家级优质中药材生产基地和山东省最大的优质中药材集散地。

日照不仅有深厚的中医药文化，而且有丰富的旅游资源，正着力做好"旅游＋中医药"融合文章。2017年，日照市以全国惟一滨海城市、山东省惟一地级市，入围"国家中医药健康旅游示范区创建单位"名单，是15个创建单位之一。

日照有着优美的自然生态环境，曾获"中国人居环境奖"，冬无严寒，夏无酷暑，特别适宜老年人养老居住。随着我国老龄化程度不断加剧，老年人对医疗、照护的需求与日俱增。"有病治病，无病疗养"，成为发展养老服务的新方向，日照把医养健康产业作为重点产业来打造。

当前，中医药发展上升到国家战略，人民群众对中医药服务的需求更加迫切。创新离不开对守正的坚持；守正的根基也需要不断地创新。正确处理好守正和创新的关系，遵循中医药发展规律，发挥好中医药原创优势，才能把中医药这一祖先留给我们的宝贵财富继承好、发展好、利用好。

日照具有独特优势和深厚的中医药文化底蕴，因此不但要在重点领域、重大项目上求得突破，更要把中医药健康养生理念及实践经验传承下去，在基层普及开来，彰显其防病治病的独特优势和作用。只有中医药贴近老百姓，中医药文化才能焕发出无限生机。敬德用朴素的近似拉家常式的语言，讲了身边的中医药故事，传播了中医药文化的声音，阅读此书，总能从字里行间读到中医药文化的真情实感，中医药不是遥不可及的，而是早已融入在我们的生活里，流淌在每一个炎黄子孙的血脉中。只要从事中医药工作的同志们，都能扎根基层，多为老百姓讲讲中医药文化，普及中医药治疗疾病的经验，中医药大发展的春天才是真正到来。

山东省日照市卫生健康委员会主任　张玉新
2020 年 7 月 6 日

柳 序

一个中医人对中药的情怀

——论古谈今话传承

庚子岁春，学生汉敬德发来《柳氏中医临证传承实录》后记:《青山依旧在》一文。从文中可知，该文是他当日回老家，观老屋前梅花迎雪盛开的景象，于是有了与同学赏梅话药的开篇，继而谈方论医，又引起了诸多的话题。虽将该文称为"后记"，然仍离不开主旨内容——谈药说方话传承。故将"后记"冠名"青山依旧在"，足见其对中医药事业深厚的情怀。

我与敬德的师生缘，始于 1983 年，他来烟台市莱阳中心医院中医科实习，我是他的带教老师。他天资聪慧，有悟性，中医功底厚重，故对柳氏医派的学术体系和临床思路方法接受得比较快。用他同学的话说:"汉敬德是能入柳老师'法眼'的学生。"毕业后，每有医学难题便请益，于是在问难释疑中进一步深化了师生的情谊，用蔡锡英老师的话说:"汉敬德是柳老师少有的得意学生。"

2018 年 12 月 21 日上午，中医传承工作室举办揭牌仪式，敬德也如期入会。用他的话说:"缘分再次降临，他这个'老学生'又成了'新弟子'。"因他跟师时间最久，工作室中的同学又均称他为"大师兄"。他们除临床侍诊外，尚有"课外作业"，敬德因有两次参与全国中药普查的经历，对地方中草药有深厚的情结，于是他立题"谈药说方话传承"。此即"辨本草者，医学之始基，实致知之止境"之谓也。

《太平惠民和剂局方》云："夫济时之道，莫大于医；去疾之功，无先于药。"清·陈蕙亭《本草撮要·序》云："医师之用药，犹大将之用兵。兵不得力，将罔克成功；药不得力，病罕有起色。行军辨主客要害，用药分君臣佐使。医门多疾，未有药性不明而能着手奏效者也。"清·徐大椿云："医者，意也；药者，瀹也。谓先通其意，而后用物疏瀹之也。"上述之论，形象地说明了医与药之间的辨证关系。于是大家也会明白敬德的"谈药说方话传承"的核心内容是"谈药"。

晋·王叔和《脉经·序》云："夫医药为用，性命所系。"清·蔡陆仙《中国医药汇海》云："夫卖药者不知医，犹之可也。乃行医者竟不知药，则药之是非真伪，全然不同，医者与药不相谋，方即不误，而药之误多矣。"从其文可见其对中药真伪鉴定的重视，及对不法药商的不满。此即敬德强调医者识药的重要性。

清·《余听鸿医案》有云："药贵中病，不论贵贱，在善用之而已。古人之方，不欺后学，所难者，中病耳。如病药相和，断无不效验者。"清·赵学敏《串雅内编》云："走医有三字诀：一曰贱，药物不取贵；二曰验，以下咽即能去病也；三曰便，山林僻邑仓促即有。能守三字者，便是此中之杰出者矣。"表述了中医学传承"古人之方"在于"善用"，而"走方医"之方药，具有"简、验、便"的特点。文中的药物，均是当地常见的中草药，可见他对20世纪六七十年代"赤脚医生"运用"一根针、一把草药"在"合作医疗"中惠及百姓的赞赏，彰显其对地方中草药的深厚情结，同时见证了其"敬畏生命""大医精诚"的医者敬德之心。

敬德每写完一味中药，均首先发给我，于是我便成了第一位读者。其后再将文章发到工作室网上与同学们共享。随着文章数量的递增，发现每味中药在他笔下，竟成了至灵至捷而至活之物。诚如清·邹澍所云："凡药之为物，有理焉，有情焉。理者物之所钟，情者物之所向，而适与病机会者也。"由此足见其灵思神妙之文笔，中医学知识之底蕴和文史哲基础之厚重。这期间他的文章均受到中国医药科技出版社的关注，将其列入 2020 年出版计划。于是敬德便日夜兼程，终于在新年期间完稿，其后又进行了细致的校对工作。2020 年 2 月 4 日，即立春日，他发来"后记"，即《青山依旧在》一文，并希望我为之序，我同时也让他写个自序，以阐述他创作的思路和感悟。于是 2 月 23 日他以"前言"为文发来，似有灵犀相通之感，我想说的话，都让他表述了。故而我作了这篇短文，名曰"一个中医人对中药的情怀——论古谈今话传承"，以代序。

柳少逸

2020 年 2 月 26 日

前　言

　　置身大自然中，沟沟坎坎，田野山洼里生长着茂盛的草木，年复一年悄无声息地生长、开花、结籽。少年的我，随着姐姐们剜野菜认识了它们，从而这些花花草草在我的脑海里打下了深深的烙印，于是，我童年的味道也和这些花草一样蕴含了酸甜苦辣。直到"农村合作医疗"的开展，我也跟随大人采起了中药，这时才知道这些草草木木能祛除疾病，也知道了拉肚子用车前草，出血了用刺刺芽，小孩发烧用白茅根，流行感冒用贯众……于是我渐渐地和这些草草木木结下了缘分。

　　正是这个缘分，高考后我选择了学习中医。课本上冷冰冰的中药名字，使人陌生。待老师讲别用名时，我才恍然大悟，课本上讲到的中药就是在家乡随处可见的草木，这才和它们有了心灵上的交流。从此再见到植物，总要辨识辨识是不是什么中药。

　　正是因为这个情结，我对学习过的中药印象深刻，常常学以致用，临床上用药多"药证相符"，在用成方的时候加入合适的熟悉的中药，总是那么的笃定，常能达"四两拨千斤"之效。以后讲授《中药学》，也常把自己的临床体会、生活感悟、药性体验等传授给学生。在"教学相长"中，自己做了大量的读书笔记。

　　2003年，缘分又一次降临，我参与主持了日照地区中药资源调查研究，这是一次大范围的调查，掌握了大量的一手资料。通过这次调查研究，使我的中药知识又一次得到大的提升。由于专注于写《日照地区中药资源调查研究》，耽误了自己对中药体悟的写作。好在，《日照地区中药资源调查研究》获日照市科技进步二等奖，也是对自己心血的回馈。正是因为在中药学方面的成绩，我又参加了"全国第四次中药资源普查"，并任东港区普查办主任。在与普查队山东大学教授们的交流中，我的中药知识又一次得到升华，这是一个中医药人可遇不可求的机缘。

2018年12月，柳少逸老师"中医传承工作室"成立，缘分再次降临，我这个柳老师的老学生又成了新弟子。在和柳老师谈医论药中，柳老师说："为医者不可不识药，《神农本草经》重辑序中说：'夫医之有《本草》，犹学者之有《说文》也；药性之有良毒，犹篆文之有六书也。未有不辨药性而能为医者，亦未有不知篆文而能为字者''学医功夫原有数层，就第一层功夫言之，则最在识药性'，这是张锡纯对药物重要性的精辟论述。学习一味药，要识到、要采到、要尝到、要研究到、要用到、要总结到。一个好的中医不仅仅体现在诊病过程中，更要置身天地间这个大药斗里，天地万物为我所用。"我和柳老师讲了我对中药的认知，老师鼓励我将体会写成文章。老师说："文章不要以药论药，落入狭义的俗套，要立足于'用'，以医理贯穿其中。'文是基础，医是楼'，既要普及中药知识，更要有深度、广度、高度。用浅显易懂的文字，写出生活中，老百姓身边鲜活而有生命力的本草，一花一叶有故事，一草一木是学问，让读者在阅读中发现中药之美、中药之用。进而，在更高的层面论述中药蕴含的情理，方剂中应用的微义。"

日照市东港区卫生健康局的张玮局长，知道我要写书，给予了我鼓励和支持，分管日照市中医工作的日照市卫生健康委员会的窦明滨副主任，在得知我的书即将出版，专门要了书稿，并批曰："发展中医不是一句口号，是实实在在的行动，只要全市的中医都行动起来，将中医药知识普及了，中医才有希望。"窦主任看完书稿，特地高兴地向张玉新主任做了汇报，张主任更是给予了极高的评价："日照独特的南北过渡型气候条件，起伏多变的地形地貌，造就了丰富的中药材资源，要鼓励基层的同志们，讲好日照的中医药故事，为打造日照'中医药健康旅游之都''中国康养示范市'，传播好日照中医药文化的声音做贡献。"并许诺，此书如出版，将为之作序。领导的关心和鼓励，给予了我极大的信心。

于是，我从中药开说，以"药—方—证"这条主线，将用中药的法象来解释药物作用的原理贯穿其中；根据药性的特点，论述在不同方剂中运用之巧；精选医案加以注解，力求在更高的层面上说明药物之验。为保持古籍和医案原貌，书中的中药名（如蝉衣、破故纸等）、中药剂量及计量单位未按现代要求统一。

　　闻着花草树木、根叶花实的清香，品尝着药罐里的草药味道，将中药的医理药理、治病之验、传说故事、博物知识等娓娓道来，从中也能感受到一段师生的岐黄之缘。如能对别人有所帮助，善莫大焉。

汉敬德

2020 年 2 月 23 日

目录

莱阳行记

2018年12月20日下午，为参加柳少逸老师中医传承工作室的挂牌仪式，伴随着隆冬的暖阳，我同夫人驱车赶到了莱阳。

傍晚，我见到了几年未见的柳少逸老师和蔡锡英老师，师生相会，师情、亲情暖暖的一屋。柳老师用他特有的柳体，在赠我的14本著作扉页都题上了寄语，我的心里充满暖暖的师爱。

晚上，柳老师、蔡老师专为我们设宴，相较其他的宴会，多了一道中医大餐。在慢慢地酒进、细细地交流中，柳老师、蔡老师的学术思想就像醇厚的美酒，缓缓地流淌进了我的血液，使我又受到一次传统中医思想文化的洗礼。

论《内经》，张奇文老厅长誉柳老师为"《内经》活字典"，几经问难，柳老师都用他特有的柳氏医学思想给予了解答。

谈《伤寒》，说时方，永前院长说，受柳老师、蔡老师的指导和影响，他喜欢用"阳和汤"的同学李卓睿，今天也来跟师。说曹操曹操到，潍坊的李卓睿师弟过来敬酒，也加入了讨论。柳老师启发性地问我们："过去大家用阳和汤治疗阴疽，单纯用于外科方面，而用于肿瘤的治疗行不行？推而广之，所有辨证为阳和汤证的，是不是都可以用？"蔡老师更进一步地说："阳和汤的应用很广泛也很好用，不要局限于骨髓炎，只要切中病机，就可应用。"阳和汤里有鹿角胶，忆读《医学衷中参西录》，张锡纯先生用单味鹿角胶治疗下焦虚寒，而意外治愈少腹积聚甚硬，其感慨曰："鹿角胶不但具温补之性，实又善通血脉。"可见明药性也很关键。

柳老师说："明药性除学好教材外，首推《神农本草经》，大家一定要认真研读。"从《神农本草经》谈到虫类药，蔡老师善用虫类药，是她对长期临床实践经验的总结。蔡老师说，随着气候、生活、饮食、疾病与过去不同，临床用药要有所转变。她特别讲到了蚯蚓，问我们，蚯蚓有什么特别的吗？我们一脸的懵懂。看我们回答不出来，蔡老师接着说，在一方田里，蚯蚓可以雌雄易性。我们更加不懂了。她进一步解释：一块田里当雌性蚯蚓少到一定程度时，雄性就变成了雌性；反之亦然。雌雄易性，阴阳平衡，我似乎明白了补阳还五汤用蚯蚓的奥秘了，但真正弄懂，还需要今后进一步探索。

"鼠妇用过吗？"蔡老师接着问，"你们好好研究一下，这是我临床上的常用药，而且应用广泛。刺猬皮呢？可能你们只知道它可以化瘀止痛，收敛止血，固精。但这类药你们可不可以取象比类地学习？"我说："按这两种药的形态，是否负阴而抱阳？阴平阳秘，治病以平为期？"二位老师含笑不答。

今天写这篇文章的时候，我想到一本书上用刚出生的小老鼠治疗肿瘤的验方。按照老师的启发，可否这样理解：老鼠有领地意识，当它们繁殖到一定数量，这个领地不足以养活它们时，就自然化胎。可以化胎，体内肯定有一种能化肿瘤的物质，多余的就是累赘，在人体多余就是病。

柳老师又给我们讲了中华大蚂蚁在治疗不育症的应用，他特别提到必须是黑的大蚂蚁。

我夫人，年55岁，已绝经。2个月前患漏下，我用安冲汤合傅氏老年妇女漏下方加减治愈。不料，来莱阳的前天晚上月经又来了，本不想告知老师，但在酒宴上，她突发肚腹疼痛，多亏蔡老师照顾，我夫人深受感动。蔡老师问了我以前的治疗思路，我如实汇报。蔡老师说，月经病不要见血止血，要以通为用，败浊瘀血祛除了，新血才能归经。老师的一番话犹如醍醐灌顶，让我幡然醒悟。

第二天，参加完挂牌仪式，永前院长领我参观中医文化展室，每每驻足感慨，原来能望柳老师项背，现在更是高山仰止。

参观完复健医院，回到了工作室。柳老师在众多学生的簇拥下正忙着门诊，耐心诊断之余，不时地给病人讲注意事项，给学生讲治疗思路。我静静地站在老师身后，看老师处方，发现有两个病人的处方都分早、晚不同处方来分服，再仔细看处方用药，方中用药有相同的，有不同的。但大概桂枝、柴胡类的处方早上服，六味之类的晚上服。我特想问老师，但看到那么多的病人焦急地等待着老师治病，我也只能自己理解了，老师的处方处处体现了天人合一的思想，一年的春夏秋冬换成一天十二个时辰，用药也体现了春夏养阳、秋冬养阴、生长化收藏的思想。

　　30 多年前，我读着《苦菜花》《迎春花》来到了故事的发生地——莱阳。今天，伴着隆冬的暖阳我又一次来到了莱阳，来寻找我中医梦的太阳。根植于胶东的苦菜花、迎春花正在孕育新的生发，待到春风吹遍，定会山花烂漫。柳氏中医传承工作室的成立，不就是这暖暖的春风，徐徐地生发在神州大地上吗！

二○一八年十二月二十二日

梨乡怀旧事　跟师岐黄情

2018 年 12 月 20 日，得知恩师的"柳少逸中医传承工作室"将于次日挂牌并有 14 部新著发行，我这个恩师的"得意弟子"当然不能置身事外，既有祝贺之意，也有在恩师开坛讲道之际，投入门下再聆听教诲之意，以达多年之愿。于是，我于下午赶到莱阳。

仰之弥高，钻之弥坚

晚上，柳老师和蔡老师设宴，热情欢迎我的到来，欣喜之意溢于言表。家长里短中，工作生活的细询里，处处充满了师爱，心里暖暖的。恩师待我远远超过了"传道、授业、解惑"。正如葛洪所谓："明师之恩，诚过于天地，重于父母多矣！"

恩师长我 20 岁，1983 年暑假后，我进入烟台地区莱阳中心医院毕业实习，与师结缘。正是这次结缘，使我一生受益，不论在何岗位上，念及老师的教诲、关怀、激励，都是我进步的动力。恩师出版的著作总是第一时间赠送给我，大著扉页上都题上寄语，落款全是"师字　少逸"。恩师待我之情跃然纸上。每当打开柳老师的著作，亲切的题语，熟悉的柳体字，如见师面，总是心潮澎湃，感慨万千。感慨老师学高，感伤自己不能待师之侧，更悲乎术业不能专攻，蹉跎了岁月。在离开恩师的 30 多年里，恩师著述等身，继承和发展了柳氏医学流派，丰富了柳氏中医学思想，使传承了百余年的柳氏医学，以其强大生命力屹立于传统中医文化之林。

恩师成就非凡而我却止步不前，愈仰望恩师，愈觉得崇高。自己也老矣，即将从工作岗位上退下来，有暇了却自己的心愿，实现由柳老师点燃的中医梦想。于是，有了再跟师学习的意念。此意一表，恩师慨然应允。蔡老师更是发微信鼓励："这么多年从政未医，仍未磨灭你的中医情结和淡忘你的中医知识，还记得你柳老师知道你从政后的第一句话就是'可惜了'！人生就是这样，长途跋涉，虽然风景万千，让人念念不忘的仍然是出发之地！一切都不算晚，你有在学校奠定的扎实功底，有博览群书的毅力，更重要的是有着对中医的挚爱，一定会大器晚成的！老师祝你在登顶大医的征程上，披荆斩棘，勇敢前行，天道酬勤，胜利一定会属于你这样勇于登攀的人！"恩师的应允和蔡老师的嘉勉，令我感动，二师恩宠有加，我自当奋力。

席间，永前院长同我谈起中国中医药报周颖主任拟编写《大医鸿儒柳少逸》一书，在柳老师的学生中征集素材，问我可否写写？

对师恩多加于我的柳老师，我当然愿意写。但承诺了，又不坦然了，柳老师学术流派源远流长，博大精深，我这个老学生、新生徒，能把握了恩师的学术思想吗？其间，同老师提出立题三问。一问：柳老师敏而好学，博览群书，通三才，可为大儒？恩师曰：吾幼承家训，弱冠拜师，庭训师严，"三、百、千"必背，《说文》明文字源流，话"河洛"，讲"八卦"，虽有所成，但实为学医打基础。正所谓"秀才学医，笼里捉鸡""文是基础，医是楼"也。我的二位师爷是清朝贡生、秀才，可谓鸿儒；家父吉忱公、蒙师永昌公入私塾习国学成大儒。我不过是这几位鸿儒大医的徒子徒孙罢了，勤勉修为，为的是更好地传承他们的儒医之学，敢齐名乎？二问：恩师医术名闻乡里，著作遍行天下，可谓大医？师曰：吾弱冠随亲及师为人疏方，浮沉医海五十余年，今已年过古稀矣，只为济世活人计，从不图虚名，不愿虚名大医，更愿做贴近百姓的"布医郎中"。余晚年，伏处三余书屋，隔日应诊于工作室，课生教徒，"布衣暖，菜根香，读书滋味长"，吾之愿也。三问：先生医名显，书画丹青也著，远超社会上的大师，可称大师乎？师笑曰：我之主业是医，不是艺。现在大师漫天飞，何来大师？书画丹青怡我情志，不可废也。

三问诘难，反难倒了我，故而很长时间没有成文。今天我坐在电脑前，想起吴鞠通《温病条辨》自序中的一句话："夫立德立功立言，圣贤事也，瑭何人斯，敢以自任？"柳师任之而不自任，我强任于他，有拂师意。于是，"高、大、上"的师我不能写，那就写写我30年前跟随老师学习的点滴故事。思路一开，往事如潺潺溪流，泉涌于我的脑海。

师之字是书法，病历是经典

经过学校严格实习前培训和考核，我荣幸地被分派到莱阳中心医院实习。莱阳中心医院是当时烟台地区两所地区级综合医院之一，条件一流，医疗技术力量雄厚。

来到医院，短暂的新鲜感消失，随之而来的是老师的不满和自己的自责。虽经过几年的学习，但书上得来终觉浅，要应付临床还差十万八千里。那时是专师带教，类似于过去的师带徒。起初，我有幸跟师和蔼的岳凤玉老师，因此，比其他同学少见了老师不满的眼神，多得了岳老师的宽容和谆谆教导。"方歌忘了吧，辨证不出来了吧，慢慢来，我等你。"是岳老师经常安慰我说的一句话。开始都用正式处方笺开处方，等岳老师修改后，我再重新抄写一遍，浪费了不少处方纸。于是，我和岳老师商量，我把处方写到笔记本上，请岳老师在笔记本上改好了再誊写到正式处方上。这样不但省了处方纸，我还得到并保留了岳老师宝贵的经验和用药习惯，时时温习之。随后，我的跟诊速度明显提高，有时还师心自通，得到了岳老师的好评。

中医科是一个大科，十多位中医老师。初到，我们忙于适应环境，跟上带教老师的思路和节奏，即使带教老师不在诊室，也安静地坐在老师的诊桌旁读书，生怕违反了纪律。

临近春节，一位身材伟岸的老师出现在了我们的视野，他过来找王树春老师，商量给单位和职工写春联。早知王树春老师是一位书法家，这位老师和王老师商量分工写春联，肯定也不是一般人，这引起了我的好奇。于是，我问岳老师："这位老师是中医科的吗？"岳老师反问我："你不认识这位老师？他在我们医院可是大名鼎鼎。"

就是这么一位大名鼎鼎的人，我居然不认识。

春节一过，我转到了病房实习，才知道这位大名鼎鼎的人，就是柳少逸老师。我问在病房实习的同学，他们说，柳老师不好跟，他的思路和我们课本上不一样，不轻易教人。有此先入为主的思想，我也就不去主动接触柳老师了。

中医科病房，实际就是中心医院的干部病房，慢性病多，也清闲，但大病历还是要完成的。一天，严厉的中医科王主任来"关心"我们了，到病房查房并检查大病历。从他严肃的脸上，我们看不出满意还是不满意。突然，他脸色一沉，"汉敬德，你写的这个是什么字，给我念念。"我一看，说："'上'啊。"他把病历夹猛地一合，"我看是个'土'字，连字都不会写，还学中医？"我小声嘟囔了一句，"有的老师写的字也看不懂。"我带有家乡味的嘟囔让他听懂了，他用手点着桌子，一句一顿地说："你说的是柳老师吧，柳老师的字那是书法。听说你们不愿意跟柳老师查房，不是柳老师清高不教你们，是你们与他差距太大，没法教，他的病历是用经典写成的经典，名师高手在此，你们不跟学，实不可教也。"此后，我的书写认真了，并养成了严格的习惯，以致工作后领导让我从政也与此有关。

从此，我开始用心学习理解柳老师的病历了，想跟师，必先了解老师的学术思想。通过学习，我逐步了解到柳老师用经方较多，病历中常夹杂"司天""在泉"之类词。我们如看天书，怪不得学生跟不上，老师不愿意教。

可能这事传到了柳老师的耳朵里，一天下午，他来到了我们屋，并坐了下来，同我们拉起了家常。近距离地接触柳老师，我才感觉到他是如此平易近人，知识渊博和健谈，不禁肃然起敬。特别是对教材上"阴阳平衡论"的质疑，柳老师引经据典论述，我们不但受益颇多，还难以忘怀。传统中医思想就这样在我们心底萌发。

两用小柴胡汤

我慢慢地和柳老师亲近了起来，有困惑愿意请教于他，越请教他越高兴，讲解得越透彻。有一天查房时他说，每次都是他讲，从今天开始我们讲，他补充。这天的查房，习惯了洗耳恭听的我们都哑口无言。柳老师显得有些生气，匆匆查完房，撇下心神未定的我们走了。

我们为惹老师生气自责，更为不争气懊恼，我们都自觉地抱着病历逐床检查病人，认真地准备第二天的查房。

次日查房，"你方唱罢我登场"，多种观点在碰撞。经方、时方并用，六经、八纲、脏腑、卫气营血辨证各显其通。人人都是老师又都是学生，既讨论又争论，一些同学引经据典的说理、辨证、用药，出乎柳老师和大家的预料，一次查房就是一次小型的学术会议。柳老师高兴地说："以后查房就这么查，教学相长，也是'学、思、悟'的深入，学中医就要用心悟啊。"

　　一天，西医内科病房来了会诊单，专请柳老师会诊，查完房后，我将会诊单送给了柳老师。柳老师说："你没有事的话，和我一起去会诊吧。"当听到这句话，我受宠若惊，这既说明老师对我的认可，也是想重点教我了。一路上，我认真思考会诊单上的病情介绍，挖空心思地想着如何辨证，如何用药，不觉中来到了内科病房。病房里的西医大夫，大多喝过柳老师的中药，对老师很敬重，给柳老师又搬凳子又倒水。一个大夫见我和柳老师一起，调侃地说："柳大夫也开始带徒弟了？"柳老师说："今天就叫我的学生会诊，我给他打下手。"在柳老师鼓励下，我将右手伸上了病人的寸口。由于熟记了会诊单上的病情介绍，加之重新问诊。我紧紧抓住了病人"发热、想呕"的主诉，按照老师"辨证抓要点，方证相符，但见一证便是"的教导，再参舌、脉，我征询柳老师说，应该是"少阳证"。一个大夫问，"什么病？我怎么不知道啊？"柳老师笑笑说："天机不可泄露啊。"柳老师鼓励我开处方，我将小柴胡汤的原方开了出来，并加上药量。柳老师看过我的处方，又重新摸了脉象，在我常用量的基础上，加大了用量。开完方，一个护士听说柳老师来会诊，过来请老师看看。她20多岁，发热3天，服用西药效果不显。老师又让我先看，问诊了一番，又摸脉，心里疑惑，脉象滑，尺脉不沉，原来跟岳老师看妇科病多，这种脉象多考虑怀孕，但她未婚。老师见我迟疑，过来诊脉，老师诊完脉问我，你问诊问全了吗？我说，因为不好意思，没有问经带。老师教导我，十问歌怎么讲的，"妇人尤必问经期，迟速闭崩皆可见"是不是忘了，让我重新问诊。结果她4天前来月经，柳老师启发性地说："妇人病有外感，恰逢月水来潮，用什么方？"老师的启发鼓舞了我，我小心地说："还用小柴胡汤？"老师赞许地看着我，我开出了小柴胡汤，并参照上述病例加大了用量，老师又提笔在我的处方上加了丹皮和当归。

　　我愉快地和柳老师走出了内科病房，初春的胶东还有丝丝的凉意，我不禁打了一个寒战。老师关心地问："冷吗？"我说："不冷。"老师问："第一个病人为什么用了激素、抗生素不退热？"我说："按六经辨证当属太阳表证入了少阳，所以病不解，治当和解少阳。"老师说："都是抗生素惹的祸，寒在表当辛温发之，而用上抗生素实属以寒治寒，病必不治。正像大自然，春天来了，万物生发，突然出现倒春寒，万物必然受到伤害，人也同样，要顺势而治之。"我问："可不可以把这种病叫'倒春寒病'？"老师笑，我也笑，笑得开心。笑完，老师自言自语地说："都是枢机病啊。"老师已经将调达枢机上升到理论了。我问："第二个病人老师如何知道来月经了？"老师用手指指天，我不解。老师问："今天阴历日期是多少？"我说："是 17 日。"老师对我说："满月大潮来，天人合一。"我仰望着老师，感觉到了他的幽默，更感到了他的神秘。柳老师是上知天、下知地的高人啊！我心里默默地想何时能成为像他这样的高人。

第三天一上班，老师问我："会诊的病人服药后怎么样了？"我回答说："我没问。"老师便面带愠色。我赶紧去内科病房，回来跟老师说："病人呕好了，但还有点发热。"老师问我该如何调方？我有点茫然。老师说："病已还表，汗后，更行桂枝汤如何？"我开出桂枝汤，老师不满地看了我一眼，在我的处方上加了"合小柴胡汤"五个大字，这五个大字令我终生难忘。

柳老师看出了我的难堪，接着说："过去老中医常讲，走马看伤寒，这句古训蕴含了一个大理，说明外感疾病变化快而多端。那天为什么只开了两剂药？其中的道理你一定要明白，伤寒不要看成是个小病，能死人啊。张仲景自序中，说得很明白，你好好再读读这篇序言，用心体会。推而广之，读任何一部书，都要认真地看序言。再告诉你一句，喘无善证，临床必须认真对待。"严厉的警告，让我受益终身。

我接着问老师："给女护士为什么开三剂药？"老师说："你《伤寒论》还没有学好，六经的转归，七日来复，你再去认真学学。为什么有的老医生不给外感的病人开药，嘱咐病人注意休息多喝点热水，七天疾病也能痊愈，有病不治常得中医，这句话要深刻地理解啊。"我又问："为什么加丹皮、当归？"老师反问："为什么用小柴胡汤？"我说："月经期热入血室。"老师说："既然热入血室，能不加入血分的药？"谆谆的教导，令我受益匪浅，跟着老师这样学中医不进步都难。

老师又让我说说柴胡的性味、归经和功效，我按教材上的背了出来。老师从抽屉里拿出一本《神农本草经》，让我自己查这本书上是怎么表述的。翻到柴胡项下："主心腹，去肠胃中结气，饮食积聚，寒热邪气，推陈致新。"原来和课本上讲得不一样，我带着疑惑，小心地求证老师。老师说："课本定义也对，但缩小了柴胡的应用范围，按《本经》上，柴胡应用很广，能推陈致新啊！学中医，要理必本《内经》、法必本仲景、药必本《本经》。学药，要背诵《药性赋》以利记忆，学好教材以利考试，熟记用好《本经》以利治病。"多么难得的经验，多么重要的传承啊。

医者意也

一天，一个女病人来找柳老师，大概是栖霞人，见面就说："柳大夫，您是我们家的恩人啊。"病人说完就大包小包地往外掏糖果和土特产，摆了满满的一诊桌。原来这是一个不孕症病人，喜得贵子后来感谢柳老师。

我们实习的学生第一次见到病人如此虔诚地感谢医生，心里感到好奇，大家都围拢过来，既想听故事，又想分享桌子上的美食。老师也很高兴，大方地把礼物分给了我们。看老师兴致很高，我们缠着老师，让他讲讲不孕症的治疗，柳老师高兴地说："今天就再给你们讲一课吧。"

老师开头背"女子七岁肾气盛，齿更发长"。我们接"二七而天癸至，任脉通，太冲脉盛，月事以时下，故有子"。待我们背完，老师说："很好，基础知识掌握得不错，但你们知道了'常'，是不是理解了'变'啊？"老师总是用启发性的语言来引导我们思考。

老师说："不孕症按课本讲的你们都知道了，临床收效一般。按人的生理病理讲，又太玄，不好理解。这样吧，医者意也，你们多数是农村的孩子，按农村种庄稼来形象讲如何？"我们鼓掌同意。

老师带着浓重的胶东口音问："种庄稼首先需要什么？"我们异口同声说道："需要种子。"老师接着问："光有种子行吗？"我们恍然大悟，还需土地。

老师说种子是不育的问题，而今天我们讲不孕，所以土地就重要了。

老师说："种子落地，长成庄稼，基本条件是什么？"我们说："土地松软，肥料要足，雨水适时，日光充沛……"老师说："如果土地板结了，农民就会耕地。在人脾胃为土，后天之本。如果人脾胃功能失调了，要调理脾胃；如果水大了，地里水流不出去，聚水成涓，不利庄稼生长。在人体就会表现出痰湿的凝滞。如果来了一场台风，如果阴天没有阳光，如果来了寒流，如果干旱……"我们记了满满一大本，收获颇丰。原来中医可以这么学，我们似乎对学习中医开了一点窍。老师说："天人合一，人体是一个小宇宙。'整体观念，辨证施治'是中医永远遵循的法则。"老师接着说："道生一，一生二，二生三，三生万物。中医治病，在三和万物的层面上，人就像入了大山里，容易迷路，看不到大山的真'象'。那你就往外退，退到二、一的层面，甚至退到'道'的层面上，站在'道'上，山的表象尽收眼前。'象'一出，辨证的大方向就明确了。"以前，其他老师很少和我们谈这些道理，我后悔跟师太晚。

最后老师总结：治疗不孕症重在先天和后天，气机的条达、气血的充足和流通。老师最后提到了几个方子，我总结为：小二三四五少汤（小柴胡汤、逍遥散类，黄芪当归补血汤，肾三药或肾四药，四物、四君，五子衍宗丸、五苓散、少腹逐瘀汤）。

老师说，这几个方子可以灵活组合成阵，阵法一出，就要遣兵用药，要灵活地运用药物。"'主女子风寒在子宫，绝孕十年无子'，谁说说这是哪味药？"见我们不答，他又拿出《神农本草经》翻到紫石英项，指给我们看，教导我们一定要记住药物的特殊功效，只有知兵，充分发挥它的功效，才能克敌制胜。我们受到了极大的鼓舞，学习中医的信心大增，中午到莱阳新华书店，把积存多年的《神农本草经》给包销了。

临行，师赠《周礼三行》

学业大进中，我们离开了中心医院，离开了点燃梦想的地方，离开了朝夕相处的启蒙老师，返校投入紧张的毕业考试中……

考试结束，我又独自来到中心医院，继续跟柳老师学习。柳老师刚参加完李克绍教授主讲的"六经病欲解时"学术会议，详细地给我讲解了有关内容，并把会议资料集赠送给我。老师一再嘱咐，毕业后，要系统地学习《内经》，掌握"法于阴阳，和于术数"的中心思想，制定计划逐条背诵《伤寒论》，假以时日，定能登堂入室。

临别，我终于说出了心存好久的疑惑，问柳老师："为什么现在用《伤寒论》的方剂效果好，老师常用？"老师说："欲讲清此，是一个大题目，你可以知其然，以后求所以然。现在运气又进入一甲子，大司天和张仲景的时代相同，所以用其方效果显著。你慢慢来，开了窍了，还愁找不到门？"一句话，给了我许多的期许。

1984年7月12日，拿到了学校发给我的火车票，晚上我将坐火车踏上返乡的旅途。早早收拾好行装，我又来到中心医院和柳老师告别。在病房里见到柳老师，老师显得有点激动，没说几句话，突然拉着我就走。我问："去哪里？"他说："跟我回家。"我俩急匆匆地赶到他在中心医院的家，他从家里的门框上边，把他书写的一幅已经钉在墙上的书画取下来，折叠好后郑重地交到我手上说："临别了我没有更多的话要讲，这是我祖传和师承的座右铭，赠你共勉。"我重新打开，上面写着周礼三行："一曰孝行，以亲父母；二曰友行，以尊贤良；三曰顺行，以事师长。"看着熟悉的"柳体"字，我的眼睛湿润了，我一介穷学生，何德何才得恩师如此眷顾！我静静地看着，没有说出一句感谢语。

走出房门，又走出院子大门，师生二人缓步走在中心医院的大路上。出了医院大门，我说："老师，您回去吧。"柳老师似有所思，又拉起我回到中医门诊，摊开信纸，给当时临沂地区中医院刘启廷院长写了一封推荐信。信写好后交到我手上说："真舍不得你走，怕你荒废学业，再跟我一年，你的基础更牢固。刘院长是临沂地区伤寒大家，我和他私交很深，学术观点相同，以后他会对你学业上有所帮助。"这就是我的恩师，提携后学，甘为人梯。工作后，老师的预感成真，我荒废了学业，辜负了恩师的期望和栽培，真对不起恩师。以后每次见面，老师都感慨，为什么我看上的人，都让别人给挖走了啊。

7月14日，我到临沂等待重新分配，借机拜访了刘院长，当他看完柳老师的信，赞许地看着我说："少逸看上眼的学生不多，以后专业上有什么困惑你随时可以找我。"并赠送了他的专著《伤寒方用荟萃》。

写到这里，我的眼又湿润了，思绪又飘向了远方。未成曲调先有情，师情深似海啊。

"我拼了老命也要带你们，把这件事情办成。"在"柳少逸中医传承工作室"挂牌仪式上，恩师这句讲话，让师德大爱普照进所有弟子的心田，这是一个中医前辈的呐喊和呼唤，更是对所有弟子的鞭策。

一个老骥伏枥的人，一个把中医振兴为己任的人，一个拼了老命带学生的人，一个虚怀若谷的人，是何等纯粹啊！

一个医真、德善、道美的人，一个有大愿力、大建树的人，一个成就了柳氏医学大业的人，真正的鸿儒大医！

二〇一九年元月二十二日

日照丹参　花紫根红

今日春分，恰逢"日照大集"，"日照大集"原叫"东关大集"，设在老县城东关故名。由于城市的扩展，几经搬迁，大集已经搬迁到了城的西边，很多老人仍称之"东关大集"，但现代多称"日照大集"。

做了几年"老圃"的我，自然又和日照大集有了联系，每逢大集，我不时来转转，买点菜种、菜苗之类。春分了，又开始了一年的播种，于是，我10点到了早已人山人海的日照大集。

在拥挤的人群里挤来挤去，虽是初春，青翠如滴的小葱、菠菜等待着人们的购买，卖菜种、种苗的摊位前更是人头攒动。我这个"闲人"且不去凑热闹，漫步到西南角的树苗市，植树节刚过，正是植树的大好时节，整捆整捆的树苗，摆满了市场。旁边卖根茎类的显得有点冷清，不愿热闹的我，这种有点清闲的市场正适合我。

十几个摊位前，都卖同样一种红红的根，一棵茎下似煮熟的螃蟹大爪，十几条如拇指粗的红根紧紧地围绕在一起，被绑成了一捆，长的有20厘米。在一个老者的摊位前我蹲下身子，拿起一把红根仔细端详着，我问老者："这是不是丹参？"

老者说："是丹参，是野生正宗日照丹参。"老者的话，引起了学习中医的我的兴趣，几经攀谈，我看出老者对丹参的了解非常专业。原来老者家住日照马陵水库边上，是一个老参农，20世纪90年代开始种植丹参，后因种种原因不种植了，但马陵水库周边也因此生长着很多的丹参，经过几年的野生驯化，丹参已经接近野生丹参了。近年来，由于"三高"病人增多，很多城里人来寻找丹参，开始他为别人代挖，后来，每年秋后到来年春天，他都挖了拿到大集上卖，每次大集也能卖个几十千克，鲜丹参每千克卖 3.5 元，他卖的多是生长 5 年以上的野生丹参，销路很好，一年也能卖个万儿八千的。知道我是内行，老者像逢到了知己，更加滔滔不绝，也吸引了更多人的旁听。老者得意地说："我用 15kg 野生鲜丹参治好了很多冠心病病人。"一说能治疗冠心病，很多人都洗耳恭听，但也有人说他吹牛。别说，他还真能辩，还举出了有名有姓的例子。

他们村里有一位老实巴交的农民，含辛茹苦地将两个孩子供应上了大学后，自己的身体也就搞垮了。这位 50 岁刚出头的汉子，经常胸闷、心慌、活动后胸闷加重，上气不接下气，到医院检查，医生告诉他得了冠心病，需要长期治疗，如果病情加重，需要搭"心脏支架"。如是，他按照医生的方法，口服了很多药物。这么服用下来 1 个月，症状确也减轻了，但费用也确实不菲。虽有合作医疗报销，但因为不是住院病人，报销的比例很少，服用了这么 1 个月的药物，竟然花去了数百元。两个孩子的生活费，全叫他吃药了。于是，他索性不再服药。脾气倔强终究是脾气倔强，但病情仍继续发展，村子里的人看着日渐病重的病人，都劝他继续服药，此事传到卖参老者的耳朵里，卖参老者跟他说，我过去种植丹参，丹参能治疗冠心病，村周边有很多丹参，你自己挖点，既不花钱也能治疗你的病。你可以随用随挖，生丹参每次用 30g 水煎泡水，干者用 15g。听说既不花钱还能治病，这位憨厚的山东汉子自然是欢喜。于是，他按照上述方法，连续服用 1 周后，胸闷真的有所好转。连续服用 1 个月，胸闷憋气等竟然全没有了。1 年后，这位男子到医院再次复查，原来缺血很明显的心电图，竟然恢复到正常了。1 年算下来，病人服用了 15kg 鲜丹参。

听完他的故事，接近 50 千克的鲜丹参被人抢买了。有人问我："是否服用丹参像他说的那么神？"我说："这就是丹参的效果，丹参确是治疗冠心病的要药。"

有人问我："哪里能挖到丹参？"我告诉他们说："日照是丹参的主产区，每年日照产的丹参占全国市场药用丹参 50% 以上份额，只要你出了城，日照的山里、沟沿上都有丹参。我又和他们说，丹参就是我们日照人称的'蜜罐头'。"

看着学到中药知识心满意足的人们，我也感到满足。如果多对身边的人们讲讲常见的中药，教会人们用身边的果实草木治疗一些疾病，该是功德无量的事了。

是啊，日照有"北方的南方、南方的北方"之谓，南北过渡型暖温带半湿润季风气候，极宜中药的生长。日照比较特殊的是南、北药兼具，如南沙参、北沙参共生，南葶苈子、北葶苈子共存。南方特有的药物在日照也有分布，在日照的天台山就发现了野生菖蒲；九香虫有北不过安徽的记载，但在日照的陈疃镇就发现有九香虫；在日照马陵水库发现了"算盘子"，填补了山东省没有此药物记载的空白……日照不但有药源丰富的植物药、动物药、矿物药，更因临海，有丰富的海洋药物，日照自古就是中药的主产区和南北药材的汇集地，人们有采中药，用中药的习惯，中医药文化深深地扎根民间。但，就是这么有深厚中医药文化底蕴的地区，中医药也日渐式微，人们似乎把身边的草药能治病忘记了。丹参对于心血管疾病有很好的治疗作用，用丹参煮水喝，既安全还有很好的疗效。

丹参，是临床上最常用的活血化瘀的要药。其入药，始见于《神农本草经》，其记载曰："味苦，微寒。治心腹邪气，肠鸣幽幽如走水，寒热积聚，破癥除瘕，止烦满，益气。"丹参在治疗妇科疾病方面应用也非常广泛，有"一味丹参，功同四物"的说法，《妇人明理论》记载云："以丹参一物而有四物之功，补血生血，功过当归，地黄；调血敛血，力胜芍药；逐瘀生新，性倍川芎，妇人诸病，不论胎前产后，皆可常用。"四物即四物汤，由当归、地黄、川芎、白芍四味药组成，四物汤具有养血活血的作用，而一味丹参就相当于四味药的功效，也就有了"一味丹参，功同四物"之说。李时珍在《本草纲目》中论述得更为详细："按《妇人明理论》云，四物汤治妇人病，不问产前、产后，经水多少，皆可通用，惟一味丹参散，主治与之相同。盖丹参能破宿血，补新血，安生胎，落死胎，止崩中带下，调经脉，其功大类当归、地黄、川芎等药故也。"故善于治疗气血瘀阻引致的各种痛症，效果良好。用于瘀血痹阻导致的月经不调、月经延迟或闭经等，作用相当明显，常搭配桃仁、红花、益母草、当归等药使用。《妇人良方大全》记载了丹参散，其功用："治妇人经脉不调，或前或后，或多或少，产前胎不安，产后恶血不下并治之。兼治冷热劳，腰脊痛，骨节烦疼。丹参（去芦）不以多少，为末。每服二钱，酒调下，经脉不调食前，冷热劳无时。"可见丹参在妇科疾病之妙用。丹参在治疗妇科急症方面也有很好的疗效，过去没有流产术，有小产者，丹参可以作为急救药品来使用，《千金方》记载曰："治妊娠胎堕，下血不止：

丹参十二两，细切，以清酒五升，煮取三升，温服一升，日三。"

丹参作为急救药品，古代用于"妊娠胎堕"，而现在广泛用于冠心病的治疗。冠心病具有"发病率高、致残率高、死亡率高、复发率高，并发症多"即"四高一多"的特点，因此，被认为是人类健康的"头号杀手"。古代没有冠心病之说，但《神农本草经》有"主心腹邪气"，《吴普本草》有"治心腹痛"，《别录》有"养血，去心腹痼疾结气，腰脊强，脚痹；除风邪留热，久服利人"等记载了冠心病的症状，都用丹参来治疗。正是古代文献的记载，后人在挖掘整理古代经验的基础上，创新了剂型，创制了丹参滴丸、复方丹参注射液，用于治疗冠心病心绞痛、心肌梗死取得显效。柳少逸老师评价丹参："丹参一味，具活血、养血之功，为治疗冠心病心绞痛之要药。"其以丹参为主药，创立了治疗各部血瘀证的基础方"活瘀通脉方"，由丹参、桃仁、红花、当归、赤芍、熟地、土元、水蛭、地龙、川芎组成。治疗冠心病常用药物为：丹参、檀香、砂仁、灵脂、草果、元胡、乳香、没药、郁金、川芎、地龙等。

现在人们更把丹参配三七、西洋参作为了防治高血压、冠心病的"圣方"，广泛用于养生保健和治疗。此方，之所以有良好的效果，实此方有孙思邈《千金翼方》"五参丸"的精髓，五参丸由人参、沙参、苦参、玄参、丹参组成，治疗心经虚热，不能饮食，食即呕逆，不欲闻人语。河南省中医院毛德西教授在五参丸的基础上，创制了"五参顺脉方"，药物组成：西洋参30g，丹参30g，北沙参30g，三七参30g，苦参30g，赤芍50g，川芎30g，降香50g，秦艽30g，冰片15g。共研为细末（个别药物浓缩提取研末），装胶囊，每粒0.45g，每服4~6粒，1日3次。加减：若作汤剂，胸闷甚者，加薤白；动则喘息者，加红景天、茶树根；汗多，加地骨皮、五味子；畏寒肢冷，加桂枝、炮附子；便秘，加生白术、全瓜蒌；睡眠欠佳，加黄连、肉桂；舌质紫暗甚者，加桃仁、红花。全方具有益气养阴、活血化瘀、调整心脉的功效。主治冠心病、心绞痛、心律失常以及脑动脉硬化症属气阴两虚、血脉瘀滞者。症见心慌，气短，心胸闷痛；或头晕目眩，颈项不舒，思维迟钝等；舌质偏暗，舌下静脉迂曲，脉象弦紧或见脉结代。方中西洋参与丹参共为君药。西洋参既补气，又滋阴，可以补心肺之阴，也可以滋补肝肾之阴。它的补气养阴作用，可以称为"双向调节"。单纯补气作用不及党参，单纯滋阴作用不及麦冬，但在人参补益类药中具有"双向调节"作用的惟此而已，对于心脏病气阴两虚之证候，是非常适宜的。丹参作为君药不可或缺。北沙参养心肺，赤芍、川芎活血化瘀，此四味共为臣药；降香宽胸理气，苦参现代药理研究，能纠正心律，为辨病用药；秦艽通络，冰片开窍，共为使药。针对冠心病虚实夹杂的特点，有"攻补兼施"之义，方药以益气养阴为本，活血化瘀为标，避免了那种单纯活血的弊端。该方具有扩血管、降血脂、抗缺氧、抗缺血以及恢复正常心率的作用。经临床观察，其强心止痛、纠正心律作用突出，部分病人左心室肥大也得到了改善。

丹参味苦，性微寒，归心、心包、肝经，有活血化瘀、通经止痛、清心除烦、凉血消痈之功效。丹参在临床上，除用于治疗心绞痛外，还广泛应用于治疗各种疼痛。《医宗金鉴》中"丹参饮"，由丹参、檀香、砂仁三味药组成，是治疗因瘀血而引起的心腹、胃脘疼痛的著名方剂；《圣惠方》记载：治寒疝，小腹及阴中相引痛，自汗出欲死：丹参半两，锉，捣细罗为散。每服，以热酒调下二钱；《刘涓子鬼遗方》有丹参膏：治妇人乳肿痛，丹参、芍药各二两，白芷一两。上三味，以苦酒渍一夜，猪脂六合，微火煎三上下，膏成敷之；张锡纯的活络效灵丹，由当归、丹参、生明乳香、生明没药组成，治气血凝滞，癥瘕，心腹疼痛，腿疼臂疼，内外疮疡，一切脏腑积聚，经络湮瘀。其在方后附有加减法：腿疼加牛膝；臂疼加连翘；妇女瘀血腹疼，加生桃仁（带皮尖，作散服炒用）、生五灵脂；疮红肿属阳者，加金银花、知母、连翘；白硬属阴者，加肉桂、鹿角胶（若恐其伪可代以鹿角霜）；疮破后生肌不速者，加生黄芪、知母（但加黄芪恐失于热）、甘草；脏腑内痈，加三七（研细，冲服）、牛蒡子。

丹参又有安神之功，《本经》记载："止烦满。"没有哪个神气不定的人不烦的，故天王补心丹用之。本方以心烦失眠、舌红少苔、脉细数为辨证要点。现代常用于治疗神经衰弱，精神分裂症，心脏病，癔症以及复发性口疮，荨麻疹，更年期综合征，甲状腺功能亢进等多种病症。诸痛疮疡皆属于心，痛和瘙痒能使人心烦。柳老师常用此方合消风散治疗顽固性的皮肤病。《日华子本草》记载丹参曰："治血邪心烦，恶疮疥癣，瘿赘肿毒，丹毒，头痛，赤眼，热温狂闷。"可见丹参不但能祛烦，用于治疗皮肤病的瘙痒也是不可多得的良药。柳老师是善用古方者。

丹参能祛痛生肌，用于治疗烧烫伤也是不可多得的良药。《肘后方》记载：治热油火灼，除痛生肌，丹参八两，锉，以水微调，取羊脂二斤，煎三上三下，以涂疮上。丹参祛瘀生新的作用，现代广泛应用于美容，凡脸上长得疙疙瘩瘩，或有瘢痕，用丹参可有一定效果。

关于丹参的作用，我的一篇文章是包含不了的。待到五月，日照马陵水库的丹参花盛开，花开如紫气东来，高雅清美。当你看到我的文章时，是否会心动，想去认识这味治病的良药。如果你不认识，问问老农，只要他说是"蜜罐头"，这就是丹参了。我无从得知为什么日照人称丹参为"蜜罐头"，如果你知道，请告诉我一声。同时，将丹参的作用告诉你周围的人，救人一命，胜造七级浮屠啊。

二〇一九年三月二十一日

杨柳又绿香河岸

春来了，天暖花香。吃过早饭，伴着和煦的阳光去上班，看看时间还早，突然想闻闻春天的味道，顺步岔入了不常走的小路。

小道旁，四角的连翘和六角的迎春正在怒放，小路满带金甲。路过一个小沟，我停住了脚步，抬头远望，眼前香店河两岸，绿绿的柳条随风浮荡，柳条上朵朵黄金左右摇曳。疾步走上岸边，春风的吻、柳条的抚，我闭上眼睛深深地呼吸着这春的气息，空气中夹杂着花的香、风的温、水的腥、泥土的芳沁人心脾，令人心情舒缓。在这春天里，大地充满了生机，我浑身充满了活力，这不就是中医学上说的少阳生发之气吗？

我信手缠着缕缕柳条走着，突然听到前面小声对话："够吃的了，咱们回家吧。"我疾步上前，看到一对老年夫妇正在提着篮子采柳树花，我好奇地问："柳树花可以吃吗？"老年男子说："可好吃了。"老太太说："不但好吃，还可以治病，我们每年都吃。"老年男子说："她是1962年挨饿养成的习惯。"

听老人说过，过去挨饿的时候吃树叶，但现在生活好了，谁还去吃啊。今天见识到了，我想他们现在吃柳花肯定不是生活所迫吧。

我走着思索着，柳花能治病？我一遍一遍地重复着，学习中医的我挖空心思地回忆哪本书上介绍过柳花功效。

突然，我想起柳老师编著的《医案医话选》一书中用柳枝、杨树枝、鬼针草煎水泡脚治疗痛风的方子，老师用柳枝肯定有道理。

到了单位，我打开电脑，搜索柳条，不查不知道，一查还真长了见识。《本草拾遗》记载曰："治小儿一日、五日寒热，煮柳枝浴。"《日华子本草》云："可消食。"《本草纲目》曰："煎服，治黄疸，白浊，酒煮，熨诸痛肿，祛风止痛消肿。"《得配本草》有云："祛风热，除湿痹。"

这是古书上的记载，而在介绍的现代可治疗疾病中，冠心病赫然在列。

中西医汇通大家张锡纯先生，在治疗温病及风湿痹痛时常配伍西药阿司匹林。他说："阿司匹林是从杨柳枝中提取的，味酸性凉，最善达表，使内郁之热由表解散，消肿透疹。"柳老师用柳枝治疗痛风和张锡纯用阿司匹林有异曲同工之妙。写到这里，我想起了柳老师办公室里挂的一副王树春老师写的对联："广搜群籍撷其精，参以西学择其粹。"这正是《医学衷中参西录》书中的一句话，老师这个方子可谓与张锡纯见解相同。

说到张锡纯，就不能不说说他中西医汇通的观点，他所选用的西药，必知这味药的来处，特别选用一些从植物中提取的药，明了此药的性味功效，才配伍应用。他还不无幽默地说："实西药就是中药也。"张锡纯用西药也是在中医理论的指导下辨证配伍，而绝不是现代中西医结合的辨病——中西药混用。这种辨病的中西医结合不是发展中医，正如蔡锡英老师谈中西医结合问题时所说："现代中西医结合就是驴和马生了骡子，骡子是没有生育能力的。"可谓振聋发聩。

柳条属木，性条达，得春气最早，与人体肝同气相求。老百姓采食柳花后，舒了肝、祛了风、解了热、止了痛、消了食、养了筋，机体就像春天，更加生机勃勃。正如服用一剂小柴胡汤，枢了人体的气机，预防了春天风邪为病的发生。一味柳树花，可谓养生大智慧。

中午下班，鉴于上午的学习思考，我拿着个袋子顺路也想采食一点，到了河边柳树下，这才对再熟悉不过的柳树近距离地观察，柳叶绿、柳花黄。按照中医的五行理论，绿入肝、黄入脾，说明柳叶能养肝，柳花能健脾，再加上柳枝的条达，正奏疏肝解郁健脾之效，而用带花带叶的柳枝煮水，不正是一剂逍遥散吗？

我为自己的心悟而高兴，不自觉地用手擦擦额头，有些许的汗水，抬头望望正午的太阳，阳光直照着我，活动了几下身体，更加舒服和灵活，感觉身体微汗出，使我不禁想到，这不正是服用桂枝汤后的遍身漐漐微有汗吗？我赶紧停止了劳作，不能大汗出，汗多亡心阳啊。

回家的路上，我想，大自然从漫长冬天封藏状态进入到生机勃勃的春天，天人相应，人体是一个小宇宙，是否也顺应自然进入春天？答案是肯定的，正所谓顺之者昌啊。而在中医治疗一些郁证上，郁本身就是一个人的冰冻封藏状态，而用药给他一股春风，冰雪消融，重新焕发出人的生机，病不就好了吗？正如《内经》曰："阳化气，阴成形。"

而在太阳底下采食柳花、柳叶，看似一个劳动过程，实是一个阳化气的过程，正像服用了桂枝汤，补了心阳，开了腠理；服食柳花、柳叶、柳枝，正像服用了小柴胡汤和逍遥散，气机舒展，枢了少阳合了阳明，可谓三阳开泰，春要无厌于阳啊。

二〇一九年三月二十六日

莱阳遇"阿胶"

3月3日早晨，我和弟弟、三姐从烟台往日照返，看时间充裕，想去拜访在烟台的柳门师弟孙忠强所长。于是，边开车走边联系，可当联系上他了，我已出了烟台市区，只能作罢。但回日照必路过莱阳，我便给王永前院长打电话，问柳老师在医院里吗？永前说柳老师在，遂决定拜访几次捎信让我去莱阳的柳老师。

柳老师安静地在办公室里读书，见我和永前院长推门进来，特别高兴。随后，知道我来了的蔡锡英老师也赶了过来。于是，师徒四人又拉起了中医这个老话题，不觉已到中午11点，我起身告辞。柳老师说，早安排好了，中午我们去吃驴肉。我征询姐姐、弟弟意见，他们没有反对，又让老师破费了，我心里很过意不去。

来到城南一处饭店，大大"驴"字招牌随风招展，饭店对门是一座驴胶加工厂，蔡老师指着厂子说，这里熬制的驴胶效果很好，我临床就用这里的驴胶。看到饭店里摆放的驴胶产品，我说这不是"阿胶"吗？蔡老师抬头看看我，我一时语塞，治学严谨的蔡老师可能感觉到了这称呼的问题。

中药名中，地域特点最明显的当属阿胶了，怀牛膝、川牛膝等一看就知道是哪里产的，即使不带"怀""川"也仍是牛膝，而阿胶去了"阿"就不知道是什么胶了。在今天，莱阳产的驴胶叫驴皮胶而不能冠名阿胶。

喝着驴肉汤，吃着驴肉，话题自然放在今天的主角"阿胶"上。柳老师说："阿胶泛指用驴皮按古法熬制的胶，早在《神农本草经》已将其列入上品。古代阿胶用的主原料是牛皮，南北朝《名医别录》记载曰：'阿胶，生东平郡，牛皮作之，出东阿。'唐代《千金方·食治》也记载，牛皮、马皮、驴皮均被用来制阿胶。以后牛皮主要用于军备，政府有'牛皮之禁'令，不准民间私藏牛皮。资源所限，牛皮逐渐退出。"

我问："为什么以后用驴皮代替呢？"蔡老师接着说："毛驴不像骏马冲锋陷阵，不如牛农田中驾辕。有句成语叫'卸磨杀驴'，毛驴拉完磨，老了被卸下来，就成了美食，人们不是经常说'天上的龙肉，地下的驴肉'吗？被吃完了肉的驴，它的皮再发挥余热，制成阿胶继续为人民服务。"

我继续问："现在用牛皮、马皮熬的胶为什么判定为假阿胶？"柳老师喝了一口茶水说："此争论古即有之，直到李时珍《本草纲目》将驴皮阿胶定为'补血圣药'才结束。以牛皮制造的胶称为黄明胶，以驴皮制造的特称阿胶了。《中国药典》又确定了驴皮作为阿胶原料的法定地位。"

听得兴奋的我不自觉地又呡了一口小酒，这酒是柳老师专门从他收藏室里给我带的，美酒、美味，我也美美的。

永前院长插话说，蔡老师治疗妇科疾病常用阿胶。蔡老师接着说："妇人以血为本，而阿胶为补血圣药，血肉有情之品，既能补血也能补肾，治疗先兆性流产中用的较多。"

现在国家全面放开二胎，与我一个办公室的焦所长是妇产科专家，经常有病人来向他咨询保胎问题。此时，听到老师讲治疗流产，我更加聚精会神地听了。

蔡老师看我听得入神，继续说道："治疗流产，要弄清楚原因，这就叫治病必求其因。在临床上常见到的是'母不荫子'，因为母体特别一些高龄孕妇，脏腑功能失调，精气血不能很好地庇护胎儿，就是说母体的大环境不利于胎儿的生长而导致流产。治疗上，在辨证施治的基础上配伍泰山磐石散（人参、黄芪、白术、炙甘草、当归、川芎、白芍药、熟地黄、续断、糯米、黄芩、砂仁），此方是安胎妙方。但只调理治疗孕妇，使其气血壮旺固摄，以为母强自能荫子，这种治疗思路也不完整。临床上恒有身体健康者，屡次流产。在计划生育政策实施之前，有身体虚弱者，害怕生育多身体愈弱，欲流产偏不流产。于是，我从这些现象中知道流产或不流产，不尽关乎孕妇身体之强弱，更关乎所受之胎是否善于吸取母体之气化。"

我安静地继续等待着老师讲解治疗用药，但蔡老师停止不讲了，深知老师的我，知道不是在卖关子，而是她在考你的悟性了。我忐忑地说："用阿胶？"蔡老师说："今天说阿胶，当然可以了。"为什么用？我搜肠刮肚地想着我知道的阿胶，我缓缓地说："阿胶产地以东阿县者佳，用以熬阿胶的水为济水之伏流，其水清绿而且重，性趋下而纯阴，养血补肾，伏藏血脉。"蔡老师说："对，阿胶不是止血，而是伏藏血脉，这很关键，因为它的这个特性，用以治疗先兆流产的子宫出血为要药。"很长时间没有说话的柳老师接着说："阿胶系驴皮所熬，驴在母体中孕育12月始生，较他物为迟。以其迟，挽流产之速可谓同气相求之理，故《本经》载其能安胎。"

柳老师接着问："胎儿寄生在母体，专靠吸收母体来生长，而具有同气相求的药是哪味？"我随口说："是桑寄生。"

我的思绪飞向森林：茫茫森林的大树上，寄生根不着地，隆冬茂盛，雪地冰天之际，叶翠子红，吸收空中气化之物生长壮旺。这不正如胎寄母腹，气类相感吗？故《本经》载其能安胎。

永前院长说："还有一味菟丝子，菟丝子也无根，其蔓延草木之上，而草木生长受到影响，菟丝子吸取养分的能力是非常之强的，也是治疗流产的要药。"

蔡老师说："胎在母腹，如果能善于吸其母之气化，自无下坠之虞，流产就是母、胎不相维系，就像绳子要断了，我们医者用哪味药给续上？"我们异口同声地说："续断。"柳老师说："续断其断处，皆有筋骨相连，大有连属维系之意，用它能加强胎儿在母腹中的稳固作用。"

柳老师总结说："菟丝子、桑寄生、川续断、阿胶是加强胎儿在母胎中生长发育的。《内经》有'肾者作强之官'之谓，生男育女，皆赖肾脏作强，此四味都具有很好的补肾之功。如果预防流产可以将此四味制成药丸，在孕2个月时即可服用，能很好地预防流产。"

我说："如泰山磐石散和这药丸合用，是否就能治疗流产？"柳老师和我碰了一下杯子说："同气相求，同声相应。"

二〇一九年三月三十一日

惊蛰雨润地龙出

惊蛰刚过，昨天的一场春雨空气更加清新，窗外阳光明媚。昨晚许愿外孙，如不下雨就带他回老家种地，要不误农时啊。

2016 年后，工作渐渐轻松，萌生了回归田园的念头，农民的子弟，眷恋着梦中那片热土。于是，将老家的院子重新换上新土改造，变成了生机盎然的菜园。

回想 2016 年初次种菜，汗滴禾下，休息时用手搓身上，层层的汗泥越搓越多，搓出这么多自己都感到吃惊。突然想到纱窗，时间久了，风眼都让灰尘糊死了，阻碍了风的内外交换。而人长时间坐在办公室不冷不热封闭环境里，汗孔被汗泥密封住了，影响了人体内外气机的交换，浑身不舒服，有人称之为"亚健康"。而通过劳动汗孔打开，再有充足的汗水将汗泥带出，不就像黄河调水调沙来疏通淤堵（病了）的河道吗？此种道理暗合了《内经》中的"开鬼门，洁净府"。老百姓称劳动为干活，说明"干"就是"活"。干活能拔天地之灵气，降五脏六腑之恶浊。孙思邈曰："养生之道，常欲小劳。"清·周述官也说："人身，阴阳也；阴阳，动静也。动静合一，气血和畅，百病不生，乃得尽其天年。"

吃过早饭，我带着外孙赶到老家，雨后的菜园湿漉漉的，散发着泥土的芳香。换衣、取工具开始挖地。我用大铲在前面挖，外孙在后面用小铲"捣乱"，挖了一会，突然从一铲泥土里发现了一条活蹦乱跳的地龙，外孙高兴地用小铲铲，但怎么也铲不起来。随着我不断挖土，出现了更多的地龙，外孙开始下手抓了，我不让他用手抓，他不高兴地说："我属小龙的，喜欢小龙，我要把它们养起来。"只见他抱来四块砖和我说要给小龙盖房子，他把四块砖拼好后，将地龙一条一条地放到"房子"里。看着充满童真的外孙，我停止了劳动，找个凳子坐下，泡上日照雪青茶，抽上一支香烟，观察"房子"里的地龙了。

地龙又名蚯蚓，是一种无脊椎动物，没有一根骨头，软软的，一伸一缩，好像一个弹簧。伸的时候，身体变得又细又长，缩的时候，身体变得又粗又短。即使切成了两段它也能活，而且还会变成两条蚯蚓，说明蚯蚓有着非常强的再生能力。蚯蚓还有更神奇之处，它雌雄同体，在不同的环境中，它的性别可切换，这是蚯蚓为了适应环境而进化出来的一项特殊本领。

我又冲了一杯日照雪青茶，慢慢地呷了几口，想起了和柳少逸老师、蔡锡英老师关于地龙的讨论。

蔡老师说，虫类药中，我临床上用地龙比较广泛。

地龙气腥咸寒，入厥阴肝经，可清热定惊、平肝息风、通经活络、平喘利尿。地龙药用《神农本草经》早有记载，《本草纲目》曰："蚯蚓在物应土德，在星禽为轸水。上食槁壤，下饮黄泉，故其性寒而下行。"《本经疏证》谓地龙："水土合德为蚓，以其食水土而生也""蚓之出地必以夜，而其便土也不于地下而于地上，则是在下能化无形之热，致有形之水，在上能去有形之滞，退无形之热"。更有古典籍称其："天地不透，最能活血。"

地龙具有土德，阴阳异性，有再生能力，这些特质说明这是一味不可忽视的良药。《别录》谓地龙："疗伤寒伏热，狂谬。"陶弘景谓地龙："主温病大热，狂言。"为治高热狂躁、惊风抽搐、热喘不得息、关节疼痛、小便不通、痄腮疮疡之常用药。现代药理研究："地龙有解热镇静抗惊厥、抗组胺平喘、降压、抗凝血、抗血栓、抗肿瘤、抗心律失常、兴奋子宫平滑肌、兴奋肠道平滑肌等作用。"可谓"一味小地龙，治病大作用"。

蔡老师说："补阳还五汤治疗中风半身不遂，风痹流窜，血脉痹阻，气不行，血不濡，肢体偏废。用的就是地龙活血通络、祛瘀生新之功效。"

"补阳还五汤是清代名医王清任《医林改错》中一首著名的方剂。"柳老师谈中医总会引经据典。他接着说，该方剂还流传着一个故事。

清朝大臣卢荫溥患中风致半身不遂，经太医久治无效。有人推荐在北京菜市口悬壶的王清任，王清任应允前往，经望闻问切四诊合参之后，铺纸开方。这时，卢荫溥问："前服太医的药方是否恰当？"王清任说："当归通经活络，赤芍和川芎利血活血，红花和桃仁活血祛瘀，地龙化瘀通络，的确是剂活血通络方剂。"又问："服药，却没有效果，原因何在呢？"王清任回答：

"因这方剂缺君药，方无主药何谈见效，人体五脏功能赖气血运行。气为阳，血为阴，阴阳调和则人体正常无病。该方缺一味黄芪补阳之动力药，如果重用黄芪，气行则血行，人体方可复元。"

于是，请王清任改方，重用黄芪，三剂之后，症见好转。服药半个月，便可下床移步，逐渐康复。事后，胡太医特登门求教："请问你拟的方剂名称？"王清任答："人体阳气有十成，左右各五成。凡一侧偏废，则已丧失五成之阳。本方意在补还五成之阳，故取名补阳还五汤。"

柳老师讲完这个故事，神情凝重地说："学习中医的都知道补阳还五汤治疗中风偏瘫。王勋臣对于此证，专以气虚立论，若遇脉之虚而无力者，其方效果很好。若其脉象实而有力者，用它就要误事。"老师陷入了沉思，我也静静地等待老师继续讲解。

柳老师从沉思中回过神来，继续说："中风，《素问·至真要大论》谓'诸风掉眩，皆属于肝'，名之为煎厥、大厥、薄厥。《素问·脉解》曰：'肝气当治而未得，故善怒，善怒者名曰煎厥。'《素问·调经论》曰：'血之与气，并走于上，此为大厥，厥则暴死。'《素问·生气通天论》曰：'阳气者大怒则形绝，血宛于上，使人薄厥。'盖肝为木脏，木火炽盛，肝木失和风自肝起。又加以肺气不降，肾气不摄，冲气胃气又复上逆，脏腑之气化皆上升太过，而血上注于脑，充塞脑血管而累及神经。其甚者脑血管出血，人就会昏厥不省人事甚至死亡。治疗此病的大法应遵循《内经》'气反则生，气不反则死'。"

老师问我，用哪首方？我因为读过《医学衷中参西录》，知道张锡纯先生治疗脑充血，以"气反则生"为则，创立了建瓴汤、镇肝熄风汤，随之答出。

柳老师说，张锡纯创立建瓴汤、镇肝熄风汤有早晚，但治疗疾病的病机基本相同，为什么镇肝熄风汤比建瓴汤多加了生麦芽、茵陈？组方之妙在乎一心，要深切地领会啊。

柳老师特别告诫，现在"三高"成了常见病、多发病也是疑难病，在应用黄芪的时候一定要参脉象。决不能犯虚虚实实之戒，换言之，血压高的病人就要慎用，以防气不反则死。

"姥爷快看，我又挖到了一条小龙！"外孙欢快的声音把我从沉思中唤回，喝了一口日照雪青茶，拿起铁锨——继续干活。

二〇一九年四月三日

蚍蜉撼大树　健康大力士

"蚂蚁缘槐夸大国，蚍蜉撼树谈何易。"当年，学习毛泽东主席这首诗，才知道什么叫力小不自量。当听到人们骂人"碾死你，就像碾死一只蚂蚁"时，就知道蚂蚁的渺小和软弱。蚂蚁的软弱是出了名的，在人们脑海中根深蒂固。

有一次我问柳少逸老师，为何您处方上蚂蚁开成玄驹？老师开玩笑地说，蚂蚁种类繁多，而入药最好的是中华大黑蚂蚁，我不能让病人把"中华"吃了吧。蚂蚁又名玄驹，而用玄驹这个药名更能代表它的良能，可谓中药中的良马驹。成语"千里之堤，毁于蚁穴"，人们只注意到蚂蚁渺小，但忽略了其能量总能出乎人的意料。从这时，再看蚂蚁，它不再是小小的黑芝麻粒了，在药方中，它是驰骋千里的黑马驹。

老师接着说，天地之气化恒数十年一变，你原来问我，为什么跟我实习的时候，用虫类药较少？那时，人们温饱都成问题，疾病也简单。而现在，人们不但解决了温饱，而且营养过剩，加之环境、食物等污染，致使三高、癌症成了常见病。而到我这里治病的都是各地治疗不好的疑难杂症，对一些怪病、久病、宿病、肿瘤、男科疾病，我在临床上常使用虫类药。使用虫类药不是我首创，由于其具有独特的生物活性且药性猛，起效速，和人体比较接近，容易吸收和利用，疗效可靠，有力挽狂澜之功，是草木、矿石类药所不能比的，为历代医家所推崇。叶天士谓："飞者升，走者降，灵动迅速，追拔沉混气血之邪。"吴鞠通谓："以食血之虫，飞者走络中气分，走者走络中血分，可谓无微不至，无坚不破。"他们都是使用虫类药的大家，你要留意他们使用虫类药的经验。

我说："老师能不能详细给我讲讲常用的虫类药？"老师似言又止，望了我一眼说："应用虫类药，首见《神农本草经》，次是《伤寒论》中的抵当汤，

《金匮要略》里的鳖甲煎丸，特别是《备急千金要方》不用矿物药、倡用虫类药，寒热并用，孙真人因此广泛地使用了虫类药。我在临床上使用的虫类药几十种，不可能全部讲给你听，师傅领进门，修行在个人啊。窍门窍门，老师给你讲了，就是帮着你开窍，你开了窍了，就开了无限的法门，不开窍自己进不了门，老师也领不进门。我和你蔡老师的著作中，有很多虫类药的应用，你可以分门别类地总结，总结出来了就是自己的知识了。再用于临床达到治疗效果了，就进门了，成了自己的东西了。"

老师进而开导性地说："学习研究一味药，首先学习古人是怎么用的，现代是如何研究的。比如蚂蚁，早在汉代，民间即有用蚂蚁制成'金刚丸'，用来补虚扶正，治疗筋骨软弱虚损之疾。《本草纲目》说：'蚁力最大，能举等身铁，人食之能益气力，泽颜色。'《本草纲目拾遗》曰：'山蚂蚁子，近行伍中营医以此合壮药，颇效。益气力，泽颜色。'从这些记载中可以得出——蚂蚁，益气养元，泽颜色，祛风除湿，对虚损性疾病有神奇疗效。临床上治疗的疾病非常广泛，可治疗类风湿、红斑狼疮、硬皮病、皮肌炎等结缔组织病；治疗肝炎、肝硬化首选虫药；能降血压、软化血管、改善动脉硬化；能治疗冠心病、2型糖尿病、慢性哮喘；还能防癌、抗癌、抗衰老等。"

我问老师："治疗不育症为何必用蚂蚁？"柳老师解释说："《内经》记载：'肾者作强之官，伎巧出焉。'张锡纯注解此词义为：'盖肾之为用，在男子为作强，在女子为伎巧。然必男子有作强之能，而后女子有伎巧之用也。是以欲求嗣续者，固当调养女子之经血，尤宜补益男子之精髓，以为作强之根基。'蚂蚁阴阳俱补，滋阴壮阳、填精固髓、增强性功能，久服而无弊，是治疗男性性功能障碍、不育症的必用药物。"

老师接着说："蚂蚁的常用功效大家比较了解，而往往忽视了蚂蚁'大力士'的称号，蚂蚁所举起的重量，可超过它自身体重的100倍，气力强劲。男子之生殖器，名之为势，纯系气化贯注以冲举之，阳痿早泄元气大伤，不能宣通气化，分毫不能用事。蚂蚁强大的气化能力，启动人的元气，肾能作强，生殖器强势，技巧出焉，焉能一般药物可比？药物的应用要使独，才能取得不可思议的效果，药才有横刀立马的担当，学药能不深思乎？"

蚂蚁撼动不了大树，岂可忽视"大力士"在治疗疾病的作用？

二〇一九年四月十日

九蒸九晒熟地黄

又到一年春茶时，日照绿茶开始上市，但这是小拱棚的茶，产量少，价格贵，本地人一般舍不得喝，多送人尝个新鲜。

每年这个季节，我的老同学都会邀请我们去品茶，顺便送一点给我们，今年也不例外。坐在熟悉的茶室，漫步走在茶园里，触景又回忆起柳少逸老师几次来日照考察日照茶的情景，本想写一篇老师与茶的机缘，但前几天潘志杰师弟写的《老师与茶》相当精彩，我再写也超过不了他了，于是作罢。

老师为一代名医，不但医术精湛，而且在他眼里"山中无闲草"。有一年，看完茶园，我们漫步山岗，满山遍野的植物，老师都能说出其药名和功效，牛蒡、益母草、丹参……如数家珍。老师告诉我，好的中医，一根银针、一把草药，都是治病的利器。如何判断草木的治疗作用，有歌诀曰："中空草木可治风，叶枝相对治见红，叶边有刺皆消肿，叶中有浆拔毒功，毒蛇咬伤就地医，内血面白必戒酒，忍气吞声验内伤。"懂得这些规律，即使在野外发生意外，身边缺医少药的情况下，就大有用处了。如出现出血，根据"叶枝相对治见红"，在附近寻找同向对生的枝叶来处理，红色的更好；如果被毒蛇咬伤，切勿惊慌失措，应冷静地挤或吸出毒汁，然后在原地直径十米范围内，按照"叶中有浆拔毒功"的提示，通常可以找到解药。

听着老师的讲解，感觉眼前平常不留意的植物就像一队队的士兵等待将军的调遣。

过了一道山梁，眼前出现了一片开着串串长着柔毛紫红色花的植物，老师快步上前，激动地告诉我："这是地黄。"老师问我："地黄的饮片有几种？"我随口背出："鲜地缓烘八成干，灰黑柔软揉变团。滋阴润肺去心烦，常食其粥可延年。黄酒浸晒成熟地，炒至发泡变地炭。张熟地与章柏年，重用熟地退黄疸。"背完，我说有三种："生地黄、熟地黄、地黄炭。"老师说："还少一种鲜地黄，处方上的生地黄包括了鲜地黄，但他们的气味、功效是有差别的。鲜地黄：'性寒，微苦微甘，最善清热、凉血、化瘀血、生新血，治血热妄行、吐血、衄血、二便因热下血。'干地黄也称生地黄：'经日晒干，性凉而不寒，生血脉，益精髓，聪明耳目，治骨蒸劳热，肾虚生热。'熟地黄：'用鲜地黄和酒，屡次蒸晒而成，其性微温，甘而不苦，为滋阴补肾主药。治阴虚发热，虚不纳气作喘，痨瘵咳嗽，肾虚不能漉水，小便短少，积成水肿，以及各脏腑阴分虚损者，熟地黄皆能补之。'"

我问老师："通过炮制不但改变了药物的功效，还能改变了药物的四气五味？"老师拿着一棵刚挖出来的地黄说："弄懂了地黄的临床应用的四个饮片，你就知道炮制的意义了。通过炮制，首先改变了药物的四气五味，从而产生新的功效，更能切合病机，达到治疗疾病的目的。"

说到这里，我和老师讲了一个笑话：有一次，上面领导来我区检查中药管理工作，行政领导带着几个"专家"检查了几个单位。晚饭，大家说着中药质量存在的一些问题。其中高学历的青年专家说，他们医院里的中药饮片都是合格的。我问，你怎么知道都是合格的？他说，他们通过检验中药里面含的成分。我问，鲜地黄、生地黄、熟地黄和九蒸九晒的熟地黄的成分是否一样？他默言。我又说，你在检验中药的时候，最好还要用体温表。一个年长的专家一愣，突然哈哈大笑。青年专家左右看看我们，一脸的茫然。我小声对他说，中药最讲究的是四气五味，你只测成分，不用体温表，怎知药物气的寒热温凉？他问，中药的四气能用体温表测出来？我们又哈哈大笑。老师听我讲完也哈哈大笑。老师笑完说，这就是现代中医药的现状，用西医的方法和标准来管理中医药，中医就可悲了。

老师接着说："每个中医大夫都常用地黄，但为什么同一个方子有的有效有的没效？医圣张仲景的'金匮肾气丸'是一首著名的方剂，学中医的没有不学的，没有不用的。但这首方里用的地黄是干地黄，再配伍附子、桂枝。配伍特点体现了张景岳'善补阳者，必于阴中求阳，则阳得阴助而生化无穷；善补阴者，必于阳中求阴，则阴得阳生而泉源不竭'。这就是《内经》'用阳和阴，用阴和阳''阳病治阴，阴病治阳''因其衰而彰之''形不足者，温之以气，精不足者，补之以味'等治则的变化运用。而六味地黄丸用的地黄是熟地黄。系钱乙从《金匮要略》的肾气丸中，减去桂枝、附子而成。用治肾怯，小儿发育不良，表现为立迟、行迟、发迟、齿迟、语迟的'五迟'证。为什么减附子、桂枝，《小儿药证直诀》说：'仲阳意中，谓小儿阳气甚盛，因去桂、附而创立此丸，以为幼科补肾专药。'但又考虑整个方子凉性药较多，故又用酒将地黄炮制成熟地黄，使地黄变成温性，达到'用阳和阴，用阴和阳'之意。"

"但现代应用这两个方子的时候，金匮肾气丸有用熟地的，有用干地黄的，桂枝也变成了肉桂，还是金匮肾气丸吗？更有人不明白古人组方之意，六味地黄丸的地黄变成了生地黄。为什么几千年应用经久不衰的著名方剂，现在应用效果不显了呢？一是学医不精，用错了药。另一方面，即使用的是熟地，但是酒蒸的熟地吗？临床当深思之。"

老师深有感慨地说："熟地一般用量较大，缺点是黏腻碍胃，一般方子里要配伍一点砂仁、鸡内金等。而过去炮制地黄都加入了砂仁，现在酒都不加了，砂仁更不会加了。"

我问老师："既然现在中药是这个现状，临床上能不能补救？"老师问我："《伤寒论》中治疗'脉结代，心动悸'的是哪首方子？"我说是炙甘草汤。老师接着说："炙甘草汤之用意甚深，试观方中诸药，惟生地黄（即干地黄）重用一斤，地黄原补肾药，宋代以前无熟地黄，只有生地黄，张仲景此方中多用，又恐其失于寒凉，故煮之以酒七升、水八升，且酒水共十五升，而煮之减去十二升，酒性原热，而又复久煮，欲变生地黄之凉性为温性，以达到温补肾脏的效果。现代好多中医谓炙甘草汤为无用，而地黄只用十几克加之煎药不加酒能有效果吗？学习方剂不止背方歌那么简单，通过张仲景这个方子，就会用地黄了。"

　　老师复感慨，现在好多中医传统文化都丢了。首创于孙思邈，记载于《本草纲目》九蒸九晒熟地黄的炮制工艺也没有多少人会了，再也见不到"黑如漆，亮如油，甘如饴"的熟地黄了。老师进而说："为什么要九蒸九晒？《易经》论到：'九为老阳，六为老阴。'九蒸九晒，是一个经水火煅炼，氤氲运化的转化改性的过程，九为阳数之极，九制从数理上讲在于阳气推动阴质运转变化，这是'易'的思维，当然也是中医思维。"

二〇一九年四月十八日

木瓜花开一树春　正是人间四月天

又是昨夜一场春雨，又是一个礼拜六，又带外孙回老家种菜。打开大门，外孙小脑袋刚伸进院子，就高兴地大喊："姥爷快看，花开了，通红通红的。"

快步移进院子，堂屋前海棠花开正艳，映照着整个院了红彤彤的，树下花瓣零落，外孙用小脚去踩，又用手去晃动海棠树，片片花瓣飘落，外孙高兴地背着："一片两片三四片，飞入草丛都不见。"我说草丛在哪？他说诗上就这么说的。我说树下是泥土，随口又教他："落红不是无情物，化作春泥更护花。"

整理院子的时候，我刻意栽了牡丹、芍药、桂花、海棠，寓意富贵满堂。中医人的本分，又栽了杏树、红豆杉和木瓜等入药的树。看着海棠树下的红豆杉正在发绿，我提示着，外孙童声又起："红豆生南国，春来发几枝。愿君多采撷，此物最相思。"

领着蹦蹦跳跳，口里不时冒出几句诗的外孙转到院子南边，来到木瓜树下。木瓜树刚刚冒出毛茸茸的嫩芽中，有比硬币还小的花朵，粉色的花瓣，洁白的花蕊顶端是嫩黄色，虽不如海棠花骄傲，在翠绿色的树叶映衬下，羞答答地也来抢个春头，竞相开放。

驻足木瓜树下，欣赏着满树的春，思绪随着微风和花香飘动，移植木瓜树到院子里，基于柳少逸老师对木瓜的评论："喜其药用，也喜其树干与枝条均坚硬，有钢筋铁骨之质，故有强筋解挛之治，植于庭院有铁杆梅之誉。"

眼前木瓜树移植院中，春华秋实已3年，树高达7米、树冠直径达5米，小小的院子已经容不了它了，正计划移植到院子外面。今年移植，已到盛果期的木瓜又要颗粒无收，心里未免有点痛惜。转念一想，给了它更大的空间，更利于生长，心也坦然了。但自己想用木瓜治痛风病的心愿又要等来年实现了。

知道用木瓜治疗痛风源于一次柳老师的日照之行。

老师好茶、研究茶、做药茶，而且自己也种茶。种茶，就需要考察品种和气候，日照茶是山东"南茶北引"成功的范例，于是陪着老师到了日照共青茶园。考察完茶园，我们说着日照茶，信步沿着山间小路走着，走到茶厂办公室屋后，地上几个大冬瓜挡在了我们面前，我过去一抱没有抱起来。抬头看老师，老师正驻足一棵木瓜树前，我起身过去，老师和我说，这就是药用木瓜。

宋代许叔微《普济本事方》中记载了用木瓜治疗风湿痹痛的故事：一人患脚气筋急腿肿，不能行走，只好乘船回家。在船上，他将两脚搁在一包装货的袋子上。下船时，发现自己肿胀的双腿已经消肿，疼痛也减轻。他十分惊奇，就问船家袋子中装有何物？船家回答是木瓜。其回家后，买来木瓜切片装于袋子中，每日将双腿放在袋子上面。不久，他的脚气肿病就痊愈了。这个故事说明，木瓜治疗风湿痹痛确有效验。

老师正讲着，落在后面挖野菜的我爱人也赶了过来，我们谈话她是不听的，但她眼前一亮，喊了一声树上有木瓜，快步走到树下，摘将起来。我和柳老师相视一笑，树的主人不在场，"瓜田李下"的事我们是不干的。但黄灿灿的木瓜确实非常诱人。

爱人摘了十几个，高兴地说："我将它们放到车里、房间里，木瓜的芳香能清新空气，放到衣柜里，还能把衣服熏得有丝丝的香甜味。"她像得到巨大的胜利果实，分给我们一人一个，大方地说："柳老师你回莱阳的时候多带几个回去。"

我和柳老师把木瓜放到鼻子下面，木瓜浓郁的香，丝丝缕缕直入鼻孔，木瓜的果皮较厚，硬邦邦的，果肉也坚硬如石。《本草纲目》载："木瓜处处有之，而宣城者最佳。"故有宣木瓜之称。木瓜性温、味酸涩，归肝、脾经，有舒筋活络、平肝和胃、祛风化湿等功效。主治湿痹拘挛、腰膝关节酸重疼痛、吐泻转筋、脚气水肿等症，是治疗吐泻转筋和脚气肿痛的要药。

《本草纲目》明言："木瓜所主霍乱吐利、转筋、脚气，皆脾胃病，非肝病也。肝虽主筋，而转筋则由湿热、寒湿之邪袭伤脾胃所致，故筋转必起于足腓，腓及宗筋皆属阳明。木瓜治转筋，非益筋也，理脾而伐肝也，土病则金衰而木盛，故用酸温以收脾胃之耗散，而借其走筋以平肝邪，乃土中泻木以助金也。木平则土得令而金受荫矣。"《素问》云："酸走筋，筋病无多食酸。"孟诜云："多食木瓜损齿及骨。皆伐肝之明验，而木瓜入手足太阴，为脾胃药，非肝药，益可征矣。"

走着说着，不知不觉中来到办公室前，驻足观望，树林里有一大群土鸡在觅食，一只公鸡见生人来，伸直了脖子打起鸣来。老师问我：治疗脚气病的一个方子叫什么名字？我说是鸡鸣散。没想到老师听到鸡鸣就想到了中医方子，功夫了得啊。我也背出了方歌："鸡鸣散是绝妙方，苏叶吴萸桔梗姜，瓜橘槟榔晨冷服，肿浮脚气效彰彰。"

老师掂了掂手中的木瓜说："鸡鸣散里就有木瓜，出自《类编朱氏集验医方》。药物组成：槟榔 7 枚，陈皮、木瓜各 30g，吴茱萸 6g，桔梗 15g，生姜（和皮）15g，紫苏茎叶 9g。治疗症见人感风湿，流注脚足，痛不可忍，用索悬吊，叫声不绝，筋脉肿大。过去古人的脚气病就包括了现代的痛风病。"

为什么叫鸡鸣散，老师说："鸡鸣，言服药时间。《内经》云：'病在四肢血脉者，宜空腹而在旦。'散，言剂型，药为粗末，分作八服。两次煎汁相和，安顿床头，次日五更分二三次服。只是冷服，冬月略温亦得。服后用饼饵压下。如服不尽，留次日渐渐吃亦可。服此药至天明，大便当下一碗许黑粪水，即是原肾家感寒湿毒气下来。至早饭前后，痛住肿消。等药力过，方吃食物。"

我问老师："如果不是鸡鸣时服，别的时间效果如何？"老师说："鸡鸣时肚子已经排空了，药力就可以专行，而且这个时候天地的阳气开始升发，阳气就会越来越盛，这样就可以让阳药得气。"正所谓："其服于鸡鸣时奈何？一取其腹空，则药力专行；一取其阳盛，则阳药得气也。"

为什么要冷服？因为寒和湿都是阴邪，同时这个药的温度也是凉的，让邪以为都是一家人，实际上此方都是温热药，这就是先诱之而后攻之，一下子就把阴邪给治住了。"其必冷服奈何？以湿为阴邪，冷汁亦为阴属，以阴从阴，混为一家，先诱之而后攻之也"之谓也。

我又问："鸡鸣散临床效果如何？"老师说："治疗脚气病法多种，以鸡鸣散最为有效，只要有便秘的情形，鸡鸣散疗效甚好。方子本身并不是很热，但是攻下的力量很强，可以把寒湿毒之邪从大便排出。"

痛风就是嘌呤因代谢发生紊乱，致使血液中尿酸增多而引起的一种代谢性疾病，通过服用鸡鸣散，尿酸从肠道排出，痛风不就好了吗？

"为什么有人说，痛风是不死的癌症？"老师感慨地说："痛风好治，'不患邪之不去，而患邪之复来'，但要管不住嘴难治，病人吃药不忌口，枉费医生手啊。"

二〇一九年四月二十四日

牡蛎调养精气神

周末，朋友相约："快封海了，我们去吃海鲜吧。"

有人请客当然是高兴事，欣然应约，到酒店还没落座，朋友念我年长，请我点菜。于是，好吃的爱吃的点了几个，突然看到一大盆野生牡蛎，告诉厨师将牡蛎洗干净，煮熟后，连汤给我们一起上来。

上来几个小菜我们慢慢地吃着，日照今年海鲜丰收，特别是贝壳类的。但本地人也没吃多少，日照成为旅游城市后，蜂拥的外地游客把物美价廉的贝类当成了过口瘾的美食，游客变食客，抬高了日照物价。野生牡蛎市面上更是少之又少，基本被饭店垄断。

随着一声"请让让"，一个男服务员端着一大盆牡蛎进到房间，我们起身，帮着他将大盆放到餐桌的中间。大家落座后刚要伸手拿牡蛎，一个朋友说："这么肥的牡蛎，吃之前先喝一杯。"于是大家将杯中酒一饮而尽。

大家只顾吃牡蛎肉，我端起碗来盛了一碗汤，大家看我既吃肉又喝汤，有别于常规吃牡蛎肉，好奇地问："这是什么道理？"

一个朋友知道我学中医，曾经听我讲过养生治病"要把吃饭当吃药，不要把吃药当吃饭"的道理，更起哄地让我讲讲。

我用筷子搅着碗里的汤，问大家说："汤是什么颜色？"又扒开一个牡蛎让大家看肉的颜色。大家不肯定地说："是乳白色？"我说："牡蛎号称'海洋牛奶'，营养极其丰富。"于是，我讲了流传在山东乳山的一个传说。

话说当年三圣母与海妖决斗，即将化作大乳山时，为了挽救嗷嗷待哺的孩子，便把部分乳汁滴到了海岸边，变成了附着在礁石上的贝类。而这肉色白如乳汁，生熟皆可食的贝类也变成了我们今日所说的牡蛎。古人称母沥，后写作牡蛎。

一个朋友听完传说，不信服地说："牡蛎的名称没有这么简单吧？"我说："是的，在中国古代，'牡'与'牝'是相对的。牡是公马，牝是母马，后来牡也代指雄性的意思，而古人认为牡蛎'纯雄无雌，独此化生'，也就是说牡蛎只有雄的没有雌的，这个名字就由此而来。但实际上，牡蛎一身兼具雌雄两性，它时雌时雄还会雌雄同体，牡蛎寿命可以长达80年！"

从古人认为牡蛎"纯雄无雌，独此化生"，说明了牡蛎有补肾壮阳的作用，日本人则称其为"根之源"。

当我说到牡蛎能补肾壮阳，是"海底大药"，特别解释了"根之源"，一大盆的牡蛎明显减少，汤也没有了。有个朋友悄悄地走出了房间。

在座的女同志却停下不吃了，我问为什么不吃了，她们调侃说，你们吃了有用，我们吃了无用，留给你们吃吧。我说牡蛎号称"海洋牛奶"，吃什么补什么，更年期心烦气躁的女性更应该多吃点，能养气补血，细肌肤、美容颜。一听到"美容"，女同志们下手抓了，很快一大盆的牡蛎便底朝天了。

"请让让"，又一大盘牡蛎上来了，原来刚才出去的朋友又要了一大盆。一人高兴地说，再喝一杯。有人说，不能再喝了，醉了。我说牡蛎重镇安神，喝了牡蛎汤再喝酒不上头，并醒酒解渴。听我讲完，大家放肆地大吃大喝起来。

第二天有人打电话给我："你说得很对，我一晚上睡眠很好，早上起来头不痛，口不渴，精神着呢。平常服食之品有如此效果，看来不欺我也。"回忆着昨晚吃牡蛎，同柳少逸老师讨论龙骨、牡蛎的情景又浮现在眼前。

我发现，柳老师处方上经常有龙骨、牡蛎粉一袋。于是问老师，老师说龙骨、牡蛎是他临床上常用的药对，因为龙骨稀少，为节约药材，故打成粉。老师讲药，必从《神农本草经》开始。《神农本草经》谓牡蛎："主伤寒寒热，温疟洒洒，惊恚怒气，除拘缓鼠瘘，女子带下赤白。久服，强骨节，杀邪气，延年。"

老师接着讲："'天有三宝日月星，地有三宝水火风，人有三宝神气精。'自古至今讲究养生长寿的人都把'精气神'称为人的三宝。古人有：'精脱者死''气脱者死''失神者亦死'的论述。所以'精气神'三者，是人体生命存亡的关键，只要精足、气充、神全，自然能够摄生长寿，祛病延年。但怎样才能调养'精气神'呢？从道家的层面来讲，是养生家的课题，而我们作为医者，用药怎么调养精气神？"

老师说："龙骨、牡蛎最能使人聚精会神。"

我问为什么呢？老师说："因为龙骨、牡蛎是在神的层面上调身体，它能镇静安神，治失眠、惊惧、癫狂。《伤寒论》柴胡加龙骨牡蛎汤，可以说是'调精神第一方''头脑冷静第一方'。而方中的龙骨、牡蛎就是这个方子的'定海神针'。"老师还特别告诉我："水产养殖户把养殖池里放上牡蛎，就是防打雷惊了鱼，可见牡蛎镇静安神的作用巨大。现代人普遍心浮气躁、惊讶、气怯，神志不安其位。徐之才之《十剂篇》有'重可去怯'之论，龙骨、牡蛎重潜，能令'神'归元安静。"

龙骨、牡蛎从"气"的层面上调肝气上逆、平肝潜阳，治疗各种肝阳上亢、烦躁易怒、头晕目眩的疾病。治疗此病的效方镇肝熄风汤中就有龙骨、牡蛎。现代人看电视、上网，整天抱着手机玩，肝开窍于目，长时间用眼耗伤了肝血，出现了眼花、膝痛、腿抽筋。肾为肝之母，肝虚盗用肾水，越看电视上网，越是把肾水抽到眼睛上来消耗，致使很多人上热下寒，上盛下虚，头面流油，长痤疮、口疮、咽炎、失眠，下肢冰凉，头重脚轻。很多人认为是肾虚，服用六味地黄丸，症状不但没有减轻而且还加重。殊不知这是由于气机上逆不降，致使肺气不降，金不能生水，出现假性肾虚。临床上配伍龙骨、牡蛎肃降肺气，使金能生水，就像天降雨水，源源不断地补充肾中的精气。

龙骨、牡蛎从精的层面上收敛固涩，用于各种遗精、滑精、带下、崩漏、出虚汗等病症。肾虚不固，滑泄遗精，常用金锁固精丸，由沙苑子（炒）、芡实（蒸）、龙骨（煅）、牡蛎（煅）、莲子、莲须组成。治妇女赤白带下的清带汤，由生山药一两，生龙骨六钱，生牡蛎六钱，海螵蛸四钱，茜草三钱组成。

老师总结说："龙骨、牡蛎除治疗人的'精气神'方面有很好的效果外，还是治痰之神品，敛正气而不敛邪气。陈修园曰：'痰，水也，随火而上升，龙骨能引逆上之火，泛滥之水下归其宅，若与牡蛎同用，为治痰之神品。'怪病多由痰作怪，临床上，奇形怪状的疾病，要多从痰饮、痰湿这些方面治疗，往往能取得很好的疗效。"

徐灵胎谓："龙骨最黏涩，能收敛正气，凡心神耗散、胃肠滑脱之疾，皆能已之，此药但敛正气，而不敛邪气。""龙骨、生牡蛎虽为收涩之品，但敛正气而不敛邪气，凡心气耗散，肺气息贲，肝气浮越，肾气滑脱，用之皆有捷效，即证兼瘀、兼疼或兼外感，放胆用之，毫无妨碍。"如张锡纯的从龙汤，此方为外感痰喘，服小青龙汤后，病未痊愈或愈而复发者而设，病虽兼外感，方中仍配伍生龙骨、生牡蛎用以收敛正气。又如清肾汤（知母、黄柏、生龙骨、生杭芍、生山药各四钱，生牡蛎、海螵蛸各三钱，茜草二钱，泽泻一钱半），治因肾经实热而致小便频数疼涩、遗精白浊、脉洪滑有力等症。方中除重用清热利湿之知母、黄柏、泽泻外，尚重用生龙骨、生牡蛎以涩精止遗、益肾固脱敛正气。张仲景治疗伤寒邪气未尽，常用生龙骨、牡蛎敛正气，如柴胡龙骨牡蛎汤、桂枝甘草龙骨牡蛎汤等。

牡蛎还是治疗瘰疬的专药，临床上单用就有很好的治疗效果。张锡纯医案中就有记载："曾治一少年，项侧起一瘰疬，其大如茄，上连耳，下至缺盆。求医治疗，言服药百剂，亦不能保其必愈。而其人家贫佣力，为人芸田，不惟无钱买如许多药，即服之亦不暇。然其人甚强壮，饮食甚多，俾于一日三餐之时，先用饭汤送服牡蛎细末七八钱，一月之间消无芥蒂。"

《医学心悟》治疗瘰疬的消瘰丸，由玄参、牡蛎、贝母组成，这个方子在辨证的基础上使用，有很好的效果。而老师更推崇张锡纯的消瘰丸，老师说："现在由于医疗设备先进，近几年甲状腺结节查出率明显增高，各大医院都成立了甲状腺科，西医治疗无非手术，手术后还要长期吃药，而病人美丽的脖子上还要留下瘢痕，对爱美的女同志来说是'致命'的伤害。"老师曾呼吁，在动手术前，可否请中医保守治疗一段时间，如能治愈，既能免去手术之苦，又使愈后复发的机会减少。今天写这篇文章，本想到此结篇，但心存善念，为让更多的人了解治疗甲状腺结节的中医著名方剂——消瘰丸、消瘰膏，以免疾病之苦，把张锡纯治疗瘰疬全文写出来，以供大家参考。

瘰疬之证，多在妇女，日久不愈，可令信水不调，甚或有因之成痨瘵者。其证系肝胆之火上升，与痰涎凝结而成。初起多在少阳部位，或项侧，或缺盆，久则渐入阳明部位。一颗垒然高起者为瘰，数颗历历不断者为疬。身体强壮者甚易调治。治疗内服消瘰丸，外用消瘰膏。

消瘰丸：治瘰疬。药物组成：牡蛎十两，生黄芪四两，三棱二两，莪术二两，朱血竭一两，生明乳香一两，生明没药一两，龙胆草二两，玄参三两，浙贝母二两。上药十味，共为细末，蜜丸桐子大。每服三钱，用海带五钱，洗净切丝，煎汤送下，日再服。

此方重用牡蛎、海带，以消痰软坚，为治瘰疬之主药，恐脾胃弱者，久服有碍，故用黄芪、三棱、莪术以开胃健脾（三药并用能开胃健脾，十全育真汤下曾详言之），使脾胃强壮，自能运化药力，以达病所。且此证之根在于肝胆，而三棱、莪术善理肝胆之郁。此证之成，坚如铁石，三棱、莪术善开至坚之结。又佐以血竭、乳香、没药，以通气活血，使气血毫无滞碍，瘰疬自易消散也。而犹恐少阳之火炽盛，加胆草直入肝胆以泻之，玄参、贝母清肃肺金以镇之。且贝母之性，善于疗郁结利痰涎，兼主恶疮。玄参之性，《名医别录》谓其散颈下核，《开宝本草》谓其主鼠瘘，二药皆善消瘰可知。血竭，色赤味辣。色赤故入血分，味辣故入气分，其通气活血之效，实较乳香、没药为尤捷。诸家本草，未尝言其辣，且有言其但入血分者，皆未细心实验也。然此药伪者甚多，必未研时微带紫黑，若血干之色。研之红如鸡血，且以置热水中则溶化，须臾复凝结水底成块者，乃为真血竭。

消瘰膏：生半夏一两，生山甲三钱，生甘遂一钱，生马钱子四钱，皂角三钱，朱血竭二钱。上药前五味，用香油煎枯去渣，加黄丹收膏，火候到时将血竭研细搀膏中熔化和匀，随疮大小摊作膏药。临用时每药一帖加麝香少许。凡膏药中用黄丹，必以火炒过，然后以之熬膏，其胶黏之力始大。而麝香不早加入膏药中者，以麝香忌火也。

张锡纯谓此膏："友人之女年五岁。项间起瘰疬数个，年幼不能服药，为制此药，贴之痊愈。"

柳老师告诉我，此两方同时内服外用，效果更好，但要注意外用药中马钱子有毒。

二〇一九年四月三十日

鸢尾花开丽河山

"五一节"前，连续的阴雨和降温，潮了天地也潮了人心，好在"五一节"放晴，气温回升，看看窗外，城市在雨的洗礼下，更加整洁秀丽。

看看微信朋友圈，朋友们在这大好天气里，一家人迫不及待地早早出发了，"东港发布"公众号上更是连续几天介绍城市周边乡村游，文化旅游节、绿茶节、库鱼节、彩虹跑等，不断挑动着人们的眼球。"在日照，何必远方！这样的诗茶小镇你见过吗？""这个世界不仅只有苟且，还有诗和远方，寻一处静谧修身，诗茶小镇会给你一个不得不来日照的理由。"如此令人向往，能不去一看？

赶紧叫上外孙，带上行包，也加入到出城滚滚车流中，到诗茶小镇还没来得及停车，就听见锣鼓喧天，歌声嘹亮，"醉美田园——乡约东港"2019东港乡村旅游文化节启动仪式正在进行。

踏着乐曲，外孙走起了舞步，抬头远瞧河山，河山峻拔、坡陡沟深，像一道巨大的屏障，在蓝天碧野之间巍然屹立。山正面"日照"两个红色摩崖石刻在阳光映衬下，发出奕奕红光，普照日照山河大地，好一处"何必远方"的好去处！

我们悠闲地走着，外孙时而走到路边，扒土采摘野花。渐渐进入景区，道两旁的绿化千姿百态，万紫千红，并不时穿插着主题雕塑。突然外孙喊："姥爷抓蝴蝶！"顺他手指的方向，我看到一片绿油油的绿地中间，不时有几朵紫色像蝴蝶型的花朵，我领着他过去，我说这不是蝴蝶，是鸢尾紫蝴蝶花。他有点失望，小声嘟囔着，怎么长得和蝴蝶一样。

鸢尾紫蝴蝶现在是城市常用绿化花卉，观赏价值高，并且花香、气淡雅。

我住的济南路就有大片的鸢尾紫蝴蝶，刚种上时，我看和射干的形状一样，还误认为是中药射干。有一次喉咙不利索，上班路上随手采了一片放到口里嚼着，喉咙立刻充满麻辣清凉的感觉，看来它也有射干的功效。

"五一节"前几天，柳少逸老师发来微信说，凡未开发的山丘野岭，均有射干。今天想起这话，看看周边的沟壑，不知能否幸运见到射干。

我有意识地走在景区边沿，细心搜索着，突然在一处沟北面向阳坡发现了一丛"山蒲扇"，恰似鸢尾，心想为什么它不开花？想起孔子"问稼，吾不如老农，问菜，吾不如老圃"的圣训，看到一个维持秩序的老者就在不远处，于是，前往讨教。老者就是本村人，他听我说完，哈哈大笑说："你问人问对了，我年轻时就采过药。"他领着我走到"山蒲扇"边蹲下，和我说："这是射干不是鸢尾，为什么叫射干，因为它的花葶如箭杆般从中间射出，故名射干。花朵为六片松散的椭圆状，橘黄色花瓣上，布满不规则的红色斑点，恰似天工点染。"

我非常感谢他，给了他一支烟，我俩点燃起来。抽着香烟，我深思：学问学问，不是指你读了多少书，而是你还要多问人啊。

鸢尾与射干，从叶片上很难处分开来，陶弘景修撰《神农本草经》谓："射干、鸢尾是一种。"李时珍《本草纲目》亦曰："射干，即为今扁竹也。今人所种多是紫色花者，呼为紫蝴蝶，其花三四月开，六出大如萱花，结房大如拇指，颇似泡桐子，一房四隔，一隔十余子，子大如胡椒而色紫，咬之不破。"其实，射干花开在夏秋，所以李时珍也没分清射干花与鸢尾花。倒是唐代撰写《本草拾遗》的陈藏器，对于射干和鸢尾分辨很明确："紫碧花者是鸢尾，红花者是射干。"它们同属鸢尾科，只是所属同科而已。

有一次我问柳老师："您处方里的乌扇我怎么不知道是什么药啊？"老师说就是射干。又问："您为什么不开成射干？"老师叹息一声，说："《神农本草经》称射干，老百姓称为开喉箭。而射干很多中医都将'射'字念错了，读成了'she'了，其实《神农本草经》读'ye'，称谓'yegan'。现在好多院校的老师教学生都是'shegan'，我不能教我的学生也错了吧，所以开方多开为乌扇。"老师治学是多么严谨啊。

射干别名特别多，可能是中药中别名最多的：乌扇、乌蒲、黄远、夜干、乌吹、草姜、鬼扇、凤翼、紫金牛、野萱花、扁竹、地扁竹、较剪草、冷水丹、冷水花、扁竹兰、金蝴蝶、金绞剪、紫良姜、铁扁竹、六甲花、扇把草、于翅草、山蒲扇、老君扇、高搜山、凤凰草等。这也说明，它分布很广，应用广泛。

《神农本草经》谓射干："味苦，平。主治咳逆上气，喉痹咽痛，不得消息，散结气，腹中邪逆，食饮大热。"

射干是不多的几味入咽喉的药，用于治疗咽喉肿痛，痰涎壅盛，咳嗽气喘效果非常好。《金匮要略》中的射干麻黄汤就是治疗太阳实证代表方。症见："咳而上气，喉中水鸡声。"方药组成：射干十三枚（一法三两），麻黄四两，生姜四两，细辛、紫菀、款冬花各三两，五味子半升，大枣七枚，半夏（大者，洗）八枚。上九味，以水一斗二升，先煮麻黄两沸，去上沫，纳诸药煮取三升，分温三服。

方中麻黄辛温，轻扬上达，善开宣肺郁，散风寒，疏腠理，透毛窍，有"治外感第一要药"之称。麻黄乃肺经专药，为宣肺平喘之要药。细辛辛香走窜，有升浮之性，外可温散风寒，有解热镇痛之功，助麻黄发汗解表，配温经通脉之生姜，促汗而解风寒之邪。射干苦寒泄降，能清肺泄热，降痰平喘，解毒利咽，为咽喉肿痛要药。紫菀苦温润肺益金，专能开泄肺郁，定咳降逆，宣通窒滞，兼疏肺家气血。款冬花味苦主降，顺肺中之气，又清肺中之血，能开郁润肺，化痰止咳，有邪可散，散而不泄，无邪可润，润而不寒。"病痰饮者，当以温药和之"，饮非温不化，痰非气降不消，麻黄、细辛、半夏，降逆消痰，温肺化饮于内。五味子之酸，以补不足，令正气自敛。生姜和胃降逆，虚则补其母，大枣之甘，健脾安中，扶助正气，以补后天。全方共奏散寒解表，开痰平喘，温肺化饮，安中扶正之功。

射干麻黄汤与小青龙汤功效类似，两方同属解表化饮之剂，但前方主治风寒表证较轻，证属痰饮郁结、肺气上逆者，故于小青龙汤基础上减桂、芍、草，加入祛痰利肺，止咳平喘之射干、款冬花、紫菀等药。可见小青龙汤治表为主，解表散寒之力大，射干麻黄汤则治里为主，下气平喘之功强。张仲景但见一证便是，在应用此两方时，"喉中水鸡声"可以作为鉴别要点。

《金匮要略》中的鳖甲煎丸配伍射干，在此方中射干用的名称就是乌扇，柳老师临床上使用此方的频率很高，老师说："鳖甲煎丸是张仲景为数不多的大方，这个方要高度重视，也是应用虫类药的典范。"

方药组成：鳖甲90g（炙），乌扇20g（烧），黄芩20g，柴胡45g，鼠妇20g（熬），干姜20g，大黄20g，芍药35g，桂枝20g，葶苈9g（熬），石韦

20g（去毛），厚朴 20g，牡丹 35g（去心），瞿麦 15g，紫葳 20g，半夏 6g，人参 6g，䗪虫 35g（熬），阿胶 35g（炙），蜂窠 30g（炙），赤硝 90g，蜣螂 45g（熬），桃仁 15g。上药 23 味，为末，取煅灶下灰 1500g，清酒 5 升，浸灰内过滤取汁，煎鳖甲成胶状，绞取汁，纳诸药煎，为丸如梧桐子大。空腹时服 3~6g，每日 2~3 次。主治：疟疾日久不愈，胁下痞硬有块，结为疟母，以及癥瘕积聚。

方中重用鳖甲软坚散结，通络开痹；大黄、牡丹、桃仁、䗪虫、紫葳破血攻瘀，疏通经络；蜣螂、蜂窠、鼠妇、赤硝破瘀，攻毒祛风，活络止痛；柴胡、厚朴行气开郁，调达郁结；乌扇、半夏、葶苈、瞿麦、石韦祛痰除湿；干姜、黄芩协调阴阳；桂枝、芍药调和营卫；人参、阿胶益气养血。全方共奏破血通络，理气祛痰，益气养血，燮理阴阳，调和营卫之功。

柳老师说："鳖甲煎丸临床应用广泛，特别下焦的肿瘤都可以此方为基础加减应用，我的专著中就有很多的案例，今天给你讲的只是此方的常规应用，只要把握病机、灵活运用，此方有不可思议之效。"

二〇一九年五月二日

情谊暖暖的月见草

读柳少逸老师的著作，每每要停下来，掩卷沉思。

医理，老师引用经典多，自不待言。老师就是一部传统中医学的经典，是悟透了经典后参以自己心得的经典，笃行50年用心血写成的经典，学习老师的著作就是跟着老师参悟经典。

用药，更像用兵。先生《人癌之战与三十六计》系统论述了用药如用兵。老师曰："孙武子十三篇，治病之法尽之矣。"病邪好比是敌人，药物好比是士兵，治病如同打仗。清代名医徐大椿之《医学源流论》曰："古人好服食者，必有奇疾，犹之好战者，必有奇殃。是故兵之设也以除暴，不得已而后兴；药之设也以攻疾，亦不得已而后用，其道同也。"

昨天，老师在微信朋友圈里发了一味中药月见草，最后说："近20年，我常用之。"老师有此言，必知此药之良能，有心得，才用之得心应手。而阅读老师著作时，我见到月见草、月见子，因没有学习过，对此药不了解，即不求甚解滑过。有一次在老师工作室，我见老师开月见子，还厚脸皮地问老师这是一味什么药，近日或也有老师的弟子有此一问？故老师将记载月见草的卡片照片发出来，可见老师用心良苦啊。如再对这味没有见过面的月见草放过，岂对得起老师？

老师卡片提示，胶东也有分布，日照应该也有吧。于是在"人间四月芳菲尽""万紫千红总是春"的季节里，利用"五一节"逛公园的机会，寻找这位月见草，可惜无果。但心念之、魂缠之，不能释怀。姑且先纸上得来吧，先了解其性，再慢慢寻找吧。

月见草，见月开花故名，庭园栽培，主要供观赏。花夜舒，香清远，素有"夜来香"美誉，最为文人雅士称道。

相传几千年前，生活在北美的印第安人已经把月见草作为食物和药品了，用它充饥并治疗疾病。

资料记载，月见草原产北美，17世纪经欧洲传入中国，并逐渐繁衍成野生植物，分布于东北和华北地区，如今北方地区多有栽培。对此记载，我大可不必较真，因为我不是植物学者。但是谁从遥远的欧洲带回种子播撒到东北大山深处或沿海小岛呢？而柳老师的卡片上引用的是《长白山植物志》。我搜索的结果明确无误地告诉我，月见草为外来物种。这就可以解释：为什么古代的药物学上没有记载了。

网上搜索月见草："为桃金娘目柳叶菜科月见草属的一个植物种。适应性强，耐酸耐旱，对土壤要求不严，一般中性，微碱或微酸性土，排水良好，疏松的土壤上均能生长，它在土壤太湿地方，根部易得病。北方为一年生植物，淮河以南为二年生植物。它是20世纪发现的最重要的药物，可治疗多种疾病，能调节血液中类脂物质，对高胆固醇、高血脂引起的冠状动脉梗死、粥样硬化及脑血栓等症有显著疗效。"

老师卡片上记载月见草："味甘、苦，性温。主治：祛风湿，强筋骨。"月见子："活血通络，平肝息风，消肿敛疮。"

实验证实，月见草油的主要成分是不饱和脂肪酸，具有抗发炎、缓解经前症候群、降低血栓和抗癌的作用。

综合有关资料，月见草的功效总结为：①月见草具有祛风湿和强筋健骨的功能，可用于治疗风湿病和筋骨类疾病，还可以降三高（降压、降脂、降糖），在预防脑血栓、抗衰老等方面有显著效果。②月见草对更年期综合征有缓解之功效，对于失眠、暴躁、紧张、情绪低落等更年期症状，可平衡和调节此类人的内分泌，缓解更年期症状。③月见草对多种疾病具有显著疗效，可调节血液中的类脂物质，能有效治疗因高胆固醇、高血脂引起的冠状动脉梗死、粥样硬化及脑血栓等症。④月见草还有助于皮肤、头发、眼睛和指甲的健康生长发育。

互联网中介绍了"月见草胶囊"，月见草胶囊可以调节女性的激素平衡，滋养卵巢，防止女性各种妇科疾病的发生；能有效防治更年期和经前综合征；能够调节血压、血脂和改善动脉硬化；有美容美颜的功效，能够减缓皱纹的产生，改善肌肤质量，使皮肤红润有光泽；它还能使得性功能处于一个好的水平，提高性生活的质量。

月见草可给女性朋友带来好处，是女人一生的闺蜜。月见草有如此多功效，请读到此文的读者，不要盲目心动，吃药一定要不看广告看疗效啊。

权且，看到老师记载月见草的卡片，我也对月见草记录这么点吧。

但没有见面的月见草，我一定还会寻找。

我想象着，星期天我来到某处偏僻的山野或者公园，错落无序草丛里，月见草就在其中。夜幕降临，晚风和着虫鸣，呢喃着小夜曲，月色朦胧中，被月色浸染得泛着光的黄花颤动着、伸展着，静悄悄地开放，娇羞地散发着幽香。花影里，时行时止，在这个没有酒的夜晚，我却沉醉了⋯⋯

我相信，此情此景，不会太远。

二〇一九年五月四日

这就叫"做学问"

甚好！求甚解！这就叫"做学问"，这是师承的一典记也。

我看到这句评语后大惊，不爱表扬人的柳少逸老师，也开始表扬我了，感觉脸火辣辣的，更感惭愧，自己写的一点体会比起老师对学生们的付出，是何等的渺小啊！正应了一句话，学生的进步，就是老师最大的欣慰，哪怕只是一点点。而学生对老师最好的回报，就是努力学习。冰心老人有言："成功之花，人们往往惊羡它现时的明艳，然而当初，它的芽儿却浸透了奋斗的泪泉，洒满了牺牲的血雨。"这句话道出了学习的艰辛和痛苦，而学习中医更是痛中之痛，不可名状，恰恰在这痛中之痛时就有通的可能。我往往在坚持不住时，看看老师的书，就像老师在鞭策我说："别停下，再坚持坚持，一定有豁然贯通之日。"

前几天，老师在微信上感慨自己："干了许多事，除在学术有所获，其他都无果而罢，然而我不后悔，因我努力了，收获是'天算'啊！心态好，因只求耕耘，不求收获，是半痴的座右铭呀！"其感慨不正是对学生的呐喊吗？

一个近八旬的老人，临床、课徒，笔耕不辍。他最大的愿望就是学生们成才："我近在校样书《金匮方证便览》，习医的一幕幕呈现眼前……若说柳氏医学流派像一列火车，这列'柳氏号'当是家父吉忱公所创，我是这列车的司机，蔡锡英老师就是这列车最辛苦的司炉。现在，你们要努力学习，传承好柳氏医学，成就下一代司机，开着动车奔向四方。我俩做校长？班主任？老师？还是当退休老师的好！"听着老师谆谆的教导，殷殷的期望，我们怎么能辜负了老师呢？即使老师要退休也只是心愿而已，他仍不知疲倦地批改作业，上面的评语就是他批改作业时的批语。

老师这句评语源于对我的《情意暖暖的月见草》一文的讨论。

此文稿发给柳老师，老师针对文中月见草有关问题给出了判断："月见草，有一年生、两年生的。引种在东北也是一年生，而胶东都是两年生。我推断两年生的月见草当是当地原种，非外来种。"并就此问题请教山东著名的中药学专家谢在佩所长。谢所长回复称："柳叶菜科有好几种月见草，胶东常见月见草，两年生。待霄草引进品种，一年或越年生，功用基本相同。"

随后，我联系到了谢所长，并微信给他："谢老，月见草讨论，因《情意暖暖的月见草》一文而起，柳老师让我据您的意见补充修改，如改就打破了文章风格，可否请您和我一起写一篇文章？为月见草释疑。"谢所长很快回复："不论月见还是待霄，都作药用，文章无大错处，挺好！初秋经常会在路旁、公园、荒野看到，开黄色花，植株像芝麻。"

一天后，老师给我发微信："较中医师我中药学知识还可以，然终究不是中药学科班者，故当年学校专家组四人中，我要向徐寿长、谢在佩、路顺凯三位中药学专家请教了。关于胶东月见草为原生种之认知，尚让谢老师复议之。"并告诫："望工作室同学有关中药知识，可多请教谢老师。"一语道出了老师的虚怀，更道出了做学问真谛，更为学生们树立了典范，大医就是这么炼成的。

为了更好地启发我们，老师接着讲了自己关注中药的机缘和心路："从小见爷爷采药，能认出众多药；二叔毓川公是村里种药、采药老人指导组成员，专为合作医疗供药；1963 年我师从永昌公学用当地中草药治病；1970 年10 月，在牙山，我参加了省中草药学习班月余，全面系统学习之；其后培训赤脚医生我主讲中草药；栖霞县人民医院到亭口分院搞"三土四自"（土医、土药、土办法，自种、自采、自制、自用），我又兼任药厂厂长。这是我与中草药的缘分，遂形成了用中草药、针灸、推拿治病的法式。这些'简便验廉'的治疗方法，在当时农村缺医少药的情况下，对群众的健康起到了积极的作用。"

一个自称"布衣郎中"、痴心中医一甲子的可爱的半痴，何等的菩萨心肠啊！作为半痴的学生，我岂能不用一生的才智随师痴心于中医学问？

二〇一九年五月八日

认得猴姜　能治跌打损伤

　　说起猴姜，大家可能比较陌生，但说起骨碎补，是不是就觉得它大名鼎鼎了。为何要先说猴姜再引出骨碎补？这就像人名一样，先有乳名后有学名，这要从二则故事说起。

　　神农氏采药，不幸从崖上跌下，把腿摔断了。尽管神农氏会采药治病，但此时，他却寸步难行，陷入医家难医自己病的困难境地。在这深山老林里，没有别人帮忙，可能会死在这深山峡谷中。正当绝望时，突然，一群猴子来到神农氏身边，每只猴子都拿着根上长着金黄色绒毛的块根。猴子将药根送给了神农氏，他接过药根放进嘴里尝了一下，药根味苦、温，他便吞咽下药汁又将嚼烂的药渣敷在伤口处。顿时，伤腿疼止肿消，骨骼恢复了原形。为感谢猴子献的灵药，故命名"猴姜"。

　　唐明皇李隆基一次上山围猎，突然从草丛中窜出一只凶猛的金钱豹，吓得皇帝最宠爱的一位妃子从马上摔下来，右前臂骨折，皮肤撕裂，血流如注。恰逢御医不在身旁，皇帝急得手忙脚乱。此时，一名卫士从岩上采来一种草药，把骨折处固定后，将草药捣烂敷在伤口上，很快伤处便血止痛减。时过不久，断骨再续，伤口完整如初。唐明皇龙颜大悦，问道，这个药叫什么名字？卫士回答道，叫猴姜。皇上说这个名字不雅，便给它起了个名字叫"骨碎补"。

　　李时珍也听说过这个传说，如是《本草纲目》如实记载："骨碎补，本名猴姜，开元皇帝以其主伤折，补骨碎，故命此名。"

　　传说都是美好的，万不可和传说这些传说的人较真，但在过去中医师承为主的中医学徒模式下，师傅在诊桌边、炕头上、树阴下给小徒弟讲讲故事，更能启迪他们的心智，加深记忆，在轻松的故事情节里，讲明了药物的来源、功效、主治。每味中药故事的背后，都深深烙上了传统中医文化的烙印，岂能不知？

何以今天有兴致来讲故事？还真有故事。前几天，一个同学给我打电话，说是牙痛。我说我不在临床上，你到医院里看看吧。他说，我去看了，吃了很多药不管用。我又问他，你没到口腔科看看，他说口腔医生检查了，没事。我又问，你上牙痛还是下牙痛，他说我也不知道哪个痛，反正都痛。

想到柳少逸老师讲骨碎补时说，只要是满口牙痛，说不清楚哪颗牙痛，但见一证便是，就可以辨证为肾虚牙痛，骨碎补重用特效。于是，我告诉他说，你到药房买骨碎补180g，每天60g煮水分3次服用，家里如果有核桃，随便吃点。他说："到城里太远了，山上就有骨碎补，我自己采点如何？"我说更好，但量要加大。他说山上有的是，他多吃点就是了。3天后，他电话告诉我："你神医啊，快别从政了，好好做你的中医吧。"

听到这话，我手扶额头，沉思。老师真传一句话，他给学生讲的都是掏心窝的话，是老师一生的经验结晶啊，你可能也从本草上学到过骨碎补治疗牙痛，但可能不知道针对的哪个证。老师就是慈航的明灯，他的每句话，都是在渡你，给你指明方向。

凌乱的和老师讨论骨碎补的记忆，又像碎片一样涌入脑海，自己现在码着字还懊恼，后悔当时自己手懒，致使现在还要挖空心思地回忆。学生的懒惰就是对老师的大不敬啊，爷娘手里爱勤孩。

路上，和老师谈起日照中医正骨的两大门户，大古城调配接骨药用的是鸡血，作为秘方，传男不传女。有人去调配接骨药，老先生只收两年以上的散养大公鸡，为保证鸡血的用量还规定得几千克。老师笑了，过去中医不收诊金，以物易药，老百姓很能接受，过去谁家不养十只八只的鸡？但鸡的价值远超药的价值，这也是他们家传经营方法。而公鸡血和鸡骨髓就是接骨的良药。老师过去正骨也比较多，对一些对线对位良好的病人，老师不给开方，叫回家杀公鸡，连血煮着吃，再敲骨吸髓，骨折就好得快。

我问，他们将秘方吹得神乎其神，真的比书上记载的接骨方效果好吗？老师脸色凝重地告诉我说："学习中医一定要破除秘方思想，一个没有多少医学知识的人，凭借上辈传的一个方子，养家糊口，就像过去的铃医，无可厚非。而中医哪个方子不是秘方。金匮是金色的盒子，一般用于存放比较贵重或具有纪念意义的东西。比如，古人写的密函、遗诏等，都要放入金匮之内。如此说来，《金匮要略》上的方子不都是秘方吗？《伤寒论》上的方子当然更是了。全国开展献方运动时，都是各地的秘方，我还保留着几本，看看上面的方子都是普通的方子。我还记得接骨秘方上常用的几味药：乳香、没药、血竭、猴姜、硼砂、熟军、自然铜、当归、土鳖虫。我们在辨证施治的基础上加入这些药，比他们的秘方效果好多了。"我问猴姜是什么，老师说骨碎补，骨头碎了都能补，骨折少不了这味药，并随口说道："认得猴姜，能治跌打损伤。"

骨碎补：性味苦，温，归肾、肝经。补肾强骨，续伤止痛。用于肾虚腰痛，耳鸣耳聋，牙齿松动，跌仆闪挫，筋骨折伤。外治斑秃，白癜风。

老师说，骨碎补是一味补肾的药物，大家都知道。但大家从来不关注它的性味，温兼苦的补肾药大概独此一味吧。所以，它具有了其他补肾药不具有的良能，临床上要重视独具良能的药，往往能出奇制胜。苦能坚阴，温能补阳。骨碎补有很旺的生发之气。邹澍说骨碎补："倒插亦生，横埋亦生，虽切之成块，暴之至枯，摘其一叶，分其一瓣，无不可生者。"可见骨碎补味苦坚肾的同时，又用生气对肾气进行鼓动，使肾气息息上升。

我问老师："为什么同样具有苦温的药不能补肾？如麻黄。"老师说："麻黄质地干枯，骨碎补根茎肉质肥厚，好生阴处，秉受阴气充足。'处处折之，处处有汁'，含有丰富的阴津，所以能够补肾。"

《开宝本草》记载猴姜曰："主破血，止血，补伤折。"老师对此解释说："主破血，止血好理解。为什么补肾药中骨碎补独具补伤折，补伤折是说它能接骨续筋，骨碎补既补肾精，还能把肾精输送到筋骨中去。但骨碎补治疗伤折也不能完全用补肾来解释。骨碎补附生在岩石、树干上，它对质地坚硬的和质地坚韧的东西有亲和力，同气相求，服用后自然就会跑到筋骨上，接骨续筋，补骨生髓也就成了顺理成章的事了。骨碎补还有一个别名叫连岩姜，它生长在岩石缝里，靠它的根茎把两块岩石连接起来，在体内就相当于把两块骨头连接起来。"

老师说着，我频频点头，感慨老师知识的渊博，更感慨老师的表述能力。

《本草汇言》中治疗肾虚耳鸣耳聋，并齿牙浮动，疼痛难忍。方用：骨碎补 200g，怀熟地、山茱萸、茯苓各 100g，牡丹皮 100g（俱酒炒），泽泻 40g（盐水炒）。共为末，炼蜜丸。每服 25g，食前白汤送下。老师说，这个方子就是六味地黄丸去山药加骨碎补。即使不用六味地黄丸，单用、重用骨碎补治疗满口痛，痛不知处的肾虚牙痛，效果同样很好。这就叫单方一味气死名医啊。

老师接着说，过去链霉素应用广泛，但链霉素中毒病人会出现耳鸣、耳聋，头痛、头晕或口唇舌尖麻木。骨碎补就是治疗这个病的专药，每日以骨碎补 30g，水煎分 2 次服，每日 1 剂，效果就很好。而对其他耳聋、耳鸣配伍骨碎补效果也挺好。

老师顿了顿接着说，链霉素有药害，其他的西药和中药是否也有？骨碎补可以解除药物对于肝脏的损坏，可以保肝解毒。所以，我在临床上，治疗长期服用西药的病人，要配伍骨碎补，尤其对化疗、放疗的病人更应配用。中药也是同理，长期服用中药的病人，也可以在药方中加入骨碎补。

李时珍之《本草纲目》中有一个医案："骨碎补，足少阴药也，故能入骨，治牙，及久泻痢。昔有魏刺史子久泄，诸医不效，垂殆。予用此药末入猪肾中煨熟与食，顿住。盖肾主大小便，久泄属肾虚，不可专从脾胃也。"老师说，治疗慢性肠炎、结肠炎配伍应用骨碎补效果更好。

《日华子》云骨碎补："治恶疮，蚀烂肉，杀虫。"老师说："治疗治鸡眼、疣子。将本品 50g 研末调入 100g 熬化之蜂蜡中外敷，一般 1~2 周，鸡眼、疣子即逐渐脱落。骨碎补治恶疮，蚀烂肉、皮肤的瘤子能治，胆囊等息肉能不能治？当然也能治了，外治之法即内治治法啊。"

一味骨碎补还有这么多的功用，真是感慨自己知识匮乏，老师信手拈来，源流不竭，好生羡慕啊。

老师最后说："再说几个小方吧。治斑秃、白癜风，鲜骨碎补 25g，斑蝥 5 只，烧酒 150g，浸 12 天后，过滤擦患处，日 2~3 次。治脱发，生侧柏叶 100g，骨碎补 150g，用 95% 的酒精 500mL 浸泡 14 天后备用。用时每日取少许药液涂擦脱发处头皮，反复搓头皮，局部发红发热最好。每日 3~5 次，搓涂，直到新的毛发生长出来。"

老师拍了拍头，继续说道："只给你讲小方，忘了给你讲，骨碎补治疗颈椎病了。凡脖子咔咔响的都需要配骨碎补。由于现在电脑、手机的普及，颈椎病有年轻化的趋向，成了多发病、常见病了。治疗颈椎病要内外药兼用，'外治之理，亦即内治之理，外治之药，亦即内治之药，所异者法耳。'外用药可以做成药枕，药枕方为：骨碎补 50g，葛根 30g，威灵仙 30g，羌活 30g，桂枝 30g，白芷 30g，当归 30g，党参 30g，细辛 20g，川芎 30g。共研粗末，装入布袋中作枕芯，每晚作枕用，每月更换 1 次，连用 2~3 个月，颈椎病即临床痊愈。"

临了，老师又说道："你不是好点小酒吗？再给你一方。唐代名医孙思邈说冬服骨碎补药酒二三两，立春则止，此法终生常尔，则百病不生。"

好一味百病不生的骨碎补。

二〇一九年五月九日

夏来槐花香　山上捉蝎忙

　　"上后村看槐花喽。"不知是谁吆喝了一声，恍若隔世的我，打了一个激灵，槐花开了？老家在办槐花节？

　　在"绿水青山就是金山银山"的号召下，神州大地生态环境得到了极大改善，人们物质生活达小康水平，又开始乐山乐水，入山当起了神仙，而上些年纪的人也喜欢寻找儿时的梦。

　　"槐花开，肚皮晒"，曾经的那个年代，吃成了人们最大的心愿和向往，漫长的春天青黄不接，小孩子把槐花蕊扒出来，小心地放到嘴里，吧嗒着嘴，蜜甜蜜甜。大人捋下槐花，洗好淘净，拌上少许面粉和食盐炒着吃、蒸着吃、煎着吃……每年槐花盛开总能吃上几顿饱饭，也总有几个追花养蜂人追到了这里，开始了甜蜜事业。人们吃不起蜂蜜，于是用手拿着一个树叶，小心地捉蜜蜂，捉到蜜蜂，将蜜蜂的肚子撕开，小心地吮吸着蜜蜂肚子里那点少得可怜的蜜，虽然残忍了点，但也是情势所迫啊。

　　伴着儿时回忆，车开进了后村镇藏龙湾，高大笔挺的树上挂满了洋槐花，密密匝匝，远远望去，如白雪，似波涛，非常壮观。停下车子，路旁有卖槐花茶的、槐花煎饼、槐花蜜的……同伴们飞快地下车，拿着袋子摘了起来，还有人迫不及待地将槐花放到嘴里。我急忙和他们说，槐花虽好，但要蒸熟了吃，防止过敏，老人常说，槐花吃不好能引起脸肿。

　　我是不去摘的，漫步在树下小路上，欣赏着大自然的天成，呼吸着风中带来的淡淡槐花甜香，天地灵气感引了身体的灵气，心旷神怡，这大约就是"人傍山则仙"之谓吧。

　　在一个拐弯处，一个老者抽着旱烟，喊了我一声："同志，买点蝎子吧，刚抓的。"走近一看，他面前摆着一个脸盆，脸盆里黑压压的一层蝎子。我问咱们山上也有蝎子？老者说前几年不多，这几年多了，他经常抓，换点烟钱。我问多少钱一斤，他说论个卖，平均 3 元一个。我说："这是中药，你怎么不卖给大药房？"他说："大药房里用的都是养殖的蝎子，野生蝎子都叫游客买走了。"我突然想起有本书上介绍，蝎子药用以清明至谷雨前后捕捉的冬眠后未食泥土的"春蝎"，炮制后个体完整、色黄褐、盐霜少者为佳品。夏季捕捉的"伏蝎"，因为已食泥土，品质及药效较差。于是，我选了 20 条，既为口福也为健康。

过去一提到蝎子，人们便觉得是毒虫，令人毛骨悚然。少时，老人讲蝎子精的故事，怎么害人使我闻之则悚，从事临床工作后，也很少开蝎子这味药，害怕这味虎狼之药引起不必要的麻烦。1985 年春的一天，门诊上来了两个人，其中一人问，有蝎子吗？我说有，他说给他开 1kg 吧。我抬头看看这两个人说："我不能给你开这么多。"那人说："和我一起来的是日本专家，在石臼港帮助建港，他要带回日本。"我请示了一下院长，院长说我们进的这批蝎子时间也不短了，就给他们吧。于是，我让他们到药库里直接买，后来听说他们把药库的蝎子全部买走了，那可是野生的蒙山蝎子啊。

养殖蝎子和野生蝎子药效是否一样，我也不敢做出判断。有一年外地一位领导听说日照涛雒镇有个调配治疗骨质增生药的老头，调配的药效果很好，于是请我给调配一料。我找了当地的一个熟人给调配了一料，熟人将药给我，说药很贵，600 元一料。那可是 20 年前啊，我问为什么这么贵，熟人说里面有野生全蝎 300g。后来碰到调配药老头的熟悉者，他说这料药的主药就是全蝎，老头说，治疗骨质增生必须用野生蒙山全蝎，野生蝎子和养殖蝎子的功效不同可见一斑。

野生蝎子完全为肉食性，取食无脊椎动物，如蜘蛛、蟋蟀、小蜈蚣，多种昆虫的幼虫和若虫甚至是小型壁虎。五毒之一的蝎子吃其他的五毒，可见毒性不一般。而养殖的蝎子吃的是黄粉虫，食物比较单一，毒性当然就小了。野生蝎子的生长周期是 3 年，1 年之中只有夏季和秋季才会出来活动，只有这段时间才能生长，其他时间都在冬眠。而人工养殖的蝎子生长周期是 10~12个月，一年四季在一个恒温、恒湿的环境中，每一天都在生长，没有了冬眠的时间，所以生长周期短。完全改变了食性，没有经过冬眠的蝎子，还是过去药用蝎子吗？种子到太空旅游几天，能使种子变异，蝎子呢？

全蝎又名全虫，有坚硬外壳，其走窜之力最速，内而脏腑，外而经络，凡气血凝聚之痹皆能开之，故可疏通经络，调和气血，使瘀毒尽去，经气畅达，脉络通利，坚块逐消。《本草纲目》曰："蝎，足厥阴经药也，故治厥阴诸病。诸风掉眩，搐掣，疟疾寒热，耳聋无闻，皆属厥阴风木。"故李杲云："凡疝气带下，皆属于风。蝎乃治风要药，俱宜加而用之。"《本草求真》记载："全蝎专入肝祛风，凡小儿胎风发搐，大人半边不遂，口眼歪斜，语言謇涩，手足搐掣，疟疾寒热，耳聋，带下，皆因外风内客，无不用之。"《玉楸药解》云："蝎，穿筋透节，逐湿除风。"

《医学衷中参西录》曰："蝎子，色青，味咸（本无咸味，因皆腌以盐水，故咸），性微温。善入肝经，搜风发汗，治痉痫抽掣，中风口眼歪斜，或周身麻痹，其性虽毒，转善解毒，消除一切疮疡，为蜈蚣之伍药，其力相得益彰也。"张锡纯更妙的是在用药失败后，能及时反思，其医案载："本村刘氏女，额下起时毒甚肿硬，抚之微热，时愚甫弱冠，医学原未深造，投药两剂无甚效验。后或授一方，用壁上全蝎七个，焙焦为末，分两次用黄酒送下，服此方三日，其疮消无芥蒂。盖墙上所得之蝎子，未经盐水浸腌，其力浑全，故奏效尤捷也。"为论证全蝎的功效，张锡纯又举一案："邻庄张马村一壮年，中风半身麻木，无论服何药发汗，其半身分毫无汗。后得一方，用药局中蝎子二两，盐炒轧细，调红糖水中顿服之，其半身即出汗，麻木遂愈。然未免药力太过，非壮实之人不可轻用。"

柳少逸老师传承了蒙师永昌公牟氏家传方"柴胡牵正汤"治疗口眼㖞斜，方中就重用全蝎。永昌公依据《灵枢·经筋》"足阳明之筋……卒口僻，急则目不合，热则筋纵目不开，颊筋有寒，则急引颊移口，有热则筋弛纵，缓不胜收，故僻""手太阳之筋……应耳中鸣痛""足之阳明，手之太阳筋急，则口目为僻"。认为其病属经筋病，亦属西医学之周围性面神经瘫痪症。大凡因感风寒之邪郁于筋脉，继而邪郁于半表半里，而致枢窍之口目开合失司，即可予以柴胡牵正汤（柴胡、黄芩、荆芥、防风、白附子、天麻、全蝎、僵蚕、甘草、米酒），四剂后合大剂参芪煎。

此方本是柳老师的蒙师永昌公家传秘方，传给柳老师，屡试屡效。但老师从不私藏，通过面授也好，著述也罢，都公开传给了他的弟子、学生和读者，但学生们使用时有的有效，有的不效。经常跟诊柳老师的王爱荣主任治疗一例口眼㖞斜不效，请老师给予指导，老师在原方的基础上加大了剂量并用黄酒作引，两剂而愈。王爱荣主任问老师："何我证对、方对、药对而不效？"老师曰："凡治病，虽用药不误，而分量不足，药不及病，往往不效。你的方一是药不足量，二无黄酒之作引也。"

有一次我问老师，柴胡牵正汤在著作中为什么没设剂量，老师正色道："用古人之方，原宜因证、因时为之变通，非可胶柱鼓瑟也。大匠示人规矩，不示人以巧。我的蒙师永昌公有一个医案，你读懂了这个医案，就了解了组方之妙和应用之巧。"

牟永昌公柴胡牵正汤案。

张某，男，46 岁，前台村人，1958 年 10 月 20 日初诊。7 月的一天，他到地里刨玉米秸，下午觉着嘴麻木，回家则发现口㖞斜，曾到烟台地区医院治疗 1 个多月，未效。后又经当地医生治疗，也未见好转，已有 3 个月。左眼裂明显增大，鼻唇沟消失，鼓腮漏气，左眼闭合不及半，现嘴角右歪，额纹消失，目淌泪水，舌红苔黄脉弦。予以柴胡牵正汤治之。处方：柴胡 30g，黄芩 30g，荆芥 30g，防风 30g，白附子 20g，天虫 20g，全蝎 20g，天麻 20g，甘草 12g。黄酒 1 斤，水 1 斤，共煎至半斤，去渣分 4 次早、晚温服。10 月 26 日，连服 4 剂，病去百分之八十。不说话不见嘴歪。仍予原方加黄芪 60g、红参 10g，水煎服。10 月 30 日，病人告云：续服 4 剂，已病愈。

老师解方曰：方中柴胡、黄芩和解表里，转枢阳气，鼓邪外出；天麻通络以祛风，同补药则治虚风，同散药则治外风；荆芥祛血中之风，防风祛肌中之风；此案因感风寒之邪郁于筋脉，当务之急是调达枢机，发散风寒。故柴、芩、荆、防大剂量用之。白附子辛温祛风止痉，尤长治头面之风，且能燥湿化痰；全蝎、僵蚕均能祛风止痉，其中全蝎善于通络，僵蚕兼有化痰之功；更用黄酒同煎，酒性善走，宣通血脉，助药势直达头面受病之所。诸药相合则力专效著，使风散痰消，经络通畅，则诸症自愈。

本方之妙，服 4 剂后再加黄芪 60g、红参 10g。《素问·评热病论》中云："邪之所凑，其气必虚。"丹波元简释曰："此非邪凑则气虚之谓，言气所虚处，邪必凑之。"然此病为何服用 4 剂后再加入？防闭门留寇也。黄芪能补气，兼能升气，为其补气之功最优，故推为补药之长，而名之曰芪也。《神农本草经》谓主大风者，以其与发表药同用，能祛外风。人参大补元气，元气、宗气得补，正气得复，助柴胡牵正汤鼓邪外出也。此也是《内经》形不足者，温之以气，气主煦之之意，也乃生气之原在脾之谓。

谈完了方解，老师看我对全蝎感兴趣，他接着说全蝎是通络止痛的良药，以全蝎为君药的方剂，古人多用于小儿的急、慢惊风，且治疗头风头痛疗效卓著。当代著名老中医蒲辅周先生，用全蝎21个，地龙6条，蝼蛄3个，五倍子5钱，共研为末酒调，贴敷太阳穴，有镇痛通络之效。

用于治疗风湿痹痛、手足麻木不仁、筋脉挛痛等症，常配伍全蝎。近些年，全蝎与延胡索、川乌等组方治疗肝癌、骨癌、乳腺癌等癌性疼痛，有较好的止痛效果。

医圣张仲景说："药物治病，因毒为能。"现代药理研究发现全蝎具有抗肿瘤、抗癫痫、镇痛、抗凝、抗血栓、促纤溶等多种作用。全蝎治疗癌症效果较好，对乳腺癌、肝癌、子宫颈癌、肺癌、食管癌、喉癌、直肠癌、鼻咽癌以及白血病等有较好的抑制作用。

二〇一九年五月十二日

战地遍生公道老

柳少逸老师非常崇尚"做人要知足，做事要知不足，做学问要不知足"这句座右铭。

做人要知足："良田万顷，日食三斗。广厦万间，夜宿一床。"老师说："'布衣暖，菜根香，读书滋味长'吾之愿也。"不愿人称鸿儒大医而自称布医郎中，老师知足心是从里到外的。

做事要知不足：老师常说，他一生做人做事之要，就是"人有我精，人无我有"。以"咬住青山不放松"的精神，好好学习，天天向上，不骄不躁，干自己的事。只有"知不足"，才能超越自我，无意中就有收获。柳老师出了一套柳氏医学丛书；成就了柳氏医学流派；有了几个满意的学生，学术得以传承。办学校，成立山东中青年中医读书会、山东半岛中医研究会，建立工作室，这三件事也算是对中医事业发展做了些有益的事情。

做学问要不知足：老师常常告诫学生，"要得活学问，需下死功夫。""做一名医生不难，做一名好医生很难，永远做一名好医生更难！"人体是一个小宇宙，人对她的认识，尤其是深层的认识几乎等于零。他的父亲吉忱公学贯中西，中医基础理论深厚，临床经验丰富，可在 1957 年莱阳专区第七期中医进修班上，他引用岐伯的话，说自己对《黄帝内经》中的许多内容尚没搞明白。即便是他这个被原山东省卫生厅张奇文厅长称为"《内经》活词典"的人都如此自谦，其他人就更不用说了。《黄帝内经》曰："其文简，其意博，其理奥，其趣深。"王冰之言非虚言也。故而，如何明深奥的脏腑经络理论，是每一个中医人一生永无尽头的课题，更不用说"天人相应说"之五运六气学说了！理论上提高不了，临床上只会是低水平的重复，这就是理必《内经》

的深层含义。他有两套《素问》《灵枢》，几近翻"烂"了。正是这种对求知的认知，深知其"文简、意博、理奥"，靠的是学研《内经》，有一种对"趣深"的认知和深层的理解。不正是一个在学问上"不知足"的人真正快乐的基本条件吗？

老师对学生的告诫自己也是身体力行的，近八旬的老人了，还常学习著述到深夜。近期，老师在校其专著《金匮要略讲稿》稿件，校到《金疮》王不留行散时，将书中吉忱公1942年医案发给了我。陌生的方子，神奇的疗效，引起了我的兴趣，方子中居然有一味药的药名我还不认识，这味药就是蒴藋。但医案中又出现了解释蒴藋的4个药名，使我不知道医案里的方子使用的是哪个科属的药，读医案时就糊涂了起来。于是遵师训，药事不明问谢在佩所长，我发微信给谢所长，请教蒴藋细叶这味药，在山东称什么名。谢所长很快回了微信："蒴藋乃忍冬科接骨木属，山东有两种，一种为亚灌木，多称接骨草，又叫陆英。另一种为灌木，称接骨木。它们的茎枝及根称接骨木，为跌打损伤药，叶即蒴藋细叶，祛风湿，利尿消肿。其实说起土名，村里人都知道，公道老，公公老是也。多生于洼地沟边，有人扭伤了，就采一些烧水烫洗，很快就好。"

经过谢所长的解释，我心中豁然开朗，读懂了医案，也将自己带入到读《苦菜花》时战火纷飞的胶东抗日战场，耳边响起"苦菜花儿开香又香，朵朵鲜花迎太阳，受苦人拿枪闹革命，永远跟着共产党……"的歌声。

吉忱公治血胸案。

解某，男，24岁，北海军区八路军战士，1942年秋，因攻战爬越围墙摔下，胸胁胀痛，气闷欲死，北海军区医院医生疑有胸腔内部损伤，痛时予止痛药。病人病情日渐加重，故邀诊之。查见病人面色苍白，呼吸急促，脉细弱。盖因胸为阳脏之域，内有心、肺二脏，跌仆损伤胸络，而有瘀血凝结之证，故治当施以行气血、和阴阳之剂，故予王不留行散易汤施之。处方：王不留行15g，鲜公道老叶30g，东南鲜桑白皮30g，川椒10g，黄芩10g，干姜6g，制白芍12g，厚朴6g，当归10g，甘草6g。水煎服。服药1剂，胸胁痛减；续服3剂，诸症豁然，起卧时胸胁部有微痛。守方继服4剂，身无不适。

吉忱公按：时值金秋八月，胶东地区农田之间，多有"公道老"即陆英；依仲景法取桑根白皮合入方中。《本草便读》云："当归引诸血各归其经，甘苦辛温且润，生理血仍能调气。"又可"养营止痛"，故药加当归，俾新血能安，瘀血能行，以防血攻心肺之弊。

读完这则医案，就不能不介绍柳老师的家父吉忱公。

柳吉忱（1909~1995年），名毓庆，号济生，以字行，山东栖霞人。8岁入本族私塾，民国时期入高小、中学，后拜儒医李兰逊先生为师，尽得其传。曾先后毕业于天津尉稼谦、上海恽铁樵国医班。1941年参加抗日工作，以教、医为掩护，从事地下革命活动。新中国成立后，历任栖东县立医院、栖霞县人民医院业务院长、烟台市莱阳中心医院中医科主任、主任医师。自1955年起历任山东省中医学会理事、烟台市中医药学会副理事长、莱阳市政协常委。学贯《内》《难》《本草》仲景诸经之旨，及唐宋以后方书，临证澄心用意，穷幽造微，审证候之深浅，明药性之紧缓，制方有据，每收效于预期。诊务之暇，勤于笔耕，著述颇丰。1954年至1960年，尚负责莱阳专区的中医培训工作，主办了七期中医进修班，并亲自授课。1983年离休，仍以济世活人为己任。1987年，受山东中医界的重托，创办山东扁鹊国医学校并出任校长，开创新中国成立后民办中医教育之先河。

医案中记载的八路军战士，是吉忱公治疗无数战士中的一例，因其危、急、重、险，故而做成医案。其时，敌伪进行经济封锁，医药奇缺，遂利用地方中草药和针灸推拿等法给部队战士和广大人民群众治疗疾病。还暗中帮助部队筹集药品，积极参加抗日，并以医为掩护从事地下革命工作。

医案中使用的王不留行散，吉忱公用之，疗效卓著。而原方组方之妙，用药之巧更令人称奇。

王不留行散，出自《金匮要略》。原文："病金疮，王不留行散主之。"王不留行散方：王不留行十分（八月八日采），蒴藋细叶十分（七月七日采），桑东南根白皮十分（三月三日采），甘草十八分，川椒三分（除目及闭口，去汗），黄芩二分，干姜二分，芍药二分，厚朴二分。上九味，桑根皮以上三味烧灰存性，勿令灰过，各别杵筛，合治之为散，服方寸匕，小疮即粉之，大疮但服之，产后亦可服。如风寒，桑东根勿取之，前三物皆阴干百日。

对此方之用，李彣在《金匮要略广注》中解云："金疮恐有血瘀之患，王不留行，行血定痛者也；蒴藋主绝伤，续筋骨；桑皮为线，可缝金疮，能治虚损绝脉，取东南根皮者，以其受生气也；血遇热则宣流，黄芩所以清之；血得寒则凝涩，干姜、川椒所以温之；血被伤则耗散，芍药所以收之；金疮伤在肌肉，而肌肉惟脾土主之，甘草、厚朴俱入脾胃，一补一运，所以温气血而长肌肉者；前三味烧灰存性，则色黑味咸，咸能走败血，黑能止好血也。产后亦可服，以产后多瘀血，此方能行瘀血故耳。"

柳老师对此方的按语曰："中草药的采集季节性很强，若不遵循必然影响药物的性能和功效。大凡根和根茎以初春为好，此时新芽未长，药物有效成分内存，又具春天生发之机；根皮、树皮，多以春夏之交为好，此时春生之机达旺，夏长之机已具。'三月三'乃春之季月，故桑白皮'三月三日采'；植物茎、枝、叶及全草，一般在生长旺盛时节采之，其药物有效成分最足的季节，乃为'夏长''秋收'之时，'七月七'，乃秋之孟月，为夏末、秋初之时节，故蒴藋叶'七月七日采'；果实、种子宜在初熟但未完全成熟时采收，'八月八'，乃秋之仲月，世谓'仲秋'，乃'秋实'之月，故谓王不留行种子'八月八日采'。"

看了上述两位大家注解，一位侧重药物功效，一位侧重药物的采集时间，似对此方的注解很完美，到此也就撂笔了。但仍有未了之情，似说又无语。方中，除蒴藋一药是生僻字外，参考吉忱公医案用的"鲜公道老叶"，此药即可知为亚灌木的蒴藋，多称接骨草又叫陆英，多生于洼地沟边，老百姓都知道的公道老、公公老是也。此方的九味药都是易得之常用药，这些药医圣张仲景也常使用，为何在此方里采药的时间这么讲究？炮制制药这么精良？

遂问老师，老师说："我每读到此方，必抚掌称奇，但奇在哪里？张仲景没给后人明确解答，后人也各自解释，这就是古人说的'其文简，其意博，其理奥，其趣深'，而解释这个方子就是'其趣深'啊！我发给你这个医案就是让你解释，通过解释了解博大精深的中医文化而获得学习的兴趣。"

思考了几天，莫得头绪。继续玩味原文："病金疮，王不留行散主之。"金疮，古代中医指由刀剑等金属器械造成的伤口。刀剑等外伤，在冷兵器时代常见，是否王不留行散就是刀光剑影的江湖里侠士们随身携带的必备品；刀枪林立的战场上，它是兵勇们起死回生的救命仙丹。方中药物平常不用名贵药材，因为草药易得，受伤后可以随时配制，是医圣圣心大发！此方神奇疗效也被广泛传播开来，于是成了侠士们随身携带必备品。又或是由于战争，一个集团或者一个国家精心制造此药来治疗战场上的兵勇？如此来解释，平常的九味药，采集时间之严格，炮制之精巧，就可以解释得通了。

这使我又想起了云南白药，1938 年台儿庄战役，一支来自云南的部队，他们身上带有一小瓶白色的粉末。这些战士受了伤，不管伤势如何，只要还能动，就不打绷带、不坐担架，只把这白色的粉末，吃一点，外敷一点，就又上阵拼杀。这就是被称作疗伤圣药的曲焕章"万应百宝丹"。后来，人们又把它叫作"云南白药"。从云南白药专门用于伤科治疗的中成药散剂中，是否能看到王不留行散的影子？其处方是中国政府经济知识产权领域的最高机密。其药是否也是三月三、七月七、八月八采的，我就不得而知了。但如果王不留行散中加上三七，其疗效当更显著。

再说说方中药物的采集时间，前面柳老师注释过的我不再重复，但方中药物的采集时间是否传承了传统的中医文化？

桑东南根白皮三月三日采。言治疗金疮，当取生气为本，故用桑东南根，乃得生气而生气血，三月三是上巳节，是仲春生气最盛之时。采东南根，东南在汉代具有浓厚的文化韵味，是旺盛的生命之源，是太阳初生地。

蒴藋，《长沙药解》云："味酸，微凉，入足厥阴肝经。"此药具舒筋活血之功，而多用于跌打损伤，产后恶露不行。全年可采，偏要七月七日"乞巧节"这天采。传说七月七日晨，仙女要下凡洗澡，为人施药，喝其澡水可避邪治病延寿。估计想取"智巧"之意。

王不留行，八月八日采。这一天是传说中的蟠桃会，仲景也想取蟠桃会的仙气？

如此看来这三味药占尽了天时、地利、人和。而方子更奇的是：桑根用根、甘草用茎、蒴藋用叶、芍药花最富贵、花椒用果壳而不是椒目、王不留行用子，厚朴用皮，植物的根、茎、叶、花、果、实、皮七个部位都用到了；黄芩之苦、花椒之麻、甘草之甜、干姜之辣、烧灰存性则色黑味咸，中药的五味中，本方五味齐至。

写到这里，我深深感到博大精深的中医文化震撼了我。

有人会说，这个方子这么复杂，临床上没有办法运用，那就跟吉忱公先生学习易散为汤，吉忱公先生为使用这个方立了规矩。

如还有人说，现在西医这么发达，这个方子没有用处了吧，我也有此问。柳老师告诉我，现在外伤虽然被西医处理了，但此方古人曾说产后亦可服。现在剖宫产这么多，人工流产常见，常做清宫术与金刃所伤无异，属于中医"三因学说"中的不内外因，由此引起的妇科疾病都可用王不留行散。

蒴藋不但是治疗疾病的良药，柳老师还和我说，传说以前各户之地交界中间，均栽一墩公道老。谁也不动近此植周边之地，因谁松了近株之地，它就向你这边猛长，最为公道，故称公道老。

中医治病就是调和阴阳，以平为期，给病人的身心一个公道。对一中医人来说，坚守、坚持自己的信念，付出了也定会有公道的回报。

二〇一九年五月十六日

喝五加皮酒　生命健康长久

　　由于前几天写文章，长期低头码字，加之天气寒凉小雨，脖子僵硬，虽不是《伤寒论》的项背强几几，但也觉得很不舒服。于是，找从事针灸的校友治疗，针刺几个穴位，又按摩了一会儿，基本上好了。因我是他学兄，临走时他送给我两瓶五加皮酒，他特别说，五加皮酒对风湿病效果很好，一些年纪大的病人到他这里治疗，他都推荐他们平常喝一点五加皮酒。

　　术业有专攻，他长期治疗疼痛病人，对治疗疼痛很有心得，凡肩颈腰腿痛的病人我都介绍到他那里治疗。我们一起看了药酒的介绍，其中第一味药是五加皮。我说，过去古人讲："宁得一把五加，不用金玉满车。"他是学习针灸的，对药关心不多，好奇地问我："五加皮是刺五加吗？"我一时语塞，平常只知道五加皮、刺五加不是一种，但如何区分就是外行了，手头又没有资料查。于是，我微信询问谢在佩所长："'宁得一把五加，不用金玉满车'中的五加是刺五加还是五加皮？"谢所长是个知识渊博的热心人，很快回了微信："'宁得一把五加，不用金玉满车'，文章作酒成其味，不言其贵金买草，这里五加应指五加皮。因为传统药材中五加科植物入药的主要有人参、西洋参、三七、竹节参、扣子七、楤木等珍稀名贵药材，通草、五加皮（细柱五加和无梗五加的根皮）等都是传统药材。另有数十种为民间的祛风湿及理血药：鹅掌柴、白簕、红毛五加、辽东楤木、虎刺楤木、树参、刺通草、刺参、多蕊木等是民间常用的中草药。刺五加经研究和人参有相似的药理作用和临床疗效，才从草药演变成中药的。""五加皮来源细柱五加根皮（南五加），萝藦科植物杠柳根皮（北五加），另有一些代用品（包括刺五加）。值得一提的是，北五加有一定毒性，应用需注意！"从谢所长的解释里就可以知道，药酒中用的是南五加皮。

晚上，炒上几个小菜，喝了二两五加皮酒，整晚身体特别松散、睡得特别香甜。刚入睡时，下肢还微微出汗。第二天再看酒的说明，发现里面还有味牛膝，非牛膝不过膝，看来牛膝的引经作用不可小视。"双脚不能移，牛膝五加皮"，牛膝配五加皮治疗腿脚痛，是有中医学理论依据的。如果颈痛，用五加皮配葛根；左肢痛，配桂枝；右肢痛，配桑枝；风湿头痛，配川芎；腰痛，配杜仲；都是可以的。

第二天，我把五加皮酒的神奇功效告诉了柳少逸老师。

老师说，五加皮是五加科的植物，五加科的植物都具有补性，五加皮既能安神又能祛风湿。其味辛、苦，性温，归肝、肾经。辛可以散，苦可以燥湿。通过它的辛、苦，能祛风湿，温性说明它有温补的作用，它归肝、肾经，综合起来有五大作用："祛风湿、补肝肾、强筋骨、利水湿、安神志。"

五加皮既可补益又能祛邪，又是一味对立统一的良药，对这类药要特别重视。临床上治疗风湿痹，对于老年人或者病程较久，出现肝肾亏虚者非常适合。因为它既祛风湿，又滋补肝肾，通过滋补身体正气，正气强了，风湿又祛除了，可以达到标本兼治的作用。

老师提到他的蒙师永昌公"治痹三踔"之法。永昌公依《素问·痹论》"风寒湿三气杂至，合而为痹"及"所谓痹者，各以其时重感于风寒湿之气也"，《济生方》"皆因体虚，腠理空疏，受风寒湿气而成痹也"之理。宗清代许宣治"医者，意也。临证要会意，制方要有法，法从理生，意随时变，用古而不为古泥，是真能用古者"之训而成（除了热痹）的治痹大法。

一踔：乌头汤二剂，重在温阳散寒，扶正次之。乌头汤药物组成：麻黄、芍药、黄芪、甘草（炙）各三两，川乌（咬咀，以蜜二升，即出乌头）五枚。我问："乌头汤重在温阳散寒，如果加用五加皮酒效果是不是更好？"老师说："过去酒比较贵，如果将乌头汤合五加皮药酒，当然更好了。"

二踔：独活寄生汤四剂，重在补虚，祛邪次之。独活寄生汤里，就有十全大补汤的方根，益肝肾、补气血、和营卫。此踔中，加入五加皮正合病机。

三踔：间用一二剂小柴胡汤或柴胡桂枝汤畅达少阳枢机，生气血、和营卫之功而病愈。此踔五加皮可用可不用，但喝点五加皮酒还是可以的。

《本经》谓五加皮："主心腹疝气，腹痛，益气疗躄，小儿不能行，疽疮阴蚀。一名豺漆。"根据《本经》上记载五加皮的功效，临床上可用于治疗小儿"五迟"，小孩发育比较迟缓，到三四岁还不能走路的这种小孩，通过滋补肝肾和强筋骨的作用，促使小孩子的肝肾补充起来，强筋壮骨，就能够站立行走了。五加皮能治疗小孩因为肾不充、筋骨不健导致的不能行走。同理，老年人由于肝肾虚衰，筋骨软弱，步态不稳，也可以服用五加皮。五加皮的功效很像独活寄生汤的功效，一味药就是独活寄生汤。对一些老年人退行性疾病，浑身痛，腿脚不利索的，都可以用五加皮泡酒喝。

五加皮泡的酒非常香，喝起来没有中药的味道，有点甜味，口感非常好。可以说，这种酒是药酒中的极品。五加皮在成方中，五加皮酒方最出名。大家可能对配伍五加皮的方子不熟，但都知道五加皮泡酒。

陶弘景曰："五加皮，煮根茎酿酒饮，益人。"古代医家认为，很多中药均可浸酒，"惟独五加皮与酒相合，且味美""其气与酒相宜，酒得之其味较佳也""添酒补脑，久服延年益寿，功难尽述"。取南五加皮，以粗长、皮厚、气香、无木心者为佳，洗净后煎汁，和曲酿酒，或切碎袋盛浸酒服。泡酒以后，这个酒气和药气相得益彰，疏通经络，祛除风湿，更能补益肝肾，强壮筋骨，延年益寿。在古代保健养生酒里，都要加五加皮，特别是老年人的保健更是不可或缺。"昔张子声、杨延和、王叔牙、于世彦等，皆服五加皮酒，不绝房室，得寿三百岁，有子二十人。"在南方想生孩子时，过去男人、女人都喝一点五加皮酒，有利于受孕，但不能喝多。

五加皮因为是皮，能以皮达皮，又是一个非常好的利水、利尿的药物，可以用来治疗水肿和脚气这一类的疾病。五加皮利水是推陈致新，就是说它既利又补，有别于其他类利水药，药后伤阴。宋·《太平惠民和剂局方》名方五皮散，五加皮配地骨皮、生姜皮、大腹皮、茯苓皮。主治：男子、妇人脾气停滞，风湿客搏，脾经受湿，气不流行，致头面虚浮，四肢肿满，心腹膨胀，上气促急，腹胁如鼓，绕脐胀闷，有妨饮食，上攻下注，来去不定，举动喘乏，并皆治之。

李时珍对此药推崇备至，称五加皮："治风湿，壮筋骨，其功良深，宁得一把五加，不用金玉满车。"我问老师，五加皮何以古代医家如此推崇？老师随口背出："青精入茎则有东方之精，白气入节则有西方之津，赤气入花则有南方之光，黑精入根则有北方之黏，黄烟入皮则有戊己之灵。"老师说："五叶交加者良，故名五加，入药系用其根皮故名五加皮。五加皮有'五色应五脏，一物全五色'之誉。故有如此良效。"

老师又说，五加皮有南北之别，一般处方上多用南五加皮。"你开五加皮药房里可能给你的不是南五加皮，而是北五加'香加皮'。香加皮有小毒，长期使用会使人中毒。香加皮非常多，五加皮现在是越来越少了。在功效上二者均有祛风湿之功，惟南五加皮兼有壮筋骨、补中益精之功，治疗小儿迟行，久服无毒；北五加皮虽有毒，但能以毒攻毒而强心，可治疗心力衰竭。该药服用过量可使人先震颤后麻痹，最后引起死亡，其内服量不超过 6g，慎之，慎之！如果区分不出来，甚至不知道药房里是什么五加皮，可以不用这味药，生命至重，疾病次之。"

沉思良久，老师告诫的"明药性"岂能当耳旁风乎？

今晚，五加皮酒还是要喝点的。喝酒前，先复习点小知识："五加皮有南北之分。南五加皮又名南五加、真五加，为植物细柱五加的根皮，主产于河南、安徽、湖北等地。品质优良，为五加皮之正品。北五加皮又名北五加、香加皮、杠柳皮，为萝藦科植物杠柳的根皮，主产于山东、陕西等地。品质次之，北五加皮有毒，《中国药典》以香加皮之名收入。而南五加皮与北五加皮科属、功效有异，不可混用。南五加皮无毒，补肝肾、强筋骨作用较好；北五加皮有强心利尿作用，有毒，不宜多用。在药店抓取药方中五加皮时，一般是指南五加。"

二〇一九年五月十九日

千古悠悠生当道　一路风尘话车前

　　因为我的几篇介绍中药的文章发到了网上，好多看了文章的人跟着文章所述试药，也有向我咨询药物的。前几天，我的一个同学发来了微信："可以吃车前草吗？"随后发来了一个视频："痛风最怕这种草，地里到处都是，这样吃再也不痛了。"我随即简要做了回答。

　　本想此事到此为止，但走在路上，眼睛仍不自觉地看看路旁，前几年绿化带里常见的蒲公英、车前草不见了。突然恍悟，开春园林局的工人背着喷雾器沿着绿化带打药，打的是除草剂啊。

　　见不到车前草，心里更加惦念。星期天回农村，开着车仍不时留意寻找，但儿时路上的那一抹绿色，变成冷冰冰的水泥路了。路上没了车辙，车前不再有草。于是，车子拐上了更远的乡间，为的是寻找那一片生机。

　　关于车前草名字的由来，有很多传说，但我更喜欢顾名思义的解释。过去有路的地方，就有车前草。车前草贴地生长在乡间泥道，车轮之间未被碾到的那丁点空间，很是谦卑。陆机《诗疏》云："此草好生道边及牛马迹中，故有车前、当道、马舄、牛遗之名。"因而通常都是风尘仆仆，满是尘埃，但经雨水冲淋，立时一片翠盈。车前草的生命力极顽强，天生天养，不怕践踏不怕狂风暴雨。

　　终于，在山野小道上，我见到了车前草。下车，同来的朋友们迫不及待地剜了起来，看着他们如此兴奋，我好高兴。《诗经》一首《芣苢》（芣苢即车前草）诗涌上心头。

采采芣苢，薄言采之。

采采芣苢，薄言有之。

采采芣苢，薄言掇之。

采采芣苢，薄言捋之。

采采芣苢，薄言袺之。

采采芣苢，薄言襭之。

默念着古诗，穿越时空似乎又看到古代一群田家妇女，于平原秀野中，不停地采呀采呀采芣苢，采呀采呀采得来。采呀采呀采芣苢，一片一片摘下来。采呀采呀采芣苢，一把一把捋下来。采呀采呀采芣苢，提起表襟兜起来。采呀采呀采芣苢，掖起衣襟兜回来。此情此景，何其欢快。看来，周朝时期，百姓就有食用车前草的习惯了。

如果人们只是果腹，何以采车前草如此隆重和富有诗意，是否还有特殊的作用。终于查到《毛诗序》提到这首诗说："《芣苢》后妃之美，和平则妇人乐有子矣。"《精编本草纲目》谓车前子："味甘，性寒，无毒。利尿，除湿痹，长期服用轻身耐老，养肺强阴益精，使人有子，耳聪目明。"陶弘景曰："车前子，性冷利，神仙也食车前草饼，能令人身轻，可跳越岸谷，长生不老。"可见，当时的人们已经掌握了车前草有强阴益精、利尿、除湿痹的治疗作用和轻身耐老养生保健的作用。

而处方常用车前子代替车前草。说到车前子，使我想起了历代医家推崇备至，素有"古今种子第一方"之称的五子衍宗丸。

据考证，五子衍宗丸起源于唐朝，它的雏形记录在道教《悬解录》，书中记载了张果献于唐玄宗的圣方"五子守仙丸"，即五子衍宗丸的原方名。之所以叫作"五子"，是因为此方选择了五种以"子"为名的中药，传统中医学又将男性不育症称为"无子""无嗣"，因而一语双关，别有意味。

唐玄宗年逾花甲，初识杨玉环。彼时，唐玄宗已不复壮年时的风采。张果将五子守仙方献于唐玄宗，并吟歌一首："返老成少是还丹，不得守仙亦大难。要见鬓斑今却黑，一日但服三十丸。松竹本自无艳色，金液因从大制乾。五子可定千秋旨，百岁如同一万年。"唐玄宗服用此方后感觉"神通气达，精力旺盛"而珍视之。后成为宫廷贵族养生保健的秘方，一直被掌握在宫廷御医的手中。到了清朝后期，皇帝们的体质和生育能力一代不如一代，于是御医们根据皇帝的身体特点，对原方加以调整，并更名为五子衍宗丸，被誉为

"古今种子第一方"，还被誉为"补阳方药之祖"，有"五子壮阳、六味滋阴"之说。

五子衍宗丸，药物组成：枸杞子、菟丝子（炒）、覆盆子、五味子（蒸）、盐车前子。方书通常解释此方，方中枸杞子、菟丝子补肾精，壮阳道，助精神；覆盆子养真阴，固精关，起阳痿；五味子补肾水，益肺气，止遗泄；车前子利小便，与上述四子相配，补中寓泻，补而不腻。诸药相配成方，共奏补肾益精之功。

我对车前子在此方中的作用解释为利小便有点迷惑，利小便的药物很多，作为宫廷秘方的五子衍宗丸为何独选常见的、随处都有的一味普通车前子配伍？《毛诗序》《精编本草纲目》明言"使人有子"，为何方解中略而不述？但细阅《本经》，谓车前草："性味甘、寒、无毒。主气癃，止痛，利水道小便，除湿痹。久服轻身耐老。一名当道，生平泽。"无"使人有子"的记载。近代医家也有说车前子无补肾之功。但这首著名的方剂，配伍车前子的道理应该没有这么浅显吧？如是问难柳少逸老师。

老师说："五子衍宗丸是治疗不孕不育的基础方，我在临床上又加茺蔚子、桑椹子、女贞子、韭菜子等制成九子丸，疗效可靠。"

方中配伍车前子的作用有三：一为利水窍而闭精窍。古人言男女阴中，各有二窍，一窍通精、一窍通水。精溺二窍，本不相通，二窍不并开，水道利则精道闭，精道利则水道闭。《景岳全书发挥》中认为："精道利水道闭，水道利精道闭，故凡补精之药必佐利水，则精自固……凡阳事举者，得溲即痿而不泄，此明证也。"车前子入膀胱、脾、肾三经，功专利水。水窍利则精窍自闭，精窍常闭则精不易泄，精足则蓄而有发，精盛则令人有子。《名医别录》也说："服固精药久，服此（车前子）行房即有子，五子衍宗丸用之。"即是指车前子能利水窍、固精窍而聚精，在五子衍宗丸方中担任"守关大将"，并非车前子本身有补肾益精的功能。二为最泻膀胱之热。车前子入少阴肾经，功专下行、导引利水，通过利水而泄膀胱之热。膀胱之热可能为膀胱湿热之邪，也可能是妄动之相火。火邪作祟，煽动精门，则易生淫邪之梦，精室被扰而迫精外出，最终影响孕育。《本草经疏》谈车前子："小便利而湿热外泄，不致鼓动真阳之火，则精窍常闭而无漏泄，久久则真火宁谧，而精用益固，精固则阴强，精盛则生子。"三为疏利肾气之功。《广嗣要语》里讲五子衍宗丸的功效时评价有"添精补髓，疏利肾气"，而其疏利肾气之功在于车前子。《本草求真》云："水得气而通，精得火而泄。故水去而火益盛，精盛而气益固，所谓服此令人有子。"

老师接着问我："《药性赋》中是怎么记载车前子功效的？"我随口背出："车前子止泻利小便兮犹能明目。"老师说，车前子治腹泻有卓著功效。车前子利小便、实大便，即使水分从小便而出，则大便自然坚实。李时珍在《本草纲目》中引用一则医案："欧阳公常得暴下病，国医不能治，夫人买市人药帖，进之而愈。力叩其方，则车前子一味为末，米饮服二钱匕。云此药利水道而不动气，水道利，则清浊分而谷脏自止矣。"张锡纯在《医学衷中参西录》中特别指出，要发挥车前子药粥的食疗作用，只能使用生车前子煮粥才成。他举有案例："单用车前子两半，煮粥稠，顿服之，治大便滑泻亦甚效验。邻村黄姓媪，大便滑泻，百药不效。或语以此方，一服即愈。然必用生者煮之，始能成粥。若炒熟者，则不能成粥矣。"并创制薯蓣苤苢汤，治阴虚肾燥，小便不利，大便滑泻，兼治虚劳有痰作嗽。柳老师说，过去培训乡村医生，治疗暑泻就用车前草煎水服用效果很好。

车前子利水并兼泄热，是治疗水肿、淋证的要药。"车前子能利小便而骤用之亦无显然功效。惟将车前子炒熟嚼服少许，须臾又服，约六点钟服尽一两，小便必陡然利下，连连不止。"这是张锡纯亲自试验得出的结论。对热结膀胱导致的小便短赤、淋沥涩痛，可与木通、滑石、瞿麦、萹蓄等同用，著名成方有八正散。肖钦运主任配伍车前子，自拟"金钱排石汤"，治疗直径＜1cm 的泌尿系结石有很好的疗效。方药组成：金钱草 40g，海金沙 30g（包），郁金 10g，川牛膝 30g，车前子 30g（包），石韦 10g，滑石 10g（包），冬葵子 10g，当归 10g，枳壳 10g。

车前草治小儿感冒高热的神奇效用却鲜为人知，用鲜品 5~8 颗（视大小而定），洗净后切段并捣成泥状，再加适量的温开水滤渣取汁，之后兑入适量的白糖备用。每次服 100~200mL（半小碗至一小碗，视年龄而定），间隔时间为 2 小时左右，连服 3 次左右即可痊愈。

前几天，翻阅余浩的著作，看到一则车前子明目的医案，我很感兴趣：前年冬天一段时间，不少病人过来就诊，反映眼睛看东西模糊，具体描述也说不清楚，只是说感觉好像有眼屎一样，但擦时又没有。我建议病人服用杞菊地黄丸，结果效果非常一般；后又采用张锡纯的办法，用蒲公英煎水，熏眼后再喝，也没能起到很好疗效。从脉象上看，病人有肝肾阴虚，但疗效为什么不好呢？晚上天气很冷，我和妻子下班后回家，刚进屋就看见妻子眼镜镜片上蒙上了一层水汽，妻子说："天气真冷，家里真暖和！"我看着妻子眼镜镜片上的水汽，似乎明白了最近病人说眼睛发糊的感觉！第二天刚好来了一个戴眼镜的病人，也是感觉眼睛看东西模糊，我问是不是感觉好像眼镜上有水汽一般。病人说："对，就是这种感觉，看东西很不舒服！"我开始思索，什么药能够除掉病人眼中多余的这点水汽呢？于是我想到了车前子，其功效利水、明目，这正是我需要的啊！

肾主封藏，肾亏则封藏失司，肾中寒水随肝气升腾，上达于目，病人便会感到视物模糊，如同眼镜蒙上水汽一般，有的病人表现为迎风流冷泪，其实这都是肾虚，寒水上达于目所致啊！于是在治疗视物模糊上，我采用养肝肾为主，同时加上车前子8~15g，利肝经中的水湿，病人的病很快就好了。想明白这些道理，治疗眼疾的技术就提高了一层，随后我又治疗一个迎风流泪达3年的病人，5天就好了。处方其实很简单，杞菊地黄丸原方加上白蒺藜、车前子。

看完这则医案，我拍案称奇，道法自然啊，中医就应该这么悟。

开篇我的同学问我痛风患者可以吃车前草吗？我摘抄了一篇短文作答："痛风是因长期嘌呤代谢障碍，血尿酸增高引起组织损伤的一组疾病，临床特点是高尿酸血症，特征性急性关节炎反复发作，以指、趾小关节多见，日久可伴有痛风结石。用吲哚美辛肠溶片、激素及别嘌醇等可缓解症状，车前草历来是利尿、排石的常用药物，可促进尿酸排泄，抑制和清除尿酸盐结晶，可以作为辅助治疗痛风措施之一。"

车前草虽好，但也有很多的禁忌，《本草经疏》曰："内伤劳倦、阳气下陷之病，皆不当用，肾气虚脱者，车前草忌与淡渗药同用。"《本草汇言》说："肾虚寒者尤宜忌之。"就是说，凡内伤劳倦，阳气下陷，肾虚精滑及内无湿热者，慎服。

二〇一九年五月二十二日

药草皇后——蒲公英

连续几天高温，据天气预报，山东某个地方气温破纪录达到40℃。上星期还墨绿的小麦，现在旱的发黄，希望的田野经热浪炙烤全都焉了。浇完菜园，我已是满头大汗，走出院子大门，移步到麦田边，采了几朵麦穗，看到麦粒瘪瘪的，心里不免觉得痛了起来，人在大自然面前，力量是何等渺小啊。

我惆怅地沿着麦田边走，眼前出现了几株毛茸茸的雪白的大小像乒乓球似的花，这是蒲公英的花。我俯下身子采了一朵，起身将花朵举起，迎着太阳，花愈发晶莹剔透。轻轻一吹四处飘逸，耳边响起了很久以前的老歌："我是一颗蒲公英的种子，谁也不知道我的快乐和悲伤，爸爸妈妈给我一把小伞，让我在广阔的天地间飘荡……"如是，我心情开始好了起来，四处飘散的小降落伞，经过雨水滋润，又轮回出一棵棵崭新的蒲公英，希望已在远方。

外孙今天没有跟着来，来了我一定给他讲讲蒲公英的故事，想起了外孙，也想起了我的童年。

我的童年是在与饥饿的抗争中度过的，为了填饱肚子，人们常常挖些野采充饥，荠菜挖完了，就挖蒲公英，那时蒲公英多被称为"婆婆丁"，或生吃，或炒食，或煮汤……狼吞虎咽下去，不知道什么味道，也不管好吃不好吃，能吃饱就行。那时孩子一般不得病，得了病也不吃药，大概与服用这些天然良药有关吧。

蒲公英在《唐本草》中有收载，《本草纲目》将其移到菜部，说明蒲公英是一种药食两用的野菜。

蒲公英具有清热解毒、消肿散结、催乳缓泻、利尿利胆的功效，被称为"天然抗生素"。凡是西医学中与"感染"有关的疾病都能治疗，但不局限于此，由此被老百姓称为"药草皇后"。

蒲公英又名奶汁草。相传有一富人家小姐乳部红肿，疼痛难忍，既羞于求医，又惟恐父母责备，苦不欲生，欲投河自尽。恰遇渔家父女搭救，渔家女叫蒲公英，得知小姐因病投河，了解病情后，当即用一种草药渣外敷小姐乳部，数日乳疾治愈。小姐将草药带回植于花圃，称其名为"蒲公英"，以示感谢之情。

妇女哺乳期出现乳房胀痛、发热、浑身发冷等症状，称"拘奶"，这个时候蒲公英可以派上用场了，用蒲公英煮水内服和打烂外敷，疗效很好。有一次我问柳少逸老师，哺乳期的妇女忌用苦寒，为什么治疗拘奶可以大胆用？老师说，蒲公英味甘、苦，性微寒。具轻清透达之性，虽有清热解毒之功，然无"三黄"苦寒沉降之性。故胃经蕴热，或肝火犯胃而致胃炎、肠炎者，用公英无戕伐胃阳之弊，故我多与绞股蓝同用之。后者有益气增液之效，亦草本植物，轻清无温燥之弊！蒲公英不但可以消除乳房肿块，消炎止痛，还具有催乳的作用，是既安全、又疗效可靠的药物。清热解毒的同时具有通乳的作用，这是其他药物所没有的独特功能。

蒲公英作用于人体一些特定部位，具有针对性很强的特性，针对的是乳房、眼睛、咽喉、皮肤，还能入肝入胃，是解热凉血之要药。

蒲公英用来治疗乳腺疾病。《本草求真》曰："蒲公英，入阳明胃、厥阴肝，凉血解热，故乳痈、乳岩为首重焉。缘乳头属肝，乳房属胃，乳痈、乳岩，多因热盛血滞，用此直入二经，外敷散肿臻效，内消须同夏枯、贝母、连翘、白芷等药同治。"《本草纲目》介绍蒲公英治疗乳痈，也就是急性乳腺炎方："蒲公英一两，忍冬藤二两，捣烂，水二盅，煎一盅，食前服，睡觉病即去矣。"

用蒲公英治疗眼疾，张锡纯十分推崇。张锡纯曰："治眼疾肿疼，或胬肉遮睛，或赤脉络目，或目睛胀疼，或目疼连脑，或羞明多泪，一切虚火实热之证。鲜蒲公英（四两，根叶茎花皆用，花开残者去之，如无鲜者可用干者二两代之）。上一味煎汤两大碗，温服一碗。余一碗乘热熏洗。目疼连脑者，宜用鲜蒲公英二两，加怀牛膝一两煎汤饮之。"

张锡纯评价此方："愚自得此方后，屡试皆效。夫蒲公英遍地皆有，仲春生苗，季春开花色正黄，至初冬其花犹有开者，状类小菊，其叶似大蓟，田家采取生啖，以当菜蔬。其功长于治疮，能消散痈疔毒火，然不知其能治眼疾也。使人皆知其治眼疾，如此神效，天下无瞽目之人矣。""此方得之于某某，言其母尝患眼疾，疼痛异常，经延医调治，数月不愈，有高姓媪，告以此方，一次即愈。"

柳老师说："张锡纯此方得之于民间，一个好的中医不排除任何治病的法门。有时间，你买本《串雅内外编》学习一下，这本书是民间走方医（亦称串医、铃医）医疗经验汇编。对学习和临床很有启迪。'走方医'虽'为国医所不道'，但他们中的某些人精通各科，熟谙'简、验、便'治疗方法，常常能使沉疴顿起，救人之危。"

蒲公英对于扁桃体炎的红肿、发炎以及堵塞、异物感疼痛有很好的疗效。

蒲公英清热解毒的作用强大。用蒲公英捣烂外敷，以及捣汁加酒煎服，可以治疗痈疮疔毒；用蒲公英捣烂外敷可治疗多年恶疮及蛇蜇肿毒。

治疗疔疮的著名方剂，就是五味消毒饮。主治疔疮初起，发热恶寒，疮形如粟，坚硬根深，状如铁钉，以及痈疡疖肿，红肿热痛，舌红苔黄，脉数。此方的药物组成：金银花、野菊花、蒲公英、紫花地丁、紫背天葵子。此方配伍特点：气血同清，三焦同治，兼能开三焦热结，利湿消肿。方中金银花、野菊花清热解毒散结，金银花入肺胃，可解中上焦之热毒，野菊花入肝经，专清肝胆之火，二药相配，善清气分热结；蒲公英、紫花地丁均具清热解毒之功，为痈疮疔毒之要药；蒲公英兼能利水通淋，泻下焦之湿热，与紫花地丁相配，善清血分之热结；紫背天葵能入三焦，善除三焦之火。因此，此方被广泛应用于由热毒所致的疾患。

五味消毒饮的主治，通俗地说就是"疮"。《滇南本草》记载：蒲公英，"敷诸疮肿毒，疥癞癣疮；祛风，消诸疮毒，散瘰疬结核；止小便血，治五淋癃闭，利膀胱。"《医林纂要》曰："补脾和胃，泻火，通乳汁，治噎膈。"不论是皮肤上的、脸上的痘痘痤疮，内脏肠道的疮（包括癌症）都可以配伍应用。

蒲公英治疗肝胆疾病奇效。《本草经疏》曰："蒲公英味甘平，其性无毒。当是入肝入胃，解热凉血之要药。"蒲公英具有保肝护肝，修复肝组织损伤的作用。中国药科大学叶橘泉先生说："有一位中年妇女，病由黄疸变黑疸，面目青褐，胸满腹胀，便秘顽固。年余，家中佃卖一空，未治好，后来她自挖蒲公英，每天用90~100g或更多，煮汤喝而愈。"

蒲公英除了上述治疗作用外，还能清补肾经。《瑞竹堂经验方》记载了一个故事："昔日越王曾遇一异人得一方，名还少丹。此方极能固牙强骨，生肾水。凡年八十者，服之须发返黑，齿更生。少年服之，老而不衰。得遇者宿有仙缘，当珍之，不可轻泄。具体制法：蒲公英一斤，全草采收，阴干。盐一两，香附子五钱，二味为末入蒲公英内淹一宿，分为二十团，用皮纸三四层裹扎定，用蚯蚓粪（六一泥）固济入灶内焙干，武火煅通为度。冷定取出，去泥为末，早晚擦牙漱之，吐咽任便，久久方效。"从这个记载中就可以悟出，蒲公英还有清补肾经之功，临床上不可不知也。

上方中，蚯蚓泥也是一味很好的中药。《本经疏证》曰："蚓之出地必以夜，而其便土也不于地下而于地上，则是在下能化无形之热，致有形之水，在上能去有形之滞，退无形之热，故凡其治耳聋鼻息舌肿牙疼喉痹头风可一贯推之矣。"《日华子诸家本草》记载："治小儿阴囊虚热肿痛，用生甘草汁加入轻粉末和蚯蚓泥外涂。用盐和蚯蚓泥同研外敷，可祛热毒，疗蛇、犬咬伤。"陈藏器云："治赤白热痢，取蚯蚓泥一升炒至烟尽，浇汁半升，滤净后服用。"苏敬曰："用盐末与蚯蚓泥外敷，治狂犬咬伤或出犬毛，神效。"

说到蚯蚓泥治病，柳老师感慨地说："过去农村孩子多，整天泥里水里的，在自家院子里到处爬，什么蚯蚓泥之类都拿着吃，但为什么生病的少？鸡屎白、蚯蚓泥都是过去的良药啊。现在少有人用了，不等于这些药没有疗效了。"

蒲公英有如此多的功效，又是菜品，自己还是不要擅自服用，还是留给医生来用吧。特别是风寒感冒的人、过敏的人、虚寒体质的人、久病体虚的人更不能服用。

即使当野菜服食，可能也会出现呕吐、腹部不适等。所以，蒲公英再好，也要适量食用。

二〇一九年五月二十七日

止汗良药——浮小麦

　　说起浮小麦，过去农村人都知道，每次磨小麦面都要先淘洗小麦，一方面是去除土、沙等杂质，另一方面就是把漂浮在水上面的瘪麦子除掉。瘪麦子基本上没有肉，预先除掉省缺了推磨的劳力。淘洗麦子的时候，用笊篱把捞出漂在水面的瘪麦子随手扔到院子里，引来鸡、鸭抢食，这漂浮起来的就是浮小麦。

　　《本草汇言》曰："浮小麦系小麦之皮，枯浮无肉，体轻性燥，善除一切风湿在脾胃中。如湿胜多汗，以一二合炒燥煎汤饮。倘属阴阳两虚，以致自汗盗汗，非其宜也。"

　　可能有人问，为什么不把浮小麦晒干当中药卖啊？说实话，过去的人简单，吃药的人很少，不像现代人思虑繁杂。即使用到这味药，中医医生也会告诉病人回家弄一点，加到汤方里。

　　小麦和浮小麦本是同根生，可不可以用小麦代替浮小麦？

　　这里引用一个我读到的故事：山东省名老中医张灿玾先生讲，当时他学用经典方，认为浮小麦没有用。因为想想什么是浮小麦？在一盆水里把麦子倒进去，飘上来的就是浮小麦，那其实就是瘪麦子嘛，这跟面包的成分有差异吗？仔细分析也就比面包多了点麸皮的成分，那也就相当于是全麦面包了。所以当时他就把这个方子里的浮小麦删掉了。结果这个方子开出去无效！后来他又把浮小麦加上了，结果效如桴鼓！张老师惊了，这是为什么？浮小麦的有效成分跟面包一样，但啃两口全麦面包能不能把这个问题解决了？明显解决不了。用浮小麦这味药，用的是它的升浮之气，用现在的科学技术、化学分析解释不通，但在中医的临床实践中就是这样。

从这个故事，我们就可以知道浮小麦不可用小麦代替了。

浮小麦和小麦都可入药，但是它们的药性不同，功效有异，所能治疗的疾病也不一样。

小麦味甘性凉，入心、脾、肺经，具有养心除烦的功效，所以小麦的作用是安神除烦。甘麦大枣汤中用的就是小麦，现在好多医生，甘麦大枣汤里用浮小麦，竟然说此方无效，不是无效是自己不知也。《金匮要略》甘麦大枣汤："治妇人脏躁，喜悲伤欲哭，象如神灵所作，数欠伸。"

脏躁，五脏功能失调所致。系因忧思过度，心阴受损，肝气失和。心阴不足，心失所养，则精神恍惚，睡眠不安，心中烦乱；肝气失和，疏泄失常，则悲伤欲哭，不能自主，或言行妄为。治宜养心安神，和中缓急。方中小麦为君药，养心阴，益心气，安心神，除烦热。甘草补益心气，和中缓急（肝）为臣药。大枣甘平质润，益气和中，润燥缓急，为佐使药。

浮小麦，味甘性凉，入心、脾、肾经，益气、除热和止汗。所以浮小麦的主要功能是止汗。阳虚引起的自汗和阴虚引起的盗汗都可以用浮小麦来治疗，浮小麦还能益气养阴。《卫生宝鉴》中的"独圣散"治盗汗及虚汗不止。书中曰："浮小麦不以多少。文武火炒令焦，上为细末，每服二钱，米饮汤调下，频服为佳。"独圣散治疗女性更年期综合征，针对烘热、自汗、盗汗、易激惹、喜怒悲哭无常的女性，中医常用浮小麦，磨成粉让病人服用，有非常好的敛汗止汗作用。

有次我问柳少逸老师，"此二方都治疗女性更年期综合征，为何好多人反映效果不显？"老师说："不辨证套方使然。多数套方只会套甘麦大枣汤，而又不辨小麦和浮小麦，古人的书读死了。甘麦大枣汤中明明是小麦，好多人误认为是浮小麦，读书读到这个份上，就可悲了。"我又问："如两方的症状同时出现如何用药？""合方啊。"老师说，"应用这两个方子，我给你讲一个故事就理解了。"

浮小麦，最早见于《太平圣惠方》。宋代太平兴国年间，京城名医王怀隐，有一天雨后放晴，到后院查看晾晒的中药材，发现新购进一堆小麦，便问伙计："这些又瘦又空的蛀小麦，何人送来？"伙计回答："是城南张大户送来的。"他正想再说什么，忽然来了一位病人，那病人的丈夫对王怀隐恳求说："王先生，我娘子近来不知何故，整日心神不宁，常常发怒，有时哭笑无常，甚至还伤人毁物，真有点怕人。今请先生施恩，为她除病驱邪。"

王怀隐切了切那妇人的脉，又问了几句病情，捋须笑道："不必惊恐，此乃妇女脏躁症也。"言毕，信手开了一方，上书：甘草、小麦、大枣三味药。意用东汉医圣张仲景《金匮要略》中的良方甘麦大枣汤，治疗妇女更年期出现的精神与心理方面的症状。那汉子持药扶病妇临行时，又补充了一句病情："先生，我差点忘了，她还常常夜间出汗，汗液常湿透衣衫呢！"王怀隐点头答道："嗯，知道了，先治好脏躁症再说吧。"

五日后，那妇人偕丈夫乐滋滋地来拜谢王怀隐，感激地说："先生救苦救难的大德，我们夫妇终生难忘。真是药到病除，不愧为杏林名医呀。"王怀隐关切地说："不急，今天再来治盗汗症。"那妇人笑道："不必了，已一并痊愈了。"王怀隐暗自思忖，难道甘麦大枣汤也有止盗汗的作用？后来，他有意以此方又治了几个盗汗症病人，由于用的是成熟饱满的小麦，结果均不见效。他大惑不解，于是查阅唐代药王孙思邈的《备急千金要方》，想寻求答案。

正当这时，店堂小伙计与张大户的争吵声惊动了王怀隐。伙计手握一把张大户送来的小麦说："这样的小麦我怎能收？你别以为做药就可以将就些，这瘪麦子你拿回去吧。"王怀隐听罢，忆起上次那妇人所用的小麦就是张大户送来的瘪麦子，急忙上前道："张老兄，你这麦子是……"未等先生说完，张大户便红着脸诉出了实情："这是漂浮在水面上的麦子，我舍不得丢弃，我估计治病用大概可以吧，因此送来了。"王怀隐听罢，从中似乎悟出了什么，便吩咐伙计："暂且收下吧，另放一处，并注明'浮小麦'三个字。"

后来，王怀隐用浮小麦试治盗汗、虚汗症，果然治一个好一个，便逐渐认识到了浮小麦的功效。太平兴国三年，他与同道好友王祐、郑奇、陈昭遇潜心研究张仲景的医著，合编成《太平圣惠方》一书，并将浮小麦的功效记入该书。从此，浮小麦一药便流行于世，并为历代医家沿用至今。

王怀隐开甘麦大枣汤，误用了张大户的瘪麦子，不但治好了脏躁症，还治好了盗汗症，被后人称为"王怀隐妙手偶得"。仔细想想，其实没有这么简单，想必张大户也不敢明目张胆送来的全部是瘪麦子，应该是掺了瘪麦子的麦子，现在的话叫以次充好。恰恰这以次充好的麦子，被王怀隐用来治病，不经意间，甘麦大枣汤合了独圣散，这才效如桴鼓。

针对昨天两个人的咨询，今天我又请教老师，老师说，上两方治疗女性更年期综合征较轻的可用。但现代社会，妇女的工作、家庭、生活及社会压力较大。有些病情较重，持续时间较长，甚至迁延数年，再用这些轻剂效果就不明显了。如出现烘热汗出、烦躁易怒、心悸失眠的用李东垣《兰室秘藏》中的当归六黄汤，此方被后世称为"盗汗之圣药"。此方药物组成：当归、生地黄、熟地黄、黄芩、黄柏、黄连各6g，黄芪12g。

《医宗金鉴·删补名医方论》妙解此方曰："寤而汗出曰自汗，寐而汗出曰盗汗。阴盛则阳虚不能外固，故自汗；阳盛则阴虚不能中守，故盗汗。若阴阳平和之人，卫气昼则行阳而寤，夜则行阴而寐，阴阳既济，病安从来？惟阴虚有火之人，寐则卫气行阴，阴虚不能济阳，阴火因盛而争于阴，故阴液失守外走而汗出；寤则卫气复行出于表，阴得以静，故汗止矣。用当归以养液，二地以滋阴，令阴液得其养也。用黄芩泻上焦火，黄连泻中焦火，黄柏泻下焦火，令三火得其平也。又于诸寒药中加黄芪，庸者不知，以为赘品，且谓阳盛者不宜，抑知其妙义正在于斯耶！盖阳争于阴，汗出营虚，则卫亦随之而虚。故倍加黄芪者，一以完已虚之表，一以固未定之阴。"

老师说："女性更年期综合征病情复杂，系五脏功能失调所致。在应用当归六黄汤时，一定注意加减，不能守古方治今病。此即'医之道，不用古方，不能治病，拘守古方，亦不能治病'也。"

二〇一九年五月二十八日

东门之墠 茹藘在阪

这个季节，正是"田家少闲月，五月人倍忙。夜来南风起，小麦覆陇黄"的时候。车子在乡间道路上行驶，映入眼帘的是成块连片的金黄，夹着丰收的喜悦跃动在希望的田野，又是一个好年景。

到了老家，院子东边，微风吹拂着麦浪，爱人迫不及待地拍照，发到朋友圈里，引来众人围观，而我急忙到院子里查看我的小菜园。芸豆开花了、黄瓜爬架了、茄子开花坐果了，用手扒扒土豆，几个大土豆在我手下，急忙扒出来，招呼爱人，又引来她的一顿拍照。种菜的喜悦远远超过了吃菜，人往往沾沾自喜一点成绩，何况不会种菜的我们。

浇水、架秧，劳动在大太阳下，汗滴禾下，自然是一分汗水一分收获，大自然偏爱勤劳的人。

忙活到上午10点多，院子外面传来了机器的轰鸣声，出门一看，刚才还麦浪滚滚的麦田，一下子空荡起来。越冬，经过漫长生长的冬小麦，十几分钟后便成了囊中之物，又开始了一次生命的轮回。过去"妇姑荷箪食，童稚携壶浆，相随饷田去，丁壮在南冈。足蒸暑土气，背灼炎天光，力尽不知热，但惜夏日长"的辛劳麦收，现在用一台收割机就这轻松解决了。爱人看了我前几天写的浮小麦的文章，想要点浮小麦，急忙喊我到机器旁，我用手捧起一捧小麦，颗粒饱满，我说，浮小麦都让收割机吹走了。她有点失望地往麦田边走去，突然她喊了我一声：这里有拉拉秧子。原来，以前让小麦遮挡着的一块空地，长满了拉拉秧子，"近墨者黑，近朱者赤"，因为我，她见到植物也要问问是什么药物，我说这是葎草。她说小时候，当中药的拉拉秧子不就是这种吗？我说不是，过去采的是茜草。极目远眺，想起了诗经："东门之埤，茹藘在阪。"茹藘即茜草，这个季节应该有啊，如是满地转悠了起来。终于在一处篱笆墙上，见到了久违的茜草。

茜草是茜草科多年生攀援植物，茎方形，有四条棱，棱上有倒生刺，所以又叫拉拉秧子草。《神农本草经》曰："茜根：味苦，寒。主寒湿风痹，黄疸，补中。"《名医别录》记载："止血，内崩下血，膀胱不足，踒跌，蛊毒。久服，益精气，轻身。可以染绛。一名地血，一名茹藘，一名茅搜，一名茜。"

我无从得知，茜草是先做的染料还是先做的药物。大约人类有了衣着的时候，茜草就成了人们的天然染料之一。茜草所含的茜素是天然的红色染料，这种染料在秦汉时期异常名贵。

茜草确实又是最古老的中药处方药之一，《内经》中仅有的 13 方中，载有四乌鲗骨一藘茹丸。《素问·腹中论》有云："帝曰：'有病胸胁支满者，妨于食，病至则先闻腥臊臭，出清液，先唾血，四肢清，目眩，时时前后血，病名为何？何以得之？'岐伯曰：'病名血枯，此得之年少时，有所大脱血；若醉入房中，气竭肝伤，故月事衰少不来也。'帝曰：'治之奈何？复以何术？'岐伯曰：'以四乌鲗骨一藘茹二物合之，丸以雀卵，大如小豆，以五丸为后饭，饮以鲍鱼汁，利肠中及伤肝也。'"

此方主治证候较多，很多人解释此方，多用于妇人血枯。单单一个血枯，何以用到了天上飞的、地上生的、海里游的诸药，且组方配伍之严谨，炮制之精致，服药之讲究？带着许多的疑问，我请教柳少逸老师。

老师问，你作何解？我说此病之因，病人多为年少时患过大失血病以致内脏有所损伤，或酒醉之后肆行房事使肾气衰竭、肝血受损。"胸胁支满者，妨于食"，应为肝气郁结犯胃；"病至则先闻腥臊臭，出清液"，说明病人体味"腥臊臭"，可能就是西医所说的肾功能衰竭导致尿素氮升高或肝功能衰竭导致的血氨等升高所致。"出清液"即是泄泻流清水，说明脾胃不能消化水谷，泌别清浊；"唾血"表现为唾液中带血，怒气逆伤于肝，肺肝伤动所致；"时时前后血"，就是尿血、便血，出现了血液系统病变；"四肢清"，即为四肢凉，表明阳气达不到四肢的四逆证，也就是西医学上的末梢循环不良；"月事衰少不来"，当是月经量少或闭经，肝肾亏虚又加之气逆，病已至此，月经没有正常的；"目眩"，即眩晕。此证候群是一个繁杂的疑难杂证，用一个病名难以概括。我说，岐伯既然定病名为"血枯"，我看更像西医的肝硬化、肾功能不全、糖尿病。当然了更是血证、经闭、月经量过少证。

老师说，你的解释，也有道理，姑且也作为一论吧。"病至则先闻腥臊臭"可以解释为病人自我闻到，属于问诊得来，也可能是医者闻到，属于闻诊。"出清液"各家注释较多，但我较赞同吴崑"出清冷鼻液"之说，乃五脏虚衰阳虚阴寒之证。但你的解释也不能否认。"腥臊臭"乃瘀血腐朽之气味。老师又说，《黄帝内经》曰："其意博，其理奥，其趣深。"我们中医把握的是疾病的病机，不能在病名上打圈子。

老师接着说，此条是"月事衰少不来"之候，病名"血枯"。大凡为大出血（崩中）后的瘀血留滞或血枯证，治血枯是方之原用。此方补、涩、通兼备，临床上我常用此方合胶艾四物汤可疗崩漏。治疗血枯经闭，此方合《金匮要略》薯蓣丸。你说的肝硬化、尿毒症及糖尿病并发肾病，可以此方为基础方，以益精化血，去瘀生新。肝病可治便血，水肿可疗潜血，尤 IgA 肾病而见潜血者，乃必用之。肾病、肝病而见水肿者，此方合鳖甲煎丸易汤化裁。我曾治过一糖尿病病人，就有口出尿臊味。糖尿病引发肾病的病人，出现尿血就可以配伍应用。若患子宫肌瘤，伴月经过多或崩漏者，也可此方合桂枝茯苓丸易汤用之。

此方为通补奇经之祖方。奇经病变都是大病、久病所累及。方中，雀卵为补益精血之妙品。鲍鱼能通血脉，益精气。精血得以滋填，化源不绝，冲任脉盛，经事自潮矣。选此二药来填补精血，既是养肝肾，又益冲任，所谓："味腥气秒，善走奇经。"乌贼骨咸温下行，主女子赤白漏下及经闭血枯，又能涩精秘气。茜草既能止血治崩，又能补益精气。贼骨、茜草不仅能固涩下焦，而且能通利血脉，此二味能行能止。

老师启发性地问："《素问·腹中论》所论'血枯'专指妇女病及血证吗？"我有点茫然。老师解曰："王冰是注释《素问》的第一人，其对于血枯的解释是：'夫醉则血脉盛，血脉盛则内热，因而入房，髓液皆下，故肾中气竭也。肝藏血以养人，脱血故肝伤也。然于丈夫则精液衰乏，女子则月事衰少而不来。'张志聪在《黄帝内经素问集注》曰：'……在女子则月事衰少不来矣……在男子则伤精……'可见，血枯并非专为女科而设，其在女子表现为'月事衰少不来'，在男子则为'伤精''精液衰乏'。此方当然也适用于四肢不温，怕冷，头晕，精血不足、肾阳虚所致的阳痿、精液稀少等男科疾病，原是男女并治之方。"

　　说到这里，就不得不单独说说雀卵。麻雀蛋具有滋补精血、壮阳固肾之效，麻雀人人识之、常见之，生命力极强，但作为药材，实不常用。有老人告诫，吃麻雀蛋易长雀斑，农村没有人去掏麻雀蛋吃；又因为麻雀多在房顶做窝，没有人让去上墙揭瓦掏麻雀蛋；麻雀一年只在春天抱窝下蛋，而且只下 1~2 窝，数量少、季节性强；且 20 世纪 70 年代将其列为"四害"加以扑灭之后数量减少。所以，缺了麻雀蛋的这张古方，在男科中的应用就是一个冷方了。

　　老师说："大匠能诲人以规矩，不能使人巧。"虽然缺了雀卵，但临床上可用鹿角胶、龟甲胶等大补气血、益肾填精之品配伍。虽不是古方四乌鲗骨一藘茹丸原方，但有此方制方之意，同样能收到较好的治疗效果。

二〇一九年六月三日

商陆故乡——天台山

7月的一天，同朋友们一起去天门山，我们驻足山间，东望缥缈的大海，如置仙境。白居易《长恨歌》中"忽闻海上有仙山，山在虚无缥缈间"的意境出现在脑海中……

"日照"地名据说与太阳有关，日照有多处留有太阳崇拜的传统遗迹，据专家考证天台山正是太阳崇拜文化的发源地。

天台山位于日照市涛雒镇下元一村，当地人一般称其为"鸡晌晌喽山"或曰"才山"。山中有汤谷，汤谷之上有太阳神石和太阳神陵，有商王到东海祭祀太阳时留下的石刻岩画等遗迹，还有大量与太阳崇拜有关的故事与传说。根据考证，远古时期的羲和部落就居住在天台山。

我们一边下山，一边听着陪同人员的介绍。转过一道山梁，出现了一大片高一人的阔叶植物，粗壮的紫红色主茎上，撑起许多分枝，枝上缀满了长十多厘米的椭圆形的绿叶。陪同人员和我们说，这就是胭脂草，古人云："胭脂草，女儿心。"

对于胭脂草的来历，清人东海居士做了如下记载："羲和步自汤谷，遇受伤玄鸟，命族人养而放之。玄鸟嘤嘤有声，绕飞三匝方去。《诗经》云：'天命玄鸟，降而生商'，乃指此神鸟也。翌年春，玄鸟衔种子而来。羲和命族人播种子于土中，须臾便生根、吐芽、开花、结果。观其叶如手掌、根如山芋、花似杨柳、果如葡萄色紫且艳丽。用其叶可饲羊，花可充饥，根可入药，果可做胭脂。羲和甚喜，美其名曰'胭脂草'。尔后合族上下无不以胭脂梳妆为美为荣。脸用胭脂，手用胭脂，足用胭脂，指甲用胭脂，服装亦用胭脂矣。'东方胭脂'者，羲和部落美女也。"陪同人说，天台山是胭脂草的故乡。

听完介绍，引起了我的注意，走近此草，仔细观察后我说，这不是商陆吗？而且还是赤商陆，是外来物种，怎么成了远古的胭脂草了。陪同的同志见我懂行，就说，传说嘛！但我们查了有关资料，商陆又名胭脂草，他还说，这种草生长的地方其他草不生，极具侵略性。

回来后，脑海里一直萦绕着这个问题。我种菜的菜园里不时就长出商陆，不过茎是青的。查《本草图经》，菜园里的商陆与之描述相符："多生于人家园圃中。春生苗，高三四尺，叶青如牛舌而长，茎青赤，至柔脆。"而天台山上没有见到此种商陆。

于是问谢在佩所长，此二物种的异同。谢所长说："商陆本地种，花序较短直立。美商陆又称垂序商陆，原产北美，花序长且下垂。两种均做药用，所谓有毒，应因其峻下逐水而来。我曾见民间以其嫩苗做菜吃，未见不良反应。"

根据谢所长答疑，我上网查找有关资料："美洲商陆为商陆科商陆属植物，作为药用植物引入我国，1935年在杭州采到标本，后也作为景观植物。近年来发现其还具有抗病毒和抑菌作用，对环境中的重金属也有一定富集效果。经过长期的适应生长，垂序商陆已逸生，成为果园、菜地的有害杂草，已侵入天然生态系统，逐渐显现出入侵性，并已被列入中国外来入侵物种编目。"看到网上的介绍，明白了二物种的区别。同时，也明白了天台山本地物种的商陆被美洲商陆侵略消亡的原因了。如今，外来物种的赤商陆，诚可谓"梦里不知身是客，他乡早已成故乡了"。

商陆药用始载于《神农本草经》，列为下品。其曰："味辛，平。主治水胀，疝瘕痹，熨除痈肿，杀鬼精物。"《本草纲目》曰："商陆苦寒，沉也，降也，阴也。其性下行，专于行水；与大戟、甘遂、盖异性而同功，胃气虚弱者不可用。方家治肿满，小便不利者，以赤根捣烂，入麝香三分，贴于脐心，以帛束之，得小便利则肿消。又治湿水，以指画肉上，随散不成文者。又用白商陆，香附子炒干，出火毒以酒浸一夜，日干为末，每服三钱，米饮下。"

《神农本草经》《本草纲目》未言之有毒，但赤商陆在《本草纲目》中外用，白商陆可以内服。而《名医别录》《药性论》等都明言有毒、大毒。《名医别录》曰："味酸，有毒。主治胸中邪气，水肿，痿痹，腹满洪直，疏五脏，散水气。"《药性论》云："使，忌犬肉，味甘，有大毒。能泻十种水病，喉痹不通，薄切醋熬，喉肿处外薄之，瘥。"

　　对此有毒无毒的疑问，我请教柳少逸老师。老师说："商陆赤白两种，赤者毒甚，用不当者'如见鬼神'。我亲见一肾病者，因乡医处方服用而'梦幻胡说狂躁'，我让以浓茶频喝而解之。"

　　老百姓清明节期间采商陆叶食之，不见中毒者，当为白商陆的幼苗，老百姓都知道，清明过后，商陆木质化后，即不可再采食。

　　老师说："赤商陆苦、寒有毒，内服慎用。我只用白商陆并且醋熬，赤者均不作内服只作外用。但因药品不是自采自制，在分不清楚的情况下，商陆都要慎用。"陶弘景也曾评价说："商陆，近道处处有，方家不甚干用。"由此可见，赤商陆大毒，白商陆有医家证明无毒，但白商陆的根经过醋熬后，即可以入药内服。这在《伤寒论》牡蛎泽泻散中也得到证明。

　　《伤寒论》曰："大病瘥后，从腰以下有水气者，牡蛎泽泻散主之。"药物组成：牡蛎（熬）、泽泻、蜀漆（暖水洗去腥）、葶苈子（熬）、商陆根（熬）、海藻（洗去咸）、栝楼根各等份。上七味，异捣，下筛为散，更于臼中治之，白饮和服方寸匕，日三服，小便利，止后服。

　　我问老师，"大病瘥后是什么病？"老师说："仲师此条没有明确什么病，但当是大病。伤寒是大病，其他一些传染病也是大病。'从腰以下有水气'说明，主要是水邪凝聚于下。水停于内，外泛作肿，腰以上者，当汗之，小青龙、越婢是也。腰以下者，当利小便，此方是也。"老师提醒说："大病瘥后，腰以下有水气，要分清虚实。属肾气虚、脾气虚的，就不能用此方，切切记住。要温肾阳利水、健脾利水，要用济生肾气丸、实脾饮等。"

　　我又问老师，"看有关书籍，有人用牡蛎泽泻散治疗输卵管积水，效果很好。"老师说："《黄帝内经》《伤寒论》中的一句话，你理解了，就开了无限的法门。输卵管积水不也是'从腰以下有水气者'吗？要活学啊。"

　　老师接着说："我说的临床上慎用商陆，但不是不可以用，外用就是了。商陆对各种原因所致的腹水，如急、慢性肾炎，尿毒症之腹水，心源性腹水，肝硬化腹水，尿潴留，用贴敷法，均具有独特而卓著的疗效。"

二〇一九年六月六日

端午节里艾飘香

凌晨两点半醒来，农村静谧的夜，随着鸡叫声开始生发起来。打开手机，朋友圈里有关端午、粽子、艾叶、菖蒲、五彩绳、屈原等信息，随着手机的滴滴声不断涌来。这个时间，应该是勤劳的人们开始割艾子了，更有慈母的手中线，化作了五彩绳，拴上了还在梦中的孩子手腕、脚踝，深蕴中国文化的端午节开始了。

昨天，爱人冒着大雨赶回老家包粽子，已然开始为这个节日忙活。现在人们的生活丰富了，早在几天前，城市社区里组织集体包粽子，就已经吃上了粽子。端午再包，实是内心那抹不去的乡愁和心底里深深的怀念，在大锅里煮了一夜的粽子，更有端午节的特殊味道，醇厚绵长。

起身坐起，想着鸡鸣采艾子的习俗，准备穿衣起床割艾子。但试试还带着粽子味的土炕余温犹存，又贪婪地躺下了。5点40分爱人起床，到院子外面转了一圈，回来和我说，我们种的艾子叫人给割了，我问全部给割了吗？她说给割了一部分。我说割吧，谁家不过节啊。

起床拿上镰刀，看着还有些许露水的艾叶，迎着太阳舒展着，真不忍心痛下割手，但一物必有一用，想想艾叶的生就是为了人类的用，心里也就坦然了。一小片艾子被割了下来，抱到大门口石阶上晾晒，身上、空气中弥漫着艾叶的清香，混合着粽子的醇香，整个小院也跟着香了起来。

过节了，闻着艾叶的香，看着微信上的祝福。想起师恩多加于我的柳少逸老师，怎能不给老师道声安康？老师回微信问："今天想写点什么？"老师就这样润物无声地引导学生进步。我回复说："写写艾叶吧。"老师说："写艾叶是一个大题目，要把握好，不要面面俱到。"

看着老师的提示，再看微信上铺天盖地的艾治百病的科普知识，从古代始，人们对艾的认识，早已达到普及阶段了。孟子曰："犹七年之病，求三年之艾也。苟为不畜，终身不得。"从孟子语中，就可以知道春秋战国时期，已经用艾叶来治病，而且也知道它的功效。

怎么才能写好这味药呢？诸药不明，求助于《本经》，以带来灵感。仰头想想《本经》中是怎么记载艾叶的，但却怎么也没有回忆起来。赶快查书，才知《神农本草经》中根本没有记载这味药。这么一味神奇的中药，《黄帝内经》都讲到灸法，诸子百家的文献里也讲到艾叶，却独不见于《神农本草经》，岂不怪哉。

继续查，终于查到艾叶最早记载在《名医别录》中，书中曰："主灸百病。可作煎，止下痢，吐血，下部䘌疮，妇人漏血。利阴气，生肌肉，辟风寒，使人有子。"但仍然没有查到《神农本草经》中没有记载的原因。于是，我请教柳老师。老师说："艾叶，历代医家多有此问，但多数学者认为是《神农本草经》的遗漏，此事也只能到此了，不可能再去问老祖宗为什么没有记载了。"

艾叶为菊科植物艾的干燥叶。味辛、苦，性温，有小毒。归肝、脾、肾经。有散寒止痛、温经止血之功。艾为纯阳之草，可驱除体内寒气。叶性发散，叶有生、熟之分，新采摘的艾叶自然阴干则为生艾叶；生艾叶去掉粗的筋络和叶梗再反复搓揉，捣烂，即为艾绒，或者炒黑，即为熟艾。生艾叶性温，偏散，入血分，偏于上行，能散体表之风寒湿邪；熟艾叶则热性更强，善守、善透，能入络、入脏、入筋、入骨，偏走于下焦、下肢及关节缝隙。用于下元虚冷，少腹冷疼，寒湿腰疼，风寒湿关节冷疼，老寒腿，一切风寒湿痹等证，其效甚良。

老师最推崇李时珍对艾叶的评价。《本草纲目》曰："艾叶生则微苦太辛，熟则微辛太苦，生温熟热，纯阳也。可以取太阳真火，可以回垂绝元阳。服之则走三阴，而逐一切寒湿，转肃杀之气为融和。灸之则透诸经，而治百种病邪，起沉疴之人为康泰，其功亦大矣。"老师说："李时珍对艾叶的评价之高，可谓前无古人、后无来者。"理解了他的话，临床上就会用和善用艾叶了，"服之则走三阴，而逐一切寒湿，转肃杀之气为融和""起沉疴之人为康泰"，这是李时珍对艾叶治疗效果的评价。验之临床，艾叶入汤剂，多以暖宫、温经、通络为多见，若素有虚寒痼冷，妇人湿郁带下、崩漏之病，靡不立效。

老师问："《金匮要略》中胶艾汤治疗什么病？"我回答："妇人有漏下者，有半产后因续下血都不绝者，有妊娠下血者，假令妊娠腹中痛，为胞阻，胶艾汤主之。"

老师又问："怎样理解'妇人有漏下者''有妊娠下血''有半产后因续下血都不绝者'？"我回答："'妇人有漏下者'，即女子经血当止而未止，或经血漏下数月不止，或历年漏下不止；'有妊娠下血'，为妊娠胞阻下血，又称胎漏；'有半产后因续下血都不绝者'，当为因病引起半产下血不止，因外伤引起半产下血不止，因用药引起半产下血不止。病因虽异，病机相同，总为冲任虚损，阴血不能内守，治以胶艾汤。"药物组成：川芎二两、阿胶二两、炙甘草二两、艾叶三两、当归三两、芍药四两、干地黄六两。上七味，以水五升，清酒三升，合煮，取三升，去滓，纳胶，令消尽。温服一升，日三服，不瘥更作。

我解方说："方中四物汤，先贤谓：'治妇人经病，或先或后，或多或少，疼痛不一，腰足腹中痛，或崩中漏下，或半产恶露多，或停留不出；妊娠腹痛，下血胎不安，产后块不散，或亡血过多，服之如神。'徐中可谓：'养血补血莫出其右。'复加阿胶滋阴止血，艾叶温经止血，甘草和中，清酒为引，导血归经，共奏补血益阴、调经安胎之功。"

老师说："如此解方，也无不可。但若为做学问，你忽视了胶艾汤和四物汤的关系。四物汤后世称为妇科第一圣方，首载于宋朝《太平惠民和剂局方》，是从胶艾汤干地黄易熟地黄衍化而来。胶艾汤中用清酒煮，干地黄也有了后世熟地黄之性。后世医家，多数人认为胶艾汤是四物汤的祖宗。这样去掉阿胶、艾叶，临床上应用更加广泛了。"

老师问："艾叶除了治疗血证、漏证，还能使什么沉疴为康泰？也可以这么说，说到艾叶，你首先想起了哪首时方？"我恍然大悟地说："艾附暖宫丸。"

老师说："近八成女性在一生中会经历痛经的困扰，这是由夏天的空调、超短裙的美丽冻人、冷饮、减肥不吃正餐吃水果等原因造成的。更甚者，女性绝对不该露的腰、腿也都'以美为名'露着，由此，引发了以下焦虚寒为主的一系列病证，包括子宫肌瘤、不孕症等。治疗这些疾病，当理气养血、暖宫调经、养血安胎为治。杨士瀛《仁斋直指方论》中艾附暖宫丸就是效方，临床上应用广泛。"药物组成：艾叶（大叶者，去枝、梗）90g，香附子（去毛，俱要合时采者，用醋1升，以石罐煮一昼夜，捣烂为饼，慢火焙干）180g，吴茱萸（去枝、梗）、大川芎（雀脑者）、白芍药（酒炒）、黄芪（取黄色、白色软者）各60g，当归（酒洗）90g，续断（去芦）45g，生地黄30g（酒洗，焙干），官桂1.5g。制法：共为细末，米醋打糊为丸，如梧桐子大。每服50~70丸，空腹时用淡醋汤送下。用于妇人子宫虚冷，带下白浊，面色萎黄，四肢疼痛，倦怠无力，饮食减少，月经不调，血无颜色，肚腹时痛，久无子息。

方中艾叶、香附暖宫温经散寒为主药，吴茱萸、肉桂温经散寒通脉为辅药，当归、川芎、白芍皆入肝经，能活血祛瘀、养血调经，黄芪、地黄益气滋阴养血，续断活血通经共为佐药。全方合用，共奏理气补血、暖宫调经之功。

老师提示说："这个方子用米醋打糊为丸，用淡醋汤送下，就是在温水里放一点点醋，来送服。不要小看了服用方法，好多古时的方子，现代使用效果为什么不显，就是因为未注意特殊的服用方法。古人的方子，多耐人寻味，令人拍案称奇。如此方，为何醋为丸，又醋送下？为的是收敛药气，不至热性过于发散，另外，引药入肝经，肝经与女子胞宫密切相关。"

艾叶虽好，但有小毒，考其小毒，应为纯热之性。《本草图经》曰："近世有单服艾者，或用蒸木瓜和丸，或作汤空腹饮，甚补虚羸。然亦有毒发则热气冲上，狂躁不能禁，至攻眼有疮出血者，诚不可妄服也。"元代医学家朱震亨根据《本草图经》的记载，感慨曰："妇人无子，多由血少不能摄精，俗医谓子宫虚冷，投以辛热，或服艾叶。不知艾性至热，入火灸则气下行；入药服，则气上行。本草止言其温，不言其热。世人喜温，率多服之，久久毒发，何尝归咎于艾哉！予考苏颂《图经》而因默有感焉。"

前贤的告诫，岂能不认真对待乎？药必有偏性方能治病，方必对症才能治愈疾病。那些有实热、实火的人，万不能服用艾叶和艾附暖宫丸。即使用之泡脚，若使用不当，亦会加重病情。我曾遇到一例痛风病人，病情本已稳定，但就是用了艾叶泡脚，当晚复发，可不慎哉。

二〇一九年六月七日

落日悬桑榆　采桑桑梓地

　　端午节遵师命，上午在家里写文章，下午在家修改文章。爱人的朋友约她去日照水库采摘桑椹和桑叶，她看我一整天闷在屋里，便极力鼓动我也同去。我起身伸了伸懒腰，感觉肩膀有点酸疼，是觉得要出去走走了。

　　经过昨天的一场大雨，日照水库的空气更加清新，微波荡漾的湖面，湖水泛着蓝色，树木郁郁葱葱，蓝天白云下，几只游艇在湖面游荡，宛如一幅风景画。我心胸顿感开阔，开始欣赏家乡多娇的美景。

　　夕阳西照的桑园里，穿红披绿的女子们，忙着采摘桑叶，更有许多本地的游客在摘桑椹。心里突然想到，日照也是江北重要的养蚕基地呀。日照养蚕的盛况，可用当时的标语"要得富，栽桑树；要用钱，多养蚕""长喂猪，短喂蚕，三十八天见现钱"来体现。

　　我没有进桑园里去摘那速生的桑条上的桑椹，想起前年一户人家门前，一棵桑树墩上生长着一丛桑黄，当时，还和主人讨论，这么多的桑黄能卖多少钱。主人说，灵芝生门前祥瑞，不舍得卖。今天再次来到这里，因为库区的搬迁，桑黄也找不到了，心里不免有点遗憾。现在只能在心里默念桑黄的功效了。桑黄能利五脏，软坚排毒，止血活血，和胃止泻；用治淋病，崩漏带下，癥瘕积聚，癖饮，脾虚泄泻。现在更是人为地制造了桑黄热，甲状腺结节、甲状腺肿瘤、乳腺增生的病人将其视作灵丹妙药。

　　沿着原来村中小道转悠，眼前一棵桑树傲然挺立田野，独木已成林，别有景致。走近仔细观察，这是一棵不同于桑园速生桑的老桑树，也是一棵药用价值更高的桑树。

　　站在树下，淡淡的树香萦绕身边。清风拂过，那树香在空气里弥散，呼吸之间，渗透肺腑，于是在神仙叶下，我也做了一次"神仙"。

摘了几片桑叶，放到嘴里，品出甜中带点苦味还有点涩，我招呼采桑叶要炒茶的人们到这里来采。不知道从什么时候开始，日照开始制作桑叶茶了，而且卖得很火。特别是一些血压高、血脂高的人不再喝日照绿茶，开始喝桑叶茶了。更有糖尿病、痛风病人将桑叶茶作为降糖、降尿酸的神品。有人也送过我几包，喝了2个月，肚子居然小了，看来桑叶茶确能减肥吧。

人们追求健康的愿望是多么得迫切啊！

桑叶是药，在这个以喝桑叶茶为时尚的时代，能不说说这味药吗？

桑叶药用最早记载于《神农本草经》，其曰："除寒热，出汗。"《本草经疏》又进一步进行了解释："《本经》无气味。详其主治，应是味甘气寒性无毒。甘所以益血，寒所以凉血，甘寒相合，故下气而益阴。是以能主阴虚寒热，及因内热出汗。其性兼燥，故又能除脚气水肿，利大小肠。原禀金气，故又能除风。经霜则兼得天地之清肃，故又能明目而止渴。发者，血之余也，益血故又能长发，凉血故又止吐血。合痈口，罨穿掌，疗汤火，皆清凉补血之功也。"

从《神农本草经》《本草经疏》的记载可以看出，桑叶：味苦、甘，性寒；归肺、肝经；能疏散风热，清肺润燥，平肝明目，凉血止血；对风热感冒、温病初起，肺热咳嗽，肝阳上亢眩晕，目赤昏花，血热妄行之咳血、吐血等，有很好的治疗效果。

今天写这篇文章的时候，问柳老师，我用哪首方剂来进一步论述桑叶的作用。老师说："温燥证轻者，病人多数自行服用点药就解决了，再严重点，到诊所里打点滴。缠绵难愈时，才找我们中医，这时已气阴两伤，卫气同病，成了温燥伤肺的重证。我临床上常用《医门法律》清燥救肺汤加减治之。本方有清、宣、润、降并用的配伍特点，是不可多得的好方，疗效显著。"

清燥救肺汤药物组成：桑叶（经霜者，去枝、梗，净叶）三钱，石膏（煅）二钱五分，甘草一钱，人参七分，胡麻仁（炒，研）一钱，真阿胶八分，麦门冬（去心）一钱二分，杏仁（泡，去皮尖，炒黄）七分，枇杷叶（一片刷去毛，蜜涂，炙黄）。用法：水一碗，煎六分，频频二三次，滚热服。功用：清燥润肺，养阴益气。主治：温燥伤肺、气阴两伤证，症见身热头痛、干咳无痰、气逆而喘、咽喉干燥、鼻燥、心烦口渴、胸满胁痛、舌干少苔、脉虚大而数。

对此方之方论，无出清代伤寒大家柯琴之右，后世方论多参考此。柯琴曰："古方用香燥之品以治气郁，不获奏效者，以火就燥也。惟缪仲淳知之，故用甘凉滋润之品，以清金保肺立法。喻氏宗其旨，集诸润剂而制清燥救肺汤，用意深，取药当，无遗蕴矣。石膏、麦冬秉西方之色，多液而甘寒，培肺金主气之源，而气不可郁。土为金母，子病则母虚，用甘草调补中宫生气之源，而金有所持。金燥则水无以食气而相生，母令子虚矣，取阿胶、胡麻黑色通肾者，滋其阴以上通生水之源，而金始不孤。西方虚，则东方实矣，木实金平之，二叶秉东方之色，通于肝，枇杷叶外应毫毛，固肝家之肺药，而经霜之桑叶，非肺家之肝药乎？损其肺者，益其气，人参之甘以补气。气有余便是火，故佐杏仁之苦以降气，气降火亦降，而治节有权，气行则不郁，诸痿喘呕自除矣。要知诸气膹郁，则肺气必大虚，若泥于肺热伤肺之说，而不用人参，必郁不开而火愈炽，皮聚毛落，喘而不休，此名之救肺，凉而能补之谓也。若谓实火可泻，而久服芩、连，反从火化，亡可立待耳。愚所以服膺此方而深赞之。"

柯琴此论，可谓高屋建瓴，很有见地，作为伤寒大家，也对此方"服膺此方而深赞之"。柯琴论此方石膏时，似乎用的不是煅石膏而是生石膏。煅石膏除外科用外，内服一定不能用，即使用清燥救肺汤也要改煅石膏为生石膏。张锡纯先生人称张石膏，他用石膏可谓得心应手，起沉疴。《医学衷中参西录》中只有一次使用煅石膏。后，张锡纯再用此方又改为生石膏，并呼吁所有的药房不要存有煅石膏。

《医学衷中参西录》曰："石膏医者多误认为大寒而锻用之，则宣散之性变为收敛（点豆腐者必煅用，取其能收敛也），以治外感有实热者，竟将其痰火敛住，凝结不散，用至一两即足伤人，是变金丹为鸩毒也。迨至误用煅石膏偾事，流俗之见，不知其咎在煅不在石膏，转谓石膏煅用之其猛烈犹足伤人，而不煅者更可知矣。于是一倡百和，遂视用石膏为畏途，即有放胆用者，亦不过七八钱而止。夫石膏之质甚重，七八钱不过一大撮耳。以微寒之药，欲用一大撮扑灭寒温燎原之热，又何能有大效。"

煅石膏鸩毒也！张锡纯老先生的呐喊，作为中医能不牢记。柳老师曾多次告诫，用石膏以张锡纯先生的心得为准。

我问老师："为什么人称桑叶为'神仙叶'？"老师说："什么是神仙？没有人能讲得清，但古人崇尚的'轻身、耐老、延年'大概就是神仙吧。'轻身、耐老、延年'不也是我们中医治病的最高目标吗？你再看《本草新编》记载：'桑叶之功，更佳于桑皮，最善补骨中之髓，添肾中之精，止身中之汗，填脑明目，活血生津，种子安胎，调和血脉，通利关节，止霍乱吐泻，除风湿寒痹，消水肿脚浮，老男人可以扶衰却老，老妇人可以还少生儿。'有此作用，能不称'神仙叶'吗？"老师调侃地说，"这也是日照制作桑叶茶的理论依据。"

"吃桑椹了。"不知是谁喊了一声。

我的注意力从桑叶转移到桑椹上了，吃着甘甜的桑椹，想起《本草纲目》记载："桑椹，一名文武实。单食，止消渴，利五脏关节，通血气，久服不饥，安魂镇神，令人聪明变白不老。多收曝干为末，蜜丸日服（藏器）；捣汁饮，解中酒毒；酿酒服，利水气消肿。"但怎么也想不起来哪首古方里有桑椹？只想起柳老师在五子衍宗丸基础上化裁的九子丸中有桑椹。

于是，我问柳老师，老师说："你书读少了，古人早就给出了答案。《本经逢原》曰：'宗奭云《本经》言桑甚详，独遗其椹，即濒湖之博识尚不加察，但以其功误列根皮之下，所以世鲜采用，惟万寿酒用之。'所以古人配伍桑椹的方剂就少。是什么原因造成的，古人也给出了答案。《本草新编》说：'椹与叶功用实同，因椹艰于四季之采用，且治之不得法，功不及叶矣，余备传方法使人尽知可也。中时采椹数斗，饭锅蒸熟晒干，即可为末。桑椹不蒸熟，断不肯干，即干而味已尽散无用，且最恶铁器，然在饭锅内蒸熟，虽铁锅而无碍也。与熟地、山萸、五味子、人参同用，实益若仙丹，试恐世人不知制法，所以单言桑叶之奇者，盖椹与叶功实相同耳。'"

老师又接着解释说："古人不是不用桑椹，只因桑椹成熟期短，鲜嫩、汁多，保存不易，所以都以桑叶代替。至清代陈士铎，才研究出保存的方法，验之临床，有'与熟地、山萸、五味子、人参同用，实益若仙丹'之谈。"

现代有了冷库、风干机、烘干机等，桑椹可以大量保存。人们对桑椹的药用价值研究也进入了新阶段，西医学证明：桑椹有很好的滋补心、肝、肾，及养血祛风的功效。对降脂和减轻神经衰弱、动脉硬化、性功能衰退、耳聋眼花、须发早白、内热消渴、血虚便秘、风湿关节疼痛均有显著疗效。老师说："临床上只要辨证为肾元虚的必用桑椹，桑椹可以提升男性精子的质量，所以才有了九子丸之制。"

我上树采了一些嫩桑枝，他们问我干什么用，我说："我右臂膀痛，拿回去配药。"他们又问："桑树枝子也能治病？"我说："桑枝有祛风湿、利关节的作用。主要用于风湿痹病，常用肩臂、关节酸痛麻木。"看着桑枝，我想起了"郭沫若与桑枝酒"的故事。

1959 年，郭沫若先生，因右侧肢体活动不利，影响了日常生活和工作，有人向郭老推荐了郑卓人老先生医治。

郑卓人老先生诊断后，知道郭老公务繁忙，无暇煎服中药，便对郭老说："我从民间搜集到了一个验方，名桑枝酒，经 20 多年临床验证，医治半身不遂疗效颇佳，可否一试？"郭老请郑老处方。处方：炒桑枝 100g，当归、菊花、五加皮各 60g，苍术、地龙、夜交藤各 30g，川牛膝 25g，丝瓜络 15g，木瓜 12g，木通、炮附片各 10g。配黄酒 5L，密封浸泡 10 天后，将药渣取出，焙干研为细末，装入胶囊，每粒 0.3g，每次 3 粒，每日 3 次，用桑枝酒 15~20mL 送服。2 个月为一个疗程，以微微醉为度，上半身瘫痪饭后服，下半身瘫痪饭前服。郭老按处方配好了桑枝酒，服用 3 个月之后，肢体活动自如了。

写到这里，我又想到了桑根白皮，我在王不留行散里，因其清肺而敛血介绍过，只是介绍得简单了点。

桑根白皮，《神农本草经》记载："性味甘寒。主伤中，五劳六极，羸瘦，崩中，脉绝，补虚益气。"用到桑白皮的著名方剂是《小儿药证直诀》中的泻白散，但教材中介绍得相对简单，很多人便形而上地理解方名，不解此方药物的配伍意义，临床运用此方多生他变，时常见到服用泻白散治疗的咳嗽病人，再用其他药物就没有效果，导致迁延难愈。

吴瑭是清代温病大家，著《温病条辨》。此书《卷六·解儿难》中，专门有一篇文章"泻白散不可妄用论"。这是吴瑭的临床经验总结，但是后学有时忽视此论。柳老师说："你可以把此论引入到你的文章中，再次提醒自己和后学治疗咳嗽应如何用桑白皮。"

吴瑭曰："钱氏制泻白散，方用桑白皮、地骨皮、甘草、粳米，治肺火皮肤蒸热，日晡尤甚，喘咳气急，面肿热郁肺逆等证。历来注此方者，只言其功，不知其弊，如李时珍以为泻肺诸方之准绳，虽明如王晋三、叶天士，犹率意用之。愚按此方治热病后与小儿痘后，外感已尽真气不得归元，咳嗽上气，身虚热者，甚良；若兼一毫外感，即不可用。如风寒、风温正盛之时，而用桑皮、地骨，或于别方中加桑皮，或加地骨，如油入面，锢结而不可解矣。考《金匮》金疮门中王不留行散，取用桑东南根白皮以引生气，烧灰存性以止血，仲景方后自注云：小疮即粉之，大疮但服之，产后亦可服，如风寒，桑根勿取之。沈目南注云：风寒表邪在经络，桑根下降，故勿取之。"在此论中，吴瑭举例曰："吾从妹八九岁时，春日患伤风咳嗽，医用杏苏散加桑白皮，至今将五十岁，咳嗽永无愈期，年重一年，试思如不可治之嗽，当早死矣，如可治之嗽，何以至四十年不愈哉？亦可以知其故矣。遇见小儿久嗽不愈者，多因桑皮、地骨，凡服过桑皮、地骨而嗽不愈者，即不可治，伏陷之邪，无法使之上出也。至于地骨皮之不可用者，余因仲景先师风寒禁桑皮而悟入者也。盖凡树木之根，皆生地中，而独枸杞之根，名地骨者何？盖枸杞之根，深入黄泉，无所终极，古又名之曰仙人杖，盖言凡人莫得而知其所终也。木本之入下最深者，未有如地骨者，故独异众根，而独得地骨之名。凡药有独异之形，独异之性，得独异之名者，必有独异之功能，亦必有独异之偏胜也。地骨入下最深，禀少阴水阴之气，主骨蒸之劳热，力能至骨，有风寒外感者，而可用之哉！或曰：桑皮，地骨良药也，子何畏之若是？余曰：人参、甘草非良药耶？实证用人参，中满用甘草，外感用桑皮、地骨同一弊也。"阅读此论，一味常用的治疗咳嗽的药物，竟有如此大弊，令人目瞪口呆。

二〇一九年六月十一日

101

夏采石菖蒲　送你状元丸

石菖蒲，思之久矣，何以今天动笔？

柳少逸老师临床上，凡病人诉述老忘事的，常用孔圣枕中丹，方中就有石菖蒲，而且老师善用、喜用。

古代养生家，颇推崇石菖蒲，赞其为"水草之精华，神仙之灵药"。如：孟郊曰："石上生菖蒲，一寸十二节。仙人劝我餐，令我头青面如雪。"李白曰："神仙多古貌，双耳下垂肩。嵩岳逢汉武，疑是九疑仙。我来采菖蒲，服食可延年。言终忽不见，灭影入云烟。喻帝竟莫悟，终归茂陵田。"

菖蒲与兰花、水仙、菊花并称为"花草四雅"。因菖蒲耐苦寒、安淡泊，而居"四雅"之首。文人墨客，对它的品性非常推崇，石菖蒲更是诗人笔下的佳句、墨客笔下的丹青。

杜甫曰："风断青蒲节，碧节吐寒蒲。"曾几曰："窗明几净室空虚，尽道幽人一事无。莫道幽人无一事，汲泉承露养菖蒲。"

雅士供于庭前案上，青翠挺拔，励志养神。王象晋曰："乃若石菖蒲之为物不假日色，不资寸土，不计春秋，愈久则愈密、愈瘠则愈细，可以适情，可以养性，书斋左右一有此君，便觉清趣潇洒。"陆游曰："一窗凉气如清雾，起看菖蒲叶上珠。"戚龙渊曰："一拳石上起根苗，堪与仙家伴寂寥，自恨立身无寸土，受人滴水也难消。"

菖蒲能吸收烟气，夜间点灯观书，不伤眼睛。置菖蒲于星露之下，晨取叶尖露水洗目，有明目之功。古代没有近视眼镜，案台、庭院植菖蒲，是不是古人预防近视妙法？

医家、道家、养生者、文人墨客推崇备至的石菖蒲，我敢下笔与之争锋？故，良久没有动笔。

高考前的天台山之行，下山路过一处山涧，到处都可见石菖蒲，漫长在山石上，在涧水的滋润下，剑拔弩张。因为临近端午节，便连叶带根采了一小袋。回到家，仔细地剪下根，这可是九节菖蒲不可比的，它们至少生长了5年以上，是不可多得的良药。这几天，连写文章，脑袋昏蒙蒙的老忘事，如是，想用石菖蒲开窍，加之构思文章，思虑过度，加了一点人参。晚上煮完，装到杯子里，代茶饮。第二天果然耳聪目明，高兴地和柳老师说："石菖蒲配人参竟有如此强大的功效。"老师说："你为自己开了一个好方子，这两味药就是开心窍的。"

人参和菖蒲配伍开心窍，《本草新编》中就有记载："或疑石菖蒲能治健忘，然善忘之症用之绝少效验，何耶？善忘之症，因心窍之闭耳。心窍之闭者，由于心气之虚，补心之虚，舍人参无他药也。不用人参以补虚，惟恃菖蒲以开窍，窍开于一时而仍闭，又何益哉。夫开心窍尚君以人参，岂治善忘而反遗人参能取效乎？"这两味还是状元丸、读书方中的主药。

石菖蒲，味辛而苦，气温，无毒。能开心窍，善通气，止遗尿，安胎除烦闷，能治善忘。《神农本草经》谓其"开心孔，通九窍，明耳目，出音声，久服轻身，不忘，不迷惑，延年"。多生于山涧河畔水石之间，以生于石上者为佳，还有很多医家谓：不生石上者无药效。其根横行四布，辛烈芳香四散，无孔不入，无窍不达。生于天地，不畏水液浑浊，入于人身，亦不会被风寒痰湿秽浊之邪所阻滞。凡心孔神明、耳目鼻喉诸窍为痰浊所迷闭者，皆能通之、开之、醒之。

石菖蒲是古代读书人常备药材，服食菖蒲以助读书，每每见于记载。《抱朴子·仙药》曰："韩终服菖蒲十三年，身生毛，日视书万言，皆诵之。"过去中医多数是读书人举子业落第者，读书是他们生活的重要内容，劳心不劳力，多思少动，需记忆太多，对比下显得记忆力差，时常伴随失眠多梦、头晕健忘等症，造成健康的问题有别于一般人。于是，类似现代保健品一般，针对"健忘"，他们创制了读书丸、读书方、状元丸、孔圣枕中丹等，这些方子在读书人中流传来。

读书丸：健忘服之，日记千万言。出自《证治准绳·类方》，药物组成：石菖蒲一两，菟丝子（酒煮）一两，远志一两，地骨皮二两，生地黄一两，五味子一两，川芎一两。上为末，薄糊为丸，如梧桐子大。每服七八十丸，临卧白汤送下。

读书方：读书日记万千言。药物组成：菖蒲、远志、桂枝、甘草、地骨、人参、巴戟天，倍煮茯苓糊丸服。

古人推崇背书能力，"过目不忘""日记万言"是他们的理想，如果服用此方，真能日记万千言，世上就少有孔乙己了。上两方，如果说是读书人常用保健药物，那么状元丸就是老师给学生准备的"保健品"了。这首方子，代表着古代老师教育后学的苦心、期望学生高中状元的愿望，实也是精神胜利法。这与现在学生家长为子女购置保健品的做法十分类似。

状元丸：称"教弟子第一方"，出自《赤水玄珠》。药物组成：菖蒲（去毛）、远志（甘草水煮，去心）各一两，白茯神（去皮，木）、巴戟天（水煮，去心）各五钱，人参、地骨皮（去心）各三钱。上为末，用白茯苓（去皮）二两、糯米二两，共为粉。用石菖蒲三钱，煎浓汤，去渣，打糊为丸。每食后、午时、临睡各服三五十丸。

孔圣枕中丹：也是治疗读书健忘的一个方剂。此方用于老年痴呆有很好的疗效，对小儿多动症、小儿遗尿症、小儿脑瘫等亦有很好的治疗作用。

"孔圣"指的是孔子，"枕中丹"谓珍秘的丹方，视为"枕秘"，惟孔圣人知。故又有《备急千金要方》"孔子大圣知枕中方"，《医心方》"孔子枕中神效方"之名。孔圣枕中丹，治"读书善忘，久服令人聪明。"立方者希冀服用此方后，能像孔子那样秉资聪慧，文思超伦，读书万卷，过目不忘。

孔圣枕中丹药物组成：远志、菖蒲、败龟甲、龙骨各等份。用法：上药为末，酒服一方寸匕，日三，常服令人大聪。亦可蜜丸，每服二钱，黄酒送服。

清·汪讱庵谓此方："此手足少阴经药也。龟者介虫之长，阴物之至灵者也；龙者鳞虫之长，阳物之至灵者也；借二物之阴阳，以补我身之阴阳，借二物之灵气，以助我心之灵气也；远志苦泄热而辛散郁，能通肾气，上达于心，强志益智；菖蒲辛散肝而香舒脾，能开心孔而利九窍，去湿除痰；又龟能补肾，龙能镇肝，使痰火散而心肝宁，则聪明开而记忆强矣。"

临床上应用此方，成年人以此与黄酒同服，有增强补益心肾、活血行气之功，如果是小儿可以不用黄酒。

我问老师："为什么您的处方上多书'九节菖蒲'？"老师说："九节谓可通九窍。其实，凡石上菖蒲不管粗者细者都可以用，俱能通心窍。心者君主之官，心窍通而九窍俱通矣。"

二〇一九年六月十二日

新绛是何物　师说我来书

新绛非山西新绛县之谓，乃一味中药也。

前几天，有人拿着一个方子咨询我，方中有新绛。我问他谁给开的这个方子？他说是一个老者从一本古书上给找的方子。我说："现在这味药早没有了，本地的老中医我多数认识，你说的这个老者，我怎么不认识。"他回道："他原来是一名教师，现在爱好中医。"我告诉他："不是专业中医开的方子最好不要服用，如果服用，可以用茜草代替。"

用茜草代替新绛，可能是现在最通用的做法了。

但又觉似有不妥，急忙查《中华人民共和国药典》，无新绛记载，又查《全国中草药汇编》，也没有新绛。难道这味药就这么消失了？

带着诸多的疑惑，我请教柳少逸老师。老师说："新绛此药历来争议较大，用新绛者，首载于《金匮要略》治疗'肝着病'的旋覆花汤。《神农本草经》无记载，《本草纲目》也独遗此味。唐·陈藏器的《本草拾遗》中才记载此药，认为是绯帛，即将已染成大红色丝织品的大红帽帏作新绛使用。而究竟是用什么染料染成的，邹澍之《本经疏证》、黄树曾之《金匮要略释义》等认为系藏红花所染，还有学者认为'系用猩猩血染成的帽纬'，但番红花是明朝才传入中国，显然不是番红花所染，猩猩血可能就是一个误会了。"

从文献记载中可以发现，清代医家多用此药。

清·张璐之《张氏医通》曰："本草谓旋覆花主结气。葱白主寒热。新绛乃丝帛之染绯者，主活血。三味入肝理血，除邪散结。"清·高学山之《高注金匮要略》曰："浅红曰绛。新绛者。新所染之绛色也。以茧丝口吐，其性上行，而红花所染之绛，又从其色而上入心膈之义。"张璐、高学山对用什么染色也语焉不详。清·唐容川认为："惟新绛乃茜草所染，用以破血。"可以明确是用茜草所染。

用新绛所染，使我想起了一个故事。

古长安城有一家人专卖一种中药汤剂，不管什么人得什么病，给上几个钱，就可买上一碗喝。有一天，一位大官忽然流起鼻血，怎么也止不住，全家人急得团团转。一个随从说："听说城东有一家的汤药包治百病，何不买一些回来试试？"这位大官本来不相信这种传言，可是在这紧急关头，也就勉强同意了。

随从飞马来到城东，只见这家院子里支了一口大锅，锅里的药汤已经卖得只剩下一点点了。他取出罐子，盛了药就走。没想到快到官府时，一不小心，罐子翻倒在地，药汤洒光了，折回去又怕来不及，他跳下马来，忽然他看见附近有一家染坊，想起这里有一个朋友常吃药，如他有熬好的药汤，不妨要一些回去应付差事。他走进染坊，一眼看见一只染缸里有半缸红水，和刚才那一罐药汤的颜色差不了多少，便舀了一罐回去。

大官看到药汤取回来了，接过来仰起脖子咕噜咕噜就喝掉了。随从站在一边瞅着，背脊上直冒冷汗，谁知过了一会儿，大官的鼻血居然止住了，他笑眯眯地对随从说："真妙药也。"后来，随从从朋友那里得知，那染料水是用茜草根熬出来的，可以染红布。

从这个故事中就可以知道茜草既是染料，也是药品。为什么好多医家将新绛简化成茜草？这与陶弘景有关，陶弘景称绛为茜草，谓新绛为新刈之茜草，后世多从之。

老师说，他父亲吉忱公，拜前清儒医李兰逊先生为师，尽得其传。赞同新绛为茜草根水染色的蚕丝织品，它兼具了茜草、蚕丝的两药功效。清朝时期，因江南多丝绸，江南医者多用新绛。北方丝绸少，得新染者困难，吉忱公先生师古而不泥古，临床上每用到新绛，即告知药房，单包茜草，洒清水须臾，茜草 10g，桑茧壳 5 个，共捣入药煎之，以代新绛。老师也常用此法代新绛，疗效显著。

我问老师："新绛用别的织品染色不可以吗？"老师说："清代邹澍之《本经疏证》曰：'新绛，诸本草皆不载此味，惟《本草拾遗》于虫鱼部下品附有故绯帛。绯帛等味所主，大率多疮肿诸患，盖取其出自蚕，故入虫部，而染绯必以红蓝花，故能入血，合而绛之，则通络之物也。新绛之义应不外此，其所以协葱与旋覆花，主妇人半产漏下，则以其本系血肉而染绛，为能行络中之血而不伤矣。'从邹澍的论述中可以知道，蚕丝为血肉之品，织成丝绸纵横交错，就像人体经络，故能入经络，活血祛瘀，岂可用他物代替？"

老师讲到在这里，我忆读《名老中医之路》一书，朱师墨先生之《从施今墨老师获得的学识和教诲》一文，文中讲了施老对他的教导："回忆初从施老师学医时，对施老师治疗妇科崩漏病常用赤石脂、禹余粮、煅龙骨、乌贼骨、棕榈炭、陈阿胶等不理解，请教他根据是什么。施师因我是初学，医学知识还幼稚，所以只用简单的物理比喻作解说：假如屋内墙壁坏了漏水，泥工补漏，须用泥土、稠胶和麻缕等掺合一起，才能补牢。对功能性子宫出血证，如其证候宜用涩法，要达到补漏止血的效果，就必须采用质黏而性涩的矿土赤石脂、禹余粮，质稠而善补的阿胶和纤维韧密而性能敛涩的棕榈等，综合施用，始能奏效。《伤寒论》第 92 方赤石脂、禹余粮汤主治下焦滑脱性下利，亦是取其填涩作用而已。"现在读来，仍暗自佩服，施老不愧为国医大师，寥寥数语，用了一个人人都能理解的比喻，把崩漏的治疗表述得清清楚楚，使人终生难忘。真是医者意也，这也是中医强调"悟"的重要性的意义了。如此来说，丝绸也是"纤维韧密"之品，其作用当然也可以等同于此论中的棕榈。

新绛之用，从旋覆花汤中可以进一步了解。

旋覆花汤出自《金匮要略》。药物组成：旋覆花三两，葱十四茎，新绛少许。上三味，以水三升，煮取一升，顿服之。

此方在《金匮要略》中方见二处：一是《五脏风寒积聚病脉证并治第十一》用治肝着：其人常欲蹈其胸上，先未苦时，但欲饮热。肝经布两胁络胸，邪气入肝，气血郁滞，血着不行，由气入血，而为肝着。肝着初起时重按揉胸，借饮热水，助胸胃之阳开肝着之气，可缓胸中胀痛之感；二是《妇人杂病脉证并治第二十二》用治妇人虚寒之半产漏下：寸口脉弦而大，弦则为减，大则为芤，减则为寒，芤则为虚，寒虚相搏，此名曰革，妇人则半产漏下。芤脉、革脉为虚寒相搏之复合脉，虚寒导致的妇人半产漏下，半产之后有瘀滞，出现漏下不止。

久病不愈入络，导致络脉瘀阻不通。此方针对肝络瘀滞、气机不畅而设，为治疗标实之方。《沈注金匮要略》曰："旋覆花咸温软坚散结，以葱助其驱风而下饮逆；新绛引入血分宣血，俾血行则风灭，着自开矣。"《张氏医通》

曰："旋覆花性专下气，兼葱则能散结祛风；佐以蚕丝专补膀胱，加以红兰染就，深得本经散结气之旨。"《金匮要略浅注补正》曰："葱白以通胸中之气，如胸痹而用薤白之例；旋覆以降胸中之气，如胸满噫气而用旋覆之例也；惟新绛乃茜草所染，用以破血，正是治肝经血着之要药。"

老师说："从古人注释可以得出，全方具有疏肝散结、宣通络脉、痰消瘀化之功，药简力专，被后世尊为治疗络病之祖方。临床上常用于治疗气滞血郁寒凝之胸痹、月经不调、痛经、子宫肌瘤、卵巢囊肿。此方服法为顿服，而且旋覆花用量重达三两，你没有发现什么吗？"

见我不解，老师接着说："张仲景的方子顿服的不多，而此方顿服是不是治疗急重病？半产漏下，肝着要蹈胸，胸痹心痛即使在现代也是危急重症。"

我又问老师："还有学者论述，新绛为降真香、代赭石。"老师答道："降真香，现称'降香'，临床上与丹参配合，用以治疗因冠心病引起的心绞痛效果很好，'肝着'当然可以配伍了。代赭石能治崩漏带下，'妇人半产漏下'也可配伍应用。"

老师接着说："我们要学习父亲吉忱公先生，师古而不泥古，对后人的研究成果，不要随意加以否定。今天你写文章，公布了父亲使用新绛的方法，有的学者也可能有不同的见解，但临床疗效是第一位的，学问再好，没有疗效，一切等于零啊。"

二〇一九年六月十三日

夏日杏子黄　酸甜苦自来

爱人回了趟老家，摘回了大包小包的芸豆、茄子、土豆，回来和我说，咱家的杏子熟了。

"麦上场，杏泛黄"，想起这句谚语，就流口水，怪不得古人有"望梅止渴"之语，虽说的不是杏子。

今天到家，从墙外就看到金灿灿的杏子挂满了枝头，我种的是新品种，不是麦黄杏，如乒乓球大。随着微风，就能嗅到杏香。馋得我急喊外孙摘杏子。拉着外孙疾步来到树下，满枝的杏子，压得杏枝在我头顶，我急忙拉下树枝，用嘴去啃枝上的杏子。外孙跳起来还是够不着，急得他蹦跳起来，我弯腰抱起他，他高兴得手舞足蹈地摘了起来，杏子"大珠小珠落玉盘"似的往下掉。看着掉到地上，咧着嘴笑的杏子，我赶紧将外孙放下，他顾不上还没洗，就吃起来。

我吃了几个，甜甜中带些许的酸味，大呼过瘾，外孙一边吃一边招呼姥姥快过来吃杏子。看他吃了几个，我急忙将摘下的杏子收起，不让他吃了。他有点不高兴，赌气地从地上拾起杏核，嘟囔着：我自己种自己吃，就没人管我了。

此时，找我玩的朋友也赶到了，他架起梯子把高处的杏子也摘了下来。爱人在屋里喊着：别忘了留几个"压树"。"压树"实际上就是留点杏子给小鸟吃，这是老百姓的善良，也是为了人和动物和谐共生。

朋友逗外孙，又要给他杏子吃，被我阻止了。他们不解，我说古语有"桃养人，杏害人，李子树下埋死人。"有人说："不就是水果吗？这么严重，愿闻其详。"我说："桃养人，大家都看过《西游记》，应该对剧中的蟠桃会记忆犹新吧，桃被称为寿桃，吃了能长生。杏子害人，《食经》曰：'味酸，大热，不可多食，生痈疖，伤筋骨。'《本草衍义》曰：'小儿尤不可食，多食致疮痈及上膈热。'李子不可多食，孙思邈曰：'李子多食，令人虚。'《滇南本草》谓李子：'不可多食，损伤脾胃。'尤其李子不可与禽类肉、蜂蜜同食，否则可损人五脏，严重者可致人死亡。"

说着，吃着，不知不觉中，攒了一堆杏核。一朋友捧起来要撒到院子里，说："你们中医不是称杏林吗？你的院子，都种上杏树，不就是杏林了吗？"我害怕撒院子里，影响我种菜。于是说道："杏仁粥有很好的养生保健作用，今天上午我们就熬杏仁粥如何？"现代社会，只要说到能养生保健，都会得到大家的赞同。于是，大家一边扒杏仁，一边听我讲"杏林"故事。

"杏林"典出汉末三国道医董奉。董奉与张仲景、华佗齐名，号称"建安三神医"。

据《神仙传》记载："君异居山间，为人治病，不取钱物，使人重病愈者，使栽杏五株，轻者一株，如此十年，计得十万余株，郁然成林……"为纪念董奉，人们在其隐居处修建了杏坛、真人坛、报仙坛。以后"杏林"成了中医代称，医家每每以"杏林中人"自居。一些中药铺或诊所的门扉及厅堂上贴有"虎守杏林春日暖，龙蟠橘井泉水香"的对联佳句。

讲完故事，我又将扒出来的杏仁，除皮去尖，每人分一个请大家尝尝，大家都说：味很苦，熬粥能好喝吗？我说：良药苦口利于病啊，他们听说杏仁粥还有一定的防癌作用，更坚定了喝杏仁粥的决心。有位朋友博学，随口吟出："杏粥犹堪食，榆羹已稍煎。"我们没有听明白，就问什么意思？朋友说："熬杏仁粥，应加榆树叶。"我听完说："院子外面自己长出来一棵小榆树，你们去采吧。"爱人问我："杏仁能美容吗？"我说："可以，用杏仁、桃仁等各等份，研成细粉，调入面脂外搽面部，可消面部黑斑。""那杏仁粥呢？"我说："当然可以了。"一听这么说，她做饭的积极性更高了。

苦杏仁，性温味苦，有小毒，有良好的止咳、平喘、祛痰、润肺、通便之功，对伤风感冒引起的咳嗽痰多、喘嗽咳逆、胸满便秘、烦热头痛及老人肠液枯燥、产后便秘、疮疡、金疮、面毒等均有较好的疗效。

用到杏仁的方剂太多了，我苦苦地思索，用哪一首来聊聊杏仁的功效呢？我没了头绪。如是，问柳少逸老师。老师说："杏仁，临床上常用，药虽简单，但用准不容易。医圣张仲景《伤寒论》《金匮要略》方剂中，共见34处，涉及 23 方。一方一个方证，一用一个法则。《神农本草经》谓：苦杏仁：'主咳逆上气雷鸣，喉痹，下气，产乳金疮，寒心奔豚。'《本草便读》曰：'凡仁皆降，故（苦杏仁）功专降气，气降则痰消嗽止。能润大肠，故大肠气闭者可用之。考苦杏仁之性似无辛味，似乎只有润降之功，而无解散之力，但风寒外束，肺气壅逆，不得不用此苦降之品，使气顺而表方得解，故麻黄汤用之，亦此意耳。'临床上紧紧抓住止咳平喘、润肠通便再旁及其他，应用苦杏仁就能得心应手了，'咬住青山不放松，任尔东南西北风'之谓也。《伤寒论》《金匮要略》里用苦杏仁方多，不好解释，你可以用新版《方剂学》上的方子解释啊。用这些代表性的方剂，总结归类苦杏仁的作用。"

老师就是老师，总能在关键时刻，给我指明研究的方向。

于是，我找来《方剂学》，共查找到 12 首方剂，分别为：①辛温解表剂：麻黄汤。②辛凉解表剂：桑菊饮、麻杏石甘汤。③润下剂：麻子仁丸。④降气剂：定喘汤。⑤清热祛湿剂：三仁汤。⑥清热化痰剂：清气化痰丸。⑦轻宣外燥剂：杏苏散、桑杏汤、清燥救肺汤。⑧活血祛瘀剂：大黄䗪虫丸。⑨补气剂：人参蛤蚧汤。

现在分别来看苦杏仁在这些方中的作用。

麻黄汤：出自《伤寒论》。处方：麻黄三两（去节，味甘温），桂枝二两（去皮，味辛热），甘草一两（炙，味甘平），杏仁七十个（汤去皮尖，味辛温）。主治太阳病，头痛发热，身疼，腰痛，骨节疼痛，恶风，无汗而喘者。

方中，杏仁辛能散、苦能降，既能宣散又能下气，宣散助麻黄发表，兼下气则能平喘。故此方中杏仁的作用是宣肺平喘。

桑菊饮：出自《温病条辨》。处方：杏仁二钱，连翘一钱五分，薄荷八分，桑叶二钱五分，菊花一钱，苦梗二钱，甘草八分，苇根二钱。主治太阴风温，但咳，身不甚热，微渴者。

方中，杏仁与桔梗升降并用，是宣降肺气之常用组合。《珍珠囊补遗药性赋》曰：桔梗，"止咽痛，兼除鼻塞；利膈气，仍治肺痈；一为诸药之舟楫；一为肺部之引经"。杏仁，"除肺热，制上焦风燥，利胸膈气逆"，二药一宣一降，以恢复肺的宣降功能而止咳。

麻黄杏仁石膏甘草汤：出自《伤寒论》。处方：麻黄四两（去节），杏仁五十个（去皮尖），甘草二两（炙），石膏半斤（碎、绵裹）。主治汗出而喘，无大热者。

方中，杏仁下里气，肺与大肠相表里，与麻黄相配则宣降相因，以止咳平喘。

麻子仁丸：出自《伤寒论》。处方：麻子仁二升，芍药半斤，枳实半斤，炙大黄一斤（去皮），厚朴一斤（炙，去皮），杏仁一斤（去皮，研作脂）。主治趺阳脉浮而涩，浮则胃气强，涩则小便数，浮涩相搏，大便则难，其脾约。

方中，杏仁降肺气、润肠燥、开气秘而润肠通便。

定喘汤：出自《摄生众妙方》。处方：白果（去壳，砸碎炒黄）二十一枚，麻黄三钱，苏子二钱，甘草一钱，款冬花三钱，杏仁（去皮、尖）一钱五分，桑白皮（蜜炙）三钱，黄芩（微炒）一钱五分，制半夏三钱（如无，用甘草汤泡七次，去脐用）。主治风寒外束，痰热蕴肺，哮喘咳嗽，痰稠色黄，舌苔黄腻，脉滑数。

方中，杏仁泻肺而解表。《医方集解》曰："麻黄、杏仁、桑皮、甘草辛甘发散，泻肺而解表。"《成方便读》曰："夫肺为娇脏，畏寒畏热，其间毫发不容，其性亦以下行为顺，上行为逆。若为风寒外束，则肺气壅闭，失其下行之令，久则郁热内生，于是肺中之津液郁而为痰，哮咳等疾所由来也。然寒不去则郁不开，郁不开则热不解，热不解则痰亦不能遽除，哮咳等症何由而止。故必以麻黄、杏仁、生姜开肺疏邪。"

三仁汤：出自《温病条辨》。处方：杏仁五钱，飞滑石六钱，白通草二钱，白蔻仁二钱，竹叶二钱，厚朴二钱，生薏苡仁六钱，半夏五钱。主治湿温初起及暑温夹湿证。

方中三味君药苦杏仁、白蔻仁、生薏仁，畅发三焦而治湿，此方乃治疗暑湿证的良方。湿邪伤人，常波及三焦而致上焦肺气不宣，中焦脾气不运，下焦肾与膀胱气化失常，病症繁多。吴瑭云："湿为阴邪，自长夏而来，其来有渐，且其性氤氲黏腻，非若寒邪之一汗而解，温热之一凉则退，故难速已""惟以三仁汤轻开上焦肺气，盖肺主一身之气，气化则湿亦化"。三仁分入上、中、下三焦，合用协同，故能宣上、畅中、渗下，从而具有清利湿热，宣畅三焦气机的功用。

杏仁苦、温宣畅上焦肺气，使气化则湿亦化，此即开上。《长沙药解》曰："杏仁疏利开通，破壅降逆，善于开痹而止喘，消肿而润燥，调理气分之郁，无以易此。"

白蔻仁辛温，芳香化湿，行气宽中，宣畅脾胃，转枢中焦，振复运化水湿之机，此即畅中。

薏苡仁甘淡寒，利湿清热而健脾，疏导下焦，使湿热从小便而去，此即渗下。陈嘉谟云："薏苡仁，去湿要药也。"

清气化痰丸： 出自《医方考》。处方：陈皮（去白）、杏仁（去皮尖）、枳实（麸炒）、黄芩（酒炒）、瓜蒌仁（去油）、茯苓各一两，胆南星、制半夏各一两半。主治热痰内结，咳嗽痰黄，稠厚胶黏，甚则气急呕恶胸膈痞满，小便黄赤。

方中杏仁降利肺气以宣上。《医方集解》云："气有余则为火。液有余则为痰，故治痰者必降其火，治火者必顺其气也。"

杏苏散： 出自《温病条辨》。处方：苏叶、橘皮、苦桔梗各二钱，杏仁、半夏、茯苓、前胡各三钱，甘草一钱，生姜三片，大枣三枚。主治外感凉燥，头微痛，恶寒无汗，咳嗽痰稀，鼻塞。

此方组方之旨，宗《素问·至真要大论》："燥淫于内，治以苦温，佐以甘辛。"方中杏仁苦温而润，宣肺化痰，止咳平喘。苏叶辛温，散风解表，兼能宣肺。二药合用，轻宣达表，微发其汗，使凉燥从表而解，共为君药。

桑杏汤： 出自《温病条辨》。处方：桑叶、象贝母、豆豉、栀子皮、梨皮各一钱，杏仁一钱五分，沙参二钱。主治外感温燥，头痛身热，口渴，干咳无痰。

方中桑叶轻宣燥热，杏仁宣降肺气，共为君药。杏仁在此的作用和杏苏散同。两方所不同者，杏苏散所治系外感凉燥证。凉燥束肺，肺失宣降，津液不布，痰湿内阻，故以杏仁与苏叶为君，配以宣肺化痰之品，所谓苦温甘辛法，意在轻宣凉燥，理肺化痰，可使凉燥解而津液布。桑杏汤所治系外感温燥证，温燥外袭，肺津受灼，故以杏仁与桑叶为君，配伍清热润燥、止咳生津之品，所谓辛凉甘润法，意在轻宣温燥，凉润肺金，可使燥热清而津液复，诸症自除。

清燥救肺汤： 出自《医门法律》。经霜桑叶三钱（去筋），杏仁七分（去皮尖、炒黄），门冬一钱二分，生石膏二钱五分，人参七分，阿胶八分，胡麻仁一钱，枇杷叶去毛筋，一片，甘草一钱。主治诸气膹郁，诸痿喘呕。

水一碗，煎六分，食远服。痰多，加贝母、瓜蒌；血枯，加生地；热甚，加犀角（水牛角代）、羚羊角，或加牛黄。

方中杏仁苦以降气，气降火亦降，而治节有权，气行则不郁，诸痿喘呕自除矣。

大黄䗪虫丸：出自《金匮要略》。处方：大黄十分（蒸），干地黄十两，芍药四两，甘草三两，黄芩二两，干漆一两，虻虫、蛴螬、桃仁、杏仁各一升，水蛭百枚，䗪虫半升。辅料为蜂蜜。主治五劳虚极、羸瘦腹满、不能饮食、内有干血、肌肤甲错、两目黯黑。

方中桃仁配杏仁降肺气，开大肠，祛瘀血。

人参蛤蚧散：出自《博济方》。处方：蛤蚧一对（新好者，用汤洗十遍，慢火内炙令香，研细末），人参、茯苓、知母、贝母（去心煨过汤洗）、桑白皮各二两，甘草五两（炙），大杏仁六两（汤洗、去皮尖、烂煮令香、取出研）。主治肺痿咳嗽，咯唾脓血，满面生疮，遍身黄肿。

上为细末，入杏仁拌匀研细。每服半钱，加生姜二片，酥少许，水八分，煎沸热服。如以汤点频服亦妙。

方中杏仁、桑白皮肃肺化痰，止咳平喘。

我把方剂学中 12 首配伍了杏仁的方子的组成、主治、杏仁在本方中的应用写了出来。老师问我："通过学习这些方子，你发现规律没有？"我说："没有。"老师说：《黄帝内经》'智者查同，愚者查异'，这么多的方子要在'同'上去求，也是《黄帝内经》'知其要者，一言而终，不知其要者，流散无穷'之意。"

老师接着说："麻黄汤治疗的是风寒，变方越婢汤治疗的是风水；桑菊饮治疗的是风温；麻杏石甘汤治疗的是外感风热壅肺证；麻子仁丸治疗的是肠道有积的脾约证；定喘汤治疗的是风寒外束、痰热内蕴证；三仁汤治疗的是湿温初起及暑温夹湿之湿重于热证；清气化痰丸治疗的是肺热咳嗽、痰多黄稠、胸脘满闷。杏苏散治疗的是外感凉燥证；桑杏汤治疗的是外感温燥证；清燥救肺汤治疗的是温燥伤肺，气阴两伤证；大黄䗪虫丸治疗的是瘀血内停所致的癥瘕等证；人参蛤蚧散治疗的是肾不纳气之痰热证。从这些方子就可以看出，杏仁通过配伍可以治疗风、寒、凉、燥、热、火、水、痰、湿、积、血证，从这些'异'中就可以发现杏仁经过配伍应用广泛。"

在这些方子中，如何知杏仁的"要"？老师说："杏仁的'要'就是'降'。中医治病就是调人体的升降，'升降出入'的'出入'从表、里来说，也是升降。《素问·六微旨大论》曰：'出入废则神机化灭，升降息则气立孤危。故非出入则无以生长壮老已，非升降则无以生长化收藏。升降出入，无器不有，器散则分之，生化息矣。'"

"杏仁入肺经，肺主气，主的是胸中大气。《伤寒论》曰：'大气一转，其气乃散。'用杏仁就是降这些不调之气、瘀邪之气。肺为华盖，杏仁的降气，是从上焦华盖开始的。肺与大肠相表里，杏仁还降阳明经之气，阳明经多气多血之经，是人体最大的通道，阳明经降诸经皆降，这样人体的气、水、痰、瘀、积、血、热、寒，等等，都随之而降，病人恢复了升降出入，疾病就痊愈。"

听完老师的讲解，我又深刻地理解了"知其要者，一言而终，不知其要者，流散无穷"之要义。而中药有几千种，一个中医穷其一生，也不过掌握几百种，如其流散无穷，还不如知其要也。

我说："杏仁就像壁立万仞高山之石，动则惊天动地。"老师道："然，用的就是这个'势'。"

二〇一九年六月十六日

鳖甲治肝经血分病　为疟家要药

路过日照水库，在泄洪闸的东侧，一个老者在卖鳖。我停车问老者："瞻埠潭的鳖不是不能吃吗？"

以前，人称日照水库为瞻埠潭。潭深必出精灵鬼怪，瞻埠潭的精灵是鳖。

瞻埠潭位于群山之间，话说潭里住着一个千年鳖精，膝下有一孙儿既聪明又调皮，待在水潭里日子久了，非要缠着父母走姥姥家。恰逢汉家皋陆大集，爷俩化作人形去赶集。老鳖精领着孙子来到一位卖旱烟的老者面前，想称斤旱烟。一聊天才知道卖烟的家是沂水旦埠，老鳖精就和卖烟的商量托付老汉把孙子捎到旦埠姥姥家，卖烟老汉也是位热心肠的人，二话没说就答应了……

孙子去姥姥家了，老鳖精天天爬到瞻埠潭南山上朝着沂水旦埠方向眺望，想孙子呀，从此以后便把老鳖精住的水潭称作瞻埠潭。

就是因为这些关于老鳖精的故事，所以水库周边的人不捉鳖和吃鳖，即使到日照水库玩，老人也会告诫小孩不能说鳖的坏话，如果让老鳖精听到了，会刮旋风把人旋到潭里。

卖鳖的老者说：这都什么年代了，现在日照水库的鳖营养最丰富，很多人专门来日照水库买野生鳖。看着比别处显得更黄的鳖，我心里很不自在，还是听古人言吧，赶忙上车离开了。

在我少时的记忆里，村子里只有一个人吃鳖，别人从河里、稻田里捉到鳖，都送给他，是因为据说鳖能治疗痨病。

《本草崇原》曰："鳖，水中介虫也，江河池泽处处有之。水居陆生，穹脊连胁，与龟同类。夏日孚乳，其抱以影。《埤雅》云：'卵生思抱，其状随日影而转，在水中，上必有浮沫，名鳖津，人以此取之。'《淮南子》曰：'鳖无耳，以目听，名曰神守。'陆佃云：'鱼满三千六百，则蛟龙引之而飞，纳鳖守之则免，故一名神守。'管子云：'鳖畏蚊，生鳖遇蚊叮则死，老鳖得蚊煮而烂。熏蚊者，复用鳖甲，物性相报复，如是异哉。甲以九肋者为胜，入药以醋炙黄用。'"

什么人可以吃鳖？《随息居饮食谱》谓："滋肝肾之阴，清虚劳之热，主脱肛、崩带、瘰疬、癥瘕。"《日用本草》称："大补阴气之不足。"可见久病阴虚，骨蒸痨热，消瘦烦渴可用鳖；肿瘤病人放疗、化疗伤阴也可吃鳖。

关于鳖治病，还有一个《老鳖报恩》的故事。清代，《松峰说疫·述古》中记载："黄德环家人烹鳖，用箸笠盖其釜，揭，其鳖仰把其笠，背皆蒸烂，然头足犹能伸缩。家人悯之，潜放河中。后此人患热病垂危，因徙于河边将养。夜有一物，徐徐上身，其人顿觉凉爽。及晓，视胸臆间悉涂淤泥，其鳖在身上，三曳三顾而去，即日病瘥。臧卢溪曰：热病者胸腹烦热，用井底泥涂之，亦此意也。又足见放生之报。"

中医更喜欢用鳖甲来治病，鳖甲入药，早在《神农本草经》中就有记载，《本经》曰："味咸，平。主治心腹癥瘕，坚积，寒热，去痞息肉，阴蚀痔恶肉。"《本草经疏》注解曰："鳖甲全禀天地至阴之气，故其味咸平无毒。润下作咸，象水明矣。本乎地者亲下，益阴何疑？甲主消散者，以其味兼乎平，平亦辛也。咸能软坚，辛能走散，故《本经》主癥瘕坚积寒热，去痞疾、息肉、阴蚀、痔核、恶肉。《别录》疗温疟者，以疟必暑邪为病，类多阴虚水衰之人，乃为暑所深中，邪入阴分，故出并于阳而热甚，入并于阴而寒甚，元气虚羸则邪陷而中焦不治，甚则结为疟母。甲能益阴除热而消散，故为治疟之要药，亦是退劳热在骨，及阴虚往来寒热之上品。血瘕腰痛，小儿胁下坚，皆阴分血病，宜其悉主之矣。劳复、女劳复为必须之药。劳瘦骨蒸，非此不除。产后阴脱，资之尤急。"

有一次，老师同我讲了个故事。临床上，一个中医用鳖甲煎丸加减治疗癥瘕，治疗效果不好，老师让他将鳖甲拿来看看，老师一看说，这是从饭店里收来的，这种鳖甲根本没有功效了。鳖甲的主要成分是动物胶质，一经水煮则大量溶出，这样就失去了原药材性味功效，起不到治疗作用。药用鳖甲捕杀后剥取，除去残肉晒干，以砂炒或醋炙后使用。丹溪云："鳖甲属金与土，肺、脾之所以入也。须生取之，煮脱者不堪用。"老师告诉我说："一个好方子，还要有好药材，才能治好病。"

鳖甲煎丸是《金匮要略》中一首著名的方剂。药物组成：鳖甲十二分（炙），乌扇（炮）、黄芩、鼠妇（熬）、干姜、大黄、桂枝、石韦（去毛）、厚朴、瞿麦、紫葳、阿胶各三分，柴胡、蜣螂（熬）各六分，芍药、牡丹（去心）、䗪虫（熬）各五分，蜂窠（炙）四分，赤硝十二分，桃仁二分，人参、半夏、葶苈各一分。上二十三味，取煅灶下灰一斗，清酒一斗五升，浸灰候酒尽一半，着鳖甲于中，煮令泛烂如胶，绞取汁，纳诸药，煎为丸，如梧子大。空心服七丸，日三服。

医圣张仲景，宗《素问·至真要大论》制方原则："君一臣二，制之小也；君一臣三佐五，制之中也；君一臣三佐九，制之大也。"以组方药味少，结构严谨，用药精当，而被誉为方剂之祖。超过13味的方剂，称为大方。鳖甲煎丸，药用25味，为《伤寒杂病论》中第一大方。其创制、运用以及组方配伍意义重大，可以说是大方组方的典范。

（1）切合病机。《金匮要略·疟病脉证并治》言："病疟以月一日发，当以十五日愈，设不瘥，当月尽解；如其不瘥，当云何？师曰：此结为癥瘕，名曰疟母，急治之者，宜鳖甲煎丸。"病机为病疟，日久不得治，疟邪久踞少阳，以致正气渐衰，疟邪进而深伏经隧，与气血痰湿等邪聚结成癥瘕。

（2）选择适当的药物。此方药物虽庞杂，然寒热并用，攻补兼施，气血津液同治。血肉有情动物药有：炙鳖甲、鼠妇、䗪虫、炙蜂窝、蜣螂；软坚活血降下药：大黄、牡丹皮、紫葳、炙赤硝、桃仁、芍药、清酒；理气清热降痰药：厚朴、柴胡、乌扇、葶苈、半夏、黄芩；利水祛湿药：如石韦、瞿麦；扶正温通药：人参、阿胶、干姜、桂枝。

（3）诸药配伍精当。《素问·至真要大论》曰："谨守病机，各司其属，有者求之，无者求之，盛者责之，虚者责之，必先五脏，疏其血气，令其调达，而致和平。"疟母发病，正虚导致气滞、血瘀、痰湿凝聚，乃实邪交结。根据虚实夹杂的病机，以行气、活血、除湿、消痰、攻下等消瘕为主，佐以扶正之品，使血气痰湿之邪得散，则疟邪无根可依，故病可愈。王晋三云："鳖甲煎丸，都用异类灵动之物，若水陆，若飞潜，升者降者，走者伏者，咸备焉。但恐诸虫扰乱神明，取鳖甲为君守之，其泄厥阴破癥瘕之功，有非草木所能比者。阿胶达表息风，鳖甲入里守神，蜣螂动而性升，蜂房毒可引下，䗪虫破血，鼠妇走气，葶苈泄气闭，大黄泄血闭，赤硝软坚，桃仁破结，乌扇降厥阴相火，紫葳破厥阴血结。干姜和阳退寒，黄芩和阴退热，和表里则有柴胡、桂枝，调营则有人参、白芍，厚朴达原，劫去其邪。丹皮入阴，提出其热，石韦开上焦之水，瞿麦涤下焦之水，半夏和胃而通阴阳，灶灰性温走气，清酒性暖走血。统而言之，不越厥阴、阳明二经之药，故久疟邪去营卫而着脏腑者，即非疟母，亦可借以截之。《金匮》惟此丸及薯蓣丸药品最多，皆治正虚邪着久而不去之病，非汇集气血之药攻补兼施未易奏功也。"

（4）权衡疾病之标本缓急。陈修园："若有疟母，先急除其有形之癥瘕，再培其无形之元气。"本病虚实夹杂，但邪实最为关键，故治重在祛邪。疟母病势危急，《高注金匮要略》："治之或缓，则死血老而坚不可破，疟将与死俱休矣，故宜急治之。"仲景集大量峻攻之品于一方，以消癥瘕。

（5）丸剂治之以缓。疟母病属危急，需以峻药猛攻，但又虑其正虚而复伤正，故用鳖甲煎丸以丸剂治之以缓。峻药丸用，俾攻不伤正，使邪去而正自安，以收事半功倍之效。

大方治疗疑难杂症，历代医家也有论述。喻嘉言曰："大病需用大药。"王孟英亦说："急病重症非大剂无以拯其危。"大方不是药物的累加，根据病机需要进行加减。如鳖甲煎丸由小柴胡汤、桂枝汤、大承气汤等加减而成。《金匮要略直解》谓："因疟邪传犯在三阳经，故组合治三经的代表方。"

鳖甲煎丸，开创了络病治疗用虫类药的先河，为后世治疗络病奠定了基础。叶天士曰："结聚血分成形，仲景有缓攻通络方法可宗。"又曰："鳖甲煎丸方中，大意取虫义药有四，意谓飞者升，走者降，灵动迅速，追拔沉混气血之邪。"

鳖甲煎丸乃为癥瘕、疟母而设方。有是证用是方，方证相符，用之效如桴鼓。临床上，广泛用于治疗水肿、黄疸、肺癌、胃癌等。柳少逸老师在《柳少逸医案选》中记载了应用鳖甲煎丸治疗产后感染的医案，对于灵活使用鳖甲煎丸具有很强的指导意义。

梁某某，女，29岁，1977年7月23日就诊。

产后行房，遂致感染。带下恶臭难闻，腹痛拒按，体温持续在38~39℃，腹部膨胀，弥漫性触痛，口苦咽干，心烦易怒，大便干结，小便赤黄，舌苔黄腻，脉弦数。

辨证：产后感染，湿热瘀毒结于下焦，络脉瘀阻。

诊断：发热（产后感染）。

治则：调达枢机，通腑泄热。

方药：鳖甲煎丸易汤化裁。柴胡 20g，黄芩 12g，射干 12g，制鳖甲 10g，鼠妇 10g，大黄 10g，厚朴 10g，桂枝 12g，白芍 15g，葶苈子 10g，石韦 10g，瞿麦 10g，丹皮 12g，红参 10g，制半夏 6g，土元 15g，露蜂房 6g，凌霄花 10g，芒硝 6g，地龙 12g，虎杖 15g，白花蛇舌草 15g，桃仁 10g，重楼 15g，当归 15g，姜、枣各 10g，水煎服。予生大黄 30g、芒硝 10g、醋元胡 15g、五倍子 10g、苍术 15g、黄柏 15g，研末淡醋调糊敷脐中与脐下。服药 10 剂，体温正常，腹痛腹胀悉减，带下已少，大便通，小便利。仍予上方继服。又服药 10 剂，诸症悉除，病臻痊可。

柳老师按语：鳖甲煎丸，方出《金匮要略》，乃为癥瘕、疟母而设方。本案为产后感染，湿热瘀毒蕴于下焦而致发热诸症。虽无有形癥结，然"腹部膨胀，弥漫性触痛"，乃无形之"瘕"也。诚如《金匮要略论注》所云："药用鳖甲煎者，鳖甲入肝，除邪养正，合煅灶灰所浸酒去瘕，效以为君。小柴胡汤、桂枝汤、大承气汤为三阳主药，故以为臣。但甘草嫌其柔缓而减药力，枳实破气而直下，故去之。外加干姜、阿胶，助人参、白芍养正为佐。瘕必假血依痰，故以四虫、桃仁合半夏消血化痰。凡积必由气结，气利而积消，故以乌扇、葶苈子利肺气。合石韦、瞿麦消气热而化气散结，血因邪聚而热，故以牡丹紫葳而去其血中伏火、膈中实热为使。"由此可见，鳖甲煎丸具扶正祛邪、软坚消痰、理气活血之用。方中套方，证中寓证，治病之法，乃"使其自累，以杀其势"之连环计也。本案因高热，干姜辛大热，与证不利故去之。

二〇一九年六月十七日

螵蛸至芒种　螳螂应节生

"大哥，要下雨了，土豆要刨了。"老家弟弟提醒回家刨土豆。露天土豆，过了芒种到夏至，就是收获季节，如果着了热雨，就会变坏。看看天气，阴云密布，赶紧带着爱人，开车赶回老家。

将自种的土豆，送给朋友，都说好吃，问我原因？我说，我种出来的土豆就是"六味地黄丸"，用的基肥是大药房里中药渣子沤出来的。朋友说："你不愧是中医，种菜都这么专业。"

刨完土豆，坐下来休息，看着爱人高兴地捡着，土豆似葫芦、哑铃、大圆球，黄灿灿的，收获的喜悦油然而生，劳动真美啊。

起身抱土豆秧子，这才发现，秧子上有很多小虫，再仔细一看，原来是小小的螳螂，可能拔土豆秧时惊动了它们，都惊慌失措地飞着、跑着。这就是挡车、捕蝉的螳螂？不忍心再惊动它们，身依杏树，点上一支烟，抬头看到树枝上的螵蛸，便摘了下来，摸着软软的，用手一捏空了。元稹有诗云："芒种看今日，螳螂应节生。彤云高下影，鴷鸟往来声。渌沼莲花放，炎风暑雨情。相逢问蚕麦，幸得称人情。"

螳螂还有别名，《七修类稿》记载："螳螂，草虫也，饮风食露，感一阴之气而生，能捕蝉而食，故又名杀虫；曰天马，言其飞捷如马也；曰斧虫，以前二足如斧也；尚名不一，各随其地而称之；深秋生子于林木间，一壳百子，至此时，则破壳而出，药中桑螵蛸是也。"

看着手中螳螂壳，小时候从树上用小刀割下桑螵蛸，嚼着吃的情景又浮现在眼前。很早，人们就知道用桑螵蛸治疗小孩子遗尿。

从杏树上采的，能称桑螵蛸吗？于是，我请教柳少逸老师。老师说：《本草纲目》记载：'凡使勿用杂树枝上生者，生杂树者名曰素螵，须觅桑枝东畔生者最佳。'现在市售的桑螵蛸怎么能判断出是桑树上采的？螳螂逢木便产，正如《图经》所云：'桑螵蛸，螳螂子也。今在处有之，螳螂逢木便产，一枚出子百数，多在小木荆棘间。'现在可以说，不管是否桑树上产者，都是以桑螵蛸药用。只是桑上者兼得桑皮之津气，故为佳。《本草求真》谓桑螵蛸：'禀秋金之阴气，得桑木之津液，味咸甘，气平无毒。入足少阴肾、足太阳膀胱。'我在临床上，为防止不是采自桑树上，用桑螵蛸以炙桑白皮佐之，桑白皮行水以接螵蛸就肾经也。"

桑螵蛸入药，《神农本草经》记载曰："味咸平。主伤中，疝瘕，阴痿，益精生子，女子血闭，腰痛，通五淋，利小便水道。"盖人以肾为根本，男子肾经虚损，则五脏气微，或阴痿，梦寐失精遗尿，桑螵蛸咸味属水，内合于肾，肾得之而阴气生长。螳螂于诸虫中最有力，而其子最繁，则其肾之强可知，故能愈诸疾及益精生子。

写到这里，想起螳螂"婚配"，本是大喜，确有血光之灾，螳螂的凶残无情暴露无遗。"好事"成后，雌螳螂扭过头来，用那大刀般的前肢，抱住雄螳螂的头颈，把它咬死吃掉。这可能是雌螳螂为了产下多而饱满的卵，要补充蛋白质，而牺牲丈夫。而雌螳螂产完卵后，也精疲力竭一命呜呼。

为了后代自我牺牲的精神，虽残忍，但也被好多文人称颂。螳螂的悲烈，引起了大医的恻隐之心。陈士铎批注桑螵蛸曰："此物虽益人，吾终怜其细小，用药必多害物命，可已则已之为妙。"《本草求真》也曰："桑螵蛸（专入肝肾膀胱）即桑枝上螳螂子也，一生九十九子，用一枚便伤百命，勿轻用之。"螳螂生子轰轰烈烈、可歌可泣，用生命的代价繁育诸多卵子，被人当成药物食用，更加悲惨。

天有好生之德，桑螵蛸其子最繁，用之可谓杀生太多。《大医精诚》曰："自古名贤治病，多用生命以济危急，虽曰贱畜贵人，至于爱命，人畜一也，损彼益己，物情同患，况于人乎."过去大医选药精良，为求桑螵蛸桑树上者，多自采炮制。孙思邈并不反对使用药材市场上买到的虫类药，他反对的是杀生。他说："夫杀生求生，去生更远。吾今此方，所以不用生命为药者，良由此也。其虻虫、水蛭之属，市有先死者，则市而用之，不在此例。"桑螵蛸扶危救疾要药，《本经》注云："凡梦遗方中，不可缺也。"人命至贵，需要用此药者，就应该应用此药，不得瞻前顾后耽误人命。孙思邈云："人命至重，有贵千金，一方济之，德逾于此。"

从《神农本草经》可以得出，桑螵蛸补、涩、通兼备。桑螵蛸既补肾阳，用于阳痿或者其他肾阳虚的一些病证；又滋补肝肾阴，咸味属水，内舍于肾，肾得之而阴气生长，故能愈诸疾及益精生子；同时，又是一味收涩药，收涩肾气，固精缩尿，缩尿是首选之药；肾得所养则膀胱自固，气化则能出，故利水道通淋也。

对桑螵蛸道法自然的论述，当以《本草崇原》为佳："螳螂生于五月，禀太阳之气而生，干则强健，其性怒升。子生于桑，又得桑之金气，太阳主寒水，金气属阳明，故气味咸甘。主治伤中，禀桑精而联属经脉也，治疝瘕，禀刚锐而疏通经脉也。其性怒升，当辙不避，具生长迅发之机，故治男子阴痿，而益精生子。女子肝肾两虚，而血闭腰痛。螳螂捕蝉，一前一却，乃升已而降，自然之理，故又通五淋，利小便水道。"

桑螵蛸的临床应用，以《本草衍义》中的桑螵蛸散为代表方剂。

桑螵蛸散：桑螵蛸、远志、菖蒲、龙骨、人参、茯神、当归、龟甲（醋炙）各一两。上为末，每服二钱，夜卧时以人参汤调下。主治心肾两虚之尿频或遗尿、遗精证。症见小便频数，或尿色白浊如米泔水，或遗尿滑精，心神恍惚，健忘，舌淡苔白，脉细弱等。

本方为治疗心肾两虚，水火不交而出现尿频或遗尿的重要方剂，并治遗精健忘，心悸失眠等证。肾藏精，主封藏，与膀胱相为表里，肾虚不摄则膀胱失约，以致小便频数或遗尿；膀胱气化不利，清浊不分，尿如米泔。肾虚精关不固，肾精封藏不能则遗精滑泄。心藏神，心气不足则心神不宁，且由肾精不足，不能上通于心，故心神恍惚、健忘。

方中桑螵蛸甘咸平，补肾固精止遗，为君药；臣以龙骨收敛固涩，且安心神；龟甲滋养肾阴，亦补心阴。桑螵蛸得龙骨则固涩止遗之力增，龙骨配龟甲则益阴潜阳，安神之功著；佐以人参大补元气，茯神宁心安神，菖蒲善开心窍，远志安神定志，且通肾气上达于心，如此则心肾相交；更以当归补心血，与人参合用，能双补气血。诸药相合，共奏交通心肾、补益气血、涩精止遗之效。

　　此方被广泛用于小儿遗尿、青壮年的阳痿遗精、老年人的尿频。临床上要灵活加减运用，才能收到良好的治疗效果。老人尿频，肾气大虚，收摄无权，甚至淋漓衣被，重用桑螵蛸、人参，加强补气固肾之用。用于遗精，腰酸膝软，耳鸣目眩，加煅牡蛎、芡实、金樱子；用于失眠健忘，心悸，加五味子涩精安神，炒枣仁安神定志；用于小儿遗尿，加猪脬一个，焙干，研面冲服。

二〇一九年六月十九日

鲍鱼疗血枯　石决能明目

　　快入 7 月，日照又迎来了旅游旺季，各大旅游景区纷纷行动起来，盛装迎客。朋友相约：几年了，总是担心旅游旺季游客太多，没有去过桃花岛，听说今年重新改造好了，我们去看看，顺带捞点海鲜，如何？

　　想想桃花岛的美景，再想想令人垂涎的美味海鲜，便愉快地答应了。

　　桃花岛就像她美丽的名字一样，也有美丽的传说。

　　八仙打算从日照渡海东去，何仙姑爱美，游泰山时采了一枝鲜红的桃花，插在了头上。铁拐李打趣地对她说道："如此爱美，凡心未净，你还是下凡吧。"何仙姑道："你这铁拐李，下凡也是个瘸子！"铁拐李听何仙姑叫他瘸子，举起拐杖朝何仙姑扔过去。何仙姑见状，便躲闪了一下，头上的桃花也随之落了一朵。桃花落入海面后变成了海岛，这便是桃花岛。

　　我们坐船登上了桃花岛，岛中怪石林立，自然天成。涨潮时海水涌入其间，惊涛拍石，龙吟虎啸。东北角，有一股清澈透明的泉水，喝进嘴里凛冽甘甜。香炉、石梳妆台、祭礼台、香炉石、箭石、天女洗澡池等自然景观与现代亭阁融为一体。站在梳妆台前，眼前海面上烟波浩淼、天阔水长，似有仙女在缥缈中尽情歌舞，也似铁拐李蹒跚而来。

　　岛上养殖着鲍鱼、海参、梭子蟹，岛附近海域散养着海参、鲍鱼、杂色蛤、牡蛎等海珍品。

　　进入养殖场，朋友早给每人准备了一份鲍鱼，这可是大海里"八大海珍"中的软黄金。桃花岛海域海水清澈、水流湍急、海藻丛生、岩礁林立，为鲍鱼生存提供了丰富饵料和良好的生长空间。此处的鲍鱼肉质细嫩、鲜而不腻、营养丰富、清而味浓，无论是烧菜还是做汤，都是上佳美味。

　　有朋友问我，网上介绍鲍鱼能治疗糖尿病，可信否？我说，《圆运动的古中医学》中介绍过用鲍鱼治疗消渴，但书上是用鲍鱼加黑豆熬汤。又有朋友打趣地说道："这么好的美食，能没有美诗？"又一朋友随即吟曰："芳臭即今皆判矣，鲍鱼难揸祖龙尸。"接着又曰："此生只合熏班马，掩鼻人间等鲍鱼。"有人说："这些诗，怎么都说鲍鱼是臭的，有点扫雅兴。"又有人吟出："'带香入鲍肆，香气同鲍鱼。'这不是有香吗？"我们哈哈大笑，下一句可是："未入犹可悟，已入当何如"？香也被鲍鱼的臭同化了。听完这首诗，我们都沉默了，也陷入了思索。孔子曰："与善人居，如入兰芷之室，久而不闻其香，则与之化矣。与恶人居，如入鲍鱼之肆，久而不闻其臭，亦与之化矣。故曰，丹之所藏者赤，乌之所藏者黑，君子慎所藏。"

　　"你是学中医的，给我们解释一下，为何古人都说鲍鱼臭？"有人问我。我说："《晒书堂笔录》记载：'今京师市肆及苞苴问遗，鳆鱼也通作鲍鱼，文字假借，古人弗禁也。'今日我们所说的'鲍鱼'，在清代以前皆称为'鳆鱼'；同时，清代以前的确也有一种叫作'鲍鱼'的东西，但那乃是盐渍晒干的臭咸鱼，并不是今日所指的'鲍鱼'。这可以从历史上，臭咸鱼最著名的故事证明。"

　　《史记·秦始皇本纪》载：始皇病死于沙丘，秦二世秘不发丧，"令车载一石鲍鱼"，以掩盖尸体臭味。《续古二十九首》诗曰："万乘巡海回，鲍鱼空相送。"《楼头钟》也曰："君不见嬴政入海采灵药，回首翻作鲍鱼腥。"所说的都是这个故事。

　　苏轼在登州写过长诗《鳆鱼行》，极言鲍鱼海味之美："渐台人散长弓射，初啖鳆鱼人未识。西陵衰老惠帐空，肯向北河亲馈食。中间霸据关梁隔，一枚何啻千金直……"诗中的"鳆鱼"指的就是现代的鲍鱼。从古人的诗中和历史记载，古代之"鲍鱼"和现代所说"鲍鱼"不同，它是臭咸鱼的通称。历代本草，字作通假多言之不详，至有今日名称之混淆。

　　鲍鱼入药很早，《黄帝内经》中的"四乌鲗骨一藘茹丸"中就有鲍鱼，用治血枯。方中的鲍鱼，经历代医家考证就是现代的鲍鱼，其甲为石决明也可以证明。张锡纯谓石决明："此物乃鳆甲也，状如蛤，单片附石而生，其边有孔如豌豆，七孔九孔者佳，宜生研作粉用之，不宜煅用。"

　　石决明始载于《名医别录》："附石而生，善能祛翳明目。"故名石决明。《名医别录》言其："主目障翳痛，青盲，久服益精，强身。"《海药本草》又总结了石决明主"肝肺风热，骨蒸劳极"等功用。李时珍《本草纲目》又言其能"通五淋"，《本草从新》谓之可"愈疡疽"，《本草求原》又补充其可"软坚，滋肾，治痔漏"，更加扩展了石决明的主治范围。近代医家张锡纯认为石决明："味微咸，性微凉。为凉肝镇肝之要药。肝开窍于目，是以其性善明目，研细水飞作敷药，能除目外障，作丸散内服，能消目内障（消内障丸散优于汤剂）。为其能凉肝，兼能镇肝，故善治脑中充血作疼作眩晕，因此证多系肝气肝火挟血上冲也。是以愚治脑充血证，恒重用之至两许。其性又善利小便，通五淋，盖肝主疏泄为肾行气，用决明以凉之镇之，俾肝气肝火不妄动自能下行，肾气不失疏泄之常，则小便之难者自利，五淋之涩者自通矣。此物乃鳆甲也，状如蛤，单片附石而生，其边有孔如豌豆，七孔九孔者佳，宜生研作粉用之，不宜煅用。"

现代由于生活饮食习惯的改变，常见肝阳上亢、脑充血导致的高血压头疼、眩晕、失眠等病人。近代医家胡光慈先生总结临床经验，创立了天麻钩藤饮一方，其中就用到了石决明。此方，1956年记载在《中医内科杂病证治新义》，后收入高等中医药院校教材，现在广泛应用于临床。

药物组成：天麻9g，川牛膝、钩藤各12g，石决明18g，山栀、杜仲、黄芩、益母草、桑寄生、夜交藤、朱茯神各9g。水煎，分2~3次服。功用：平肝息风，清热活血，补益肝肾。主治：肝阳偏亢、肝风上扰证，症见头痛、眩晕、失眠多梦，或口苦面红，舌红苔黄，脉弦或数。平素肝肾不足，阴不制阳，引起肝阳上亢、肝风上扰，加之郁怒忧思，怒动肝气，气郁化火是本病的病机。

天麻钩藤饮以天麻、钩藤为君药。天麻可息风止痉、通络止痛，为治疗肝阳上亢、风痰上扰所致头痛眩晕要药。《本草纲目》称："天麻乃定风草，故为治风之神药。"钩藤治内风，治风祛风速度很快。《本草纲目》谓钩藤："大人头旋目眩，平肝风，除心热。"石决明，为凉肝镇肝之要药。为其能凉肝，兼能镇肝，故善治肝气肝火夹血上冲作疼之眩晕。川牛膝能引血下行又能活血，非牛膝不能过膝，引冲逆之血下行。杜仲和桑寄生补益肝肾独具良能。栀子和黄芩能清肝热，肝热清气平。益母草调经活血利水，血水互换，邪从小便出。夜交藤、茯神安神定志。使用此方要随症加减。头痛、眩晕重，加羚羊角、龙骨、牡蛎；舌红脉数、急躁易怒，加龙胆草、夏枯草；脉弦、系阴血不足者，加生地、枸杞子、何首乌；老年人血管硬化者，加海藻、槐花。

石决明是眼科要药，清肝明目之专品。性味咸寒，独走厥阴，寒能清肝热，咸寒育肝阴，咸能削坚而除障翳，故常用于目赤肿痛、翳膜遮睛、视物昏花等症。

石决明又名千里光，大凡眼科的疾病都可以配伍石决明。若风热上扰所致畏光羞明、目赤痒痛者，千里光（石决明）、海金沙、甘草、菊花各等份。上细切，每服八钱，水一盏半，煎至一盏，去渣，食后温服，如《眼科龙木论》千里光汤。目生翳膜，胬肉攀睛，配龙胆、草决明、蒺藜等，如《审视瑶函》还睛散。《眼科龙木论》中，用石决明一两（烧过存性），苍术三两（去皮），为末，每服三钱，以猪肝披开，入药末在内扎定，砂罐煮熟，以气熏目，待冷食肝饮汁，治青盲雀目。《审视瑶函》中的坠血明目饮，用石决明配生地黄、赤芍、川芎等，治阴虚火旺、迫血妄行、络破灌瞳之血灌瞳神、视物不清。《山东中草药手册》记载：石决明配元明粉、大黄、菊花、蝉蜕、蒺藜治目生白翳。

现在电脑、手机普及，不管老人、青年，还是孩子都经常抱着手机。肝开窍于目，长期用眼，就会损伤肝血。子盗母气，又损伤肾水。致使眼睛发涩发痒，视物昏花，头晕头疼等上盛下虚证，就可以用石决明，如含石决明之明目地黄丸治疗这些病就有很好的效果。即使严重到眼睛用尽则废的"飞蚊症"，也可用明目地黄丸治疗，而且效果很好。

昨晚，师弟孙忠强根据柳氏医学思想，宗食物即药物，创制了大酱汤，使我领略了食疗的魅力。今天此文将成，心想，如师弟看到此文，一定又会创制出"滋肾清肝明目汤"食疗方。鲍鱼连肉带壳，壳砸碎，洗净加水煮，外加大酱调味，喝汤吃肉即是"滋肾清肝明目汤"也。此方对长期用电脑、看手机的人群都有效。

二〇一九年六月二十日

阳气之极至　夏至半夏生

今日夏至。《古今韵会举要》云："夏，假也；至，极也；万物于此皆假大而至极也。"《夏至日作》曰："璇枢无停连，四序相错行。寄言赫曦景，今日一阴生。"夏至日是中国最早的节日，宋代《文昌杂录》有云："夏至之日始，百官放假三天。"《辽史》礼志记载："夏至之日谓之朝节，妇女进彩扇，以粉脂囊相赠遗。"夏至一阴生，正是阳气之极至，盛阳在上而阴气始于下生之时，也因此有了夏至三候："一候鹿角解，二候蝉始鸣，三候半夏生。"

在炎热的仲夏，一些喜阴的生物开始出现，而阳性的生物却开始衰退。鹿角属阳，感阴气而鹿角退；雄知了感阴气之生开始鼓翼而鸣。三候半夏生的解释就五花八门了，这也可能是地域气候的使然。但山东的半夏，谷雨前后就开始发芽，到夏至就开花了，开花就开始结籽。《礼记》曰："夏至到，鹿角解，蝉始鸣，半夏生，木槿荣。"现在正是木槿花开放的季节，联系到《礼记》的半夏生、木槿荣，半夏生当为生籽。为了证实此论，上班时，专门到河边采了半夏，证明夏至半夏已生籽。如果将半夏生、木槿荣解释成半夏、木槿逐渐繁盛开花，那也是正解。

对于生长在农村的人来说，对半夏并不陌生，只要是空闲潮湿的地方，都有半夏的身影。我小的时候，就采过野生半夏作为中药卖。端午前后半夏芽即长出地面一寸高，到夏至开始抽出花穗，这个时候就可以采半夏了，但采的多是去年地里的"种"和新结的籽。刨半夏的时候只捡大的，小的又埋到土里，继续发芽结籽。如果不刨，母结籽、籽成母、再生籽持续结到秋。所以半夏收获期最长，从夏至一直持续到深秋。

新采的半夏装到筐子里，到河水里用脚搓，随着脚搓和流水，半夏的皮搓干净，滑滑的黏液也被冲走。筐子里的半夏白白的，圆圆的。洗好的半夏放到太阳底下晒，必须经常翻动，如果晒不好，发黑了，药材公司是不收的。

那时小孩子都知道，半夏是不能吃的，这是老人每日教育的结果，也可能因辛辣刺喉，小孩恶其味。如果误服，会引起咽喉部的水肿疼痛，严重的会导致呼吸窒息。农村人都知道，如果发生了误食之事，要赶快煮生姜水，让误食者喝下去。写到这里，我想起了宋代孔平仲之《常父寄半夏》。

> 齐州多半夏，采自鹊山阳。累累圆且白，千里远寄将。
> 新妇初解包，诸子喜若狂。皆云已法制，无滑可以尝。
> 大儿强占据，端坐斥四旁。次女出其腋，一攫已半亡。
> 须臾被辛螫，弃余不复藏。竞以手扪舌，啼噪满中堂。
> 父至笑且惊，亟使啖以姜。中宵方稍定，久此灯烛光。
> 大钧播万物，不择窳与良。虎掌出深谷，鸢头蔽高冈。
> 春草善杀鱼，野葛挽人肠。各以类自播，敢问孰主张。
> 水玉名虽佳，神农录之方。其外则皎洁，其中慕坚刚。
> 奈何蕴毒性，入口有所伤。老兄好服食，似此亦可防。
> 急难我辈事，感恻成此章。

诗写得诙谐生动，既写出了半夏中毒的症状，也有解救措施；更写出了小孩误食半夏的表现，活灵活现；也感慨了药物各有偏性。从这里可以看出，现代好多药品的包装上，都写着要"请将本品放在儿童不能接触的地方"，这个是有根据的。

生半夏药性峻烈，半夏多炮制后入药。根据炮制方法不同有清半夏、姜半夏、法半夏之别。不同半夏的炮制，都是以白矾为主来炮制。白矾炮制后，那股峻烈之气几乎没有了，只剩温燥化痰的功效而已。

张锡纯深谙此道，他说："惟药局因其有毒，皆用白矾水煮之，相制太过，毫无辛味，转多矾味，令人呕吐，即药局所鬻之清半夏中亦有矾，以之利湿痰犹可，若以止呕吐及吐血、衄血，殊为非宜。愚治此等证，必用微温之水淘洗数次，然后用之，然屡次淘之则力减，故须将分量加重也。"

有鉴于此，张锡纯宗古人"半夏原汤泡七次即用"，创制了半夏的炮制方法曰："愚因药局半夏制皆失宜，每于仲春季秋之时，用生半夏数斤，浸以热汤，日换一次，至旬日，将半夏剖为两瓣，再入锅中，多添凉水煮一沸，速连汤取出，盛盆中，候水凉，净晒干备用。每用一两，煎汤两茶盅，调入净蜂蜜二两，徐徐咽之。无论呕吐如何之剧，未有不止者。"

《神农本草经》谓半夏："主伤寒寒热，心下坚，下气，咽喉肿痛，头眩，胸胀，咳逆肠鸣，止汗。"半夏生于夏至，禀赋有阳极生阴之气，是引阳入阴最好的药材。主要功效是燥湿化痰，降逆止呕，消痞散结。现在临床上，不敢说每个病人都会用到半夏，但其也是常用之品。如某些以小柴胡汤方打天下的"柴胡汤类大夫"更是必用。

麻瑞亭老先生更是善用半夏之典范，他一生用下气汤为基础方，化裁疗疾，活人无数。下气汤，出自黄元御《四圣心源·卷四》。药物组成：甘草6g，半夏9g，茯苓9g，杏仁9g（泡，去皮尖），贝母6g（去心），五味子6g，芍药6g，橘皮6g。

在此方中，茯苓健脾渗湿，治在脾而助其升；半夏和胃降逆，治在胃而助其降；甘草据中焦，治在脾胃，助其升降。药虽平淡无奇，然握中央而驭四旁，复升降而交水火，使气机的运动复圆，即使只用此三味，使人体的气机复常，就能治疗很多气机的病，更何况在临床上用药会灵活加减呢？

用此方，虽然能异病同治，但学习中医不能取巧，还是要扎扎实实地练基本功。黄元御曰："人有无妄之疾，医乏不死之方。下气汤灵活加减变化，虽能愈诸多内伤杂病，然非万病之灵丹妙药，诸病皆能用之，而效若桴鼓。以病症之轻重有别，治疗之难易不同，即使辨证无误，针药无瘥，重危者，亦非轻易能愈，绝证者，难免倾亡，以下气汤治之亦然。"

柳老师问："半夏能治疗不寐，代表方剂是哪首？"我回答："是不是号称治疗失眠第一汤的半夏秫米汤？"老师说："半夏拥有'从阳入阴'特性，有交通、调和阴阳的功效。"《灵枢·邪客第七十一》记载黄帝和岐伯的对话："今厥气客于五脏六腑，则卫气独卫其外，行于阳不得入于阴。行于阳则阳气盛，阳气盛则阳跷陷，不得入于阴，阴虚，故目不瞑。黄帝曰：善。治之奈何？岐伯曰：补其不足，泻其有余，调其虚实，以通其道，而去其邪。饮以半夏汤一剂，阴阳已通，其卧立至。黄帝曰：善。此所谓决渎壅塞，经络大通，阴阳和得者也。愿闻其方。岐伯曰：其汤方，以流水千里以外者八升，扬之万遍，取其清五升，煮之，炊以苇薪火，沸置秫米一升，治半夏五合，徐炊，令竭为一升半，去其滓，饮汁一小杯，日三稍益，以知为度，故其病新发者，复杯则卧，汗出则已矣。久者，三饮而已也。"

半夏有"一两降逆，二两安眠"之说，出自吴鞠通。用于治疗失眠，用量可加大至 60g，历代对秫米的争议较大，有用小米者、有用高粱米者、有用黍米者、还有用薏米代替秫米者。"胃不和则卧不安"，无非是用其健脾胃，散中焦土湿之功。

说完《黄帝内经》半夏秫米汤，老师又接着说："《伤寒论》三个泻心汤临床上广泛用于各种胃肠疾病的治疗，现代人生活节奏较快，加上冷饮、烧烤、快餐等不良饮食习惯，导致寒热错杂者较多。治疗这种疾病，尤以半夏泻心汤疗效显著。有人认为，半夏泻心汤为治胃第一方，其他的泻心汤都是由此方变化而来。"

半夏泻心汤的药物组成：半夏半升（洗），黄芩、干姜、人参、甘草（炙）各三两，黄连一两，大枣（擘）十二枚，上七味，以水一斗，煮取六升，去滓，再煎取三升。温服一升，日三服。具有调和肝脾，寒热平调，消痞散结之功效。主治寒热错杂之痞证，症见心下痞，但满而不痛，或呕吐，肠鸣下利，舌苔腻而微黄。

生姜泻心汤即半夏泻心汤减干姜二两，加生姜四两而成。方中重用生姜，取其和胃降逆、宣散水气而消痞满的功效，配合辛开苦降、补益脾胃之品，故能用来治水热互结于中焦，脾胃升降失常所致的痞证。

甘草泻心汤即半夏泻心汤加重炙甘草用量而成。方中重用炙甘草调中补虚，配合辛开苦降之品，故能用于治疗胃气虚弱、寒热错杂所致的痞证。

从证候上来说，半夏泻心汤证最简单，仅是心下痞；生姜泻心汤证在此基础上多了心下痞且硬，干哕，嘴里有异味，肠鸣而下利的证候；甘草泻心汤在此基础上多了心下痞硬而满，干呕，心烦不得安，肠鸣而下利，且下利次数多的证候。

柳老师说："应用三个泻心汤有时效果不明显，可能与半夏的炮制有关，这时不妨先煎生半夏加等量的生姜同用，就可以解半夏之毒，而且疗效显著。如果不先煎半夏，可用生姜倍于半夏同煎亦可。"

我问老师："生姜能解半夏毒，而在好多方子中，半夏和乌头、附子并用，这不是违反了'十八反'吗？"老师说："十八反是中医用药的最高准则，临床上没有经验，不要突破。生半夏偏于敛聚，生乌头偏于通破，两者药性都很峻猛，同用会导致气机聚散不能，一旦气机不能正常地升降出入，危险立至。现在，半夏、乌头、附子都过度的炮制，再加之久煎 2 个小时以上，药性都没了，哪里还有什么反不反呢？但若有明显的应用指证，经巧妙配伍，严格控制用量，也可以运用，医圣张仲景的'赤丸'就是一个典范。"

《金匮要略》有载：赤丸。药物组成：茯苓四两，乌头二两（炮），半夏四两（洗），细辛一两。主治：寒气厥逆。制法：上四味，研末，纳真朱为色，炼蜜为丸，如麻子大。用法用量：空腹时用酒饮下三丸，日二次，夜一次，不知，稍增之，以知为度。

老师说："沉寒痼冷非虎狼之药不能祛除，必用非常之法治非常之病。方中乌头与半夏相反而同用，是取其相反相成，则散寒逐饮之力更宏。每次只服用麻子那么大 3 小丸，用量很小。"

老师又问："人体哪里是阴阳交通的要道？"我说："头为诸阳之会，脚为至阴。"阳升阴降，左升右降。我突然想到，交通要道称之为咽喉之地。随之说，"人体阴阳的交通要道是咽喉。"老师问："咽中如有物阻，咯吐不出，吞咽不下的梅核气用什么方？"我说："用半夏厚朴汤。"老师说："半夏能引阳入阴，就是在这个咽喉之地入的，所以咽喉的疾病多用半夏就是此理。'少阴病，咽中伤，生疮，不能语言，声不出者，苦酒汤主之'也是此理。"

半夏厚朴汤出自《金匮要略·妇人杂病脉证并治》。书中有言："妇人咽中如有炙脔，半夏厚朴汤主之。"药物组成：半夏一升，厚朴三两，茯苓四两，生姜五两，干苏叶二两。上五味，以水七升，煮取四升，分温四服，日三夜一服。

老师说："此方是著名的方子治疗一个著名的病。为什么现在用此方效果不似以前那么好，因药的质量是关系到治疗疗效的关键。再一个是服用方法，原文是4次，白天3次，夜里1次。用仲景方不遵仲景例，服用怎么能取效？"

老师接着说："梅核气是一个病，我们中医治病求本，要辨出证，半夏厚朴汤的证就是气郁痰阻证。张仲景在《伤寒杂病论》中说：'妇人咽中如有炙脔，半夏厚朴汤主之。'此病女同志多见，咽中好像贴了一块肉，吞之不下，吐之不出，有一个东西堵塞在那儿。应用此方要把握它的病变部位在咽喉，心有拂逆即感到咽喉部有东西，憋得气都上不来，咽又咽不下去，吐又吐不出来，更年期女性多有此症状。所以，也可以说是治疗更年期综合征的专方了。半夏厚朴汤除了治疗喉源性症状外，还可以治疗胃食管反流引起的反酸、咽喉不适、胃脘胀满、呕吐等症状，此外还可以治疗吞咽困难。"

临床上、生活中常见到一些"清嗓子"或"半声咳"的人，说是病，还能忍受，说不是病，但又确实有不适的感觉，西医称为慢性咽炎。过去唱戏者都有个经验，就是唱完戏后，会喝一个鸡蛋清用来保护嗓子。而《伤寒论》中的苦酒汤治疗这个病就有很好的效果。《伤寒论》载："半夏十四枚（洗，破如枣核），鸡子一枚（去黄，纳上苦酒，着鸡子壳中）。上二味，纳半夏苦酒中，以鸡子壳置刀环中，安火上，令三沸，去渣，少少含咽之。不瘥，更作三剂。"

柳老师又说道："此方如此制法，费事不说，还不容易制好。我常以制半夏 10g，水 1 碗，煎 20 分钟左右，去渣，入米醋 60mL，待半冷时加入鸡子清 2 个，搅拌溶合，少少咽之，可在口中多含一会，3 次之内，咽痛必除。"

方中，半夏味辛、苦，性温，辛开喉痹，涤痰散结；鸡子去黄而清白者，甘寒润燥，利咽止痛，开声门；苦酒，味苦酸，消肿敛疮，活血散瘀。半夏得鸡子白，利窍通声，而无燥津伤阴之弊；半夏得苦酒，辛开苦泄，有消肿散结敛疮止痛之能。故三者相配，而达消肿涤痰、敛疮止痛之效。

二〇一九年六月二十一日

薤白——心病宜食之

薤，人称小泽蒜，乡野之物，开春便疯长。

高岗、路边、空地、河岸边到处生长着。特别是坟上，长得更茂密，薤头也更大。过去人们开春即采挖，一是享受美味；二来卖到药材公司换点油盐钱。但坟头上是不可挖的，据传是死人的头发，这骇人的传说，实也是保护坟茔不被破坏的无奈之举。

薤，不起眼，不张扬，却有用。元代农学家王桢说："薤，生则气辛，熟则甘美，食之有益，故学道人资之，老人宜之。"

想起前几天孙忠强师弟介绍的一个食疗方，名曰"薤白鸡子共舞"，即春幼苗薤白、新鲜鸡子共炒。柳老师看到后，也赞"不失为冠心病的食疗方"。师弟介绍了种种功效，我有点心动，自己也想采点佐食，趁回老家之机，也来一盘"薤白鸡子共舞"，岂不美哉。

老家屋后就有很多，不一会儿就采了一大握，回家摘洗下锅，一大盘"薤白鸡子共舞"已成。吃着蒜、葱味齐全的美味，慢慢地体味还觉得有点苦，但不觉间一盘下肚。1个小时后，开始矢气，顿觉清气上升，心胸开阔，好像从胸到腹，再至肠做了一次大扫除。想想中午的其他菜品，多是常食之物，难道小泽蒜有如此功效？

仔细想来，《本草思辨录》谓薤白："药之辛温而滑泽者，惟薤白为然。最能通胸中之阳与散大肠之结。"薤白俗称"放屁菜"，自己这次才真正体会了薤白"通上彻下"之功。从这里也可以得出，一个好的中医怎能不亲自体会药性？

有此"通上彻下"之功的薤白，历来被医家所推崇。

孟诜说："学道人常食之，可通神安魂魄，益气，续筋力。"陶弘景云："薤白性温补，仙方及服食家皆需之。"

柳老师说："不要认为薤白是寻常野菜，便弃之不用。临床上，明药性很关键，薤白在体内是如何转通心腹气机的？明了之，用这味药就得心应手了。"《本草求真》曰："薤，味辛则散，散则能使在上寒滞立消；味苦则降，降则能使在下寒滞立下；气温则散，散则能使在中寒滞立除；体滑则通，通则能使久痼寒滞立解。是以下痢可除，瘀血可散，喘急可止，水肿可敷，胸痹刺痛可愈，胎产可治，汤火及中恶卒死可救，实通气、滑窍、助阳佳品也。"薤白辛温能开，通滞气散寒痹，苦滑可以降泻积滞。从心走腹，从上达下，服用后使人频频有排浊矢气之感，是令脏邪还腑、令浊排出体外之良药。孙思邈说："薤白，心病宜食之。"薤白振奋阳气，驱散体内寒结，为治胸痹之要药。

《金匮要略》中的"栝楼薤白三方"就是治疗胸痹的代表方。

栝楼薤白白酒汤，出自《胸痹心痛短气病脉证治》第3条："胸痹之病，喘息咳唾，胸背痛，短气，寸口脉沉而迟，关上小紧数，栝楼薤白白酒汤主之。"药物组成：瓜蒌实一枚（捣），薤白半斤，白酒七升。上三味，同煮，取二升，分温再服。

栝楼薤白半夏汤，出自《胸痹心痛短气病脉证治》第4条："胸痹不得卧，心痛彻背者，栝楼薤白半夏汤主之。"药物组成：瓜蒌实一枚（捣），薤白三两，半夏半升，白酒一斗。上四味，同煮，取四升，温服一升，日三服。

枳实薤白桂枝汤，出自《胸痹心痛短气病脉证治》："胸痹心中痞，留气结在胸，胸满，胁下逆抢心，枳实薤白桂枝汤主之；人参汤亦主之。"药物组成为：枳实四枚，厚朴四两，薤白半斤，桂枝一两，瓜蒌一枚（捣）。上五味，以水五升，先煮枳实、厚朴，取二升，去滓，纳诸药，煮数沸，分温三服。

现在西医也认为治疗心脏疾病，要注意通大便，临床上常给病人服用麻子仁丸，而《伤寒论》治疗"心悸动，脉结代"的炙甘草汤中就用了麻子仁。说明中医从汉代就认识到了通肠是治疗心脏病的有效途径之一。张仲景用薤白来治胸痹，治疗心脏病的重症，可谓独具特识。胸中的气滞寒饮瘀血，用薤白辛开苦降，寒痰留饮消散下排，体现了心与小肠相表里的整体观，这是中医的高明之处，也是中医具有强大生命力的源泉。

　　《金匮要略》三方治疗的胸痹，相当于西医学之冠心病。冠心病，属中医学"胸痹""心痛"范畴。对此病的认识首见于《黄帝内经》，有心痛、心痹、厥心痛、久心痛、卒心痛、心疝爆痛等称谓。其缜密的观察和精确的记述，与西医学相一致，至今仍不失其科学实用价值。

　　薤白除可治疗胸痹外，还是治痢良药。对泻痢里急后重，用四逆散加薤白，甚效。《汤液本草》有云："下重者，气滞也，四逆散加此，以泄气滞。"《食医心鉴》中有薤白粥，曰："治赤白痢下，薤白一握，同米煮粥，日日食之。"清代医家沈金鳌也认为："治老人冷痢，食薤白粥。"《范汪方》载："治产后诸痢，多煮薤白食，仍以羊肾脂同炒食。"

　　《杨氏产乳方》中有一治疗小儿疳积的药饼方，即将"薤白捣如泥，以粳米粉和蜜作饼，炙熟与食，不过三两服。"

　　《本草思辨录》对薤白做了很好的总结："药之辛温而滑泽者，惟薤白为然。最能通胸中之阳与散大肠之结。故仲圣治胸痹用薤白，治泄利下重亦用薤白。但胸痹为阳微，痢则有冷有热，第借以疏利壅滞，故外台于冷痢热痢，皆有治以薤白者。"

　　薤白虽好，临床也有禁忌。《本草从新》曰："滑利之品，无滞勿用。"

二〇一九年六月二十四日

莲——唯美整个夏天

"池中种荷，夏日开花，或红或白。荷梗直立。荷叶形圆。茎横泥中，其名曰藕。藕有节，中有孔，断之有丝。"一首唯美的小古文，把我带到了火热的"荷月"。这是一个浪漫美丽、映日荷花别样红而又充满热情的六月。

古有《爱莲说》："予独爱莲之出淤泥而不染，濯清涟而不妖。"荷花独具的洁身自好的品格，被誉为"花中君子"。其天然之美更引来诗人李白"清水出芙蓉，天然去雕饰"的赞美。

莲跃于万花之上，自清于酷烈之境，不同流合污，具"青莲（清廉）"之特质，为文人雅士称道。

更唯美的是朱自清的《荷塘月色》，即使过去了几十年，仍能背诵："曲曲折折的荷塘上面，弥望的是田田的叶子。叶子出水很高，像亭亭的舞女的裙。层层的叶子中间，零星地点缀着些白花，有袅娜地开着的，有羞涩地打着朵儿的；正如一粒粒的明珠，又如碧天里的星星，又如刚出浴的美人。微风过处，送来缕缕清香，仿佛远处高楼上渺茫的歌声似的……"

爱莲不独古人，现代人生活好了，也开始寄情于山水，登山则情满于山，涉水则意溢于水。而山旁水中的荷花以其清丽雅致的绝世容颜、洗尽铅华的孤高旷远，使文人墨客为之着魔。我的一位摄影朋友自小荷才露尖尖角时，就守候在莲池，捕捉"早有蜻蜓立上头""只应舞彻霓裳曲，宫女三千下广寒"的意境。每看到他发到朋友圈里的照片，便怦然心动，那今日，何不也去做回雅士？

伴着朝霞，迎着薄雾来到日照飞机场前山子河村的荷花湿地，晨霭笼罩下，荷花傲立在满池碧叶中。朋友兴奋地说："快看，仙女下凡。"我顺着他手指的方向，看到远处有两人在莲池旁，双手不停地摆动着。朋友的长焦镜头对准了她们，一顿狂拍，看着照片，朋友说："'出水芙蓉弄倩影'，绝好的照片！"

说着，我们走到了她们身边，只见她们不采荷花，只采荷叶，朋友好奇地问："采荷叶干什么？"两个美女笑而不语。我说："是不是采回家做荷叶粥？"朋友说："荷叶粥好吃吗？"我说："我没有吃过，但荷叶粥能减肥。"

不知道从何时起，荷叶成了减肥的灵丹妙药了，风行一时。李时珍在《本草纲目》曰："又戴原礼《证治要诀》云：荷叶服之，令人瘦劣，单服可以消阳水浮肿之气。"有医家说，《证治要诀》是荷叶灰服之，令人瘦劣。李时珍引用时除掉了灰字。

荷叶灰减肥，出自一个故事：明朝的时候，几位大臣害怕朱元璋的严刑峻法，欲装病而请辞官，于是找到戴思恭，开出的方子就是荷叶灰。此即为《证治要诀》中所说："荷叶灰服之，令人瘦劣，今假病，欲容体瘦以示人者，一味服荷叶灰。"到李时珍时去掉了"灰"字，李时珍根据临床经验，鲜荷叶也能减肥，同时制作荷叶茶、荷叶粥更能使人接受。

荷叶药用，枳术丸中配伍之。枳术丸出自《脾胃论》。治痞，消食，强胃。药物组成：枳实（麸炒黄色，去穣）一两，白术二两。上同为极细末，荷叶裹烧饭为丸，如梧桐子大。每服五十丸，多用白汤下，无时。

方中重用白术健脾和中，助脾运化；枳实行气化滞，消痞除满；荷叶烧饭为丸，升养脾胃之清气，以助白术健脾益胃之功；荷叶与枳实相配，一升清，一降浊，清升浊降，脾胃调和，使脾健积消。

从使用荷叶灰到使用荷叶也是一个逐步认识的过程。荷叶灰减肥的效果不能否定，但荷叶和荷叶灰的功效有很大的区别。荷叶味苦性平，归肝、脾、胃经。具有清热解暑，升发清阳，凉血止血的功效。常用于治疗暑热烦渴，暑湿泄泻，脾虚泄泻，血热吐衄，便血崩漏等疾病。荷叶灰收涩化瘀止血，用于多种出血症及产后血晕。

用荷叶治病，就不能不说到张锡纯的青盂汤。药物组成：荷叶一个（用周遭边浮水者良鲜者尤佳），生石膏一两（捣细），真羚羊角二钱（另煎兑服），知母六钱，蝉蜕三钱（去足土），僵蚕二钱，金线重楼二钱（切片），粉甘草钱半。治瘟疫表里俱热，头面肿疼，其肿或连项及胸，亦治温毒发斑疹。

张锡纯谓："荷叶禀初阳上升之气，为诸药之舟楫，能载清火解毒之药上至头面，且其气清郁，更能解毒逐秽，施于疫毒诸证尤宜也。至于叶宜取其浮水者，以贴水而生，得水面轻气最多，故善发表。如浮萍之生于水面，而善发汗也。"

张锡纯进而论道："疫与寒温不同。寒温者，感时序之正气。因其人卫生之道，于时序之冷暖失宜，遂感其气而为病。其病者，偶有一二人，而不相传染。疫者，感岁运之戾气。因其岁运失和，中含毒瓦斯，人触之即病。《内经》刺法论所谓无问大小，病状相似者是也。其病者，挨户挨村，若摇役然，故名曰疫，且又互相传染也。《内经》本病论有五疫之名，后世约分为寒疫、温疫。治温疫，世习用东垣普济消毒饮。治寒疫，世习用巢谷世圣散子。然温疫多而寒疫少，拙拟之清盂汤，实专为治温疫设也。"

张锡纯论疫与寒温甚祥，只要是头面部火毒炽盛的都可以应用青盂汤，不要管是疫不是疫。金线重楼，一名蚤休。言若中一切蛊毒，或蝎蜇蛇咬，或疮疡用之而皆可早早止住。古蚤与早，原相通也。重楼，又名七叶一枝花，"七叶一枝花，深山是我家。痈疽遇着我，一似手捻拿"。现代用于治疗肿瘤，如果是头面部的肿瘤，辨证为火毒炽盛的就可以用青盂汤加减治疗。

治疗瘟疫世人多知，但对寒疫了解者较少。张锡纯说："治寒疫，世习用巢谷世圣散子。"圣散子方是苏轼在黄州遇四川人巢谷，巢氏拿出圣散子方，自称得之于"异人"，凡伤寒不问证候如何，均用此方施治，无不愈者。其方剂组成如下：高良姜（麻油拌炒）、白术（去芦）、白芍药（去皮）、藁本（去皮）、白茯苓（去皮）、柴胡（去芦）、麻黄（去根节）、防风（去芦）、泽泻（去皮须）、猪苓（去皮）、藿香（去枝土）、细辛（去苗）、吴茱萸（汤洗七次）、独活（去芦）、苍术（去黑皮，米泔水浸）、枳壳（去皮，麸炒）、厚朴（去粗皮，姜汁制，炙）、半夏（汤洗七次，姜汁制）、附子（炒制，去皮脐尖）、石菖蒲（忌犯铁器）各半两，甘草（炙）一两，草豆蔻仁（去皮）十个。用以"治伤寒时行疫疠、风温、湿温，一切不问，阴阳两感，表里未辨，或外热内寒，或内热外寒，头项腰脊拘急疼痛，发热恶寒，肢节疼重，呕逆，喘咳，鼻塞声重及食饮生冷伤在胃，胸膈满闷，伤肋胁胀痛，心下结痞，手足逆冷，肠鸣泄泻，水谷不消，时自汗出，小便不利，并宜服之"。

庞安时著《伤寒总病论》，将此方收入书中，东坡欣喜地为之作序："凡阴阳二毒，男女相易，状至危急者，连饮数剂，即汗出气通，饮食稍进，神守完复，更不用诸药连服取差（病愈）。……若时疫流行，平旦于大釜中煮之，不问老少良贱，各服一大盏，即时气不入其门。……真济世之具，卫家之宝也。……谪居黄州，比年时疫，合此药散之，所活不可胜数。"

俞弁之《续医说》指出："昔（东）坡翁谪居黄州（今湖北黄冈）时，其地濒江多卑湿，而黄（州）之居人所感者，或因中湿而病，或因雨水浸淫而得，故服此药而多效，是以通行于世。"

荷开的花又叫莲花，结的子名莲子。"莲"与"荷"的得名，颇为有趣。植物中，多数先开花，后结果实，而"莲"在开花的同时，"莲蓬"即开始出现。王象晋在《群芳谱》中谓莲："凡物先华而后实，独此华实齐生。"李时珍在《本草纲目》中有言："莲者连也，花、实相连而出也。""荷"之得名，曰莲梗荷载沉重的"莲蓬"。因此，"莲"又有"荷"之称。

莲子大暑前后采收，称为伏莲或夏莲，其颗粒大、肉质厚、胀性好、口感酥；立秋之后采收的莲子，称为秋莲，颗粒小、肉质薄、胀性差、口感硬。

莲子蕴藏着巨大的蓬勃生机。谢肇淛在《五杂俎》中写道："今赵州宁晋县有石莲子，皆埋土中，不知年代，居民掘土，往往得之数斛者，其状如铁石，而肉芳香不枯，投水中即生莲叶……"正因为其具有此特质，人们不独爱莲花，更喜欢用莲子养生治病。古装剧中，富贵人家的早餐中总少不了一碗莲子羹，说明古代就开始用莲子养生保健。《神农本草经》记载莲子云："气味甘平无毒，主补中，养神，益气力，除百病。"《本草蒙筌》谓莲子："味甘、涩，气平、寒。无毒。利益十二经脉血气，安靖上下君相火邪。禁精泄清心，去腰痛止痢。搀煮粥，搀粳米煮。渐开耳目聪明；磨作饭，顿令肢体强健。日服如常，退怒生喜。"

后世医家，对莲子的功效又有很好的补充和发挥。

《本草纲目》谓莲子："莲产于淤泥而不为泥染，居于水中而不为水没。其味甘气温而性啬，禀清芳之气，得稼穑之味，乃脾之果也。脾者，黄宫，所以交媾水火，会合木金者也。土为元气之母，母气既和，津液相成，神乃自生。昔人治心肾不交，劳伤白浊，有清心莲子饮；补心肾，益精血，有瑞莲丸，皆得其理。"又云："交心肾，厚肠胃，固精气，强筋骨，补虚损，利耳目，除寒湿，止脾泄久痢，赤白浊，女人带下崩中诸血病。得茯苓、山药、白术、枸杞良。"《本草崇原》中有言："莲生水中，茎直色青，具有木之象，花红，须黄，房白，子黑，得五运相生之气化，气味甘平。主补中，得中土之精气也。养神，得水火之精气也。益气力，得金木之精气也。百疾之生，不离五运，莲禀五运之气化，故除百疾。"

李时珍提到的清心莲子饮，出自《太平惠民和剂局方》。药物组成：黄芩、麦门冬（去心）、地骨皮、车前子、炙甘草各15g，石莲肉（去心）、白茯苓、黄芪（蜜炙）、人参各23g。上药锉散。每服9g，用麦门冬10粒，水225mL，煎取180mL，去滓，水中沉冷，空腹时服。发热，加柴胡、薄荷。功能主治：清心利湿，益气养阴。治心火妄动，气阴两虚，湿热下注，遗精白浊，妇人带下赤白；肺肾亏虚，心火刑金，口舌干燥，渐成消渴，睡卧不安，四肢倦怠，病后气不收敛，阳浮于外，五心烦热。

本方以五心烦热、四肢倦怠、口苦咽干、口舌生疮、遗精为辨证要点。凡湿热下注所致淋浊、带下，不宜使用本方。方用石莲肉为君药，清心火而下交于肾；黄芩、地骨皮清退虚热；车前子、茯苓清利膀胱湿热；麦门冬、人参、黄芪、甘草益气养阴，虚实兼顾，标本同治。现代广泛用于治疗小儿功能性遗尿、慢性肾盂肾炎、肾小球肾炎、隐匿型肾小球肾炎、IgA肾病、尿道综合征等病症。

瑞莲丸出自《重订严氏济生方》，有滋阴养心、益肾化瘀之功。主治思虑伤心，便下赤浊。药物组成：白茯苓（去皮）、石莲肉（炒，去心）、龙骨（生用）、天门冬（去心）、麦门冬（去心）、远志（洗，去心，甘草水煎）、柏子仁（炒，别研）、紫石英（火煅七次，研令极细）、当归（去芦，酒浸）、酸枣仁（炒，去壳）、龙齿各30g，乳香15g（别研）。上为细末，炼蜜为丸，如梧桐子大，朱砂为衣。每次70丸，空腹时用温酒或枣汤送下。

肾弱不能作强，张锡纯创制的强肾瑞莲丸效果显著。用建莲子去心为末，焙熟，再用猪、羊脊髓和为丸，桐子大，每服二钱，日二次，常服大有强肾之效，因名其方为强肾瑞莲丸。

还有一个莲须、莲子同用的著名方子金锁固精丸——"治精滑不禁"。本方功专固精，犹如"金锁"之固，故名金锁固精丸。为治疗肾虚精关不固遗精证的代表方剂，受到近代医家的重视，临床上应用广泛。

金锁固精丸收录在汪昂的《医方集解》一书中。药物组成：沙苑蒺藜（去皮）、炒芡实、蒸莲须各二两，龙骨（酥炙）、牡蛎（盐水煮一日一夜，煅粉）各一两。莲子粉糊为丸。盐汤服下。功效：补肾涩精。主治肾虚不固之遗精证。遗精滑泄，神疲乏力，四肢酸软，腰痛耳鸣。

方中莲须，睡莲科植物莲的干燥雄蕊。夏季花开时选晴天采收，盖纸晒干或阴干。性味甘涩平。归心肾经。有固肾涩精之功。用于遗精滑精，带下，尿频等症。《本草蒙筌》谓莲须："益肾，涩精，固髓。"《本草纲目》载道："清心通肾，固精气，乌须发，悦颜色，益血，止血崩、吐血。"沙苑蒺藜，入肾经，既补肾，又固精止遗，《本经逢原》曰："为泄精虚劳要药，最能固精。"芡实益肾固精；莲子粉补肾涩精，并能养心清心，合用以交通心肾；龙骨、牡蛎煅制而用，功专收敛固涩，兼以重镇安神，神安则益于固精。本方固精，补肾，标本兼顾，以涩为主，体现了"虚则补之""涩可固脱"的治疗大法。常用于治疗遗精、早泄，亦可治疗自主神经功能紊乱、乳糜尿、慢性前列腺炎等属肾虚精关不固者，又可用于女子肾虚带下。

本方偏于固涩治标，不宜长期服用，中病即止。如下焦湿热扰动精室，以致遗精者禁用。现在有些青年学生遗精到大药房购药，很多药店人员推荐金锁固精丸。清·雷丰《医毋自欺论》云："医者，依也。人之所以依赖也。匡毋自欺，斯病家有依赖焉！夫医之为道，先详四诊，论治当精，望色聆音，辨其脏腑之病，审证切脉，别其虚实而医，若此可谓毋欺也。"

不要忘了莲的根，藕断丝连啊。《本草备要》谓藕："涩平。解热毒，消瘀血，止吐、衄、淋、痢一切血证（和生地汁、童便服良）。"

莲还有莲房、荷梗、荷蒂、荷花，莲的根根叶叶，花须果实，无不为宝都可入药，《本草纲目》曰："藕节止血；莲心清热，安神；莲须固精止血；莲房止血，祛瘀；荷梗通气宽胸，通乳；荷叶清暑，解热；荷蒂安胎，止血；荷花清暑止血。"

爱莲、识莲、用莲，精神愉悦、身心健康。

又是一个唯美的夏天。

二〇一九年六月二十六日

节令龟上树　知了登高鸣

时节变化真快，随着夏至到来，节令龟趁着夜晚，爬出地面，上了树，经过一晚的蜕变，第二天太阳升起的时候，节令龟脱胎换骨，就变成了登高而歌的知了了。

知了，学名蝉，是一种以吸食树木汁液为生的较为古老的昆虫。听着从远而近的稀稀疏疏的蝉鸣，想想昨晚散步去的小公园中，那些比节令龟还多的摸龟人，还能有被漏捉的节令龟，实属万幸。小时候那闹人的蝉鸣，现在听着是那么悦耳。过去蛙叫蝉鸣的田园风光渐行渐远，取而代之的是汽车的轰鸣声和满是汽油味的空气。小时候黏知了，摸了节令龟放到蚊帐上看它蜕皮，以及到河边拾节令龟皮去卖的情景还记忆犹新。

吃过早饭，我沿着河边，趁上班路上，想邂逅个知了，以解内心深处那知了情结。整个河边树林，只有高枝上几只知了在孤独地鸣叫，似乎在呼唤着那些被人们捉去的同伴。

在一棵斜上河水生长的柳树枝条上，发现了几个节令龟皮，我手拉大树枝，身子斜上水边，用手将其摘下，数了数整整 10 个，这在我上小学时能换上几支铅笔，当时的铅笔是 2 分钱一支。现在节令龟卖到饭店里 2 元一个，问了在大药房工作的朋友，说蝉蜕 1 千克 400 多元。何至原来普通的药材现在成了珍贵药了？人啊，不要太过满足于食欲，还是给中医留点治病的好药吧。

到了单位打扫完卫生，泡上一杯日照茶准备开始工作。前几天的冷暖失调，导致嗓子有点哑。想想蝉蜕能开音利咽，于是，将捡到的蝉蜕洗净放到了茶杯里。

《神农本草经》没有记载蝉蜕的药用，而称蚱蝉。谓蚱蝉："味咸寒，生杨柳上。主小儿惊痫，夜啼，癫病，寒热。"蚱蝉是一个完整的知了，而不是其皮。看来《神农本草经》中药用的不是蝉蜕。那从什么时候起，蚱蝉变成蝉蜕了呢？

蝉作为中药有：蚱蝉、蝉花、蝉蜕。蚱蝉在《神农本草经》时就已入药，是入药比较早的药物了。但具体什么时候被蝉蜕代替了？李时珍在《本草纲目》中说："蝉乃土木余气所化，饮风吸露，其气清虚，故其主疗皆一切风热之证。古人用身，后人用蜕。大抵治脏腑经络，当用蝉身；治皮肤疮疡风热，当用蝉蜕，各从其类也。又主哑病、夜啼者，取其昼鸣而夜息也。"从《本草纲目》中得知用蝉蜕代替蚱蝉，在李时珍所处的时代就有了。

蚱蝉身多气孔，为清虚之品，出泥土之中，处极高之上，自感风露而已。吸风得清阳之真气，饮露得太阴之精华，死而不腐。过去有殓葬时口含玉蝉的习俗，想借助玉与蝉，使死者死而不朽，蜕化成仙。

后世多用蝉蜕，而把蚱蝉弃之不用，殊为可惜。柳少逸老师在临床上，常用蝉蜕合僵蚕作为治疗尿蛋白专药。邹澍在《本经疏证》中说："阴中之清阳既达，裹撷之秽浊自消。"蚱蝉升清降浊，以证测药，如果用蚱蝉代替蝉蜕效果可能更好。蚱蝉以火烤熟食之，可治慢性失音。

我问柳老师："我怎么没有见过蝉花？"老师说："蝉花具有'动物'和'植物'的形态特征，类似冬虫夏草。根是蝉的幼虫体，蝉的幼虫在蝉羽化前被虫草菌感染、寄生，转化成菌丝体。花是从蝉幼虫头部生长出来的，称为'蝉花孢子粉'。明代李时珍在《本草纲目》中记载：'蝉花可治疗惊痫，夜啼心悸，功同蝉蜕。'不要神化蝉花，它就是一味不常用的中药，大夫用好了是救人的仙丹，李时珍不早就下过结论了吗？功同蝉蜕。"

《小儿药证直诀》记载了蝉花散，临床上宗此方，将蝉花换成蝉蜕，效果也很好。药物组成：蝉花（和壳）、白僵蚕（直者，酒炒熟）、甘草（炙）各7.5g，延胡索5.4g。上为细末。1岁小儿每服0.25g；4~5岁，每服1.5g。食后蝉壳汤下。主治惊风，夜啼，咬牙，咳嗽，咽喉肿痛。

蝉蜕无气味，体轻虚而性微凉，擅解外感风热，并有定惊解痉作用，为温病初起之要药。清代温病学家杨栗山称其"轻清灵透，为治血病圣药"，有"祛风胜湿，涤热解毒"之功。其创制的升降散仍为后世广泛应用。杨栗山谓："升降散，温病亦杂气中之一也，表里三焦大热，其证治不可名状者，此方主之。"其评价此方云："外证不同，受邪则一。凡未曾服过他药者，无论十日、半月、一月，但服此散，无不辄效。"药物组成：白僵蚕（酒炒）二钱，全蝉蜕（去土）一钱，广姜黄（去皮）三分，川大黄（生）四钱。用法：称准，上为细末，合研匀。病轻者，分四次服，每服重一钱八分二厘五毫，用黄酒一盅，蜂蜜五钱，调匀冷服，中病即止。病重者，分三次服，每服重二钱四分三厘三毫，黄酒盅半，蜜七钱五分，调匀冷服。最重者，分两次服，每服重三钱六分五厘，黄酒二盅，蜜一两，调匀冷服。一时无黄酒，稀熬酒亦可，断不可用蒸酒。胎产亦不忌。炼蜜丸，名太极丸，服法同前，轻重分服，用蜜、酒调匀送下。

古代大医，之所以能名垂千古，是对待学问精益求精，我们现在常用升降散，这种服药法早不为人知。开出的升降散也化散为汤，往往少了蜂蜜、黄酒。

杨栗山对此方按语曰："温病总计十五方。轻则清之，神解散、清化汤、芳香饮、大小清凉散、大小复苏饮、增损三黄石膏汤八方；重则泻之，增损大柴胡汤、增损双解散、加味凉膈散、加味六一顺气汤、增损普济消毒饮、解毒承气汤六方。而升降散，其总方也，轻重皆可酌用。""是方以僵蚕为君，蝉蜕为臣，姜黄为佐，大黄为使，米酒为引，蜂蜜为导，六法俱备，而方乃成。""盖蚕食而不饮，有大便无小便，以清化而升阳；蝉饮而不食，有小便无大便，以清虚而散火。君明臣良，治化出焉。姜黄辟邪而靖疫，大黄定乱以致治，佐使同心，功绩建焉。酒引之使上行，蜜润之使下导，引导协力，远近通焉。补泻兼行，无偏胜之弊，寒热并用，得时中之宜。"

升降散深得《内经》"风淫所胜，平以辛凉，佐以苦甘，以甘缓之，以酸泻之。热淫所胜，平以咸寒，佐以苦甘，以酸收之。湿淫所胜，平以苦热，佐以酸辛，以苦燥之，以淡泄之。湿上甚而热，治以苦温，佐以甘辛，以汗为故而止。火淫所胜，平以酸冷，佐以苦甘，以酸收之，以苦发之，以酸复之。热淫同。燥淫所胜，平以苦湿，佐以酸辛，以苦下之。寒淫所胜，平以辛热，佐以甘苦，以咸泻之"之旨。由其功效为通里达表、升清降浊、清热解毒、祛风胜湿、镇惊止痉可知。临床上，对外感热病，尤其流行性感冒、麻疹、风疹、咽喉疾病等，都有可靠的疗效，决非银翘散诸方所能代替。

蝉蜕和蛇蜕并用，善治周身癫癣瘙痒。柳老师说："过去麻风病即癫，发病较多，但多没有好的治疗效果，后来，我用清热解毒、祛风活血、通里等药配伍蝉蜕、蛇蜕，取得了很好的效果。以其既善解毒（以毒攻毒），又善祛风，且有以皮达皮之妙也。"我问："这么顽固的癫癣能治，那么银屑病、湿疹能不能治？"老师答："治疗这些疾病当然能行，防风通圣散配伍之即可。对于风疹、荨麻疹可以不用这么重的药，消风散就可以了。"

治疗小儿夜啼，小验方蝉蜕、钩藤、灯心草煮水喝就很有效。

蝉蜕可止小儿夜啼，又善医音哑。用蝉蜕、滑石、麦冬、胖大海、桑叶、薄荷泡水当茶饮，治疗外感所袭导致的喑哑，屡试屡验。

蝉蜕能明目退翳，《银海精微》谓蝉蜕："入肝经。祛风解毒，脱目翳，止泪散寒邪。"《异授眼科》记载了蝉蜕无比散，疗效显著。药物组成：蛇蜕（微炙）一两，蝉蜕（去头足翅）二两，羌活、当归（洗，焙）、石决明（用盐同东流水煮一伏时漉出，捣研如粉）、川芎各三两，防风（去叉枝）、茯苓（去皮）、甘草（炙）各四两，芍药（赤者）十三两，蒺藜（炒去刺）半斤，苍术（浸，去皮，炒）十二两。上为末。每服三钱，食后米泔调下，茶清亦得。功用：常服祛风，退翳明目。主治：远年近日一切风眼、气眼攻注，眼目昏暗，睑生风粟，或痛或痒，渐生翳膜，侵睛遮障，视物不明；及久患偏正头风，牵搐两眼，渐渐细小，连眶赤烂；及小儿疮疹入眼，白膜遮睛，赤涩隐痛。

蝉蜕因为其不饮食但有小便，故又善利小便。临床上常配伍僵蚕用于治疗肾炎顽固性蛋白尿。临床上如何消除尿蛋白是一大难题。徐灵胎有言："药有个性之专长，方有合群之妙用。"虫类药搜剔逐邪，息风通络，能将潜伏于内的风痰瘀血，深搜细剔。蝉蜕既能祛风，又能宣肺、发汗消肿以利水之上源。临床上慢性肾炎病人常因上呼吸道感染而致使病情加重或复发，使蛋白尿增加。现代药理研究，蝉蜕通过降低血液内皮素，减少自由基释放，减少毛细血管内皮细胞损伤，来降低蛋白尿。僵蚕息风通络，能软坚散结，可化痰，蛋白尿日久不消，久病入络，因湿浊深伏肾中络脉，痰瘀互结者用之尤佳。临床上在辨证施治的前提下，适当配伍大黄、益母草、雷公藤、苏叶，会达到更好的效果。

张锡纯谓蝉蜕："若为末单服，又善治疮中生蛆，连服数次其蛆自化。"过去卫生条件差，好多伤口感染者生蛆，故外科常用之。

治疗小儿阴肿，用蝉蜕15g煎水洗，同时服五苓散，即会消肿止痛。

蝉脱配僵蚕，祛风解痉，宣肺气，升阳中之清阳。临床多用于偏热型过敏性鼻炎引起的鼻痒喷嚏流涕，效果很好。蝉蜕 50g，蜂房 100g（蜂房微火炒黄），研末，每服 2g，治疗过敏性鼻炎效果也不错。

蝉蜕善疗成人失眠，其养心安神之功卓著，且性味平和，单用即可取效。

二〇一九年六月二十八日

虽有王命不能留　妇人吃了乳长流

写过《战地遍生公道老》后，有一种牵挂，对文中介绍的主方"王不留行散"中的君药王不留行，心中总也放不下。

王不留行的幼苗为麦蓝菜，清明过后，麦苗返青，麦田中最常见的麦蓝菜和荠菜也一起生长了出来。荠菜人吃，麦蓝菜喂猪。麦蓝菜人称兔子头，和同样生长在麦田里的面条菜的幼苗一般不易分开。面条菜学名米瓦罐，别名麦瓶草，全身密生腺毛，上部常分泌黏液，而王不留行则无。米瓦罐的全草及嫩茎叶入药，有润肺止咳、凉血止血的功效，可治虚劳咳嗽、鼻衄、吐血等症。每年的春、夏季采收全草，洗净，晒干备用。

写《战地遍生公道老》时，麦蓝菜正在开花，昨天又到生长着麦蓝菜的地方，但它们已经全部枯萎了。从地上捡拾了一些王不留行，小心地装到塑料袋里，准备撒到房子东边的空地里，期望着明年能收获更多的种子。

回到家里，看着采集的王不留行，有关王不留行故事油然心生。

故事一：隋朝末年，李世民与杨广进行着残酷的决战，双方伤亡惨重。让伤兵尽快康复重返战场成了战争胜负的关键。李世民苦思对策，一筹莫展。正在此时，一位名叫吴行的农夫挑一捆野草求见，称这野草对治疗刀枪伤有特效。吴行取下野草的种子，研碎后撒在一个士兵的伤口上，很快，士兵的伤痛大减。李世民大喜，忙命士兵到田野采集这种草药如法炮制，三天后，伤兵大都得以康复，唐军军威大振。然而，为了不让敌军得到这个验方，李世民下令封锁消息，并悄悄将吴行杀害了。当李世民最终登上王位后，给这种野草取了一个渗透着吴行鲜血的名字——"王不留行"，意思是王者不能留下吴行。

故事二：西晋文学家左思的妻子产后乳汁不下，婴儿饿得哇哇直哭，左思外出寻求催乳良方，路上听到歌声："穿山甲，王不留，妇人服后乳长流。"原来唱歌者是位民间大夫，他告诉左思，这两味中药是他家的家传秘方，凡产妇无乳，服之非常灵验。左思带上大夫所配的药粉，赶回家中，用甜酒给夫人冲服，果然很快见效，乳汁源源不断。左思感慨万分，便吟诗咏药，使灵验的药方广为流传。他在诗中写道："产后乳少听我言，山甲留行不用煎。研细为末甜酒服，畅通乳道如井泉。"

李时珍在《本草纲目》中也引用了上面两个故事。李时珍说："王不留行能走血分，乃阳明冲任之药。俗有'穿山甲，王不留，妇人服了乳长流'之语，可见其性行而不住也。"李时珍说，"此药性走而不止，即使有王命也不能留其行，故名。"王不留行的特性就是"行而不住也"。

《神农本草经》谓王不留行："味苦，平。主金疮，止血逐痛，出刺，除风痹内寒。"后世医家又增补了其功效，有一首写王不留行的诗，比较好地概括了王不留行的功效，诗曰：

血脉疏通病速疗，行虽王命不能留。

妊娠艰涩须臾下，鼻衄淋漓顷刻收。

军士敷来疮可疗，妇人服了乳常流。

竹头木屑钻肌肉，非此谁能把刺抽。

历代医家总结和应用王不留行的单方和验方，临床可以配伍应用。如《指南方》曰：治鼻衄不止，剪金花（王不留行）连茎叶，阴干，浓煎汁，温服。《圣济总录》曰：治粪后下血，王不留行末，水服一钱。《圣惠方》曰：治头风白屑，王不留行、香白芷等份为末。干掺一夜，篦去。

王不留行善于通利血脉，活血通经，走而不守。《本草备要》有云："通行血。甘苦而平。其性行而不住，能走血分，通血脉，乃阳明、冲任之药。"临床上多用于经行不畅、痛经及经闭，常配当归、川芎、香附、红花等。治妇人难产或胎死腹中，可与酸浆草、五灵脂、刘寄奴等药同用。

傅青主被后世称为"女科第一人"，他善于使用王不留行，创立的利火汤被广泛应用治疗阴道炎、宫颈炎、宫颈糜烂、生殖器肿瘤等病症。药物组成：大黄三钱，白术五钱（土炒），茯苓三钱，车前子三钱（酒炒），王不留行三钱，黄连三钱，栀子三钱（炒），知母二钱，石膏五钱（煅），刘寄奴三钱。水煎服。一剂小便疼止而通利，二剂黑带变为白，三剂白亦少减，再三剂痊愈矣。

傅青主曰："妇人有带下而色黑者，甚则如黑豆汁，其气亦腥，所谓黑带也。夫黑带者，乃火热之极也，或疑火色本红，何以成黑？谓为下寒之极或有之，殊不知火极似水，乃假象也。其症必腹中疼痛，小便时如刀刺，阴门必发肿，面色必发红，日久必黄瘦，饮食必兼人，口中必热渴，饮以凉水，少觉宽快，此胃火太旺，与命门、膀胱、三焦之火合而熬煎，所以熬干而变为炭色，断是火热至极之变，而非少有寒气也。此等之症，不至发狂者，全赖肾水与肺金无病，其生生不息之气，润心济胃以救之耳，所以但成黑带之症，是火结于下而不炎于上也。治法惟以泄火为主，火热退而湿自除矣。方用利火汤，或谓此方过于迅利，殊不知火盛之时，用不得依违之法，譬如救火之焚，而少为迁缓，则火势延燃，不尽不止。今用黄连、石膏、栀子、知母一派寒凉之品，入于大黄之中，则迅速扫除；而又得王不留行与刘寄奴之利湿甚急，则湿与热俱无停住之机；佐白术以辅土、茯苓以渗湿、车前以利水，则火退水进，便成既济之卦矣。"

产后乳汁不下，现在中医没有不使用王不留行的，可见王不留行在通乳方面具有不可替代性，连伺候月子的月嫂也知道，买点穿山甲、王不留行、路路通用黄酒送服，就能治疗乳少。王不留行善走血分，为阳明、冲任之药，功专通利，下能通经闭，上能通乳汁，走而不守。对乳汁不通、乳汁缺乏以及乳痈肿痛等症，尤为常用要药，有"通乳圣药"之称。

然而，少乳只通也不是万全之策，乳汁不下主要有两方面原因。

一是"坐月子"期间，产妇的角色发生了显著的变化，生气、精神压力大，出现情志不畅，肝气郁结。表现为产后乳汁分泌少，乳房胀痛，胸胁胀满，心情抑郁不乐，导致乳汁凝积，乳道不畅，乳汁稀少，这也是临床上发生产后抑郁症的原因。治疗上可用催乳神效方——《清太医院配方》中的"下乳涌泉散"。易汤服用效果很好，如用散，须黄酒送服。药物组成：当归15g，川芎15g，天花粉15g，生地15g，白芍15g，柴胡15g，漏芦15g，桔梗15g，木通15g，穿山甲15g，白芷15g，通草15g，王不留行15g，甘草10g。

乳汁乃血所化，方中四物汤养血活血，培其本源；用柴胡疏肝理气，条达解郁，通其经脉；用天花粉、桔梗散结导滞，助其药力，用白芷、漏芦、木通、穿山甲、通草、王不留行活血通经，散其瘀滞，此方立意巧妙，兼顾表里，有补有通，服后乳汁自通，如泉水涌，故名之。如果配合外用木梳早晚刮乳房二三十遍，效果更佳。

二是因气血不足引起的缺乳，表现为奶少或全无，乳汁清稀；乳房柔软，无胀痛感；面色少华，指甲颜色暗淡，食欲不振，身体疲劳，治以张锡纯的滋乳汤。药物组成：生黄芪一两，当归五钱，知母四钱，玄参四钱，穿山甲二钱（炒捣），六路通三枚（大者，捣），王不留行四钱（炒）。用丝瓜瓢作引，无者不用亦可。若用猪前蹄两个煮汤，用以煎药更佳。

王不留行治疗诸淋也是不可得多的妙品。《本草纲目》记载："王执中《资生经》云：一妇人患淋久，诸药不效。其夫夜告予，予按既效方治诸淋，用剪金花（王不留行）十余叶煎汤，遂令服之。明早来云，病减八分矣，再服而愈。"王不留行性善下行，能活血利尿通淋，从《本草纲目》这则记载中就可以发现王不留行单味治疗淋证效果就很好。临床上，常与石韦、瞿麦、冬葵子等配伍应用。如《外台》记载："治诸淋及小便常不利，阴中痛，日数十度起，此皆劳损虚热所致：石韦（去毛）、滑石、瞿麦、王不留行、葵子各二两。捣筛为散。每服方寸匕，日三服之。"

《金匮要略》中用王不留行散治疗"金疮"。《太平圣惠方》也有王不留行散，此方是治疗泌尿系结石的常用方。临床表现为石淋及血淋，尿沙石及血块，小腹结痛闷绝。药物组成：王不留行30g，甘遂（煨令微黄）22.5g，石韦（去毛）30g，冬葵子45g，木通（锉）75g，车前子60g，滑石30g，蒲黄30g，赤芍药45g，当归（锉，微炒）45g，桂心30g。上药捣筛为散。每服9g，以水300mL，煎至180mL，去滓，不计时候温服，以利为度。

王不留行籽很坚硬，有时候要炒开后应用，它利水通淋的作用较强。现代，有句俗语"大会不发言，小会不发言，前列腺发炎"，讲的就是前列腺炎发病率较高的一种现状。王不留行配伍丹参、桃仁、赤芍、败酱草、泽兰、红花、乳香、没药、青皮、川楝子、小茴香、白芷、蒲公英等。用于治疗慢性前列腺炎效果比较理想。

王不留行治疗带状疱疹疗效非同寻常。具体做法是：将王不留行用文火炒黄至少数开花，然后研碎过筛取其细末，用香油将药末调成糊状外涂，一日2~3次。如疱疹已溃破，可将药面直接撒布于溃烂处，每日2~3次，一般用药后10~20分钟即可止疼，2~5天痊愈，不留后遗症。

王不留行不是妇科专药，只是较多用于妇科病，一定要记住，孕妇禁服，现代药理研究其有抗早孕作用。《本经逢原》谓："王不留行专行血分，乃阳明、厥阴、冲任之药。能通乳利窍，其性走而不守，故妊妇禁服。一妇患淋卧久，用此煎服，再剂而愈。其利小便，出竹木刺，与瞿麦同功。"

此篇将成，和妇产科专家焦安怀所长等人，探讨《本经逢原》王不留行出竹木刺，他说："临床上膀胱异物不时见到，我就曾为青年女性、小孩等取过，此病经尿道自行或被其他人放入膀胱最多见。"临床上病人不愿告知他人，常常隐瞒自行放入异物史，给诊断带来困难。经下尿路感染治疗无效而做膀胱镜检查，明确诊断者并不少见。

原对《本经逢原》的记载的"一妇患淋卧久……出竹木刺"没有过多的联想。听完焦所长的介绍，忽然想到这个医案是否就是膀胱异物或者尿道异物？

我和焦所长、张岩科长感慨了一番，《黄帝内经》曰："言不可治者，未得其术也。"而读经，经文中详细记载的医案，如果没有今天的讨论，岂不又轻轻滑过？柳老师常常告诫我们："精读之、深思之、心悟之、铭记之""学而不思则罔，思而不学则殆。"《千金翼方》曰："医者意也，善于用意，即为良医。"因为智莫大于心悟也，悟能触类旁通，见微知著，举一反三。悟出一片触类旁通的天空，就可以一览众山小了。

二〇一九年七月一日

黄芩——生奎山者佳

2003年，我完成了《日照地区中药资源调查研究》，并获得日照市科技进步二等奖。我对曾经救过李时珍的命，被李时珍称为"药中肯綮，如鼓应桴，医中之妙，有如此哉"的黄芩产生了浓厚的兴趣。黄芩更因其和大黄、黄连苦味三剑客配伍而成的泻心汤能治疗人们心中的火，而火到了今天，被人们冠以"良药苦口利于病"传颂了千年；逮至元朝，朱丹溪称"白术黄芩为安胎之圣药"，将其推上了圣坛；而它更因其家族众多的弟兄久负盛名，受众生膜顶崇拜。爱你一世英名，救人危厄，佑护众生，更因你的一支优秀家族，生长在日照，也对同是生长在日照的我，爱尔有加。今天商榷一下，也想和李时珍一样借你的圣明，以启迪我的心智。

远亲不如近邻，就从日照黄芩说起吧。

黄芩是日照地区的道地药材，尤其是"奎芩"更被历代本草所称颂。

明万历年间《日照县志》中载道："黄芩丛生，高尺余叶细长，六月开紫花，生奎山者佳。"奎芩是日照道地药材，质量优良。外观奎芩根长粉足质坚实，表面光滑；其他地区产的黄芩根短、质地疏松、外皮粗糙。切片观察，奎芩微有油性，片呈鲜黄色；其他黄芩油性差，片为暗黄色。等量水浸泡切片，奎芩浸液黄色浓厚，浸泡后的切片呈黄绿色，其他切片浸液淡黄，片呈暗绿。

奎芩主要为产自日照市奎山上的野生黄芩，极少人工种植。现在日照种植的黄芩主要集中在莒县，黄芩年销量占全国的60%以上，且品质优良，黄芩苷含量高。

日照市莒州中医正骨医院的牟庆国院长，老家就住在奎山脚下的大岭村。其祖父家缬公，是日照祖传的中医正骨名家。其父乃勤公，15岁即参加抗日，新中国成立后从事邮政工作，闲暇时为登门求诊者正骨施药，名闻乡里。牟院长8岁随祖辈采药，侍诊左右，对当地药材非常熟知。一次牟院长和我探讨中医，我问到奎芩，他说，过去他们庄前岭上多的是，但现在全部开发建设了厂房，也找不到了。我问山上呢？他说奎山早就封山了，不允许无关人员上去，有肯定是有，但不让挖了。他说，过去骨折有感染的，家父乃勤公即配用黄芩，所以用量大，采得也多，免费给病人服用。

黄芩与李时珍

于黄芩，李时珍是最有故事的医家，他是以身尝试后，对黄芩评价最高的医家。由于他的赞赏，奠定了黄芩在本草中厥功之地位。

李时珍曰："予年二十时，因感冒咳嗽既久，且犯戒，遂病骨蒸发热，肤如火燎，每日吐痰碗许，暑月烦渴，寝食几废，六脉浮洪。遍服柴胡、麦门冬、荆、沥诸药，月余益剧，皆以为必死矣。先君偶思李东垣治肺热如火燎，烦躁引饮而昼盛者，气分热者，宜一味黄芩汤，以泻肺经气分之火。遂按方用片芩一两，水二盏，煎一盏，顿服。次日身热尽退，而痰嗽皆愈。药中肯綮，如鼓应桴，医中之妙，有如此哉。"

由此，李时珍醉心于医药，致力于药物学的研究和探索，后又参加科举，但名落孙山，可能与他心无旁骛于医药，不屑于科举有关。如此，少了一位良相，却多了一位伟大的医药学家。

李时珍对"黄芩无假，阿魏无真"考证曰："阿魏有草、木二种。或云其脂最毒，人不敢近。每采时，以羊系于树下，自远射之。脂之毒着羊，羊毙即为阿魏。系羊射脂之说，俗亦相传，但无实据。谚云：'黄芩无假，阿魏无真'，以其多伪也。"其总结黄芩作用曰："治风热湿热头疼，奔豚热痛，火咳肺痿喉腥，诸失血。得酒，上行。得猪胆汁，除肝胆火。得柴胡、退寒热。得芍药，治下痢。得桑白皮，泻肺火。得白术安胎。"

李时珍不但用黄芩治好了自己的病，《本草纲目》中还记载其他两个医案："昔有人素来多酒欲，病小腹绞痛不可忍，小便如淋，诸药不效，偶用黄芩、木通、甘草三味煎服遂止。有人因虚服附子药多，大便秘，服黄芩、黄连药而愈。此皆热厥之症也。"

一场大病，黄芩救了李时珍，使其痴心于医药。科举考试失败后，其向当时为宫廷御医的父亲发了"身如逆流船，心比铁石坚。望父全儿志，至死不怕难"的愿力。从此，跋山涉水、遍访百草，毕其一生、呕心沥血辛勤地著述，写出了鸿篇巨著《本草纲目》及《频湖脉学》《奇经八脉考》，为中国古代科学竖起了一座不朽的丰碑，成为人民的精神宝库，闪烁着历久弥新的耀眼光芒。

仲景用黄芩三耦

《神农本草经》曰："黄芩味苦，平。主治诸热，黄疸，肠澼泄痢，逐水，下血闭，恶疮，疽蚀，火疡。"现代多谓黄芩有泻实火、除湿热、止血、安胎之功。

历史上，多有如李时珍单用黄芩治验记载。

《千金方》治淋，亦主下血：黄芩四两、细切、以水五升、煮取二升，分三服。

《太平圣惠方》治吐血衄血，或发或止，皆心脏积热所致：黄芩一两（去心中黑腐），捣细罗为散。每服三钱，以水一中盏，煎至六分。不计时候，和滓温服。

《本事方》治崩中下血：黄芩，为细末。每服一钱，烧秤锤淬酒调下。

朱丹溪：泻肺火，降膈上热痰。片子黄芩，炒为末，糊丸，或蒸饼丸梧子大，服五十丸。

《兰室秘藏》治少阳头痛及太阳头痛，不拘偏正：片黄芩，酒浸透，晒干为末。每服一钱，茶、酒任下。

《瑞竹堂经验方》中芩心丸，治妇人四十九岁以后，天癸当住，每月却行或过多不止：黄芩心（枝条者二两重，用米醋浸七日，炙干，又浸又炙，如此七次。）上为细末，醋糊为丸，如梧桐子大，每服七十丸，空心，温酒送下，日进二服。

《本经逢原》：古方有一味子芩丸，治女人血热，经水暴下不止者，最效。

《本草正》又进一步指出：枯者清上焦之火，尤祛肌表之热，故治斑疹。

纵观上述单方治验，黄芩临床应用广泛，但有一个共同的临床表现特点是实火、湿热为盛，均赖黄芩泻实火、除湿热之功。

医圣张仲景为经方鼻祖，其应用黄芩组方就有 25 方。邹澍根据黄芩清实热、湿热、血热三用，作了高度概括，谓之"用黄芩有三耦"。

《本经证疏》谓："仲景用黄芩有三耦焉，气分热结者，与柴胡为耦（小柴胡汤、大柴胡汤、柴胡桂枝干姜汤、柴胡桂枝汤）；血分热结者，与芍药为耦（桂枝柴胡汤、黄芩汤、大柴胡汤、黄连阿胶汤、鳖甲煎丸、大黄䗪虫丸、奔豚汤、王不留行散、当归散）；湿热阻中者，与黄连为耦（半夏泻心汤、甘草泻心汤、生姜泻心汤、葛根黄芩黄连汤、干姜黄芩黄连人参汤）。以柴胡能开气分之结，不能泄气分之热；芍药能开血分之结，不能清迫血之热；黄连能治湿生之热，不能治热生之湿……故黄芩协柴胡，能清气分之热；协芍药，能泄迫血之热；协黄连，能解热生之湿也。"《本草经疏》进一步解释谓："黄芩，其性清肃，所以除邪，味苦所以燥湿，阴寒所以胜热，故主诸热。诸热者，邪热与湿热也。……折其本，则诸病自瘳矣。"而验之临床，黄芩的作用，实也未出其左右。

商榷白术黄芩安胎圣药之说

白术黄芩安胎之说，由来已久，影响深远，很多医生临证遇需安胎时，必用此药。实践证明，此说有一定的片面性，也造成了一定的不良后果。

金元以降，朱丹溪谓"白术黄芩乃安胎圣药"，乃一唱百和，安胎方多见之。

《丹溪心法·金匮当归散论》曰："妇人有孕则碍脾，运化迟而生湿，湿而生热，古人用白术黄芩为安胎之圣药，盖白术补脾燥湿，黄芩清热故也。况妊娠赖血培养，此方有当归、川芎、芍药，以保血尤为备也，服此药则易产，所生男女兼无胎毒，则痘疹亦稀，无病易育，而聪明智慧不假言矣。"

朱丹溪据"金匮当归散"谓"白术黄芩乃安胎圣药"，此说要追溯到张仲景，而《金匮要略·妇人妊娠病脉证并治》只说："妇人妊娠，宜常服当归散主之。"当归散：当归、黄芩、芍药、川芎各一斤，白术半斤。上五味，杵为散，酒饮服方寸匕，日再服。妊娠常服，即易产，胎无疾苦，产后百病悉主之。并无"安胎圣药"之谓，以方测证，针对的是血虚湿热致胎动不安者。从朱丹溪论述中，以白术健脾燥湿，黄芩清热，也说明白术、黄芩所安之胎，也是由湿热引起的胎动不安。

尤在泾于《金匮心典》注释说："妊娠之后，最虑湿热伤动胎气，故于芎归芍养血之中，用白术除湿，黄芩除热。丹溪称黄芩白术为安胎圣药，夫芩术非能安胎者，去湿热而胎自安耳。"可见尤在泾说的黄芩白术安胎之功实属祛湿热也。

张景岳在《妇人规》中说道："凡妊娠胎气不安者，证本非一，治也不同。盖胎气不安，必有所困。或虚，或实，或寒，或热，皆能为胎气之病。盖凡今之胎妇，气实者少，气虚者多。气虚则阳虚，而再用黄芩，有即受其损而病者；有用时虽或未觉，而阴损胎元，暗残母气，以致产妇羸困，或儿多脾病者，多由乎此。奈今人不能察理，但以'圣药'二字，认为胎家必用之药，无论人之阴阳强弱，凡属安胎，无不用之，其害盖不少矣。"

上述各家之论，黄芩安胎，似乎只能用于湿热型胎动不安。其谓"古人用白术黄芩为安胎圣药"，实也不是仲景之论。仲景谓当归散"妊娠常服，即易产"，无保胎安胎之论，还说"即易产"，不能不让人浮想联翩。再较朱丹溪为早的妇产科典籍，均未有"黄芩白术为安胎圣药"之说。可以说，认为"古人用白术黄芩为安胎圣药"的古人，是朱丹溪的假托。

近代医家张锡纯创制了寿胎丸。其曰："重用菟丝子为主药，而以续断、寄生、阿胶诸药辅之，凡受妊之妇，于两月之后徐服一料，必无流产之弊。此乃于最易流产者屡次用之皆效。"其对于"白术黄芩乃安胎圣药"也持否定态度，其有云"至陈修园谓宜用大补大温之剂，使子宫常得暖气，则胎自日长而有成，彼盖因其夫人服白术、黄芩连堕胎五次，后服四物加鹿角胶、补骨脂、续断而胎安，遂疑凉药能堕胎，笃信热药能安胎。不知黄芩之所以能堕胎者，非以其凉也。《神农本草经》谓黄芩下血闭，岂有善下血闭之药而能保胎者乎？盖汉、唐以前，名医用药皆谨遵《神农本草经》，所以可为经方，用其方者鲜有流弊。迨至宋、元以还，诸家恒师心自智，其用药或至显背《神农本草经》。是以医如丹溪，犹粗忽如此，竟用黄芩为保胎之药，俾用其方者不惟无益，而反有所损，此所以为近代之名医也。所可异者，修园固笃信《神农本草经》者也，何于用白术、黄芩之堕胎，不知黄芩之能开血闭，而但谓其性凉不利于胎乎？究之胎得其养，全在温度适宜，过凉之药，固不可以保胎，即药过于热，亦非所以保胎也。惟修园生平用药喜热恶凉，是以立论稍有所偏耳。"

对于黄芩安胎圣药之论，昨晚我和柳少逸、蔡锡英老师一起进行了讨论。蔡老师说："黄芩安胎，我们临床常用之，用时主要是炒炭用，用于胎动不安、堕胎滑胎有血热之象者，疗效甚好！"从老师们临床经验来看，白术黄芩安胎的适用证也是血虚湿热。而老师恰恰是药必本《神农本草经》的典范，黄芩炒炭，药性发生了改变，由下血闭而为清热止血，正合血热胎动不安病机。此法也纠正了张锡纯的"《神农本草经》谓黄芩下血闭，岂有善下血闭之药而能保胎者乎"之叹。

白术黄芩联用安胎适用于湿热型，如单用黄芩必须炒炭，黄芩炭入血分，既能清血中湿热，又能清热止血，以治怀胎蕴热、胎动不安之证为宜。

柳老师说："不要虚慕药物的名声，药物是用来治病的，辨证施治是我们中医的传家宝。《素问·六元正纪大论》谓'有故无殒，亦无殒也''有是证用是方药'是张仲景的用药特色。我历来反对不加辨证，乱叠加所谓的专病专药这种有药无方、滥用药物的现象，这不是中医。我提出的'以方证立论'是我们柳氏医学流派的法式，是经师承和自身几十年来的临床总结。胎动不安是病，也应观其脉证，知犯何逆，随证治之。"

黄芩众弟兄

翻开古医书，什么黄芩、枯芩、子芩、炒芩等不时涌入眼帘，原来不管看到什么芩，都作黄芩解。然，名称不同即代表药用部位不同，炮制方法不同，药的四气五味也就不同了，作用就更不同了。黄芩作为临床常用药物，因历史因素而形成了一些用药习惯，以及针对不同部位和病机的炮制方法，用药更精准，疗效更确切，类似于现代的靶向用药，而作为中医岂能不知？

黄芩，为唇形科植物黄芩的干燥根。多于春秋二季采收，一般生长2~3年，年限太短质次，过长空心。生黄芩临床处方中又有不同的名称。

枯芩：又名片芩，古代别称"腐肠"。中空，为老根断面中央呈暗棕色或棕黑色朽片状者。枯芩因中空体轻性浮，入手太阴经，功偏于清泻肺火，解肌表之热。

现代野生黄芩产量少，多为人工栽培。人工栽培采收年限短，含量低，所以最好用枯芩。传统质地密实的条芩好，枯心的黄芩质次之。但枯芩年头足，假药、劣药少，故临床上多用枯芩。

条芩：《本草纲目》谓："子芩乃新根，多内实，即今所谓条芩。"为外呈黄色，中实色青的细条嫩根。子芩则内实坚重性沉，入手阳明经，功偏于泻大肠下焦之火，凉下焦之热，能除热蓄膀胱，五淋涩痛，大肠闭结。

尖芩：为形体细小或折断的尾部。

瓣芩：为黄芩破碎的片块。

根据炮制方法不同，黄芩又有不同的名称。

炒黄芩：系黄芩片用文火炒至表面微焦为度。炒黄芩善入血分，常用于下焦有热、胎动不安等证；可缓和黄芩苦寒之性，以免伤脾阳，导致腹痛。

酒炒黄芩：系黄芩片喷淋黄酒拌匀，用文火微炒晾干入药者，简称酒芩。酒制入血分，酒能助药力上行，清上焦湿热。

黄芩炭：是黄芩片用武火炒至表面焦褐色、边缘带黑色存性为度入药者，亦称焦黄芩。既可清热，又可止血，临床常用于热迫血溢之咳血、便血、崩漏下血及胎动漏血等证。

黄芩虽好，也多有禁忌。《本草经疏》有载："脾肺虚热者忌之。凡中寒作泄，中寒腹痛，肝肾虚而少腹痛，血虚腹痛，脾虚泄泻，肾虚溏泻，脾虚水肿，血枯经闭，气虚小水不利，肺受寒邪喘咳，及血虚胎不安，阴虚淋露，法并禁用。"

黄芩，无论鲜品，还是干品，都不能用凉水清洗或浸泡，因其主要有效成分是黄芩苷，其本身还含有分解黄芩苷的酶，冷水炮制会发生酶解反应，使黄芩苷成为黄芩素，黄芩素不稳定而且易被氧化转为醌类衍生物而显绿色，因而使得有效成分受到破坏，药材质量随之降低。但这种蛋白酶在高温下就会失去活性，所以炮制黄芩多用热水。

基于黄芩的这种特性，采购黄芩时，要注意黄芩的颜色，若发绿多是受潮，品质已经受到影响。但是黄芩受潮变绿可判定其为真品，可以作为简单鉴别是否为提纯后的废渣。

药房里的中药，夏天需要晾晒，黄芩暴晒过度就会发红，湿分过大或被雨淋，就会变绿发黑，都会降低药材的品质和药效。此为该药娇贵之处，不可不知。

二〇一九年七月三日

品味薄荷　清凉一夏

　　这几天闷热，我步行在上班的路上，额头上流下了汗珠，摸摸头发，1个月没有理发了，看看离上班时间还早，何不去理理发，清凉清凉。

　　来到理发店，门口一丛薄荷特别引人注意，从道板缝隙里挣扎着长了出来，有半米高，郁郁葱葱，紫红的荷杆上挑着皱巴巴的叶子，采了一叶放到嘴里，满口清新。于是，我问主人："这里怎么长出了薄荷？"主人说："去年有人给了一盆薄荷，我放到门口，今年门口的道板缝里长出了很多，周围邻居都过来采，你也采点吧。"他又补充说："可能是去年盆里的薄荷结的种子落在地上自己生长出来的。"

　　下班后，一个同学约我去找在乡下闲住的同学玩，难却盛邀，又确也想同学了，于是应了邀约，我们一起到了南湖镇一个山环水绕的小山村。

　　山村的小院子里，标配着这个季节的芸豆、黄瓜、韭菜、辣椒，门前树上几声蝉鸣，低飞的蜻蜓，黄瓜花上的蜜蜂，翩翩起舞的蝴蝶，还有悠悠流淌的河水若隐若现在柳条的背影里。忽忆当年儿郎，挑竹钓蝉在溪旁，遂感慨曰："老矣。"

　　我们几个同学，都是学习中医中药的，中医情结根深蒂固。院子雨棚里堆放着几捆艾草，我们在院子里辨别着哪些是野生的，哪些是种植的中药，就不自觉地来到一方小田地前，地面上裸露着半寸高刚割过植物的茬，我问主人："这是什么？"他说："你闻闻。"我一闻说是薄荷。他说："前几天刚割过，放到屋里清新空气兼之驱蚊，他说地的那边还有。"

　　移步到薄荷旁，一股浓烈的清香沁人心脾。在药品检验中心工作的同学，拔出一棵，很专业地说道："多年生草本，高约50cm，有纤细的须根、水平匍匐根茎，锐四菱形，具四槽……"我听他们说着，看看手里的薄荷，联想起早上理发见到的薄荷，心想今天和薄荷有缘啊。

他们都是学中药的，鉴定完问我："薄荷治什么病？"

抬头看看太阳，天气闷热，我说："现在天气这么闷热，你最想得到什么？"一人说："如果来阵凉风，我们坐在这个院子里就逍遥自在了。"我说："天气的闷热来阵凉风可解，而薄荷多生于湿地河旁。凉利之药生湿地，薄荷味辛，性凉，如果人感到闷热难耐，一杯薄荷茶可解，就像大自然来了一阵凉爽的秋风。"

听我说完，一个同学迫不及待地要喝薄荷茶，便开始摘叶子。我说找个镰刀连梗一起割下来煮茶，他们说不是薄荷叶好吗？我说："梗中空善通表里气，用叶只发表散热升阳，如果再用梗宽中理气，整个人体升降相因，出入有序，惠风和畅，日丽中天，才登清凉之域。"

喝着薄荷茶，找回了小时候吃薄荷糖清凉润喉的感觉，又说到薄荷皂，我说："薄荷皂是过去美容一大发明，可惜现在用的少了，如果脸上长痤疮，洗面时，将薄荷皂涂到脸上，用热毛巾敷贴，用不了几次就好了。"他们问："什么原理啊？"我说："火郁发之。"又说到薄荷也可用来治疗蚊虫叮咬，我说："如以鲜薄荷汁外涂皮肤少用殊觉清凉，多用即觉灼热，有时用不好会灼伤小孩的皮肤。蚊虫叮咬用蜈蚣雄黄酒，如果再加入薄荷，止痒的效果更好。"

说着，喝着，不觉已汗流浃背，一同学摸了摸额头上的汗，怎么出的是冷汗？我们哈哈大笑，好一个清凉的薄荷。

有同学问："薄荷这么好的一味药，为什么张仲景不用？"

记得有次，针对薄荷经方少用，时方多用，请教了柳少逸老师。

老师说："薄荷古称'苛'，多作为蔬菜用。《神农本草经》等古代本草未载。也就是说汉以前不作药用，张仲景著《伤寒论》时还没有使用薄荷。"

张仲景时代，也有温病，统名于伤寒中。《伤寒论》有云："太阳病，发热而渴，不恶寒者，为温病。若发汗已，身灼热者，名曰风温。风温为病，脉阴阳俱浮，自汗出，身重，多眠睡，息必鼾，语言难出。"老师对此补充说："提纲中说明了风温之症状，而未列治法，详细推之，麻杏甘石汤为治温病之方无疑也。按此证论，当属风温为病，理应用薄荷辛凉解表，而不能用麻黄辛温散寒。但因仲景时薄荷没有列入药品，才用麻黄代替。"《医学衷中参西录》曰："如麻杏甘石汤中之麻黄，宜用薄荷代之，盖麻杏甘石汤，原治汗出而喘无大热，既云无大热，其仍有热可知，有热而犹用麻黄者，取其泻肺定喘也。然麻黄能泻肺定喘，薄荷亦能泻肺定喘（薄荷之辛能抑肺气之盛，又善搜肺风），用麻黄以热治热，何如用薄荷以凉治热乎？"老师说："不是张仲景不用薄荷，是当时还没有认识到薄荷的药用价值，其时用药多尊《神农本草经》，《神农本草经》不载，即不用其药，也说明当时使用的药物较少，制方也有不完善处，这是历史的局限。如果我们现在还泥古不化，不随时化裁与古为新，也就没有创新发展了。"

大约宋代才开始使用薄荷为药，后世本草，如《本草纲目》记载："薄荷，辛能发散，凉能清利，专于消风散热。故头痛、头风、眼目、咽喉、口齿诸病、小儿惊热，及瘰疬、疮疥为要药。"薄荷才作为治疗外感温病的常用药物。张锡纯说："温病发汗用薄荷，犹伤寒发汗用麻黄也。麻黄服后出热汗，热汗能解寒，是以宜于伤寒；薄荷服后出凉汗，凉汗能清温，是以宜于温病。"张锡纯进而论到"其力能内透筋骨，外达肌表，宣通脏腑，贯串经络，服之能透发凉汗，为温病宜汗解者之要药。"

金元时期著名医家李东垣创制的名方——普济消毒饮里就用到薄荷。此方在《脾胃论》中无记载，被王肯堂收入《证治准绳》，《医方集解》从《证治准绳》中引用过来。此方是中医药院校教材中的重要方剂。

《医方集解》云："治大头天行，初觉憎寒体重，次传头面肿盛，目不能开，上喘，咽喉不利，口渴舌燥。（俗云，大头天行，亲戚不相访问，染者多不救，泰和间多病此者，医以承气加蓝根下之，稍缓，翌日如故，下之又缓，终莫能愈，渐至危笃，东垣视之曰，夫身半以上，天之气也，身半以下，地之气也，此邪热客瘀心肺之间，上攻头而为肿盛，以承气泻胃中之实热，是为诛伐无过，病以适至其所为，故遂处此方，全活甚众，遂名普济消毒饮子。）"

普济消毒饮药物组成：黄芩（酒炒）、黄连（酒炒）各五钱，陈皮（去白）、甘草（生用）、玄参各二钱，连翘、板蓝根、马勃、鼠黏子（牛蒡子）、薄荷各一钱，僵蚕、升麻各七分，柴胡、桔梗各二钱。为末汤调，时时服之，或蜜拌为丸，嚼化。

普济消毒饮是治疗大头瘟的名方，现在常用于治疗上焦热毒壅结所致的腮腺炎、急性扁桃体炎、严重呼吸道感染等疾病，而且效果很好。

治疗温病配伍薄荷的名方还有《医效秘传》中的甘露消毒丹，药物组成：飞滑石十五两，淡黄芩十两，绵茵陈十一两，石菖蒲六两，川贝母、木通各五两，藿香、连翘、白蔻仁、薄荷、射干各四两。生晒研末，每服三钱，开水调下，或神曲糊丸，如弹子大，开水化服亦可。可治疗湿温时疫，邪在气分，湿热并重证。现用治急性咽喉炎效果显著。

柳老师曾说，上两方加上《温病条辨》中的桑菊饮、银翘散，这四首治温病的方子，学会弄懂，临床上不但能治一半的外感病，而且可用这些方子治疗脏腑疾病。

薄荷不但解表而且解郁，清代名医陈士铎认为薄荷解郁之力更神。《本草新编》有言："余尝遇人感伤外邪，又带气郁者，不肯服药，劝服薄橘茶立效。方用薄荷一钱、茶一钱、橘皮一钱，滚茶冲一大碗服。或问薄荷实觉寻常，子誉之如此，未必其功之果效也？曰：余通薄荷之实耳。薄荷不特善解风邪，尤善解忧郁。用香附以解郁，不若用薄荷解郁更神也。或问薄荷解风邪郁结，古人之有用之否？昔仲景张夫子尝用之，以解热入血室之病，又用之以治胸腹胀满之症，子未知之耳。夫薄荷入肝、胆之经，善解半表半里之邪，较柴胡更为轻清。木得风乃条达，薄荷散风，性属风，乃春日之和风也。和风，为木之所喜，故得其气，肝中之热不知其何以消，胆中之气不知其何以化。世人轻薄荷，不识其功用，为可慨也。"

说到薄荷解郁之功，《太平惠民和剂局方》中的逍遥散是其代表方剂。逍遥散被称为济世良方，由《伤寒论》中的四逆散发展而来，为肝郁血虚证而设，逍遥是消闲自在的意思。现临床应用广泛，大大超出了古方应用之范围，而且疗效显著。药物组成：甘草（微炙赤）半两，当归（去苗，微炒）、茯苓（去皮，白者）、芍药（白）、白术、柴胡（去苗）各一两。上为粗末，每服二钱，水一大盏，烧生姜一块切破，薄荷少许，同煎至七分，去渣热服，不拘时候。治血虚劳倦，五心烦热，肢体疼痛，头目昏重，心忪颊赤，口燥咽干，发热盗汗，减食嗜卧，及血热相搏，月水不调，脐腹胀痛，寒热如疟。又疗室女血弱阴虚，荣卫不和，痰嗽潮热，肌体羸瘦，渐成骨蒸。

汪昂在《汤头歌诀》中解此方曰："肝虚则血病，归、芍养血平肝；木盛则土衰，术、草和中补土，柴胡升阳散热，茯苓利湿宁心，生姜暖胃祛痰，薄木郁则火郁，火郁则土郁，土郁则金郁，金郁则水郁。五行相因，自然之理也。余以一方治木郁，而诸郁皆解，逍遥散是也。加丹皮、栀子名八味逍

165

品味薄荷　清凉一夏

遥散，治肝伤血少。"

薄荷解郁量要小，"和风"为木之所喜也。逍遥散中薄荷以芳香解郁、升清理气，用量小，配伍非常妙。薄荷解表量要大，且用薄荷叶嫩绿者。其梗，用于理气药中，发汗力减半，若其色不绿而苍，则其力尤减。

薄荷气味近似冰片，最善透窍。内而脏腑筋骨，外至腠理皮毛，皆能透达，故温病伴有筋骨疼痛者用之效果尤良。

二〇一九年七月五日

漫话小儿脑积水证治

在烟台复健医院食堂吃过晚饭，和柳少逸老师漫步进病房，几个愣头愣脑的孩子用不流畅的语言喊柳老师"爷爷"，老师高兴地回应着。还有一些神情呆滞、身子僵硬扭曲的脑瘫患儿依偎在病床或母亲的怀抱里。

烟台复健医院中医康复中心是在柳氏"病机四论"理论指导下，运用柳氏中医复健技术，在"复健六病""三瘫一截"及小儿脑瘫的治疗中形成了自己鲜明的特色。作为省级和市级的脑瘫康复定点单位，拥有国家发明专利，由此吸纳了来自全国各地的许多脑瘫患儿。老师和我说，医院正实施"脑瘫儿童爱心复健工程"，力争3年内，让150名脑瘫患儿实现生活自理。

回到老师办公室，老师说："你不是问我是什么时候开始研究小儿脑瘫治疗的吗？1973年，根据组织安排，我从栖霞县人民医院调到莱阳中心医院，和长岛县中医院的袁大仲院长等，从师家父吉忱公，并负责系统整理总结家父的临床经验。其时，国家实施'名师带高徒'战略，山东名中医多出自家父吉忱公名下。"

"莱阳中心医院是地区级医院，急症、疑难病较多，家父对小儿脑积水的研究有独到之处，有独特治疗经验，疗效显著。周边地区都慕名来院求治，我和袁大仲院长认真学习家父治疗此病的经验，并加以总结，写成'解颅（脑积水）证治'一文，发表在《山东医药》上。文中家父创制的'加味封囟散'作为有效外治方药，选入高等医药院校教材《中医儿科学》。随着对解颅病研究和治疗经验的总结，对其后遗症'五迟''五软''五硬''痴呆''痿证'加以研究，写成'小儿脑瘫中医辨证施治'一文，从而形成了小儿脑瘫辨证论治体系。"

"问渠那得清如许？为有源头活水来。"柳老师认为，柳氏复健医学体系的形成，源头是对家父柳吉忱治疗解颅的经验总结。

中医对解颅的诊治积累了丰富的经验。解颅之名首载于《诸病源候论》。书中有云："解颅其状：小儿年大，囟应合而不合，头颅解开是也。"钱乙在《小儿药证直诀》中云："年大而囟不合，肾气不成也。长必少笑，更有目白睛多。㿠白色瘦者，多愁少喜也。"《小儿卫生总微论方》曰："解颅不瘥，而百病交攻，极难将护，此最为大病矣。"明清代医家通过临床实践观察，认为本病是影响小儿生长发育的重要因素，如《证治准绳·幼科》云："解颅此由肾气不成故也，凡得此者，不千日；其间亦数岁者，乃废人也。人之无脑髓，如木无根，古人虽有良方，吾所以不录者，劳而无功也。亦不可束手得毙，宜于钱氏补肾。万有可生之理。"《育婴家秘》谓："有闭而复开者，又有头破成缝者，此皆解颅，由病后肾虚，水不胜火，火气上蒸其髓则热，髓热则解，而头骨复分开矣。"《幼幼集成》曰："解颅者，即头缝开解而囟门不合也。是由气血不足，先天肾气大亏。肾主脑髓，肾亏则脑髓不足，故面囟门为之开解。然人无脑髓，犹树无根，不过千日，则成废人。其候多愁少喜，目白睛多，面色㿠白，若成于病后者尤凶。"

正常小儿颅缝大都在出生后半年开始骨化，前囟在1周岁至1周岁半时闭合，后囟在2~4个月时闭合。囟门逾期不合，常为解颅先兆症状。解颅即颅缝开解，前囟宽大，或囟门稍隆起，头皮光急，头额前突，青脉暴露，面色㿠白，神情呆钝，甚者头颅日渐增大白亮，若星似斗，故俗称"大头病"。可见形羸颈细，天柱骨倾，眼帘下垂，白睛显露，目无神采，智力不全，脉弱。

柳老师认为，解颅应与囟陷、囟填进行鉴别诊断。

囟陷：为颅囟异常疾患之一，指囟门下陷。《诸病源候论》曰："脏腑气血虚弱，不能上充脑髓，故囟陷也。"多因婴幼儿禀赋不足，或五疳久病，元气亏损，泻痢气虚，脾胃阳气不能上充所致。与解颅之前囟曲宽大、颅缝开解、头额增大、前突不同。若后枕部同时下陷，则更严重。常兼见面色萎黄、神疲气短、食少便溏、四肢不温、指纹淡滞等。

囟填：为颅囟异常疾患之一，指囟门胀满或隆起如堆。《诸病源候论》曰："小儿囟填，由乳食不时，饥饱不节，或热或寒，乘于脾胃，致脏腑不调，其气上冲所为也。"病因有火毒上攻，寒邪凝滞。因于火者，由感染时邪病毒，火热上攻囟门肿突浮软色红；因于寒者，素禀阳虚，寒凝气滞，失其阳和之常，致囟门肿突，牢韧坚硬。

历代医家认为本病的病因病机主要有"肾气不成，髓海不充""肝肺有热，壅热上冲""肾精不足，肾经虚热""父精不足，母体虚弱"。柳老师认为，主要有以下 3 个方面。

（1）胎禀不足，肾气亏损。人始生，先成精，精成而后脑髓生。氤氲交感，父精母血不充，致小儿胎禀不足，肾气亏损。《素问·五脏生成论》有云："诸髓者，皆属于脑。"肾受五脏之精而藏之，主骨生髓，脑为髓海，故肾气亏损，不能上充于脑，脑髓不能充实，而发为解颅。

（2）后天失调，久病失养。饮食不节，久吐久利，或攻伐大过。戕伐中阳，脾胃受损，化源日亏，气血不能上充于脑，五脏精液不能充实脑髓，则病解颅。

（3）温病灼阴，肾虚髓热。继发于温病者，多有肾虚髓热之证。热灼营阴，虚风内动，脉络受阻，青脉显露而水湿停滞。脑髓不能实敛，遂病解颅。伴见瘛疭惊厥，腰背强直，脉象弦细，指纹淡紫。

对于解颅的治疗，柳老师随口背道："小儿解颅最堪怜，先天有损脑髓干，面色㿠白形瘦弱，二目多白若愁烦，补肾地黄丸堪服，补阳扶元散为先，更有封囟散极效，临时摊贴保安然。"这是《医宗金鉴》中记载的治疗解颅的歌诀，形象地表述了解颅的症状和治疗方药。吉忱公宗《医宗金鉴》中治疗解颅的三方（补肾地黄丸、扶元散、封囟散），临机通变，将《医宗金鉴》外敷"封囟散"变通为"加味封囟散"。

《医宗金鉴》封囟散方：柏子仁、天南星、防风各 120g。加味封囟散：柏子仁 120g，天南星 30g，防风 30g，羌活 30g，白芷 30g。共为细末，每用 60g，以猪胆汁调匀，按颅裂部位摊纱布包扎，干则润以淡醋，每日一换。加味封囟散是吉忱公根据临证经验，将《医宗金鉴》封囟散加羌活 30g，白芷 30g，原方天南星、防风各改为 30g 而成。

柳少逸老师解方：柏子仁味甘而补，辛平而润，透达心肾，益脾肾，《神农本草经》云"益气"，《名医别录》谓"益血"，其功均在于补；防风、南星相伍，即《本草方》之玉真散，意在疏风、胜湿、解痉、平督脉之病厥；白芷芳香透窍，有疏风、温通、利湿、消肿之长；羌活辛平味苦，祛风燥湿，散血解痉，有治"颈项难伸"之能。二药伍防风、南星，则增强利湿消肿、解痉平厥之功。柳少逸老师说，吉忱公应用此法治愈百例患儿，现介绍吉忱公医案例如下。

肾元亏虚案。

患儿，男，5个月。1966年7月16日就诊。患儿由儿科转入，确诊为脑积水。症见颅缝开裂，前囟宽大，青筋暴露，头额前突，目无神采，白睛显露，黑睛如落日状，形瘦颈细，指纹清淡，口唇淡红。证属肾气亏损，气血两虚，而致解颅。治宜培元补肾，益气养血，佐以疏风、温通、利湿、解痉之法。予加味封囟散外敷。外敷处方：柏子仁120g，天南星30g，防风30g，羌活30g，白芷30g。共为细末，每次60g，以猪胆汁调匀，按颅裂部位，摊纱布包扎。干则润以淡醋，每日1换。

7月24日二诊：患儿家长陈述敷药2剂，囟封颅合，诸症若失。嘱其经常控脊，以培补脾肾，强督脉，益脑髓。

此案乃婴儿患儿，病情发现早，故仅予加味封囟散外敷而愈，对于这种早期发现且症状较轻的，吉忱公均门诊施药，可自行回家治疗。

肾虚风动案。

患儿，男，2岁。1978年7月16就诊。患儿由儿科转入，确诊为脑积水。视其颅缝开裂，前囟逾期不合，头颅胖大白亮，头皮光急，青脉显露，面色㿠白，形羸色败，白睛显露，目光昏昧，神情呆钝，伴有四肢瘛疭，项强肢厥。患儿继发于春温证，口唇红，指纹紫，脉象弦细。证属肾虚髓热，虚风内动，而致解颅。治宜益肾清热，养血息风。方用加味封囟散1剂外敷。内服加味补肾地黄丸：熟地黄45g，山药24g，山萸肉30g，泽泻30g，茯苓24g，牡丹皮15g，牛膝24g，鹿茸15g，钩藤24g，龙骨30g，牡蛎30g。共研细末，蜜丸如梧子大，每服5g，每日3次。患儿治疗2个多月，颅缝闭，囟门合，痉厥止，病臻痊愈。

柳少逸老师认为，补肾地黄丸方出自《证治准绳》，方以六味地黄丸滋阴益肾，加牛膝补肝肾、益精气、填骨髓、利血脉；鹿茸为血肉有情之品，其性温煦而功专补虚，有补督脉、壮元阳、生精髓、强筋骨之功。以补肾地黄丸补肾益髓、益气养血培其本，加味封囟散养血解痉、利湿消肿治其标，标本兼治，协同奏效。以冀脾肾强，脑髓密，气充血足，痉解络通，囟封颅合，肿消水除。

火热攻脑案。

患儿，女，5个月。1982年4月15日就诊。患儿2个月前因不规则发热于当地医院住院治疗。婴儿头颅增大，颅缝裂开，双目呈落日状，时肢体痉挛抽搐，面赤唇红，小便短赤，大便干结。指纹风关赤。证属火热之邪，上犯清窍而发解颅。予加味封囟散外敷。外敷处方：柏子仁120g，防风12g，白蔹100g，羌活100g。研细末分4次，猪胆汁调糊外敷患处，每3日1换。内服：水牛角尖研细末，每日3次，每次1g。

4月29日二诊：药后已无抽搐之症，白眼翻轻，精神振奋，颅骨后合，惟前囟颅裂。原外敷方防风加量至24g。

5月20日三诊：只有头右角未合。停服水牛角粉，守29日外敷方续敷。

10月20日四诊：其母抱女来诊，欣然语云"女儿会站立，能言语"，查囟门闭合，五官、形体、神采如正常小儿。嘱服六味地黄丸及水牛角方，以善其后。

柳少逸老师说，此案乃外感时邪，火热之气壅遏，上攻于脑，而致解颅；热移下焦膀胱，而见小便短赤；传导失司，故大便干秘。故予以加味封囟散外敷。因白芷、南星辛温，于热证不利，故去之。因白蔹苦辛微寒，长于散热结，疏滞邪，加之以增利湿消肿之功。内服水牛角尖泻肝火，清心肺，镇惊定搐。待其病愈，嘱服六味地黄丸，乃养肝肾、益脾肺之治。

热蕴脑案。

患儿，男，7个月。1975年8月20日就诊。患儿出生后6天未进食，体温低（35.5℃）。出生后13天出现发热、咳嗽症状，医院诊断为肺炎，经抗生素治疗，住院10天病愈回家。症见消化不良，大便带有黏液。6个月时发生腹泻，低热，呕吐，发惊，同时出现头部前额突出，囟门凹陷，两侧前颅缝裂有一指宽，囟门处约四横指不合，眼白多，黑睛少，体形肥硕，色萎黄，神情呆滞，时发惊厥、抽搐，指纹已透过命关，毛发稀疏柔软。证属先天不足，邪热蕴脑，而致解颅（脑积水）。外敷处方：柏子仁120g，防风120g，胆南星120g，白蔹60g，共为细末，猪胆汁调敷囟门后，再以蜜醋水润之。内服处方：红参片30g，白术15g，茯苓15g，黄芪15g，山药10g，当归12g，熟地黄30g，山黄肉15g，牡丹皮15g，泽泻12g，石菖蒲15g，川芎10g，蝉蜕15g，甘草片10g。上药共为细末，饭后冲服3g，每日3次。

10月27日二诊：治疗2个月余，诸症悉除，颅裂亦向愈。仍守方续治，加服鹿角胶、龟甲胶每日各 3g，早晚分服。促其颅裂早愈。

柳少逸老师说：此案患儿乃出生后续发于温热病而致脑积水。吉忱公谓白芷、羌活辛温燥烈之味，于热证不利，故外敷方中弃之，加白蔹清热散结，以除温热之邪。因此案先后天俱不足，故予《医宗金鉴》之"扶元散"。方中以四君子汤健脾益气，宁心安神镇惊；四物汤养血和血；当归、黄芪乃当归补血汤之谓。诸药合用，为八珍汤益气血五脏俱补之治；山药健脾渗湿；菖蒲开窍醒神；姜枣和营卫，益气血。故扶元散以其益髓扶元，脾肾同补之功而愈病。本案在扶元散基础上加蝉蜕者，以其甘寒清热，轻浮宣散，而长于凉散热邪，开宣肺窍；又以其凉散入肝，有益于解痉定搐，宁心安神。

柳少逸老师认为，解颅发病多由肾气不足、髓海失养或后天疾病所伤，遂致水不制火，虚热上冲，头颅开解，以肾精不足、本虚标实为临床特征。治法宜培元补肾，益气养血。若脾肾两虚，宜脾肾双补，益髓扶元。继发于温病，而见虚风内动；水湿阻滞者，佐以渗湿通络，柔肝息风。吉忱公根据其临证经验，曾告云："肾气亏损者易治，预后一般良好，继发于温热诸疾者难瘥，预后较差，或见智力不全。"但吉忱公亦云："是以继发于温热病解颅者，亦不能率以为预后不良，而迁延失治，贻误病机。"

二〇一九年七月九日

也说茺蔚能益母

年中了，到医院检查"国医堂"的建设工作，坐在门诊观一个年轻大夫诊病，不到半个小时，三用益母草膏。我好奇地问："益母草膏临床上应用这么广泛吗？"大夫说："益母草最宜妇人，为妇科圣药，益母草又称坤草，是妇女专用之药，为临床上常用药物。"见是一位年轻的西医大夫，我拿起门诊登记，看到开益母草膏的三位病人中，一位是少女痛经，一位是产后半年，一位是更年期的妇女。我问："你用中药制剂，不用辨证吗？"他说："我不会辨证，只是知道此药对妇女有益，故常应用。"

面对一个西医大夫开益母草膏的状况，使我意识到，益母草因其"益母"的圣名，广为人知，即使用药不对症，老百姓也因其益母的圣名而谅解。此即"黄连救人无功，人参杀人无过"之谓。

年轻大夫见我沉思，问我："用药不对吗？"我说："用中药一定要辨证，切勿套病、套方、套药。且不说，你用药对与否，现在正是伏季，老中医在这个季节都慎用益母草。《本草正义》有言：'益母，虽非大温大热之药，而气烈味苦，究是温燥队中之物，观于产后连服二三日，必口燥嗌干，尤其确据，故宜于寒令寒体，而不宜于暑令热体。乃吾乡视为产后必用之物，虽酷暑炎天，亦必常备，加以畏其苦燥，恒以砂糖浓调，若在三伏时令，新产虚体，多服此浊赋苦燥之药，耗血恋邪，变生不测，更可虑也。'这也是有些老中医，需要用益母草时用泽兰代替之理，读中医验案，不能忽视了地域、季节。"

听我说完，年轻大夫一愣，连连点头称是。忙问："那怎样用益母草啊？"我说："你不是学习中医的，但我给你讲讲益母草得名的故事，对如何应用此药能大概理解一些。"

益母草入药首载于《神农本草经》，名"茺蔚"，取"此草及子皆充盛密蔚"之意。

益母草之名还与一个感恩的动人故事有关。

很久以前，在豫西大别山中，一名叫茺蔚的孩子的母亲在生他时，患了"月子病"，久治不愈。几年之后，她身体越来越虚，竟至卧床不起。茺蔚懂事之后，为母亲四处寻医问药，历尽艰辛也未能如愿。一天借宿古庙，庙内老僧见他救母心切，便赠他四句诗，让他据诗寻找治病草药。诗云："草茎方方似黄麻，花生节间七月开，三棱黑子叶似艾，能医母疾效可夸。"小茺蔚将这四句诗熟背于心，并按照诗的提示寻找。功夫不负有心人，他找到了这种茎有四个棱角、节间开满小花的草本植物。茺蔚兴奋地将其采回家，熬成汤汁给母亲服用，母亲果然痊愈了。因是小茺蔚为医治母病找到的，便称为"茺蔚"，且又益母，又称它为"益母草"，把它的种子叫作"茺蔚子"。

讲完这个故事，我说世间草木万千，独言益母者不多见。孔子的学生吃鱼，目睹此草，因思母亲没有吃过此鱼，便将吃到嘴里的鱼吐出来，并终身不再吃鱼，这即是"思母吐鱼"的典故。从小茺蔚寻药治疗母亲病的故事中，可以知道，益母草是治疗产后导致的一些疾病。

我接着讲第二个故事。

相传，在大固山脚下，住着一个叫秀娘的女子，心地善良。在她婚后不久，便怀了孕。一天，秀娘在家纺棉花，突然一只受伤的黄麂跑过来，仰头对她"咯咯"直叫，十分可怜。秀娘见远处有一猎人正追赶而来，她十分同情这只黄麂，便将黄麂藏于自己的凳下，用自己的衣裙遮盖起来。不一会儿，猎人追到门口问道："大嫂，看到一只受伤的黄麂没有？"秀娘不慌不忙，边纺边答："看到过，已往东边逃去了。"猎人便向东追去。看到猎人走远了，秀娘对黄麂说："快快向西边逃吧！"黄麂屈膝下跪，连连叩头，然后向西逃去。

不久，秀娘临盆，不幸难产，接生婆束手无策，催生药也无效，一家人更是急得团团转。正在这时，门口传来"咯咯"的叫声。秀娘睁眼一看，是自己救过的黄麂。只见黄麂用嘴叼着一只香草，慢慢走到秀娘床前，仰头对秀娘"咯咯"直叫，双眼含泪，显得十分亲切。秀娘知其来意，便叫丈夫从黄麂嘴里接过香草，黄麂点点头而去。

秀娘服下用香草煎的汤药，疼痛渐止，浑身轻松，没多时，婴儿呱呱坠地，全家都特别高兴。秀娘知道了此草的用处，种了许多在家前屋后，专门给产妇生孩子时服用，并起名叫"益母草"。

讲完第二个故事，我说："过去益母草是用来催生治疗难产的。《本草衍义》有云：'治产前产后诸疾，行血养血；难产作膏服。'《本草蒙筌》记载：'去死胎，安生胎，行瘀血，生新血。治小儿疳痢。'"

这时，国医堂的中医大夫听说我在讲中医，也过来了。他听完就问："益母草不是可以广泛用于妇科病吗？你怎么说只用于产后和催产？"我说："我的老师柳少逸先生，教导我，药必本《神农本草经》，《神农本草经》谓芫蔚子：'味辛微温。主明目益精，除水气。久服轻身，茎生瘾疹痒，可作浴汤。一名益母，一名益明，一名大札。生池泽。'《神农本草经》并未明确提出治妇科病，甚至完全未用于妇科。"

我反问此中医大夫："你学习的《方剂学》中有哪首方子里配伍了益母草？"他拿出书本查找。我说："如果你和我学习的课本用的是一个系列的话，我记忆中，天麻钩藤饮中配伍了益母草。方中益母草合川牛膝活血利水，天麻钩藤饮也不是单单治疗妇女病。即使是《傅青主女科》中也没有几个方子配伍益母草。一个是助气补漏汤。助气补漏汤能益气养阴，清热止血。治妊娠气虚血热，小便时常出血，但胎不动，腹不痛者。二是完胞饮。主治妇人生产之时，被稳婆手入产门，损伤胞胎，因而淋漓不止，欲少忍须臾而不能。三是救母丹。主治难产子死胞中，益母草善下死胎，石脂能下瘀血，自然一涌而出，无少阻滞矣。四是散结定疼汤。主治妇人产后因瘀血而致少腹疼痛，甚则结成一块，按之愈疼。即使这四方也是用益母草活血利水祛瘀、清热下死胎的功效。亦即《本草正》'血热、血滞及胎产难艰涩者宜之；若血气素虚兼寒，及滑陷不固者，皆非所宜'之谓。"

我接着说："助气补漏汤用于妊娠，也不代表益母草在妊娠期可用。《中国药典》将益母草标记为'孕妇禁用'，现代药理研究其可致强烈宫缩而流产。即使在保胎益母丸等方中用益母草保胎，临床应用益母草可不慎乎，也可以这么说，凡有益母草的保胎方剂或成药都要慎用。"

古代，甚至在西医传入中国前，女子怀孕生育就是过鬼门关，孕产妇死亡率很高。益母草可用于难产、胞衣不下、死胎等产科危症，如上面我讲的第二个故事，因其有此功效，能救产妇于危难之时，所以圣名远播。

听我讲完，他们更茫然了，我说："益母草实际上药力平缓，也是普通的一味药，但因'妇科圣药'之名，误导了很多人，缩小了应用范围。《本草纲目》记载：'味辛微苦，无毒。活血、破血、调经、解毒。治胎漏产难，胎衣不下，血晕，血风，血痛，崩中漏下，尿血，泻血，痢，疳，痔疾，跌仆内损瘀血，大便、小便不通。'《中华本草》谓益母草：'苦，性微寒。归肝肾心包经。活血调经，利尿消肿，清热解毒。主月经不调，经闭，胎漏难产，胞衣不下，产后血，瘀血腹痛，跌打损伤，小便不利，水肿，头号肿疮疡。'我的老师柳少逸先生曾告诉我：'内服益母草，能改善血液循环，消除瘀血，利水消肿，清热解毒，凡见水湿、瘀血、热毒者即可应用。'"

"刚才我们说的天麻钩藤饮，临床常用于肝肾不足，肝阳偏亢，生风化热所致的高血压病、急性脑血管病、内耳性眩晕等。配伍益母草的意义就是活血清热利水，使瘀血邪热从小便出，给邪以出路，达到'降本流末'的目的。"

我义说："柳老师治疗下焦疾病，凡见瘀血、水湿停聚、郁热内生者用益母草效果很好。柳老师形象地形容肾、膀胱、子宫、前列腺等像一个个的水池，我们都知道夏天气温偏高，池塘的水会因缺氧变臭，变成一潭死水，鱼也存活不了。这时聪明的渔民就会给池塘加氧气，并不停地搅动水体。如果水体还不能改善，就会从上游引来活水，从下游放出死水，池塘的水重新恢复水体的循环，鱼的生存质量就提高了。同样的道理，人体内的脏器瘀血水湿停聚，就是一潭死水，时间久了就会发热产生热毒，甚至长东西。治疗这些疾病，补充活水很重要，但让水体活起来，并排出体外更重要。而益母草就是活血化瘀利水之要药，能使瘀血败浊化成水，从小便出。益母草独具'血水互换'的特能，临床广泛应用于肾炎、膀胱炎、前列腺炎、子宫肌瘤、妇科各种炎症、恶露不尽等产后瘀阻腹痛诸疾。同时，子宫内环境改善了，有利于受孕，这也是益母草能治疗不孕不育的道理。"

我告诉他们："《神农本草经》有益母草治疗'瘾疹痒，可作浴汤'的记载。朱良春先生认为——'益母草的消风止痒作用，全在其能入血行血，盖血活风自散也。'龚志贤老先生在《名老中医之路》中记载了一个治疗湿疹验方的故事。书中说：'记得当时有一位草医，善于用外洗药治疗皮肤湿疹，但很保守，凡对求治的皮肤湿疹病人，他只给药不给处方，把药切成细末混杂在一起交与病家。我请教他多次，他都推诿。当时草医不为医界所重视，但我很尊敬他，亲近他，虚心向他请教，必要时还在经济上给他一些帮助，他终于向我公开了秘方。处方是：苦参60g，蛇床子30g，百部30g，益母草30g。用法：煎水洗涤湿疹，如患全身湿疹，可用药水洗澡。每剂药可煎洗二三次。我配合内服清热解毒的中草药，更提高了疗效。'"他们听我讲完，都说近期有很多湿疹的病人，问我可否用这个方子。我说："《名老中医之路》是老中医的成功学，这里面的方子，都是他们验证有效后才公布出来，大胆地用，而且效果很好。"

益母草不但能治疗皮肤病，还能烧灰外用敷面，有美白、祛痘斑、防皱等功效。《新唐书》记载："武后虽春秋高，善自涂泽，令左右不悟其衰。"但未载涂泽的是何物。武则天去世40多年后，王焘在《外台秘要》中专载武则天长期用过的一首外涂美容药方，内中主要药物是益母草，称之为"近效武则天大圣皇后炼益母草留颜方"。其功效特异，此药洗面，觉面皮滑润，颜色光泽。经月余生血色，红鲜光泽，异于寻常。如经年用之，朝暮不绝，年四五十岁妇人如少女。

《本草拾遗》中就详细记载了武则天的这个美容方："唐天后炼益母草入面法：在农历五月五日采根苗，曝干勿着火，捣罗，以面水和成如鸡子大，再曝干。仍作一炉，四旁开窍，上下置火，安药中央。大火一炊久，即去大火，留小火养之，勿令火绝。经一伏时出之。瓷器中研制，三日收用，每十两加滑石一两，胭脂三钱。"

有兴趣者不妨试一试，不过如果按照《本草拾遗》的方法炮制，非常麻烦，可以用古法炮制成灰，掺到面膜中使用就可以了。

有人问："益母草和茺蔚子如何区别，阅读历代本草，有说益母草微寒，有说微温的，如何理解？"

对益母草微寒、微温不一致的问题，我请教过柳少逸老师，老师解释说："《本草经集注》是最早的《本经》注解本。陶弘景云：'茺蔚子味辛、甘、微温、微寒、无毒。主明目，益精，除水气。治血逆大热，头痛，心烦。久服轻身，茎，主瘾疹痒，可作浴汤。'明确地说，茺蔚子性微温、微寒。西汉至清代，茺蔚子即益母草，名称互为通称，全草入药。《本经》言：'茺蔚子，味辛微温'，系指带子全草性味。现今教科书和《中华人民共和国药典》则分别收载茺蔚子（果实）性微寒，味辛、苦；益母草（全草）：性微寒，味苦、辛。由此，更引起争论。子微温、草微寒应当确论，清代医家多有论述。"

清代张志聪在《本草崇原》中有云："茺蔚子，气味辛甘，微温，无毒。主明目，益精，除水气。久服轻身。茺蔚茎叶甘寒，子辛温。《本经》辛甘微温，概苗叶实而言也。茎方子黑，喜生湿地，禀水土之气化，明目益精，得水气也。除水气，土气盛也。久服则精气充尉，故轻身。茺蔚茎叶花穗，气味甘寒，微苦辛。主治瘾疹，可作浴汤。益母草得水湿之精，能耐旱熯，滋养皮肤，故主治瘾疹，可作汤浴。茺蔚子明目益精而补肾，复除水气以健脾，故有茺蔚之名。益母草清热而解毒，凉血以安胎，故有益母之名。"

茺蔚子因可明目益精，所以在临床上常用，但对瞳孔散大者应慎用。李时珍曾告诫道："东垣李氏言，瞳子散大者禁用茺蔚子，为其辛温主散，能助火也……愚谓目得血而能视，茺蔚行血甚捷，瞳子散大，血不足也，故禁之，非助火也。"益母草（带子全草）有散瞳作用，故青光眼慎用。

《全国中草药汇编》谓茺蔚子："主治目赤肿痛，高血压病，月经不调，产后瘀血腹痛。"但在此书茺蔚子的附注中记录道："有人报道茺蔚子炒热研粉，一次服用30g可引起中毒，服后4~6小时出现胸闷无力、全身酸痛、下肢不能活动等症状。"应用此药的副作用又不可不引起重视。

二〇一九年七月十二日

地肤子——被人忽视的良药

上周六上午照例回老家，冲上一杯茶还没顾上喝，邻居大嫂抱着孙子找我来了，刚进大门就喊："他爷爷，快给孙子看看这皮肤怎么了？"我忙招呼她坐下，说慢慢给看。

小孩有半岁大，面部分布丘疹样湿疹，有黄色分泌物渗出，上肢和后背散见，指纹紫红。我问："吃什么药了吗？"大嫂说："喂药不吃也喂不进去，外用芦荟膏也没有效果，小孩子常用手抓挠，都流水了。"

这是湿疹，又称"奶癣"，是婴幼儿时期常见的一种皮肤病。

我说："天气这么热，不要给孩子穿多了，防止出汗过多，注意皮肤干爽。"大嫂说："经常给孩子洗澡。"一句洗澡提醒了我，我说："不用服药和搽芦荟膏了，院子外面有益母草、地肤子，拔几棵，你带回家用铝锅煮水，用这水给孩子洗澡，再用干净的毛巾蘸这水，给孩子焐焐脸，就行了。"她高兴地说："你忙吧，我自己拔就行了。"说完，她站起身来，突然又问道："什么是地肤子啊？"我笑了笑说："就是扫帚草。"

今天大嫂又给我电话，说小孩子的湿疹好多了，还问："再到你院子外面拔点扫帚草可以吗？"老百姓就是朴实，虽然长在我家门前，但那是野生的，谁都可以拔来用。

说起门前的地肤子，还是去年邻居给了一把扫帚草扎成的扫帚散落下来的种子长成的，此扫帚所到之处，今年不管地板缝里，还是角落里都长出了很多。一棵扫帚草不知道能产多少种子，估计没有人能数得清楚。春天，门外长出了几百棵，我锄掉了很多，留了十几棵，不想还真派上了用场。

一个中医精通了药性，眼中就没有闲草，天地万物皆可治病。用地肤子、益母草治疗小孩湿疹，历代本草早就记载。《神农本草经》谓益母草："茎生瘾疹痒，可作浴汤。"《本草原始》谓地肤子："去皮肤中积热，除皮肤外湿痒。"现在正值三伏天，酷暑湿气充斥，皮肤上总爱生出疹子，瘙痒难忍。而益母草、地肤子茂盛生长在田间地头，房前屋后，随便采一把，煮水外洗就好了。

这味早在《神农本草经》记载的药物："味苦寒。主膀胱热，利小便，补中益精气。久服，耳目聪明，轻身耐老。"对《神农本草经》中的记载，后世本草多有阐述。

《本草乘雅》曰："地肤子，一干数十枝，攒簇直上，其子繁多，星之精也。其味苦寒，得太阳寒水气化，盖太阳之气，上及九天，下彻九泉，外弥肤腠。故地肤之功，上治头而聪耳明目，下入膀胱而利水去疝，外去皮肤热气，而令润泽。服之病去，必小水通长为外征也。"又云："蔓延敷布，弱不胜举，因名地肤。主治功力，真能使吾身生气敷布在表，有宣义，有开义，当入太阳，太阳为开故也。气味苦寒，亦得太阳寒水之化，故可对待太阳阳象之标，则凡以热为本者，莫不相宜。膀胱，太阳经也，标盛则热，与得寒水之化者逆治之，热谢而小便澄彻矣。补中者，中补乃能敷布。益精气者，益精乃能化气。盖膀胱者，州者之官，津液藏焉，气化则能出矣。聪明耳目，轻身耐老者，以开展则窍通，窍通则充实光辉矣。"

《本经逢原》曰："众病皆起于虚，虚而多热，则小便不利，精气日燔，故《本经》主以清利膀胱邪热，中气自复，耳目聪明矣。其能祛热利小便，却阴火，治客热丹肿。叶主老人夏秋间热淋，用此捣自然汁服之即通。男子白浊，用地肤子、白蔹为丸，滚汤下。妇人白带，地肤子为末，热酒服之屡效。"

《医学正传》云："拤兄年七十，秋间患淋，二十余日，百方不效，后得一方，取地肤草，捣自然汁服之，遂通。至贱之物，有回生之功如此，是苗叶亦有功也。"

《滇南本草》有言："利膀胱小便积热，洗皮肤之风，疗妇人诸经客热，清利胎热，湿热带下。"具有极好的清热解毒、利湿渗水、祛风邪、止肤痒的作用。临床上常用于小便不利，热淋涩痛，阴痒带下，风疹，湿疹，皮肤瘙痒等症。

历代本草中记载地肤子治疗疾病的案例，也说明地肤子应用广泛。

《圣惠方》治久血痢，日夜不止：地肤子一两，地榆三分（锉），黄芩三分。上药捣细罗为散。每服，不计时候，以粥饮调下二钱。

《广济方》地肤子丸，治雀目：地肤子五两，决明子一升。上二味捣筛，米饮和丸。每食后，以饮服二十丸至三十丸。

《圣惠方》地肤子散，治肝虚目昏：地肤子一斤（阴干，捣罗为末），生地黄五斤（净汤捣，绞取汁）。上药相拌，日中曝干，捣细罗为散。每服，空心以温酒调下二钱，夜临卧，以温水调再服之。

《肘后方》治跳跃举重，卒得阴颓：白术五分，地肤子十分，桂心三分。上三物，捣末。服一刀圭，日三。

《经验广集》地肤酒，治吹乳：地肤子为末。每服三钱，热酒冲服，出汗愈。现代用法：地肤子50g，水煎后加入红糖适量，趁热服下，取微汗，每日1剂。

《圣济总录》地肤子散，治痔疾：地肤子不拘多少，新瓦上焙干，捣罗为散。每服三钱匕，用陈粟米饮调下，日三。

《圣济总录》治雷头风肿：地肤子，同生姜研烂，热酒冲服，取汗愈。

妊娠患淋：用地肤子十二两，加水四升，煎至二升半，分次服下。小便不通：用地肤草榨汁服，或用地肤草一把，加水煎服。

中华民国时期，中西医汇通大家张锡纯因治疗阳分虚损，气弱不能宣通，致小便不利而创制宣阳汤；因治阴分虚损，血亏不能濡润，致小便不利而创制济阴汤。两方中皆配伍地肤子。

宣阳汤：野台参四钱，威灵仙钱半，寸麦冬（带心）六钱，地肤子一钱。以人参为君，辅以麦冬以济参之热，灵仙以行参之滞，少加地肤子为向导药，名之曰宣阳汤。

济阴汤：怀熟地一两，生龟甲（捣碎）五钱，生杭芍五钱，地肤子一钱。以熟地为君，辅以龟甲以助熟地之润，芍药以行熟地之滞（芍药善利小便，故能行熟地之泥），亦少加地肤子为向导药，名之曰济阴汤。

阴分阳分俱虚者，两方并用，轮流换服，小便自利。

如何应用二方？张锡纯曰："曾治沧州刘姓媪，年过六旬，小便不利，周身皆肿。医者投以末药，下水数桶，周身肿尽消，言忌咸百日，盖方中重用甘遂也。数日肿复如故，一连服药三次皆然，此时小便滴沥全无，亦不敢再服前药。又延他医，皆以为服此等药愈后又反复者，断难再治，况其屡次服药而屡次反复者乎？后延愚诊视，其脉数而无力，按之即无，因谓病家曰：'脉数者阴分虚也，无力者阳分虚也。'水饮缘三焦下达必借气化流通，而后能渗入膀胱出为小便。此脉阴阳俱虚，其气化必虚损不能流通小便，所以滴沥全无也。欲治此证，非补助其气化而兼流通其气化不可。《易》有之'日往则月来，月往则日来，日月相推而明生焉；寒往则暑来，暑往则寒来，寒暑相推而岁成焉；往者屈也，来者信（读作伸）也，屈信相感而利生焉'。此天地之气化，即人身之气化也。爰本此义以立两方。一方以人参为主，辅以麦冬以济参之热，灵仙以行参之滞，少加地肤子为向导，名之曰宣阳汤，以象日象暑；一方以熟地为主，辅以龟甲以助熟地之润，芍药以行熟地之泥，亦少加地肤子为向导，名之曰济阴汤，以象月象寒。二方轮流服之，以象日月寒暑往来屈伸之义。俾先服济阴汤取其贞下起元也，服至三剂，小便见利。服宣阳汤亦三剂，小便大利。又接服济阴汤三剂，小便直如泉涌，肿遂尽消。"

地肤子临床上少用，我遂问柳少逸老师缘由。

老师曰："每一味药都有自己的功效和主治，但也有功效相类似的药物，如地肤子、车前子之类是也。"地肤子，《神农本草经》谓："味苦寒。主膀胱热，利小便，补中益精气。久服，耳目聪明，轻身耐老。"《精编本草纲目》谓车前子："味甘，性寒，无毒。利尿，除湿痹，长期服用轻身耐老，养肺强阴益精，使人有子，耳聪目明。"从古代本草上记载就可以得出，地肤子、车前子的功效类同。相较二药，车前子临床上应用更广泛，效果更好，如六味、八味地黄丸、五子衍宗丸等配伍车前子。

虽然车前子可以代替地肤子，但地肤子比车前子多了一个特能，就是止痒，症见瘙痒，可为君药，常和白鲜皮为对药；外阴瘙痒，可单味服之，外以蛇床子、苦参、枯矾等研细外扑，常得良效。尿道炎，常尿道异感，瘙痒有如虫行，重用地肤子有很好的治疗效果。更有妇女带下，如有瘙痒是必加之药。湿毒成疮，瘙痒黄水淋漓，可与苦参、枯矾等煎汤洗浴。

地肤子、车前子虽功效相似，但用药如用兵，如出现需用地肤子证者，当相须为用，充分发挥药物的功效，以达到治愈疾病的目的。

二〇一九年七月十五日

核桃——益肾健脑法于象

一名手上患有白癜风的朋友，约我再去摘点青核桃。

去年一起去爬日照市黄墩镇的东山，看望网名叫"东山老人"的朋友，东山老人种了很多核桃，谈起如何治疗白癜风时，我介绍了《本草纲目》中记载的核桃青皮治疗白癜风的一个医案："青胡桃皮一个，硫黄一皂子大。研匀，日日掺之，取效。"其摘了一小袋，回家如法炮制，使用了一段时间，有效果，可药配少了，今年想再去摘点配药。

到达东山核桃林，累累的果子在微风吹动下，摇头晃脑，我们拿着竹竿，一人打，两人拾，不一会儿就拾满了一筐。看看差不多够用了，我们坐在核桃树下休息。听东山老人说，阴历六月六日以后，核桃开始灌浆，这个季节的核桃就可以吃了。一听可以吃，我急忙找来几块石头，捣烂外皮，然后敲开硬壳，果肉白白的像煮熟的蛋清，甜丝丝的，但还有点涩。再看看手指，被核桃汁染得黑黑的。

朋友问我："青核桃皮只能治疗白癜风吗？"我说："青核桃皮古称青龙衣，主治胃、腹痛，水痢，痈肿疮毒。"《山东中草药手册》记载："解毒消肿。"《陕西中草药》记载："治牛皮癣、鱼鳞癣、荷叶癣及秃疮等症。"《方脉正宗》载有："治水痢不止药方：青胡桃皮一两捣碎，铁锅内微炒，再捣细，每早服三钱，白汤下。"《救急方》载道："治疬疡：青胡桃皮，捣之，并入少许酱清和砂，令相入，先以泔清洗之，然后敷药。"《本草纲目》载道："治嵌甲，胡桃皮烧灰贴。"

青龙衣能抗肿瘤，用于止痛，具有作用时间长、无成瘾性及无毒副作用等特点，为理想的镇痛新药；在治疗胃炎、胃溃疡、皮肤病、糖尿病等方面，青龙衣均有显著的疗效。

我们把玩着核桃，看着这像人大脑一般的核桃仁，朋友问："中医说的核桃能健脑益智，是不是'以形补形'啊。"我说："是啊，天地万物皆有道，中医之为道，道法自然。核桃'以形补形'法于象，其油榨出即变黑，黑能入肾，青入肝，为滋补肝肾、强健筋骨之要药。《本经逢原》言其：'肉类三焦，而外皮水汁皆青黑，故能通命门，助相火。'所以又名长寿果、万岁子。"

核桃，原名胡桃，学名羌桃。汉代《名医别录》中记载："此果出自羌湖，汉时张骞出使西域，始得终还，移植秦中，渐及东土。"张骞将其引进中原地区时，名叫"胡核"。史料记载，公元 319 年，晋国大将石勒占据中原，建立后赵。因其忌讳"胡"字，故将"胡桃"改名为"核桃"，此名延续至今。

核桃汉时引种，所以《神农本草经》中没有记载，但也有人把《神农本草经》中"桃核仁"误为核桃仁了。从历代文献记载中，核桃开始时是供人赏玩，称"揉手核桃"。明熹宗就特别喜爱文玩核桃，故有"玩核桃遗忘国事"的戏谑。清代乾隆帝，更是玩核桃的行家里手，曾作诗赞曰："掌上旋日月，时光欲倒流。周身血气涌，何年是白头？"

核桃药食两用大概始于唐代大面积种植后的事情了。临淄邹平人段成式在《酉阳杂俎》记述道："胡桃仁曰虾蟆，树高丈许，春初生叶，长三寸，两两相对。三月开花，如栗花，穗苍黄色。结实如青桃，九月熟时，沤烂皮肉，取核内仁为果。北方多种之，以壳薄仁肥者为佳。"说明距今一千多年前，北方地区已广种核桃树。唐代陈藏器在《本草拾遗》谓核桃："味甘、平、无毒，食之令人肥健，润肤，黑发，去野鸡病。烧令烟尽，研为泥和胡粉，拔白发，以内孔中，其毛皆黑。"那时开始把核桃用于治疗疾病。

核桃广泛用于治病，始自唐郑相国。在《本草纲目》里，记载了一个核桃、补骨脂治病的有趣故事曰："破故纸今人多以胡桃合服，此法出于唐郑相国。自序云：'予为南海节度，年七十有五。越地卑湿，伤于内外，众疾俱作，阳气衰绝，服乳石补药，百端不应。元和七年，有诃陵国舶主李摩诃，知予病状，遂传此方并药。予初疑而未服，摩诃稽首固请，遂服之。经七八日而觉应验，自尔常服，其功神效。十年二月，罢郡归京，录方传之。'"随着郑相国 82 岁时辞官归故里，将此药广为介绍，此方被人称为"唐郑相国方"。广州太尉张寿明耳有所闻，索方服之，时隔不久，斑白的髭须转为乌黑，春风满面，十分喜悦，赋诗以赞颂道："三年持节向边隅，人信方知药力殊。夺得春光来在手，青娥休笑白髭须。"由于这首诗，"唐郑相国方"更广为传播，由此改变了唐代"服石养身"风俗。唐代服食钟乳石、硫黄之类为尚，白居易就有"钟乳三千两，金钗十二行"的诗句。并自注云："思黯自夸前后服钟乳三千两，甚得力，而歌舞之妓颇多，来诗戏予羸老，故戏答之。"郑相国也未免俗，服钟乳石无效后，他改弦易辙，并将所获之方传之于世，供他人试验服用。正如宋苏颂在《图经本草》中云："今人多以胡桃肉合补骨脂服，此法出于唐郑相国。"

逮至宋代，根据郑相国流传的方子，加之广州太尉张寿明的诗，创制了青娥丸。"青娥"为乌发少女，也即"壮筋骨，活血脉，乌鬓发，益颜色"之意。本方也因此而命名为"青娥丸"，而成千古名方。

青娥丸首载于宋代的《太平惠民和剂局方》。药物组成：杜仲480g（盐炒），补骨脂240g（盐炒），胡桃仁150g（炒），大蒜120g。将以上4味研为细末，炼蜜为丸，每丸6~9g。口服，每次1丸，每日2~3次。功效：补肾强腰。

方中杜仲补肝肾、强腰膝、壮筋骨，且能镇痛，为治疗肾虚腰痛的要药；补骨脂能补肾助阳；胡桃仁补肾固精；大蒜宣通祛寒、行滞通络，以利壮腰止痛。主治：因年老体弱、房劳过度而引起的肾虚腰痛。表现为疼痛不止、坐立不安、膝软乏力、过劳加重，平卧则疼痛减轻。近年研究证明，服用青娥丸不仅有补益肾气、延缓衰老功效，而且能提高骨密度，对防治中老年人骨质疏松症有良好效果，是老年人的保健佳品。

宋代王趏将原方去大蒜加鹿茸、没药成"补髓丹"，其温肾壮阳、益精养血作用更强。

元代许国桢亦将原方去大蒜加萆薢成"胡桃丸"，此方增强了祛风湿、止痹痛之作用。

元代危亦林也将原方去大蒜加萆薢、黄柏、知母、牛膝，见《摄生众妙方》，同称青娥丸，能阴阳并补，并可治阳痿、遗精、早泄等症。

现代《中国药典》所载之青娥丸是以《太平惠民和剂局方》配方为基础所制而成。据最近临床应用报道，对膝肌劳损、骨质增生、冠心病及黄褐斑等属于中医肾阳虚证者，均取得了一定的疗效。

柳少逸老师临床上常用赞化血余丹，历用有效。这是明代《景岳全书》

中的方子，也是明代用核桃的代表方。能补气血，乌须发，壮形体，培元赞育。治气血俱亏，形体羸瘦，须发早白，阳衰不育。药物组成：血余250g，熟地250g（蒸、捣），枸杞、当归、鹿角胶（炒珠）、菟丝子（制）、杜仲（盐水炒）、巴戟肉（酒浸，炒干）、小茴香（略炒）、白茯苓（乳拌，蒸熟）、肉苁蓉（酒洗，去鳞甲）、胡桃肉各120g，何首乌（小黑豆汁拌蒸七次，如无黑豆，或人乳、牛乳拌蒸，俱炒）120g，人参（随便用，无亦可）。上药研末，炼蜜为丸。每次6~9g，空腹时用滚白汤送下。

明代对核桃的研究达到了一个新的高度，后世医家多尊李时珍之说。《本草纲目》有记载道："胡桃仁颇类其状，而外皮水汁皆青黑。故能入北方，通命门，利三焦，益气养血，与补骨脂同为补下焦命门之药。夫命门气与肾通，藏精血而恶燥。若肾、命不燥，精气内充，则饮食自健，肌肤光泽，肠腑润而血脉通。此胡桃佐补药，有令人肥健能食，润肌黑发固精，治燥调血之功能。命门既通则三焦利，故上通于肺而虚寒喘嗽者宜之，下通于肾而腰脚虚痛者宜之。内而心腹诸痛可止，外而疮肿之毒可散矣。"

核桃补下焦命门可以用核桃仁，而用于治疗痰嗽时，应连皮用之。《本草纲目》记载了一个案例，说道："溧阳洪辑幼子，病痰喘，凡五昼夜不乳食，医以危告。其妻夜梦观音授方，令服人参胡桃汤。辑急取新罗人参少许，胡桃肉一枚，煎汤一蚬壳许，灌之，喘即定。明日以汤剥去胡桃皮用之，喘复作，仍连皮用，信宿而廖，此方不载书册，盖人参定喘，胡桃连皮能敛肺故也。"

张锡纯善用核桃，其用核桃创制的名方数量为历代医家之最，水晶桃、敦复汤、温冲汤等方现仍广泛应用于临床。

水晶桃：治肺肾两虚，或咳嗽，或喘逆，或腰膝酸疼，或四肢无力。核桃仁一斤，柿霜饼一斤。先将核桃仁饭甑蒸熟，再与柿霜饼同装入瓷器内蒸之，融化为一，晾冷，随意服，以治小儿尤佳也。柿霜色白入肺，而甘凉滑润，其甘也能益肺气，其凉也能清肺热，其滑也能利肺痰，其润也能滋肺燥，与核桃同用，肺肾同补，金水相生，虚者必易壮实。

敦复汤：治下焦元气虚惫，相火衰微，致肾弱不能作强，脾弱不能健运，或腰膝酸疼，或黎明泄泻，一切虚寒诸证。药物组成：野台参四钱，乌附子三钱，生山药五钱，补骨脂四钱（炒捣），核桃仁三钱，萸肉四钱（去净核），茯苓钱半，生鸡内金钱半（捣细）。

张锡纯曰："原为补相火之专方，而方中以人参为君，与萸肉、茯苓并用，借其收敛下行之力，能大补肾中元气，元气既旺相火自生。又用乌附子、补骨脂之大热纯阳，直达下焦，以助相火之热力，核桃仁之温润多脂，峻补肾脏，以浓相火之基址。且附子与人参同用名参附汤，为回元阳之神丹，补骨脂与核桃仁并用名青蛾丸，为助相火之妙品（核桃仁属木，补骨脂属火，并用之，有木火相生之妙），又恐药性太热，于下焦真阴久而有碍，故又重用生山药，取其汁浆稠黏，能滋下焦真阴，其气味甘温，又能固下焦气化也。至于鸡内金，其健运脾胃之力，既能流通补药之滞，其收涩膀胱之力，又能逗留热药之性也。"

温冲汤：治妇人血海虚寒不育。药物组成：生山药八钱，当归身四钱，乌附子二钱，肉桂二钱（去粗皮后入），补骨脂三钱（炒捣），小茴香二钱（炒），核桃仁二钱，紫石英八钱（研），真鹿角胶二钱（若恐其伪可代以鹿角霜三钱），另炖，同服。

张锡纯曰："愚临证实验以来，凡其人素无他病，而竟不育者，大抵因相火虚衰，以致冲不温暖者居多。因为制温冲汤一方。其人若平素畏坐凉处，畏食凉物，经脉调和，而艰于生育者，即与以此汤服之。或十剂或数十剂，遂能生育者多矣。"

核桃能治深入骨髓之疮毒。癌症病人长期化疗、放疗，药物的毒性深入骨髓，临床上配伍核桃、露蜂房等温性解毒药，效果很好。

核桃能消坚开瘀，治心腹疼痛、砂淋、石淋、堵塞作疼、肾败不能漉水、小便不利。或误吞铜物，多食亦能消化。柳老师跟我讲，他听长岛名医袁可昌老先生讲的20世纪50年代初的一个故事，他说："一个小孩子口含一枚铜钱玩，误吞入胃中，一走方郎中，取其小瓶中些许核桃油喝下，其后排下渣样碎块铜钱，故众人称奇。"老师又讲，老师家父吉忱公根据民国之《国术指南》记事之记载："古之治铜印者，先将铜质印科浸入核桃油中，此时待刻之印面较之松软易刻，治印毕，入沸水中煮之，核桃油尽出，铜质复坚如初。"故吉忱公谓核桃入散剂，有软坚化石之功，适用于泌尿系、肝胆系结石，临床常用之。

核桃仁形似"大脑"，能够补肾、通命门、利三焦、益气养血，且核桃含有丰富的卵磷脂，可以增强大脑活力。所以需要补肾健脑者、用脑过度者、老年性痴呆者都可多吃核桃。

《日华子本草》曰："食酸齿楚，细嚼胡桃肉即解。"老年人髓海空虚，吃点水果就楚齿，因而不敢吃水果，如果吃水果时，同核桃一起吃就没有此弊端。由此，如果病人在主诉中说牙经常酸，吃点东西"倒牙"就是应用核桃的指证，而且效果很好。

二〇一九年七月二十一日

东夷镇上论梓白皮　天台山下话猫人参

7月19日下午4点，去日照西客站接到了从莱阳而来的柳少逸老师和王永前院长，师生见面高兴之余，我问柳老师累不累，老师说不累。看看离天黑还早，我说去日照东夷小镇如何？老师一听很有文化的名字，作为文化人的老师便欣然同意前往。

东夷小镇被誉为离海最近的特色旅游小镇，重点展现日照地区的东夷文化与海洋文化。

东夷文化是指东夷人所创造的文化，"夷"的名称，约产生于夏代，与"华""夏"并称，目的是进行华夷、夏夷之辨。这个时期"夷"代表部族的名称，意为"东方之人"。日照天台山有汤谷，是东夷人祖先羲和祭祀太阳神的圣地，是东方太阳崇拜和太阳文化的发源地，也是东夷人祭祀先祖的圣地。日出曙光先照的日照号称"东方太阳城"，也是东夷文化的延续吧。

走进小镇，仿古的街巷，鳞次栉比的仿古的酒楼茶肆，种类繁多的特色小吃，熙熙攘攘的人群。我们漫步在小镇上，老师在一棵新种植的高树前驻足观望。

柳老师和王院长说："这是梓树。"之后老师又对我说："现在梓树很少见到了。"宋·陆佃在《埤雅·释木》中称："梓为百木长，故呼木王。"古时五亩之宅皆植桑、梓，桑为蚕食，梓做器用。朱熹集传："桑、梓二木。古者五亩之宅，树之墙下，以遗子孙，给蚕食、具器用者也……桑梓父母所植。"故古称乡里为桑梓；古时木器为梓；建筑师和木工为梓人、梓匠；梓木用于家具外，也可供刻书印刷，所以书稿付印又称付梓；乔木高，梓木低，比喻父位尊，子位下，因称父子为乔梓；皇帝的棺材，用梓木做成故称梓宫。

从这些称谓可以看出，古代非常重视梓树，梓树渗透到人们生活的方方面面，而其果、皮、叶也是很好的药物，故称百木之王。果实能利水消肿，用于小便不利，浮肿，腹水；叶能清热解毒，杀虫止痒，用于小儿发热，疮疖，疥癣；皮可清热利湿，降逆止吐，杀虫止痒，用于湿热黄疸，胃逆呕吐，疮疥，湿疹，皮肤瘙痒。

梓树的根皮或树皮的韧皮部称梓白皮，张仲景麻黄连轺赤小豆汤用之。《伤寒论》第 262 条有云："伤寒，瘀热在里，身必黄，麻黄连轺赤小豆汤主之。"药物组成：麻黄二两（去节），连轺二两，杏仁四十个（去皮），尖赤小豆一升，大枣十二枚（擘），生梓白皮一升（切），生姜二两（切），甘草二两（炙）。上八味，以潦水一斗，先煮麻黄再沸，去上沫，纳诸药，煮取三升，去滓。分温三分，半日服尽。

"伤寒，瘀热在里"，为伤寒束表抑制阳气的宣发，夹杂湿邪致湿热郁积在体表，淤积的湿热会导致"身必发黄"，出现黄疸。由于湿热和风寒束表，人体气孔的宣发功能被拥堵，所以也经常伴随着小便不利、水肿等症状。这时需要采取解表祛湿、散表热的治疗方法。麻黄连绍赤小豆汤在临床中使用概率很高，也常用于湿热瘀结在皮肤表面的各种皮肤病及小便不利的水肿。

《神农本草经》谓生梓白皮："味苦寒。主热，去三虫，叶捣传猪创，饲猪肥大三倍，生山谷。"麻黄连轺赤小豆汤中，生梓白皮可以祛除胆和胃的湿热，以消除湿热的来源。由于生梓白皮很多药店没有，明代李中梓在《医学入门》中改用桑白皮，取其利水消肿之功。现代也沿用李中梓的做法常用桑白皮代替。

张仲景用药讲究，法度严谨，方中梓白皮药的基源为何，后世多有争议。此争议也伴随着梓、楸树之辨。古代关于楸树的名称，叫法不一。春秋《诗经》称楸树为"椅"。《左传》记楸为"萩"。战国时期《孟子》谓楸树"贾"。到了西汉，《史记》始称"楸"。东汉时期《说文》注云："贾，楸也。"宋《埤雅》又名楸为"木王"。该书还解释："椅即梓，梓即是楸。"又因楸与梓外形相像，古人常二者混称。《汉书》说："楸也，亦有误称为梓者。"从历史文献记载，先有"梓"名，后有"楸"之名，"楸"古多以"梓"等来代称，这意味着汉以前梓是梓、楸树等的总称。后世研究认为《神农本草经》和《伤寒论》的梓白皮当属梓、楸的白皮。《本草崇原》曰："梓、楸同类，梓，从辛，楸，从秋，禀金气也。气味苦寒，禀水气也。禀水气，故主治热毒。禀金气，故主杀三虫。阳明篇云：伤寒瘀热在里，身必发黄，麻黄连翘赤小豆汤主之，内用梓白皮，义可知矣。"后，随着梓树的减少，梓白皮药源稀少，《本经》未记载楸树白皮药用，而广泛应用药源丰富的桑白皮代之。老师说："如果楸树多的地区，用楸白皮当合仲景之意。"

第二天，万里晴空，太阳高照，气温是日照近期最高温。有得知柳老师来日照消息者，慕名求诊。看完病人，已过 9 点，问老师今天的日程，老师说，就去看看太阳文化的发源地，羲和部落的故里天台山吧。

天台山正在开发，又因 21 日举办"2019 中国（日照）太阳文化节"，正门禁行。我们曲折地找到天台山的入口，盛夏的天台山，林木葱茏。下车，走到一个小桥旁，我外孙沿着上山的台阶快速地往上跑，而年龄大的柳老师似乎有点力不从心。此时，正好有游客从山上下来，我问："怎么不从下山的道路下山？"一个老者说："天气太热了，爬山爬累了，所以原路返回。"王院长担心老师的身体，建议不上山了。于是，我们站在小桥旁，采着路边的商陆，我拿着商陆和柳老师说："这就是天台山著名的胭脂草。"

老师似乎想起什么，站在那里用眼四处搜寻着。突然，我发现沟的旁边长着像菖蒲的两株草，快步过去，拔出一棵，送给柳老师。老师说："这就是菖蒲，今天的心愿实现了。"看着老师脸上笑逐颜开，我这才知道，老师看了我文章中的石菖蒲，今天特意来寻找。

老师说："石菖蒲、水菖蒲均为天南星科植物，节菖蒲为毛茛科植物阿尔泰银莲花根茎，山东均未见报道。日照天台山有此物，真乃宝贝也。"

老师接着说："天热不能爬山，咱们就找个树阴说说话吧。"我问："昨天病人，老师使用了成方鳖甲煎丸、小柴胡汤、桂枝汤、薯蓣丸、阳和汤等加减变化，为何还使用了一些不常见的药物呢？"老师说："中医临床，核心是法的应用。清代骆如龙云：'然法虽有定，变通在人。'清代熊应雄云：'贵临机之通变，勿执一之成模。''成模'者，规矩也。'通变'者，运巧也。由此可知，中医临床无一不是常规，临床实践处处有机巧，即神行于规矩之中，运巧于规矩之外。若孜孜于常规，则作茧自缚；因证施法立方，则别出机杼而出神入化。故既重规矩，又运巧制宜，庶几左右逢源，期在必胜。故'方从法立，以法统方'，既不能有法无方，也不可有方无法。今天看的几个病人用成方则遵'成模'，加减变化在'通变'，使用冷药则在运巧，巧妙地使用现代药理研究成果，对于癌症病人我使用了几味冷药就是这个意思。"

老师说："癌症，在老祖宗那里并没有这个病名，对此病的研究也不如现代，我们中医也不能抱残守缺，在辨证选药方面，要重视现代药理研究，选择既符合中医辨证，又具有一定抗癌活性的药物。如生南星化痰效果显著，其抗癌作用也较明显；灵芝滋补强壮，增强人体免疫力，对肿瘤有抑制作用，对放射损伤有一定防护效应；猫人参既有健壮作用，又能治癌性胸腹水；生苡仁既能健脾利湿、清热排脓，又能抑制癌细胞生长；八月札能理气散结，又有抗癌作用等。肿瘤病人多长期服用中药，组方力求平和，切忌药性太偏。"老师说到这里，我想到有一个病人的方里，老师正是用了八月札、猫人参。对八月札我熟悉，但猫人参从没有听说过。

老师说："猫人参就是猕猴桃的根。20世纪60年代，浙江富阳三山镇的草医发现一些猕猴桃类植物的茎、叶，猫很喜欢吃，吃完了身体健壮、毛色油亮，能治疗猫的跌打损伤、消化不良、便秘等。后用于治疗人股骨头坏死、骨髓炎、肿瘤、臌胀（肝硬化腹水）、黄疸等，获得满意效果。能抑制肿瘤生长，改善病人体征，逐渐形成抗癌验方。猕猴桃的根分别被称为猫人参、藤梨根，但两种非常相似。藤梨根为猕猴桃科软枣猕猴桃的根，猫人参为猕猴桃科植物对萼猕猴桃（镊合猕猴桃）或大籽猕猴桃的根。"

猫人参性寒、味苦，归肺、胃经，可清热解毒、祛风除湿，消疔肿，可用于治疗肿瘤、骨髓炎、疮疡脓肿、风湿痹痛、肝硬化、黄疸、妇女白带、腹腔积液和麻风病等。目前临床主要用于治疗肺癌、原发性肝癌和消化道肿瘤等。

藤梨根性凉，味淡微涩，有清热解毒、祛风除湿、活血利尿消肿的功效，用于肿瘤、风湿痹痛、黄疸、痢疾、淋浊带下、疮疖、瘰疬和水肿等症的治疗。

老师说："猫人参药源越来越稀少难得，现在猫人参很多药房不知，多与藤梨根混用。现在北方猕猴桃种植越来越多，随着人们对猕猴桃根的认识，给猕猴桃产业带来广阔的发展前景。"老师问："猕猴桃什么味？"我说："酸酸的甜甜的。"老师说："酸甘化阴，既有补益又有祛邪的作用，正符合癌症正虚邪实的病机，所以要重视这味药啊。"

老师又讲了猫人参可治疗白带、麻风、瘰疬等疾病。《辽宁中医杂志》1985年11期刊载了陆孝夫《三猫汤治疗瘰疬320例》一文，值得借鉴。其文曰："瘰疬又称疬子颈、颈淋巴结结核，是结核病中的常见病和多发病。《金匮要略》中已论述此病，称为马刀、侠瘿。并指出：虚劳、气郁、病邪感染，是发病的主要原因。笔者数十年来运用自拟三猫汤治疗颈淋巴结结核 320 例，取得了满意的疗效。三猫汤药物组成：猫爪草 50g，猫人参、猫儿眼睛草各 20g，生牡蛎 30g，天葵子、元参、象贝母、夏枯草各 15g，僵蚕、当归各 9g。用法：颈淋巴结结核肿块较大或数量较多者，加莪术、王不留行各 12~15g，炮山甲 6~9g，有增强消散肿块之力，疗效满意。顽固不愈者再加天龙（壁虎）2 条，或每天用炙天龙 3g，研吞，有散结止痛之效。"

二〇一九年七月二十三日

柏叶令血西指乌发　柏实安五脏主惊悸

天台山，树阴下，师生论医话药，顽皮的外孙跳跃、嬉戏在天地间。老静而少动，置身这绿树丛林中，呼吸着天地之灵气，静观外孙勃勃的生机，慨曰："时光静好，我亦不老。"

老师用手指着身旁郁郁葱葱，结满累累果实的侧柏树曰："柏得天地坚刚之性以生，入冬依旧青翠，不与物变迁，历岁寒而不凋。此乃多寿之木，因能延年益寿，备受道家推崇，以之熬汤常饮，能轻身延年。"并说出古代神仙服饵方："五月五日，采五方侧柏叶三斤，远志（去心）二斤，白茯苓（去皮）一斤，为末，炼蜜和丸梧桐子大。每以仙灵脾酒下三十丸，日再服。并无所忌。勿示非人。"

老师说，"服饵"多指通过服食药物，以求健康长寿。道家服食追求长生不老，得道成仙。中医服食药物主要是草木动物药，人食之可以祛病延年，乃至长生不老。葛洪引《神农本草经》曰："上药令人身安命延，升为天神；中药养性；下药除病。"

《本草乘雅》曰："万木皆向阳，而柏独西指者，顺受金制以为用，乃能成其贞固而可久，故字从白。"贾九如在《药品化义》中称："侧柏叶入肝、心、脾、肺四经，味苦滋阴，带涩敛血，专清上部逆血。又得阴气最厚，如遗精、白浊、尿管涩痛属阴脱者，同牛膝治之甚效。"侧柏叶属金而善守，最清血分，为补阴要药。须用嫩叶，春采于树之东，夏采于树之南，秋采于树之西，冬采于树之北，方可得月令节候之生气。其状如脉络，故治络不敛固而溃、脉不摄溢而崩。

侧柏叶有生发、乌发的功效，尤其适用于血热引起的脱发及须发早白。

将鲜侧柏叶捣烂后，掺入猪油调和，然后涂擦头部，每日 3 次，可起到乌发、生发的效果；或用鲜侧柏叶 60g，加入 60% 的酒精中浸泡，1 周后取药液涂擦局部，每日 3 次，也可起到生发、乌发的效果。

老师问："最早记载柏子仁入药的是哪部著作？"我们说是《神农本草经》。此著作谓柏子仁："甘，平，无毒。主惊悸益气，除风湿，安五脏。久服，令人润泽美色，耳目聪明，不饥不老，轻身延年。"

久服柏仁子能使人长生不老，《本草纲目》转载了《抱朴子》服柏子仁活了 200 多岁的"黑毛女"的传说。

相传在汉成帝时，终南山中有一条便道，为往来客商马帮的必经之地。有一年，目击者说有一怪物发披及腰，浑身黑毛，一见生人即跳窜逃匿，其跳坑跨涧、攀树越岭灵如猿猴。消息传入县令耳中，县令疑是强人耍的花招，就令猎户围剿怪物。猎户围获后发现怪物竟是一位中年妇女，即押解县衙。据妇女说，她原是秦王的宫女，秦王被灭时逃入终南山，饥寒交迫，无以充饥。适逢白发老翁，教她饥食柏子仁、渴嚼柏叶。初时只觉苦涩难咽，日久则满口香甜，舌上生津，以至不饥不渴，身轻体健，夏无炎暑，冬无寒意。时逾百岁却不复见老。息一出，世人争相食用。现代研究，柏子仁含有丰富的不饱和脂肪酸，有降低胆固醇和软化血管的作用，有防治心脑血管病的功效。心脑血管疾病是中老年人死亡的主要原因，此也证明，柏子仁确有延年益寿之功。

老师问："配伍柏子仁治疗心悸虚烦不得眠的是哪一首著名方剂？"我们说："是天王补心丹。"

老师说："天王补心丹出自《校注妇人良方》，乃神仙方药也。《医方集解》曰：'终南宣律师，课诵劳心，梦天王授以此方，故名。'《古方选注》云：'补心者，补心之用也。心藏神，而神之所用者，魂魄意智精与志也，补其用而心能任物矣。'"

那么这个天王补心丹到底是干什么的呢？《医方集解》有云："治思虑过度，心血不足，怔忡健忘，心口多汗，大便或秘或溏，口舌生疮等证。"《校注妇人良方》曰："天王补心丹，宁心保神，益血固精，壮力强志，令人不忘，清三焦，化痰涎，祛烦热，除惊悸，疗咽干，育养心神。"用现代话讲就是安心神、补心血、清心热、充心液、益心气。药物组成：人参（去芦）、玄参、丹参、茯苓、远志、桔梗各五钱，生地黄四两，当归（酒浸）、五味、天门冬、麦门冬（去心）、柏子仁、酸枣仁（炒）各一两。上为末，炼蜜为丸，如梧桐子大，用朱砂为衣。每服二三十丸，临卧竹叶煎汤送下。

此方药物看似平淡无奇，但组方之妙令人叫绝，不愧为天王神授。《医方集解》解此方曰："此手少阴药也。生地、玄参北方之药，补水所以制火，取其既济之义也；丹参、当归所以生心血，血生于气；人参、茯苓所以益心气，人参合麦冬、五味又为生脉散，盖心主脉，肺为心之华盖而朝百脉，百脉皆朝于肺，补肺生脉，脉即血也，所以便天气下降也，天气下降，地气上腾，万物乃生；天冬苦入心而寒泻火，与麦冬同为滋水润燥之剂；远志、枣仁、柏仁所以养心神，而枣仁、五味酸以收之，又以敛心气之耗散也；桔梗清肺利膈，取其载药上浮而归于心，故以为使；朱砂色赤入心，寒泻热而重宁神。"共奏滋阴养血，补心安神之功。治疗阴虚血少，神志不安证。症见心悸失眠，虚烦神疲，梦遗健忘，手足心热，口舌生疮，舌红少苔，脉细而数。

孙思邈在《千金翼方》中记载了"道家彭祖延年柏子仁丸秘方"，可能有假托之名，但也不可否认。

《世本》记载："彭祖，姓彭名铿，帝颛顼之玄孙，陆终氏之三子，轩辕皇帝之八代孙"。彭祖是中国古代最具盛名的长寿之星，也是中国古代养生学的鼻祖。

彭祖延年柏子仁丸：柏子仁五合，蛇床子、菟丝子、覆盆子各半升，石斛、巴戟天各二两半，杜仲（炙）、茯苓、天门冬（去心）、远志（去心）各三两，天雄（炮去皮）一两，续断、桂心各一两半，菖蒲、泽泻、薯蓣、人参、干地黄、山茱萸各二两，五味子五两，钟乳（炼成者）三两，肉苁蓉六两。上二十二味，捣筛，炼蜜和丸，如梧桐子大。先食服二十丸，稍加至三十丸。药尽一剂，药力周至，乃入房内。忌猪鱼生冷醋滑。

方中柏子仁，李时珍说其："养心气，润肾燥，安魂定魄，益智宁神。"有滋肾润燥、养心安神之功，为此方之主药。山茱萸、干地黄、薯蓣、天门冬、石斛滋阴增液；蛇床子、菟丝子、巴戟天、肉苁蓉、钟乳、人参温阳益气；杜仲、续断补益肝肾，强壮筋骨；覆盆子固涩精气；茯苓、远志、菖蒲安神益智；五味子纳气固精，养心安神；泽泻利水清热，《神农本草经》谓泽泻："久服耳目聪明，不饥延年，轻身而生光。"现代药理研究，泽泻不仅有利小便作用，且可治高脂血症和动脉粥样硬化，有降血压、降血糖等作用；天雄，《神农本草经》称其"主治大风、寒湿痹、历节痛、拘挛缓急，破积聚邪气，疗金疮，强筋骨，轻身健行"。有强心、促进脑垂体——肾上腺皮质系统的功能。天雄与桂心温经散寒；钟乳石《神农本草经》将其列为上品，《名医别录》称其"益气补虚损，疗脚弱疼冷、下焦伤竭，强阴，久服延年益寿"。诸药合用重在滋养心肾之阴，兼能温助心肾之阳，是阴阳双补之剂。心为五脏六腑之大主，肾者为先天之本，此方补肾养心，故能起到延年益寿作用，因而适宜中老年人平素心肾俱亏者服用。

此方据《千金翼方》记载："服后二十日，齿垢稍去，白如银；四十二日面悦泽；六十日瞳子黑白分明，尿无遗沥；八十日四肢偏润，白发更黑，腰背不痛；一百五十日意气如少年，久服强记不忘。"

张锡纯先生对柏子仁有独到的见解："柏子仁能涵濡肝木，治肝气横恣胁疼。虽含油质甚多，而性不湿腻，且气香味甘，实能有益脾胃。凡植物皆喜阳光，故树梢皆向东南，柏树则独向西北，西北者金水合并之方也。且其实成于秋而采于冬，饱经霜露，得金水之气尤多。肝脏属木，中寄相火，性甚暴烈，《内经》名为将军之官，如骄将悍卒，必恩威并用而后能统奴之。柏子仁既禀金水之气，水能滋木，如统师旅者之厚其饷也。金能镇木，如统师旅者之严其律也。滋之镇之，则肝木得其养兼得其平，将军之官安其职矣。《本经》谓'柏能安五脏，而实于肝脏尤宜也'。曾治邻村毛姓少年，其肝脏素有伤损，左关脉独微弱，一日忽胁下作疼，用柏子仁一两，煎汤服之立愈。观此，则柏子仁善于理肝可知矣。"

柏子仁质润，富含油脂，有润肠通便之功。用于老年、产后等阴虚血亏所致之肠燥便秘，常与郁李仁、松子仁、桃仁、杏仁、火麻仁同用。

柏不怕穷土恶水，即在悬崖峭壁上，依然苍翠挺拔，盘曲错节，虎踞龙盘，有着一股直上云霄力量，给人一种充满生机的愿望，生生不息。人不是服食柏子仁而长生，而有了这种扎根土地、咬定青山不放松的精神，人即不老，长生长青。

二〇一九年七月二十五日

瓜蒌开胸胃口热痰　花粉生津止渴要药

邻居家的小孩 7 岁，某天发热咳嗽有点痰，晚上又不方便出去看病，于是问我怎么办。我说："热不是太高的话，我正好摘了几个瓜蒌，你拿回去，切四瓣，放点冰糖煮水让孩子随便喝。"他问冰糖放多少，我说以甜为度。第二天，他告诉我说，孩子好多了，我说："再煮一个瓜蒌给孩子喝，就好了。"

瓜蒌煮水治疗孩子发热，得之于一次看电视，有个记者采访一个民间赶市集卖草药的"郎中"，据他介绍，鲜瓜蒌切四瓣煮水治疗小孩发热神效，但超过 15 岁效果就差了。后读书知《宣明方》云瓜蒌："治小儿膈热咳嗽痰喘甚久不瘥。"后常介绍给病人使用，效果很好。夏季小孩发热一般兼有中虚相火不降，按彭子益的《圆运动的古中医学》记载："中虚相火不降，冰糖白糖水或黄豆数十粒补中即效。"再用此方即加冰糖，既为治病也为可口。

野生瓜蒌，农村过去多有之，现在比较稀少。日照水库实施水资源保护，村庄整体搬迁，瓜蒌又自生自长了出来，根生加之种生一年多于一年。现代药理研究，瓜蒌有扩张心脏冠脉、增加冠脉流量作用；对急性心肌缺血有明显的保护作用；对离体绒癌细胞增殖和艾滋病毒具有强烈的抑制作用；对糖尿病有一定的治疗作用；对高血压、高血脂、高胆固醇有辅助疗效；能提高机体免疫功能；并有瘦身美容之功效。因而，我每年采摘一点，作为养生保健用。

瓜蒌古代使用时不分皮、仁，以整个果实使用，如汉代《伤寒论》《金匮要略》称之为"瓜蒌实"，都以枚计。至后世始分瓜蒌实的果皮为"瓜蒌皮"，专主清肺化痰、宽中利气，适用于痰热咳嗽、胸痹胁痛等症；瓜蒌的种子为"瓜蒌仁"，偏主润燥滑肠，适用于肠燥便秘；皮、仁合用，称之"全瓜蒌"，则上清肺胃之热而化痰散结，下润大肠之燥而滑肠通便。

有次，我问柳少逸老师："为什么有的一张处方上，既开有瓜蒌皮又有瓜蒌仁？"老师说："过去只有蒌、实，并不加区分。《日华子本草》有其子炒用一说，景岳之《本草正》，只用其仁。这才有了皮、仁分用之例。现代瓜蒌仁较贵，故药农多取仁。蒌皮能通胸膈之痹塞，子善涤痰垢黏腻，合用一举两得。如果分用，就失去了仲景治胸痹之义。治疗热性疮疡，消肿散结，又皆以皮、仁并用为捷。李时珍在《本草纲目》中记载瓜蒌附方极多，多全用之。而现代瓜蒌实多为瓜蒌未成熟时采摘，晒干后药用，药效多不及成熟的瓜蒌，老而力足，故好多老中医一张处方中皮、仁皆用，是用瓜蒌实的变通用法，实也是宝贵的用药经验。这也是有时方对、药对不能取效的原因。中医博大精深，不在'精'上下功夫，不了解药物的真性情，即使用对了药，只是用对了药名，而失之千里。不论用皮、仁和瓜蒌实，都以老者为佳，不成熟者可谓无用。瓜蒌实药用以个大、不破、色澄黄、糖味浓者为佳。"

瓜蒌为治疗痰热咳喘之要药。《本草衍义补遗》谓瓜蒌："治嗽之良药也。"《药品化义》解释瓜蒌药用曰："郁痰浊，老痰胶，食痰黏，顽痰韧，皆滞于内，不得升降，借其润滑之力，以涤膈间垢腻，则痰消气降，胸宽嗽宁，无不奏效。"瓜蒌甘寒而润，善清肺热，润肺燥而化热痰、燥痰。配伍瓜蒌，《医方考》中的清气化痰丸是治疗痰热阻肺，咳嗽痰黄，质稠难咯，胸膈痞满者的代表方。

此方体现了"善治痰者治其气"的重要治则。《丹溪心法》有精辟的论述："善治痰者，不治痰而治气。气顺则一身之津液亦随气而顺矣。"诚为治痰妙谛。《证治要诀》论曰："人身无倒上之痰，天下无逆流之水。故善治痰者，不治痰而治气，气顺则一身津液亦随气而顺矣。"

清气化痰丸药物组成：陈皮（去白）、杏仁（去皮、尖）、枳实（麸炒）、黄芩（酒炒）、瓜蒌（去油）、茯苓各30g、胆南星、制半夏各45g。制法：姜汁为丸，如椒目大。此方，降气三味：陈皮、苦杏仁、枳实，生姜也有降胃气之功，可奏"人身无倒上之痰，天下无逆流之水"；三味化痰药：胆南星、瓜蒌、黄芩，泻肺火，化痰热；脾为生痰之源，肺为贮痰之器，故以茯苓健脾渗湿；半夏既降逆气又燥湿化痰。全方降气、清火、治痰，气降火消痰自去矣。老师说：学习名方，要学习这个方的灵魂，万变不离其宗，如果学好了，用药就可以得心应手了，故"方从法立，以法统方"。路志正老先生曾曰："学方的目的不只在于记方，而是要掌握组方的规矩，配伍变化的方法。随着临床经验的不断积累，所学知识逐步升华，又应做到心中无方，无方才能无拘束，无方才能于万千变化的疾病中游刃有余。无方并不是无法度、无规矩，而是游于方之中，超乎方之外，这是学医者的最高境界。"

瓜蒌能利气开郁，导痰浊下行而奏宽胸散结之效。治结胸有小陷胸汤，瓜蒌与连、夏并用；治胸痹有栝楼薤白等方，瓜蒌与薤、酒、桂、朴诸药并用。

瓜蒌能清热散结消肿，常配清热解毒药以治"痈"。《本草纲目》谓瓜蒌："利咽喉，消痈肿疮毒。"《本草便读》曰："一切肺痈、肠痈、乳痈之属火者，尤为相宜。"瓜蒌治疗痈证，历代医籍多有记载：《医宗金鉴》瓜蒌牛蒡汤，与青皮、栀子、连翘等配伍，清热散结而消痈肿；《杨氏产乳集验方》以瓜蒌仁末醋醋调涂治热游丹肿；《梅师方》以瓜蒌捣末服，治诸痈发背；《妇人良方》神效瓜蒌散治乳痈及一切痈疽初起。

近代张锡纯《医学衷中参西录》中名方消乳汤，治疗乳痈效果良好。张锡纯曰："治结乳肿疼或成乳痈新起者，一服即消。若已作脓，服之亦可消肿止疼，俾其速溃。并治一切红肿疮疡。"药物组成：知母八钱，连翘四钱，金银花三钱，穿山甲二钱，瓜蒌五钱，丹参四钱，生明乳香四钱，生明没药四钱。其又曰："若与赭石同用，善止吐衄（瓜蒌能降胃气胃火故治吐衄）。"其寒降汤，治吐血、衄血，脉洪滑而长，或上入鱼际，此因热而胃气不降也，以寒凉重坠之药，降其胃气则血止矣。药物组成：生赭石六钱（轧细），清半夏三钱，蒌仁四钱（炒捣），生杭芍四钱，竹茹三钱，牛蒡子三钱（炒捣），粉甘草钱半。

现代常用瓜蒌治疗胸腔肿瘤、肺癌、食管癌等。中医治癌着眼于"患病之人"，重点在于治人，不能一味地攻伐，胃气一败，诸药难施，使病情更复杂危重。一些中药药理研究中具有某种作用，但是在使用中也要辨证，只有符合方证药证，才可施用。如现代药理研究瓜蒌有抗癌的作用，但如何应用？栝楼薤白白酒汤、栝楼薤白半夏汤等治疗胸痹心痛。上方中的薤白，"药之辛温而滑泽者，惟薤白为然。最能通胸中之阳散大肠之结。故仲圣治胸痹用薤白……"现代药理研究薤白也可抗癌的，瓜蒌、薤白配伍有抗癌止痛的功效。从张仲景的此类方中，我们可以得到启发，瓜蒌、薤白用于胸部的肿瘤特别是胸部疼痛的效果良好。当然了，如果再配伍入肺经通阳散寒温肺的药物如细辛等效果更好。

老师还讲到，带状疱疹，中医称为缠腰火龙、缠腰火丹。其主要特点为簇集水泡，沿一侧周围神经作群集带状分布，伴有明显神经痛。最容易发生的部位就是腰间和肋骨间，多由肝经火盛或者肝郁气滞导致，常选用龙胆泻肝汤治疗，但是起效慢。如果抓住主证，胸腰背痛，仿仲景用瓜蒌治疗胸痹，常取得满意疗效，此也是明代名医孙一奎的治疗经验。其在《医旨绪余》中记载："其弟性多暴躁，于夏季途行过劳，又受热，突发左胁痛，皮肤上一片红如碗大，发水疱疮三五点，脉弦数，其痛夜甚于昼。医作肝经郁火治之，用黄连、青皮、香附、川芎、柴胡之类，愈甚。又加青黛、胆草，其夜痛苦不已，叫号之声，彻于四邻，胁中痛如钩摘之状，次早观之，其红已及半身矣，水疱疮又增至百数。"从他记述的症状来看，是带状疱疹无疑。孙一奎于是求教于他的老师黄古潭先生，黄师曰："切脉认证则审矣，制药订方则未也。改用大瓜蒌一枚，重一二两，连皮捣烂，加甘草二钱，红花五分，一剂而愈。"后世将此方命名为"栝楼红花甘草汤"。瓜蒌性味甘寒，不惟以清化热痰、通腑开结见长，且能如《重庆堂随笔》所载："而不知其疏肝郁，润肝燥，平肝逆，缓肝急之功有独擅也。"《药性类明》更因瓜蒌既甘又寒，评介瓜蒌时曰："甘合于寒，能和、能降、能润，故郁热自通。"瓜蒌易引起腹泻，故用甘草和中；红花入络行瘀。药虽三味，用意周匝，所以取效甚捷。

　　瓜蒌的根即天花粉。《神农本草经》谓栝楼根："气味苦、寒，无毒。主消渴身热，烦满大热，补虚安中，续绝伤。"陈修园论述得更精辟："栝楼根气寒，禀天冬寒之水气而入肾与膀胱；味苦无毒，得地南方之火味而入心。火盛烁液则消渴，火浮于表则身热，火盛于里则烦满，大热火盛则阴虚，阴虚则中失守而不安，栝楼根之苦寒清火，可以统主之。其主续绝伤者，以其蔓延能通阴络而续其绝也。"

　　消渴病，常分为上、中、下消辨证论治。三消中不论肺燥还是胃热或肾虚都可以配伍天花粉，故为治消渴要药。近代医家张锡纯谓天花粉："栝楼根也，色白而亮者佳，味苦微酸，性凉而润。清火生津，为止渴要药（《伤寒论》小柴胡汤，渴者去半夏加栝楼根，古方书治消渴亦多用之）。"张锡纯创立玉液汤治疗消渴，后世用之多有效验。药物组成：生山药一两，生黄芪五钱，知母六钱，生鸡内金二钱（捣细），葛根钱半，五味子三钱，天花粉三钱。张锡纯进而论到："消渴之证，多由于元气不升，此方乃升元气以止渴者也。方中以黄芪为主，得葛根能升元气。而又佐以山药、知母、花粉以大滋真阴。使之阳升而阴应，自有云行雨施之妙也。用鸡内金者，因此证尿中皆含有糖质，用之以助脾胃强健，化饮食中糖质，为津液也。用五味者，取其酸收之性，大能封固肾关，不使水饮急于下趋也。"

天花粉清热解毒、消肿排脓之功实堪赞之。被誉为"外科之首方，疮疡之圣药"的仙方活命饮中就配有天花粉。凡疮疡初起，红肿热痛，体质壮实者皆可用之。脓未成者，服之可消；脓已成者，服之可排。药物组成：穿山甲、皂角刺、天花粉、乳香、白芷、赤芍、贝母、防风、没药、当归尾、陈皮各15g，金银花30g，甘草10g。

本方以清热解毒、活血化瘀、通经溃坚诸法为主，佐以透表、行气、化痰散结，其药物配伍较全面地体现了外科阳证疮疡内治消法的配伍特点。亦可治疗气滞血瘀、热毒壅聚引起的内科、皮肤科等多科疾病，拓展了原方的治疗范围，可谓中医治疗痈、疽、肿、毒等的佳方。

天花粉消肿排脓生肌。《日华子本草》记载："通小肠，排脓，消肿毒，生肌长肉，消仆损瘀血。治热狂时疾，乳痈，发背，痔瘘疮疖。"如内托生肌散中配伍天花粉。药物组成：生黄芪四两，甘草二两，生明乳香一两半，生明没药一两半，生杭芍二两，天花粉三两，丹参一两半。上七味共为细末，开水送服三钱，日三次。若将散剂变作汤剂，须先将花粉改用四两八钱，一剂分作八次煎服，较散剂生肌尤速。

天花粉还能治疗柔痉。《金匮要略》："太阳病，其证备，身体强几几然，脉反沉迟，此为痉，栝楼桂枝汤主之。"药物组成：栝楼根四两，桂枝三两（去皮），芍药三两，生姜三两（切），大枣十二枚（擘），甘草二两（炙）。上六味，以水九升，煮取三升，分温三服，取微汗。汗不出，食顷，啜热粥发之。

痉有刚、柔之分，栝楼桂枝汤是治疗柔痉的方剂，以栝楼根加桂枝汤组成。柔痉之病是由外感风寒，过汗或误下，耗伤津液，致筋脉失养所造成的。桂枝汤解肌祛邪，栝楼根（即天花粉）能滋养津液而润燥养筋、舒缓筋脉，以治柔痉。临床上，常见有小儿发热抽风，由于热邪内灼律液，而致筋脉挛急，配伍大剂量天花粉往往很快取效。新感风热而致抽风者，可用时方银翘散易汤加天花粉，感风寒或病程长者，用栝楼桂枝汤扶阳养阴。

老师特别告诫：天花粉妊妇禁服。刘若金云："若用于寒痰、湿痰、气虚痰、食积痰，皆无益有害也。"

二〇一九年七月二十九日

苁蓉补肾又润肠 从容和缓养五脏

对于肉苁蓉的命名，《本草汇言》解释曰："肉苁蓉乃平补之剂，温而不热，补而不峻，暖而不燥，滑而不泄，得中正之味，土性柔和，故有从容之名。"《本草乘雅》曰："柔红美满，膏释脂凝，肉之体也。燕休受盛，外发夫容，肉之用也。"《医学入门》曰："初生似肉，又因其肉质肥厚味美，故而苁蓉前有加'肉'字，此乃其定名也。"

上述引用的三部本草著作，都是明代的，似乎是对肉苁蓉名称的解释。但肉苁蓉入药最早记载于《神农本草经》，唐代更是和铁皮石斛、天山雪莲、三两重的人参、百二十年的首乌、花甲之茯苓、深山灵芝、海底珍珠、冬虫夏草并称为"中华九大仙草"，肉苁蓉列第八位，素有"沙漠人参"之美誉。对这味古代赞誉极高的肉苁蓉，在古代却很少药用，我印象中医圣张仲景没用，近代张锡纯没用，即使现代《名老中医之路》记载的中医大家中，在这部书中也只有沈仲圭老先生在使用张景岳赞化血余丹里用到，而张景岳是明代人。

这么好的一味药，为何医圣不用？它在唐朝被称为"仙草"，这也是明朝成书的《道藏》中的记载。但唐朝确有《日华子本草》记载："肉苁蓉治男绝阳不兴，女绝阴不产，润五脏，长肌肉，暖腰膝，男子泄精，尿血，遗沥，带下阴痛。"是否可以这样解释，明朝以前作为出产在西域沙漠里的肉苁蓉，只作为贡品上贡朝廷，宫廷和蒙古贵族用其养生滋补。而民间因稀少和运输不便而很少使用。近代肉苁蓉野生资源日益枯竭，也用之较少。

明代大量地应用肉苁蓉，大概与成吉思汗入主中原有关。下面就讲讲这个故事。

金明昌元年，铁木真的结拜兄弟札木合进攻铁木真。铁木真集结部众三万人应敌。双方大战，铁木真失利，被围困于长满梭梭树的沙山，饥渴难耐，筋疲力尽。

札木合残忍地将俘虏分七十大锅煮杀，激怒了天神。天神派出了神马，神马一跃就到了成吉思汗面前，仰天长鸣，将精血射向梭梭树根，然后用蹄子刨出了像神马生殖器一样的植物根块。成吉思汗与部将们吃了根块，神力涌现，冲下沙山，一举击溃了札木合部落，为统一蒙古奠定了基础。

成吉思汗建立了元朝，将救其将帅生命的肉苁蓉也带入了他所建立的元朝，元朝虽只存在不到 100 年，但肉苁蓉却成了治病的灵丹妙药，仍留存在中原等地区并广泛应用到了民间。

《神农本草经》记载肉苁蓉："味辛，微温。主治五劳七伤，补中，除茎中寒热痛，养五脏，强阴，益情气，多子，妇人癥瘕。"《本草崇原》在解释《神农本草经》肉苁蓉的功效时，采纳了成吉思汗的传说："马为火畜，精属水阴，苁蓉感马精而生，其形似肉，气味甘温，盖禀少阴水火之气，而归于太阴坤土之药也。土性柔和，故有苁蓉之名。五劳者，志劳、思劳、烦劳、忧劳、恚劳也。七伤者，喜、怒、忧、悲、思、恐、惊，七情所伤也。水火阴阳之气，会归中土，则五劳七伤可治矣。得太阴坤土之精，故补中，得少阴水火之气，故除茎中寒热痛。阴阳水火之气，归于太阴坤土之中，故养五脏。强阴者，火气盛也。益精者，水气盛也。多子者，水火阴阳皆盛也。妇人癥瘕，乃血精留聚于郛郭之中，土气盛，则癥瘕自消。"

肉苁蓉寄生在沙漠梭梭树的根部，每年的春夏秋生长，靠吸取梭梭树的养分和水分生长，别名"地精"。传说先有苁蓉后有沙漠，肉苁蓉吸尽了大地的精华，万物的灵气，使得大地变成了沙漠，说明了肉苁蓉具有强大的生命力，故而才有了诸多神奇的功效。而绝不是什么人杜撰的"苁蓉感马精而生"那么神奇，更不是肉苁蓉似男性生殖器，以形补形之谓也。

苁蓉甘咸而温，质地柔润，补阳不燥，温通肾阳补肾虚；补阴不腻，润肠燥，缓通便，是一味补性和缓之药。李时珍曰："此物补而不峻，故有从容之号，从容和缓之貌。"

就是这么一味从容和缓之貌的肉苁蓉，过去多作为食疗之品出现，古代食用方法很多：炖肉、煲汤、熬粥、泡酒、泡茶、入药等。宋代《养老奉亲书》，是一部老年养生的食疗专著。能查到有苁蓉的食疗方子就有 5 个，如：

"食治老人五劳七伤，阳气衰弱、腰脚无力，宜食羊肾苁蓉羹方。"元代《居家必用事类全集》收载了"羊肾苁蓉方"。《饮膳正要》中收载了治虚劳阳道衰败、腰膝无力的"羊肾苁蓉方"，并将其改名为"白羊肾羹"。到了明清时代，黄云鹄《粥谱》记载："苁蓉粥，治劳伤羸黑者煮烂和羊肉煮粥，空心食""肉苁蓉，陕西西州郡多有之，西人多用作食品"。

不知从何时起，肉苁蓉成了壮阳药，这可能与《药性论》的记载有关："治女人血崩，壮阳日御过倍，大补益，主赤白下。补精败，面黑劳伤。用苁蓉四两，水煮令烂，薄切细研精羊肉，分为四度，下五味，以米煮粥，空心服之。"即使《药性论》有"壮阳日御过倍"的描述，但附方中也是一个食疗方，况且还配伍了大热的羊肉。迨至《本草拾遗》记载："肉苁蓉三钱，三煎一制，热饮服之，阳物终身不衰。"单味肉苁蓉便成了壮阳药了。后来《御药院方》中的养真丹，配伍肉苁蓉治疗"阴衰消小，痿弱不举"，又成了阴器增大药了。

更奇的当属《洞玄子》记载的秃鸡散最为夸张，曰："连服六十日，可御六十妇。"秃鸡散有个典故，此典故说明了秃鸡散得名的缘由，读来则更令人目瞪口呆。

蜀郡太守吕敬大，七十岁时已无生育能力，但服食一种别人介绍的房药后，居然接连生了三个儿子。欣喜之际，却发现妻子的阴部长出疹子，疼痛难当，不能坐卧。吕氏认为是此药所害，遂将药弃之于庭院中；不料雄鸡捡食之后竟然猛追起母鸡来，强压趴在母鸡背上，一边与之交配、一边啄其头毛，如此连续几天都不停息，最后竟将母鸡头上的毛给啄光了。人们惊讶于药力之强，就名之为秃鸡散。

秃鸡散由肉苁蓉、蛇床子、远志、五味子、菟丝子等五种药材捣筛为散调配而成，空腹以酒服下。

秃鸡散五味药全由道地草药制成，也算是阴阳双补之方，治疗阳痿早泄确有一定功效。肉苁蓉、蛇床子、远志能补肾助阳，五味子、菟丝子可补肾固精，对男人的性功能障碍有不同程度的疗效，但无论如何不可能达到"立吃就起""坚而不摧"的效果。

柳老师说："肉苁蓉虽为养阴之药，然在沙漠中禀受阳气最足，且一岁一枯荣，来年它的种子在原母枯处生根发芽，又得母体之腐质而壮盛，故其乃阳中求阴之药，又为阴中求阳之味，为阴阳双补之品，重在补肾。临床上，大凡虚损病常与何首乌、山药三药并用，何首乌养肝肾，重在养肝，山药补脾，安和五脏。对于胃病，尤其脾胃虚弱之胃肠病亦可用之。"这也是柳老师的业师牟永昌公宝贵的经验，用于临床则无不效。老师说《本草新编》对肉苁蓉的评介中肯："肉苁蓉，味甘温而咸、酸，无毒。入肾。最善兴阳，止崩漏。久用令男女有子，暖腰膝。但专补肾中之水火，余无他用。若多用之，能滑大肠。古人所以治虚人大便结者，用苁蓉一两，水洗出盐味，另用净水煮服，即下大便，正取其补虚而滑肠也。"

肉苁蓉药性有着"从容不迫"的特点，适用于身体比较虚弱，需要长时间服药的人群。对老年人习惯性便秘、体虚便秘和产妇产后便秘，属气血亏虚、肾精不足、肝肾阴虚，羊屎便者疗效显著。大肠以通为用，如果不通是最大的痛苦。肾精亏损兼肠燥便秘者可以服用肉苁蓉，非番泻叶等可比也。

肉苁蓉之通大便，实补而非泻，将其作为攻下药就大错特错了，用于老年人通大便，实是老年人精血不足，水不能行舟，正取其补虚而滑肠也，非火之有余。

同理，脾肾阳虚的肠滑也可以用，肠靠肾中相火温煦之。肉苁蓉兴阳，是补火之物也，相火旺能去阴部寒湿，促进下焦的气血循环，大肠才能传导有司，使大便正常。此补火能坚大肠，久用之而自涩矣。

《神农本草经》曰主癥瘕，治疗妇科肿瘤，常配伍肉苁蓉，借其补肾精之功。张隐庵曰："妇人癥瘕，皆由血瘀，精足则气充，气充则瘀行矣。叶天士注癥瘕之治，谓其咸以软坚，滑以去著，温以散结，犹浅之乎测苁蓉也。"

老年人、虚弱之人虚不受补，肉苁蓉和和缓缓，从容不迫。其不像熟地黄等那么滋腻，也不像多数补阳药那么温燥。阴中求阳、阳中求阴，正像太极"一阴一阳之谓道"也。"日往则月来，月往则日来，日月相推而明生焉。"作为一种可以"延缓衰老"的药物，特别适用于身体虚弱者和老年人服用。

二〇一九年八月一日

露蜂房攻毒散结——阳明药也

　　老家院子里提前种的秋黄瓜长到了 3cm 高，要开始爬架了。于是，我到存放竹竿的杏树下取竹竿，准备给黄瓜搭架子，外孙跟屁虫似的要和我一起拿竹竿。来到树下，我一拉竹竿，只听头顶嗡的一声，我甩掉竹竿，赶紧拉着外孙跑，外孙不明就里的见我跑，他跑得更快。远离了杏树，我回头看看，十几个大马蜂在杏树上盘旋，好在我们跑得快没有被蜇到。外孙惊魂未定地问我怎么了，我说："捅了马蜂窝了，你看树上有好多蜂子。"外孙说："不怕，我过去把它们消灭了！"说着他抱起铁锨，摆好决斗的态势，就要冲过去。我赶紧拉住他，真是无知者无畏。

　　我害怕马蜂蜇到外孙，必须将它们斩草除根。便跟他说："等它们都回窝了再消灭它们。"外孙问："它们在树上那么高怎么消灭它们？"我小心地过去看了看，马蜂窝在一个树梢上，用灭蚊子药很难消灭，即使消灭了，马蜂窝里的蜂蛹也会受到污染。于是便想："用火攻，以毒攻毒。"我找了一根长竹竿，竹竿头上绑上一块破布，从汽车油箱里，弄了点汽油，头戴斗笠，小心地走到了树下，看准马蜂窝，将火点燃，对准马蜂窝猛然举杆，在我的突然袭击下，马蜂死伤过半，其余的也都不知踪影。

　　我攀着树枝，将小盘似的马蜂窝摘了下来，数了数大小蜂蛹共有 26 个，拿给外孙看，说："我们炒着吃。"他姥姥责怪地说："你们就知道吃。"外孙拖着长音说："民以食为天！"我哈哈大笑，外孙长大了，也和他姥爷一样会引经据典了。

　　蜂蛹营养丰富，风味香酥嫩脆，是真正的纯天然美味食品。过去摘到蜂窝，将蜂蛹扒出来喂鸡，第二天鸡一天能下两个鸡蛋，从而也说明蜂蛹具有补肾的作用。蜂蛹具有补气养血、强腰壮肾、宣肺润肠的功效。可消除疲劳，治疗多种心血管疾病、慢性肝炎、肾炎等病症，是不可多得的食品和药品。

外孙高兴地吃着，我不与其争食，拿起蜂房研究着。爱人说："快丢了吧，怪脏的。"我说："这是一味好药。"《本草纲目》记载曰："露蜂房，阳明药也。外科、齿科及他病用之者，皆取其以毒攻毒，兼杀虫之功耳。"有祛风镇痛、攻毒散结、杀虫止痒之功。主治惊痫、风痹、瘾疹瘙痒、乳痈、疔毒、瘰疬、疥癣、蜂蜇肿痛、牙痛、百日咳和肿瘤等疾病。

想着上午惊蜂、灭蜂、摘蜂窝的过程，不禁哑然失笑，看似简单的过程，其中却蕴含了治病的大道理。

开始，因为不知道树上有蜂窝，在抱竹竿的时候，捅了马蜂窝，惊动了马蜂，致使马蜂四散飞出，攻击破坏其家园的人。这不就是中医常讲的"变证蜂起"吗？导致"变证蜂起"的原因就是辨证不准，枉用攻伐。如《伤寒论》所说："太阳病三日，已发汗，若吐、若下、若温针，仍不解者，此为坏病。"

我们在捅了马蜂窝之后赶快撤离现场，不再惊动马蜂，马蜂又恢复了平静，聚在蜂窝上，过了一会儿我们再到树下，观察蜂窝的位置，做好歼灭马蜂的准备。此即《伤寒论》中所讲："观其脉证，知犯何逆，随证治之。"之谓也。

马蜂攻击性强，蜂的毒刺毒性大，必须强力一举攻下。所以用火攻，以毒攻毒，聚而歼之，彻底干净地消灭了敌人，永除后患。中医治病用猛烈的药物，达到治疗疾病的目的，此即《卫济宝书》云："猛烈之疾以猛烈之药，此所谓以毒攻毒也。"

我一边想着，一边将马蜂窝撕成小块，放到还有半瓶酒的酒瓶里备用。露蜂房能祛风止痛，用于风湿顽痹，风虫牙痛。

露蜂房长于攻毒散结，可用于痈疽疮毒、瘰疬、咽喉肿痛、肿瘤等。现代更广泛地应用于癌症的治疗。

柳老师在日照治疗的一个肿瘤病人，分两个处方交替服用。一方以薯蓣丸为主，一方以鳖甲煎丸为主。老师说："肿瘤病人皆热毒、浊毒、湿毒、瘀毒之为害也。《内经》云：'正气存内，邪不可干''邪之所凑，其气必虚'。《外证医案汇编》曰：'正气虚则成岩。'《医宗必读》说：'积之成者，正气不足，而后邪气踞之。'恶性肿瘤的形成主要由于正气不足、阴阳脏腑功能失调，毒邪乘虚内结于经络、脏腑，导致气滞、血瘀、痰凝、毒聚，日久形成局部瘤块。中医治疗肿瘤，一定不能只重视局部而忽略了整体。这就犯了'捅马蜂窝'式的治疗大忌，致使坏病蜂起，致生他变。"

医圣张仲景临证，法度严谨，均以方证立论，且药简而力宏。惟有两个大方，一是《金匮要略》鳖甲煎丸，一是薯蓣丸。《古方选注》谓此二方："皆治正虚邪着，久而不去之病。非汇集气血之药，攻补兼施，未易奏功也。"薯蓣丸为虚劳诸不足而立方，老师说，此病人先用薯蓣丸补其虚，也即扶其正。

治疗肿瘤，扶正是根本，祛邪是目的，正气得复，就可以攻邪。但攻邪不可滥用破气破血或大苦大寒之品一味攻伐。鳖甲煎丸主证，乃因人体枢机不利，气化失司，人体内"藏污纳垢"，痰瘀积滞就形成肿瘤、胸水、腹水。《素问·至真要大论》曰："坚者削之，客者除之，结者散之，留者攻之。"此方中虫类药较多，王晋三曰："鳖甲煎丸，都用异类灵动之物。若水陆飞潜，升者、降者、走者、伏者咸备焉。但恐诸虫扰乱神明，取鳖甲为君守之。其泄厥阴破癥瘕之功，有非草木所能比者。"

方中诸药，统而论之，不越厥阴、阳明二经之药。调枢机，和营卫，司气化，扶正祛邪，利水消肿，化痰燥湿，软坚散结，理气活血诸法皆备，实为持危扶颠大方。

老师说此方有如此大功效，还与毒性药露蜂房巧妙的配伍有关。露蜂房味苦、性平，有小毒，攻毒散结，以毒攻毒。久病入络，此方中虫类药善走窜入络，通经破瘀之力甚强。但久瘀化毒，热毒、浊毒、湿毒、痰毒为害而成癥瘕。鳖甲可行血散瘀，领诸药入阴分以搜毒。《周礼·天官》曰："凡疗疡，以五毒攻之。"癌症即是身体外部、内部的疮疡。"以毒攻毒"是中医独特的疗法，中医用毒药以攻毒，是因药物与病气"同气"，气以类聚，从其类以除也，从而达到以偏纠偏、相反相成的目的。

《本草纲目》记载露蜂房："外科、齿科及他病用之者，亦皆取其以毒攻毒，兼杀虫之功耳。"张锡纯创制的洗髓丹内含净轻粉、净红粉、露蜂房等药物，以治"杨梅疮毒，蔓延周身，深入骨髓"。其曰："轻粉系水银同矾石升炼而成，红粉亦系水银同矾石、硝石诸药升炼而成，其质本重坠，故能深入，其成于升炼，故能飞扬。是以内浃骨髓，中通脏腑，外达皮肤，善控周身之毒涎，借径于阳明经络，自齿龈（上龈属足阳明下龈属手阳明）而出也。蜂房，能引人身之毒涎透退场门齿，且有以毒攻毒之妙用，为轻粉、红粉之佐使。"从而说明露蜂房既能以毒攻毒，还能从牙齿和胃肠道引毒外出，服药之后，牙龈肿痛，间有烂者，因毒涎皆从此出故也，露蜂房"阳明药也"当是确论。肿瘤病人化、放疗后，疾病后期毒邪深入骨髓，骨节烦痛，露蜂房当为有用之药。

老师说，经典中的理论和经方，都是几千年来实践的经验结晶。由于现代肿瘤病人较多，医圣张仲景的薯蓣丸、鳖甲煎丸又发挥出强大的作用。

要了解药性，必了解此药的生长特性。《本经疏证》记载："夫蜂房纵风摇而能常安常定，遇酷暑而偏以生以育，且其界限分明，秩然有序，其孔一直到底，并无歧互，似经脉经筋所容之隙，是其于酷热之中，反钟生气，不畏生风，能约束一身秩然有序之孔道，使经脉间气血不至横溢，经筋自无引纵弛缩之患矣。"又曰："夫蜂灵迅飞扬，色黄且赤，其物固应属阳，其所营之房，已却不能入内，惟生子于其间，迨子能成蜂，亦即出而不能入。风本阳邪，恰似蜂之飞扬不定，而钟其气于艰入难出之阴中，仍涵煦淹育，使其所钟还像己之飞扬，外出不能复入，可不谓于阴中拔出风邪之验耶。要之，蜂性自阳，蜂子自阴，故本草载诸蜂子皆言性凉。"又谓："用露蜂房之义止两端，一者病从外入，使仍从内出，此会意也，别录同蛇皮乱发烧灰酒服，治诸恶疽附骨痈，根在脏腑，历节肿出，丁肿恶脉诸毒是也；一者病客于灿然排历之处，能除去之，此象形也，外台同细辛含治牙齿风早痛，《肘后》炙焦酒服，治鼻中外渣瘤是也。然仲景于鳖甲煎丸用之，为会意耶？为象形耶？夫亦两者皆兼之矣。疟病自经入，此为象形，而结根于内，此为会意。"

正因为露蜂房的特殊性，临床上才有诸多的功效。

（1）外用可治疗化脓性感染。对于外伤性感染、手术后伤口感染和化脓性疮面，露蜂房煎出液浸泡或冲洗，有拔毒、祛腐、生肌、消炎、止痛的作用。特别对青霉素等抗生素无效的疾病有显著疗效，能促进排脓、肉芽生成以获痊愈。取蜂房 1 两，加水 1000mL，煮沸 15 分钟，过滤去渣。用于浸泡或冲洗创面，每日 1~2 次，每次以洗净创面脓液、污物为度，洗后创面用消毒纱布敷盖。本法对外伤性感染、手术后伤口感染、疖、痈、烫伤、蜂窝织炎、新生儿皮下坏疽等均有一定疗效，特别对于坏疽性（溃烂的）和化脓性的疮面更为有效。

（2）用于治疗急性乳腺炎。取露蜂房剪碎置于铁锅中，以文火焙至焦黄取出，碾为极细粉末。每次一钱，用温黄酒冲服，每 4 小时 1 次，3 天为一疗程。一疗程后未痊愈者，可再服一疗程。

（3）用于治疗带下清稀。露蜂房有祛风攻毒、益肾温阳之功，常配伍治疗肾气不足，带下清稀证。

（4）用于治疗慢性支气管炎，百日咳，哮喘，肺部肿瘤、胸水等。《本草述》谓之："治积痰久嗽，风惊颤掉，神昏错乱。"治疗慢性气管炎，久咳不已，取其温肺肾、纳逆气之功。不仅高效，而且速效，确是一味价廉物美的止咳化痰药。每用蜂房末 3g（小儿酌量），鸡蛋 1 个（去壳），放锅内混和，不用油盐，炒熟，于饭后一次吃下，每日 1~2 次，连吃 5~7 日可获满意疗效。

（5）露蜂房能祛风止痛。用于治疗风湿久痹，历节风痛，关节僵肿，屈伸不利，甚则变形都有很好的疗效。

（6）露蜂房还有兴阳利水之功，可用于治疗阳痿、前列腺炎、尿道炎、膀胱炎等。

最后，老师问我："被蜂子蜇伤怎么治疗？"我说了几种方法，但老师说："有一种方法你没有说到，即《千金方》中的'治蜂蜇人：露蜂房末，猪膏和敷之。'即使用露蜂房煎水洗也有效。"

二〇一九年八月五日

红景天红遍天下　景天被鸠占鹊巢

　　总想去西藏，看看那蓝天、白云、阳光、冰川和雪原，看看这人间天堂。但"高原缺氧"的种种恐惧，成了年过半百的我不去的理由。

　　今年，一个中医朋友又约我去西藏，还和我说："如果现在不去，老了更去不了了。"我又以"高原反应"这个理由搪塞着，他说："高原反应年老的比年轻的反应差，因为随着年龄的增长，大脑开始萎缩，脑中空隙加大承受的压力较大，所以反应就小。"在朋友的劝说下，似有心动，但想想自己爬过的玉龙雪山等，还是客气地说："你们去吧。"

　　朋友回来了，高兴地跟我述说着"人间天堂"的美景，还从包里掏出一包红景天，还有一盒"红景天口服液"，没等我说谢谢，他开开一瓶口服液喝了起来，劝我也喝一瓶，他觉得喝了口服液大脑非常清醒。我也喝了一瓶，晃晃头恭维地说："头是比刚才清楚了许多。"

　　他又拿起红景天，为显示药物的珍贵，又滔滔不绝地介绍起了红景天："红景天生长在高寒、缺氧、强紫外线照射的高原特殊环境，日照时间长，生长周期缓慢，生物活性成分含量高，在我国有2000多年的食用历史，民间称为'长生不老草''九死还阳草''高原人参'。"

　　可能是为了强调红景天的药用价值，他又说："《神农本草经》中记载'红景天列为药中上品，让人轻身益气，不老延年，无毒多服，久服不伤人'。《本草纲目》认为'红景天，本经上品，祛邪恶气，补诸不足'，是'已知补益药中所罕见'。"我说："红景天在我国有2000多年的食用历史，值得商榷。"朋友吃惊地说："照你的说法，《神农本草经》也不可能记载了？"我说："红景天之名，从什么时候开始有的，从我掌握的资料和学识，还不得而知。"

　　朋友脸色有点难看地说："我确实查到《神农本草经》记载有红景天。"我随手把办公桌上一本《神农本草经》递给他说："你再查查看。"他急切地翻书，突然高兴地说："我查到了，有红景天。""是不是少了一个'红'字"，我问。他辩解地说："少了'红'字也是红景天。"我说："你再看看景天项下的内容。"他念道："景天，味苦平。主大热，火创，身热，烦邪恶气，华主女人漏下赤白，轻身明目。一名戒火，一名慎火。生川谷。"我说："景天为景天科植物八宝的全草，别名有戒火、慎火、火母、据火、救火、慎火草、护花草、拔火、谨火、挂壁青、护火、辟火等，是生长在中原常见的一味药材，药用部位是全草，而红景天的药用部位是其根。《名医别录》记载曰：'景天，生太山川谷。四月、七月采，阴干。'《本草图经》说：'景天，春生苗，叶似马齿而大，作层而上，茎极脆弱，夏中开红紫碎花，秋后枯死，亦有宿根者。四月、七月采其花并苗叶阴干。'更奇特的是，古人还用此物防火。陶弘景云：'今人皆盆养之于屋上，云以辟火。'"

　　朋友似乎明白了什么，拍拍脑袋说："被人们称为'神药'的红景天药用历史很短啊？"我说："我也不敢肯定是从什么时候药用的，但我看过一个故事，讲的就是红景天名称的来历。"

　　相传康熙年间，为了平息西部叛乱，康熙御驾亲征。西部高原干旱，环境恶劣，加上官兵们长途跋涉，队伍劳顿，已有人昏迷倒地，却束手无策。恰逢此时，一位白胡子老人飘然而至，送来一些带着块状根茎的独杆草，让清兵煎汤服下。昏迷倒地的士兵立刻清醒过来，恢复了体力。康熙想问白胡子老人这是什么草，有如此神力，然老人却悄然而去。康熙服用此草汤，倍感体轻神爽，龙颜大喜，乘兴吟道："昨日送我仙赐草。"众大将对曰："今朝报汝皇敬天。"如是，此草有了两个名字："仙赐草"和"皇敬天"。之后，人们口口相传，把"皇敬天"叫成了红景天。

　　朋友调侃地说："是你杜撰的吧？"我说："我没有这个本事。中药的名称大都有一个关于其来历的故事，这也就是讲中药必须穿插这些故事的原因。这从一个侧面说明，'红景天'此名称，出现在清朝。"

　　朋友又问："那清朝之前，红景天叫什么名字？"我说："具体我也不知道，但有人认为《四部医典》中记载了红景天。《四部医典》成书于8世纪，是一部集藏医药医疗实践和理论精华于一体的藏医药学术权威工具书，被誉为藏医药百科全书。《四部医典》记载其'性平、味涩。善润肺，能补肾，理气养血'。但当时是否就叫红景天，我还真没有弄明白。清朝时期的《晶珠本草》由帝尔玛·丹增彭措撰，可以和《本草纲目》媲美，被列入我国经典本草著作，载入历史和药学教科书中。值得说明的是，丹增彭措通过对青海东南部、四川西部、西藏东部等地大量实地调查研究，反复核实资料，并结合对历代藏医药中的记载做了考证，吸收了广大人民群众在日常生活实践中积累下来的经验，用20年左右的时间，于清道光二十年（1840年）终于完成了藏医药学名著《晶珠本草》的撰写工作。该书记载'红景天，活血清肺、止咳退热、止痛，用于治疗肺炎、气管炎、身体虚弱、全身乏力、胸闷、难于透气、嘴唇和手心发紫'。"朋友问："这可能就是红景天功效的本来面目了。"我说："没见真书，也不好说，但我有一套《全国中草药汇编》，我们查查看。"

《全国中草药汇编》曰："红景天，甘、涩、寒。清肺止咳，止血、止带。主治：肺热咳嗽，咯血，白带；外用治跌打损伤，烧、烫伤。"同时该书中还有景天的记载："景天，性味酸、苦，平。祛风利湿，活血散瘀，止血止痛。用于喉炎，荨麻疹，吐血，小儿丹毒，乳腺炎；外用治疗疮痈肿，跌打损伤，鸡眼，烧烫伤，毒蛇咬伤，带状疱疹，脚癣。"由此可见，清代以前的本草书记载的都是景天，《晶珠本草》成书后，本草书中添加了红景天。从此，红景天、景天分立条目记载。

我接着说："我们日常用的连花清瘟胶囊中就含有红景天。"连花清瘟胶囊具有清瘟解毒、宣肺泄热之效，用于治疗流行性感冒之热毒袭肺证。症见发热或高热，恶寒，肌肉酸痛，鼻塞流涕，咳嗽，头痛，咽干咽痛，舌偏红，苔黄或黄腻等。我随手递给他一盒连花清瘟胶囊，说："你看看连花清瘟胶囊药物组成。"他念道："连翘、金银花、麻黄、苦杏仁、石膏、板蓝根、贯众、鱼腥草、广藿香、大黄、红景天、薄荷、甘草。"从组方可以看到，其中有张仲景的麻黄杏仁甘草石膏汤；连翘、金银花、薄荷是《温病条辨》中银翘散的主药；大黄清热解毒，防止内热太盛，导致大便硬；板蓝根、贯众、鱼腥草、红景天清热解毒，辅助金银花和连翘清热解毒。

我说："你发现这个方不同于其他方的特点了吗？"他又仔细看了看说："一般治疗外感的方子里没有红景天，而这个方子的秘密是红景天？"我说："红景天清肺止咳，用于治疗肺热咳嗽，是对症之药。但红景天色红入血分，一般流行性感冒病人浑身肌肉、关节酸痛无力，脾主四肢肌肉，甘能入脾和中益气，红景天又入肺经，肺朝百脉，主治节。一味红景天，肺热得清，血热得解，肺、脾之气得益，肌肉、关节酸痛得除。因此连花清瘟胶囊已经成为临床上的常用药物。我就是从连花清瘟胶囊里红景天奇特的配伍开始研究红景天的，当我理解了配伍意义以后，我感觉现在还有一批中医大家是真正中医的脊梁，他们除了继承以外，还是善于挖掘新药、善用新药的'圣手'。"朋友不停地点头称是，连连说："我临床上就常用连花清瘟胶囊。"

我说："柳少逸老师、蔡锡英老师临床上使用红景天 30 多年了，常用于虚损、虚热、津亏、血热等证。柳老师和我说，蔡老师尤喜用、善用红景天。因其秉受高原春寒后萌动而生，故味甘性寒，为虚损之妙品，尤有滋阴清热之功，适用阴虚火热之证，为治疗阴虚火热而致咳血、咯血、衄血、尿血、便血、崩漏下血、月经过多等要药。同补气药配伍则益心脾，同补阴药配伍则养肝肾，同生津药配伍则润肺阴，同清热药配伍则除热，同活血药配伍则化其瘀，故各随其益。"

朋友听我说完了，他说："我到西藏，导游让多喝水，少洗澡，严防感冒。这么说，服用红景天是为了预防感冒、防止肺部感染，也就是中医的治未病啊。"我哈哈一笑："肺主气，司呼吸，肺能正常司呼吸，大脑就不缺氧。如果肺的呼吸失调了，即使不在高原，人也会很难受的。"他后悔地说："进藏前，早就应该找你谈谈红景天，带几盒连花清瘟胶囊就好了，白花了很多钱。"

我说："我只是从本草的角度来研究红景天，其功能的开发较晚。临床上报道红景天有抗肿瘤、保护心脑血管、降血糖、降血脂、抗缺氧、缓解高原反应等作用，都可以作为临床参考。"

二〇一九年八月八日

九香虫——虫中之至佳者

2019 年 8 月 8 日，"中医中药中国行"宣传活动在东夷小镇举行，现场应邀来了许多中医药专家。有的忙着针灸，有的忙着把脉，有的讲解中药的鉴别，活动在八段锦表演中进入了高潮。

我和一位新毕业的中药研究生走到广场边的草地上，寻找辨识中药，不自觉地来到小河旁的树林里。研究生指着一棵刺槐向我说："这里有九香虫。"我慢悠悠地走过去说："这不能叫九香虫，应该叫小九香虫，学名小皱蝽。药用的九香虫产在南方，小皱蝽一般不作药用。"

他说："老师曾经讲过，山东也有九香虫，这不是九香虫？他们长得真像。您见过九香虫吗？"他一问把我问愣了。是啊，我见过九香虫吗？我还真没有认真考虑过这个问题。

思考了一会，我说："小的时候，大人们农闲时，挖药材来卖。有一年药材公司来收九香虫，好多人就去抓，合格的被药材公司收走了，还有的他们拒收。我姐姐就曾抓过九香虫，但收药材的人说不合格，就没有卖出去，可能这不合格的药材就是小皱蝽。如此来说，日照地区确有九香虫。"他听我说完，咽了咽口水说："真想尝尝能'香九里'的九香虫。"他的一句话，提醒了我。

去年，一位高中同学约我们到承包的山场玩。中午吃饭时，他悄悄地说："中午给你们炒个稀罕物吃。"看他如此神秘，我问是什么。他说："你们有学中医、中药的，肯定知道。"他转身从冰箱里拿出一个透明的塑料瓶，倒出几个给我们看，一人说："这不是'臭大姐'吗，刺槐上有的是，不稀罕。"我又从瓶子里倒出几个，认真研究着。表面看，此虫和刺槐上的"臭大姐"没有什么区别，但显然大了许多。我问这是从哪里抓的，他说每年立秋后，花生秧上就有，每年都抓点自己吃。我问："树上抓的不能吃吗？"他说："树上的小，没有香味，从没有吃过。花生秧上的炒出来吃着香，所以叫九香虫。"我说："九香虫是名贵中药，日照人很少吃这东西，你跟谁学的吃九香虫？"他说从他爷爷的时候就吃，过去多，现在很少了。本想吃过午饭和他一起去拿点，但酒精的作用让我失去了和九香虫邂逅的机会。

研究生听我说到这里，问我香不香。我笑着说："没有你说的'香九里'那么夸张。"我回忆着说："像香菜或茴香般浓浓香味。"

他问："这就是九香虫吧？"我说："可能是，但我也不敢肯定。"看到他有点失望，于是我问了一位山东省中药学专家，他说："蝽类昆虫有上百种，以蝽科小皱蝽和九香虫最常见，也很相似，前者称为"臭大姐"，后者称为九香虫。你们吃的大概就是九香虫。"

我和他说："今天我们最有意义的是明确了日照地区确有九香虫，而且明确了生长在花生秧上的是九香虫，生长在刺槐上的是小皱蝽。你可以以此为课题，探讨一下这个问题。"

《中国药用动物志》记载曰："药材九香虫可能包括蝽科兜蝽属与皱蝽属的各种昆虫，其中以九香虫与小皱蝽最为常见。小皱蝽在华北地区的南部（如山东）亦有分布，而九香虫最北分布到江苏与安徽，其他种类均为纯粹南方种。因此在北方地区，此种药材似应以小皱蝽为主。"从《中国药用动物志》的记载看，九香虫最北分布到江苏与安徽，而日照号称"南方的北方、北方的南方"，南方药物和北方药物资源兼备，所以药物资源丰富。九香虫为中药材中的小品种，而且价格昂贵。近代还发现，该品具有补充人体内某些主要营养成分及抑制、治疗恶性肿瘤等功效，引起了国内外医药专家的关注和重视，药用范围更加广泛。

他问："九香虫药用是不是因为它既臭又香的关系？"我说："香与臭对立统一，具有对立统一的药物都有治疗疾病的某些特性，臭、香同属极具挥发性的油脂类物质散发的气味。九香虫属于药食同源的中药。"

九香虫药用首载于《本草纲目》："产于贵州永宁卫赤水河中。大如小指头，状如水黾，身青黑色。至冬伏于石下，土人多取之，以充人事。至惊蛰后即飞出，不可用矣。气味咸、温，无毒。主治膈脘滞气，脾肾亏损，壮元阳。"李时珍在其条目下记载了《摄生众妙方》里的乌龙丸，说明了九香虫的功效。李时珍曰："乌龙丸：治上证，久服益人。四川何方（本方据云为当时四川何总兵之方）：用九香虫一两（半生、焙），车前子（微炒）、陈橘皮各四钱，白术（焙）五钱，杜仲（酥炙）八钱。上为末，炼蜜丸梧桐子大。每服一钱五分，以盐白汤或盐酒服，早晚各一服，此方妙在此虫。"本方能补益脾肾，利膈和中，适宜于脾肾亏虚、胸膈气滞、腰膝酸痛、阳痿不举、胸膈胀闷、脘痞食少者。

近代医家周志林进一步论述了九香虫，在其《本草用法研究》中记载："九香虫咸温无毒，观其以香命名，其虫之香气可知。故能理滞宣胸膈。咸能入肾，温可壮阳，气香归脾，故为脾肾之药。蠕动气香，咸味之物，似又能流通血脉耳。"

有一次见蔡锡英老师一上午多次用九香虫，我知道老师善用虫类药，但她对此药独钟，定有道理。老师说："九香虫就是俗称的臭板虫、臭大姐、臭屁虫，这些俗称跟儿香虫这个称号大相径庭，一个是九香，'九'为老阳之数，一个是极臭，一种物体具有极香、极臭的不多，而九香虫就具有这种特性。"《本草新编》谓："九香虫，虫中之至佳者。"极香、极臭又是虫中至佳，是堪大任的一味好药。

对于九香虫的功用，蔡锡英老师说："九香虫善理气止痛、温中助阳，性走窜，能温通利膈而行气止痛，远胜于一般的草药。用于脾胃虚寒、肝气郁滞所致的胃脘疼痛、胸胁胀满、气滞腹痛、胆绞痛、老年萎缩性胃炎、溃疡性慢性结肠炎等，效果良好，对女性痛经、宫寒不孕等也有捷效。其可代麝香，凡孔窍不通者均可应用，治疗胸痹也是常用之药。胸闷痛、背痛者用之，常能取效。另外，九香虫有良好的抑癌抗癌作用，配伍鼠妇，不但能治疗癌症，对胸腹部的癌痛效果也很好。"

研究生听得入了迷，回过神来说："还是你们学中医的好，知道的比我们多。"他问："现在有'啤酒肚'的人患阳痿的较多，他们多有胸膈满闷，可否服用九香虫？"我说："刚才我提到的乌龙丸就是治疗这个病的方剂。《本草新编》中说其'九香虫亦兴阳之物，然非人参、白术、巴戟天、肉苁蓉、破故纸之类，亦未见其大效也'。如果治疗阳事不举比较严重的病人，当尊《本草新编》加减之。"我又和他说："蔡老师治疗输精管、输卵管不通者，九香虫常配伍玄驹、地龙、蜈蚣。"

《全国中药汇编》谓九香虫："咸、温。理气止痛，温中助阳。治疗胸腹胀满，胃痛，腰膝酸痛，性神经衰弱。"据此，对于性神经衰弱病人，若给予九香虫，不用多长时间就可见效，这就是"药若对症一碗汤，药不对症用船装"之谓也。研究生问："性神经衰弱？您说错了吧，神经衰弱就是神经衰弱，怎么还有性神经衰弱？"我说："现在好多人都忽视了《全国中药汇编》的这部分记载，恰恰忽视了九香虫的重要作用。"研究生在手机上查了查说："性神经衰弱，是指频繁刻意地自慰使大脑皮层过度兴奋，导致大脑兴奋化学减弱，严重打破体内激素平衡，导致精神萎靡、乏力、头晕、思维减慢、记忆力下降等。"

另外，我曾在《中医杂志》登载的潘大理、王律修《九香虫外涂治疗血管瘤》中读道："活九香虫若干只，用镊子两把，一把夹往虫的前半部，另一把夹破虫体尾部，挤出虫的腹内容物，涂在血管瘤上，视血管瘤面积大小，分布均匀为度，每日 3 次或 4 次，连用数日，无不良反应。"据作者介绍，此法治疗血管瘤效果很好。

二〇一九年八月十日

吸血的水蛭　逐瘀消癥瘕

"利奇马"台风虽然没有给日照造成太大的影响，但也带来了丰沛的雨量，沟满河涨。参加防汛的一行人沿河边查看水情，泥泞的河床甚是难行，不时看看脚下。走在前面的一人，突然停下脚步，指着一棵茅草根部说："这里有'蜇叮'。"我们围过去一看，茅草根部爬满了水蛭（俗称"蚂蟥"）。

童年的记忆里，日照是少数可以种水稻的北方地区，那个时候农药用得少，凡有水的地方就有蚂蟥，甚至家里盛水的水缸里都有，下场大雨，路上也可以不时见到。蚂蟥多，只要下水就有可能受到它的攻击。特别是插秧时，待在水里时间较长，出来满腿的都是，甚是吓人。蚂蟥蜇人不痛，只感觉腿部一热，不痛是因为蚂蟥会释放出一种"麻醉剂"。蚂蟥为了便于吸血，还会分泌一种抗凝作用的物质，使伤口处的血液和其吸入到肠道内血液不致凝固。

被蚂蟥蜇到，不能用手硬拽，对进入身体不深的可用手烨，如果很深的就要用草鞋底烨，通过它自身的收缩掉下来，这是村民们的经验，据说不小心拽断了，它会顺着血管游进去，人就会有生命危险，让人毛骨悚然。

抓到蜇了人的蚂蟥，人们对付它的最好办法是化点盐水浇到它的身上，因为蚂蟥最怕盐。蚂蟥的生命力极其顽强，而且是雌雄同体，每条蚂蟥都可产卵繁殖。因被蚂蟥蜇咬时，人不会感到疼痛，血液不能自动凝固以及其顽强生命力的特性，蚂蟥被历代医家所重视。

蚂蟥，学名为水蛭，早在《神农本草经》中水蛭就有药用记载："味咸，平。主逐恶血、瘀血、月闭，破血瘕积聚，无子，利水道。"

张仲景以水蛭为主药，创制了千古名方抵当汤。药物组成：水蛭30枚（熬），虻虫三十枚（熬去翅足），桃仁二十个（去皮尖），大黄三两（酒浸）。

用来治疗血瘀证，非重剂不能抵挡，故名抵当汤。主治下焦蓄血，少腹硬满疼痛，小便自利，喜忘发狂，大便色黑，舌淡紫，苔白，脉沉迟或弦细涩。

柳少逸老师说："抵当汤是张仲景治疗瘀血证使用频率较高的一首方剂，如治疗瘀血发狂（第124条）、瘀血发黄（第125条）、瘀血发热（第126条，改抵当汤为抵当丸，药物组成相同）、瘀血善忘（第237条）。在《金匮要略·妇人杂病篇》中治疗妇人瘀血经行不利或经闭不行。在《金匮要略·血痹虚劳病篇》中治疗瘀血所致五劳虚极羸瘦所用的大黄䗪虫丸，其药物组成以抵当汤为主（水蛭、桃仁、虻虫、大黄，其中水蛭用了100枚，加䗪虫、黄芩、干地黄、杏仁、蛴螬、干漆等）。"

临床上抵当汤治疗的病症特别多，概括《伤寒论》和《金匮要略》方证，现代主要用于治疗妇女闭经之瘀血留滞者，妇女痛经之血瘀证者，精神分裂症之下焦瘀血者，癫痫症之瘀血者，血吸虫病之腹大如鼓而血丝显露者，狂犬病之有血瘀证者，严重跌打损伤之血瘀证者等。

水蛭善化瘀血而不伤正气，非虎狼之药也。张锡纯曰："味咸，色黑，气腐，性平。为其味咸，故善入血分；为其原为噬血之物，故善破血；为其气腐，其气味与瘀血相感召，不与新血相感召，故但破瘀血而不伤新血。"老师说："破瘀血之药，当以水蛭为最。"这可以从张仲景桃核承气汤变方为抵当汤得出，但后人畏其性猛，很少使用，即使使用也多为炙用。徐灵胎注水蛭云："凡人身瘀血方阻，尚有生气者易治，阻之久则生气全消而难治。盖血既离经，与正气全不相属，投之轻药，则拒而不纳，药过峻，又转能伤未败之血，故治之极难。水蛭最善食人之血，而性又迟缓善入。迟缓则生血不伤，善入则坚积易破，借其力以消既久之滞，自有利而无害也。"从徐灵胎之注，可知水蛭性和平，善化瘀血，可谓对水蛭的精妙注解。

瘀血一证，病因众多，或新病骤成瘀血，或气滞导致瘀血，或气虚引起血瘀，或血热煎熬成块致瘀，或寒凝血液成块致瘀，特别是久病入络致瘀，均可配伍水蛭。

关于久病入络，柳少逸老师在《经络腧穴原始》中提出了"在经络系统中存在内、外两大络脉系统"，首提内络学说，发展了络病学。张仲景的抵当汤等方，形成了血瘀证辨证论治体系，但未提及络病。叶天士在《临证指南医案》中感叹"遍阅医药，未尝说及络病"。老师在总结张仲景应用虫类药的基础上，对难治性络病进行研究探讨。老师说："恶性肿瘤通过现代B超发现，肿瘤部位血流丰富，而瘀的是络脉。久病治络，需用善走窜入络虫类药，如水蛭、蟅虫、鼠妇等，加强通经破瘀之力。这与叶氏主张'通络之法，每取虫蚁迅速飞走诸灵'相通。对恶性肿瘤的辨证施治开创了新的法式。"

水蛭入药，只有吸血的才能药用。《圣方治验录》记载："蟅虫、水蛭二物为仲圣书中起沉疴愈大病最有大力之神药。然而自仲景迄今一千七百余年，历年久，圣道失传，而今竟无人能用此药。遂使一切瘀血入于血室之发狂腹硬证，及瘀血入于血室结成坚硬大块之干血痨病，可生而不得生者，不知凡几，曷胜浩叹！……及愚用二物时，往往无效。愚乃注意考察，乃知药铺所售之蟅虫非牛蟅，乃屎蟅尿蟅耳；所用之水蛭非钻脚蛭，乃不唔血之长蛭大蛭耳。推原其故，皆由采办二物之人……不知蟅虫必用牛蟅，屎蟅尿蟅无用；水蛭必用钻脚蛭，不钻脚之长蛭大蛭无用。"

说到水蛭，就离不开医学大家张锡纯。张氏谓水蛭："凡破血之药，多伤气分，惟水蛭味咸专入血分，于气分丝毫无损。且服后腹不觉疼，并不觉开破，而瘀血默消于无形，真良药也。愚治妇女月闭癥瘕之证，其脉不虚弱者，恒但用水蛭轧细，开水送服一钱，日两次。虽数年瘀血坚结，一月可以尽消。"又曰："近世方书，多谓水蛭必须炙透方可用，不然则在人腹中，能生殖若干水蛭害人，诚属无稽之谈。曾治一妇人，经血调和，竟不产育。细询之，少腹有癥瘕一块。遂单用水蛭一两，香油炙透，为末。每服五分，日两次，服完无效。后改用生者，如前服法。一两犹未服完，癥瘕尽消，逾年即生男矣。惟气血亏损者，宜用补助气血之药佐之。"还曰："或问，同一水蛭也，炙用与生用，其功效何如此悬殊？答曰：此物生于水中，而色黑（水色）味咸（水味）气腐（水气），原得水之精气而生。炙之，则伤水之精气，故用之无效。"

张锡纯使用水蛭，以其创制的理冲汤和理冲丸为代表方。理冲汤主治妇人经闭不行，或产后恶露不尽，结为癥瘕，以致阴虚作热，阳虚作冷，食少劳嗽，虚证沓来，室女月闭血枯，男子劳瘵，一切脏腑癥瘕、积聚、气郁、脾弱、满闷、痞胀，不能饮食。药物组成：生黄芪三钱，党参二钱，白术二钱，生山药五钱，天花粉四钱，知母四钱，三棱三钱，莪术三钱，生鸡内金三钱。瘀血坚甚者，加生水蛭。理冲丸是在理冲汤的基础上改组而来，保留了原方中黄芪、三棱、莪术和知母四味药，增添了水蛭、当归和桃仁，并以水蛭为主药。

女子以血为补，冲脉为十二经气血汇聚之所，是全身气血的运行要冲。若经期产后冲脉空虚，风寒侵入，凝滞气血，或因房事不节，余血未净，精血相搏，或忧思郁怒，脏腑失调，气血不利，瘀血停滞，冲脉血结，以致妇女癥瘕、经闭，或见腹中积块，疼痛拒按等，治宜化瘀行滞，理中散结。故方以"善破冲任之瘀"的水蛭为君，逐瘀血，破癥瘕；复配以三棱、莪术、桃仁活血化瘀，行气破结，当归养血活血，黄芪益气；佐以知母滋阴清热，以恐瘀久化热。综观全方，立法简洁，选药精一，攻中寓补，是以邪去正气无伤损。

岳美中老先生说："我在初学医时，对峻烈药常做口服试验，虽曾遇毒但无悔。拿干水蛭为末置水中七日，见无化生复活之事，乃根据张氏之说放胆用之。"其宗张锡纯用水蛭之意，治疗妇女癥瘕常获奇效。岳美中老先生谓其验案："1935 年我在故乡时，曾为 25 岁徐姓女治少腹瘀血已成癥块证。此女结婚 5 年从未受孕，小腹左侧有一癥块如鸭卵大，经常作痛，行经时尤甚，推之不移动，大便畅通，不似有燥屎。断为瘀血日久成积，非桃仁承气汤所能荡下，亦非少腹逐瘀汤轻剂所能温化。因先用针刺，再投以有力之祛瘀化积剂常服之。处方：生水蛭 60g，生山药 240g，共为细末，每服 9g，开水冲，早晚各 1 次。病人在服药期间，行经有黑血块，服完 1 剂后，癥块消失，次年即生一女。"

水蛭在妇科疾病中被广泛用于输卵管阻塞、子宫肌瘤、宫外孕、子宫内膜异位症、多囊卵巢综合征。张氏、岳氏治愈血瘀癥瘕而生子，此正是《神农本草经》谓主妇人无子的本意，用水蛭治疗的无子者多系冲任瘀血，瘀血去自能有子也。

治疗中风，柳老师常宗其家父吉忱公加水蛭、土鳖虫、地龙、鼠妇等四虫以增疗效。土鳖虫通皮肌之瘀，水蛭通血脉之瘀，地龙通络脉之瘀，独鼠妇有开合之机，有和营卫、和气血、通经络、安和五脏之功，而用于治疗高脂血症、高血压时常获良效。如果水蛭、玄驹、蜈蚣配伍，对高血压、糖尿病等引起的阳痿、精液不化证可收捷效。

临床上水蛭为治疗噎膈常用之药。张锡纯论治噎膈："有一人患噎膈，偶思饮酒，饮尽一壶而脱然病愈。验其壶中，有蜈蚣一条甚巨，因知其病愈非由于饮酒，实由于饮煮蜈蚣之酒也。闻其事者质疑于愚，盖因蜈蚣善消肿疡，病人必因贲门瘀血成疮致噎，故饮蜈蚣酒而顿愈也。欲用此方者，可用无灰酒数两（白酒黄酒皆可，不宜用烧酒）煮全蜈蚣三条饮之。"进而论曰："总论破瘀血之药，当以水蛭为最。若服以上诸药而病不愈者，想系瘀血凝结甚固，当于服汤药、丸药之外，每用生水蛭细末五分，水送服，日两次。若不能服药末者，可将汤药加生水蛭二钱。"

朱良春教授根据食管癌的病机，拟方"通膈利噎散"（水蛭10g，炙全蝎、蜈蚣各20g，僵蚕、蜂房各30g，共研细末，每服4g，1日3次）。用于治疗中晚期食管癌，部分能控制进展，部分可以临床缓解，延长生存期。水蛭味道腥臭，很难下咽，多数病人厌闻气味，服用时恶心欲吐。入煎剂时可以加点肉桂等芳香辟秽药物，即可达到安胃的目的。

我问老师："水蛭能不能在人体内生存？"老师说："在人体内生存，没有见过，但见过水蛭寄生在水牛的鼻子或阴道。水牛通过饮水，采食水草，或在水沟、河中洗澡，蚂蟥便爬入鼻子或生殖道中。蚂蟥长期寄生在水牛体内，吮吸大量血液，导致耕牛消瘦、贫血，影响健康及劳役。所以，过去人们告诫孩子们，夏天不要喝水沟里的水，应该是有道理的。"

二〇一九年八月十三日

从莱阳道地特产莱胡参话沙参

  2019年8月14日下午，我第一次坐动车飞速穿行在胶东腹地，眼望窗外，品味着快速掠过的风景，心旷神怡。最喜欢胶东的秋了，蓝天白云下，青青的玉米使劲地长着，有"东方梨中上品"之称的莱阳梨挂满枝头，烟台苹果久负盛名，还有串串紫色的葡萄泛着琥珀光，好一派醉人的秋色！一到了莱阳，我就立即去找柳少逸老师。

  柳老师在办公室里安静地写作，见我到来很高兴。我们说着、聊着，等待五莲县中医院刘玉贤书记的到来。每次来莱阳，老师都盛情款待，使我有点过意不去。菜准备上桌，刘玉贤书记也到了。柳老师、蔡老师、刘玉贤书记、王永前和我围坐在餐桌旁，大家高兴地聊着。蔡老师热情地张罗着给我们倒水、上菜，使我顿生感激之情。蔡老师一边忙活一边和柳老师说："两个学生大老远地来，我们吃莱阳特色菜'莱胡参'吧。"我一愣，便问蔡老师："什么是莱胡参？"柳老师与蔡老师相视一笑说："不知道了吧，它也是一味中药，被李时珍列为五参之一。"我说："人参、党参、玄参、丹参、沙参为五参，怎么没有莱胡参呢？"柳老师说："刚才你已经说过了。"我更纳闷了，蔡老师见我着急的样子说："就是沙参。"我更糊涂了，沙参还有这么个名字？柳老师说："学习中药不但要记住通用名，还要记住别名，莱胡参是莱阳的道地药材。"

  为什么叫莱胡参？"莱"指莱阳，"胡"代表"胡城村"。胡城村因唐太宗李世民的大将胡敬德，本名尉迟恭，曾经置戍于此，故名。即产于莱阳胡城村的沙参，现在泛指莱阳地区产的沙参。

  莱阳五龙河流域土质特别，为淤性沙质土壤，似土较土松，似沙较沙细，且土层深厚，非常适合北沙参生长。以胡城村和西富山两个村所产北沙参最为出名，根条细长、色白坚实、质地细密、粉性足，是北沙参中的珍品，堪称北沙参的代表，驰名中外。

柳老师说："莱阳人秋后挖出沙参，用水洗去泥土，再用开水浸泡，撸下沙参根之外表，晾晒干后扎把卖给药材商，便成了中药材沙参。而撸下的沙参皮，或凉拌，或炒菜，或包成菜包子，均是美食。其皮之药用价值与沙参相同，而止咳平喘之效优于根，滋阴润燥之功逊于根。

蔡老师接着说："我的老家威海市文登区小观镇东浪暖口村，是黄垒河入海口的浪暖口，富有野生的沙参，因其根深，地处海滩，被称为'不断根'。现在每年秋天回老家，都去海边挖些，潦一潦，拌一盘、炒一盘、包一顿包子，回味无穷。"柳老师接着说："每次回去，我也跟着享受了一顿原汁原味的沙参美食。"

两位老师深情地回忆着，我们忘情地吃着盘里的莱胡参，盘空了，竟没有细品莱胡参的味道，只顾着狼吞虎咽了。

沙参药用首载《神农本草经》，谓其："味苦微寒。主血积惊气，除寒热，补中，益肺气。久服利人。"李时珍在《本草纲目》中记载："沙参甘淡而寒，其体轻虚，专补肺气，因而益脾与肾，故金能火者宜之。"老师说："清代以前，本草记载的沙参不分北沙参和南沙参，但以南沙参为主。至清代张石顽在《本经逢原》中始言沙参'有南、北两种，北者质坚性寒，南者体虚力微'。《本草纲目拾遗》论述南沙参时提到'南沙参功同于北沙参而力稍逊'。嗣后沙参方有南、北之分。"

北沙参、南沙参是两种不同的植物。南沙参是桔梗科植物杏叶沙参或沙参的干燥根，质地空疏。而北沙参是伞形科植物珊瑚菜的根，质地坚实。

柳老师说："南沙参和北沙参统称沙参，很多人不做区分。"张锡纯对沙参解曰："味淡微甘，性凉。色白，质松，中空，故能入肺，清热滋阴，补益肺气，兼能宣通肺郁，故《神农本草经》谓其主血积，肺气平而血之上逆者自消也。人之魂藏于肝，魄藏于肺，沙参能清补肺脏以定魄，更能使肺金之气化清肃下行，镇戢肝木以安魂，魂魄安定，惊恐自化，故《神农本草经》又谓其主惊气也。"似乎说的是南沙参。

张锡纯又曰："沙参以体质轻松，中心空者为佳，然必生于沙碛之上，土性松活，始能如此。渤海之滨，沙碛绵亘，纯系蚌壳细末，毫无土质，其上所长沙参，粗如拇指，中空大于藕孔。其味且甘于他处沙参，因其处若三四尺深即出甜水，是以所长之沙参，其味独甘，鲜嚼服之，大能解渴，故以治消渴尤良。其叶光泽如镜，七月抽茎开白花，纯禀金气，肺热作嗽者，用之甚效，洵良药也。"莱阳北临渤海，南临黄海，出产的沙参称为北沙参，药材呈条状、细长、色白如银而质坚，与张锡纯的描述不一致。张锡纯多在北方行医，晚年又在渤海之滨的天津行医，其著述时对沙参考证与否，不得而知。

《医学衷中参西录》使用沙参的两方中，没有区分南、北沙参。清金益气汤：生黄芪3钱，生地黄5钱，知母3钱，粉甘草3钱，玄参3钱，沙参3钱，川贝母（去心）2钱，牛蒡子（炒捣）3钱。用治尪羸少气，劳热咳嗽，肺痿失音，频吐痰涎，一切肺金虚损之病。清金解毒汤为清金益气汤去生地加乳香、没药、三七。用于治疗肺脏损烂，或将成肺痈，或咳嗽吐脓血者，又兼治肺结核。而在《医学衷中参西录》中又确有北沙参的记载："北沙参细末，每日用豆腐浆送服二钱，上焦发热者送服三钱，善治肺病及肺痨喘嗽。"

老师说："张锡纯著《医学衷中参西录》时间跨度长，又分多册，其著作多次印刷出版，每次出版都有修订，其当初用沙参时根据《神农本草经》《本草纲目》，介绍的是南沙参。而后到天津行医，发现渤海之滨有沙参，补入其著作中也有可能。从这里来说，读书存疑就有其必要性了。"

南沙参和北沙参由于植物不同、地域不同，功效虽类似也有不同。北沙参可养阴清肺，益胃生津；南沙参可养阴清肺，化痰益气。临床上，一般要区别应用，南沙参偏于清肺祛痰，兼益气作用，较宜于气阴两伤及燥痰咳嗽者；而北沙参偏于养胃生津，肺胃阴虚有热之证者较为多用。从严格意义上说，两者不可替代。但因其具有相同的功效，在养阴清肺、祛痰止咳方面，南沙参和北沙参是可以相互替换的。

如何应用古方中的沙参，老师说要以证测药，宜北则北，宜南则南，南、北合用，以达到最佳治疗效果。

魏玉璜在《续名医类案》中提到"一贯煎"，方中的沙参就是北沙参。老师说："'一贯'本指一理贯串万物而言。此方立法遣药，本脏腑制化之理，如环相贯，故名一贯煎。"

一贯煎首见于《续名医类案·心胃痛门》高鼓峰、吕东庄二例胃痛治验的按语中。魏氏说："高、吕二案，持论略同，而俱用滋水生肝饮，予早年亦尝用此，却不甚应。乃自创一方，名一贯煎，用北沙参、麦冬、地黄、当归、枸杞子、川楝子六味出入加减，投之应如桴鼓。口苦燥者，加酒连尤佳。可统治胁痛、吞酸、吐酸、疝瘕一切肝病。"

张山雷谓："此方原为肝肾阴伤，津液枯涸，血燥气滞，变生诸病设法。"以肝肾阴虚，肝气不舒，胸脘胁痛，吞酸吐苦，咽干口燥，舌红少津，脉弦细或虚弦为辨证要点。柳老师说："临床上病人主诉食道、胃有灼热感的都可以应用。特别是癌症病人化疗后，有损津伤阴征象的，效果很好。"

《温病条辨》中桑杏汤的沙参就应是南沙参。南沙参形较粗大，体轻质松，根心空似丝瓜络。可用于肺虚有热之咳喘，以治疗外感温燥、肺阴受灼所致的头痛身热、口渴咽燥、干咳无痰等。

近代名医张赞臣，南、北沙参共用治疗咽喉病。凡属阴虚火旺之证，则以养肺胃之阴为法，创养阴利咽汤（南、北沙参各 10~20g，百合 10g，白芍 9g，天花粉 9g，射干 5g，桔梗 4.5g，生甘草 2.5g）为主方以治之，效果甚佳。

徐灵胎在《神农本草经百种录》中说："沙参味苦，微寒。主血积，肺气上逆之血。惊气，心火犯肺。除寒热，肺家失调之寒热。补中，肺主气，肺气和则气充而三焦实也。益肺气，色白体轻故入肺也。久服利人，肺气清和之效。肺主气，故肺家之药气胜者为多。但气胜之品必偏于燥，而能滋肺者，又腻滞而不清虚，惟沙参为肺家气分中理血之药，色白体轻，疏通而不燥，润泽而不滞，血阻于肺者，非此不能清也。"徐灵胎此论，多为后世医家推崇，喜用善用沙参者有之。肖琪在《忆龙友先伯》中有言："先伯用人参非常慎重。他的处方第一味常用沙参，处方用名为南沙参、北沙参、空沙参，有时南、北沙参同用。"

老师说："现在莱阳种植沙参也很少了，主要是河南、河北的沙参又粗又肥，产量高，价格比莱阳便宜，所以这些年基本没人种了。"

柳老师感慨地说："中医的传承与发展，除中医的乏人乏术外，中药材的真伪、加工炮制不到位均是问题。过去'一根银针，一把草药'的年代，促进了中医药的发展和合作医疗的形成，方便了群众就医。中医学术的发展，必须要有深入的科研，而传统中医药的传承也应大力发扬。"

二〇一九年八月十七日

从柳吉忱公立方话桔梗

2019年8月16日中午，我从莱阳返回日照，走出高铁站，沿着马路往停车场走去，虽有秋日凉风，但中午的太阳仍然炙热，我已汗流浃背。快步步入人行道的绿荫，才凉爽了许多，为了不再出汗，我放慢了脚步，边走边欣赏绿草如茵的路边小公园。前面隐约中，从草丛里挺出几朵蓝紫色的花。走进一看，五片花瓣的蓝紫色花朵傲立在枝头，原来是多年没见的桔梗花，因其花色美丽，故被称为"秋日七草"之一。桔梗不争不抢，清雅悦目，我喜欢它的宁静与优雅，给人以幽雅、淡泊、舒适的感觉。桔梗在没有开花之前，很多人找不到它，但只要开花，就在百花丛中向你招手。古人有"悠悠桔梗花处士，不慕繁华但为卿"之语。

桔梗产于我国各地，平常当作蔬菜，可腌渍、凉拌、热炒，还可挂糊炸食。桔梗在我国的大部地区，也是药食两用。山东最著名的要数崂山产的桔梗，号称"崂山参"，因其根部似人参故名，是崂山的特产之一。同时，桔梗这味能食用的平和之物入药，在临床上应用颇为广泛。

桔梗为常用的止咳平喘、清利咽喉药，在治疗外感病的方剂中常配伍应用，如止咳散、银翘散、桑菊饮、柴葛解肌汤、人参败毒散、普济消毒饮等。

柳少逸老师说："桔梗止咳平喘、清利咽喉，是后世医家发掘的功效，扩展了《神农本草经》桔梗的应用范围，因其疗效可靠，为历代医家所常用。正如《本草思辨录》所载：'桔梗能升能降，能散能泄，四者兼具。故升不逮升柴，降不逮枳朴，散不逮麻杏，泄不逮硝黄。盖其色白，味辛，气微温，纯乎肺药（肺恶寒恶热）。而中心微黄，味又兼苦，则能由肺以达肠胃。辛升而散，苦降而泄，苦先辛后，降而复升，辗转于咽喉胸腹肠胃之间。'"

桔梗可疗咽痛。张仲景的桔梗汤多为后世医家所宗。《伤寒论》曰："少阴病二三日，咽痛者，可与甘草汤。不瘥者，与桔梗汤。"柳老师在《伤寒方证便览》中用此方治疗"急喉喑"。

桔梗汤证医案：于某，女，13 岁。近因感冒，喉内不适，干痒而咳，音低而粗，声出不利，继而喉内灼热疼痛，伴发热恶寒，头痛，体痛等症。喉部红肿，舌质红苔白兼黄，脉浮数。证属热邪蕴结于喉，脉络痹阻，而致急喉喑。治宜清热解毒，消肿开结。予桔梗汤加味：桔梗 10g，生甘草 15g，金果榄 6g。水煎服。病人服用一周而病愈。

老师解曰："盖因一味甘草汤，为清热利咽之小剂，而合入桔梗，《珍珠囊》称其'与甘草同行，为舟楫之剂'，可直达咽喉，故桔梗汤又称'甘桔汤'，为疗咽喉肿痛要方。业师牟永昌公临证多以桔梗汤佐苦寒清热解毒之金果榄。有时戏剧演员多以金果榄代茶，以防喉喑。"

柳老师的父亲吉忱公常伍用桔梗治疗喉蛾，立"金果清咽抑火汤"。即《寿世保元》的清咽抑火汤加清肺金的青果而成。

金果清咽抑火汤证医案：谭某，男，13 岁。1972 年 2 月 27 日就诊。病人自昨日上午发咽痛，发冷发热，耳鼻喉科诊为急性扁桃体炎。查：喉核红肿，连及周围咽部，并见微寒发热，胸中烦热，咽干，寒热咳嗽，舌质红，苔薄白微黄，脉浮数。证属风热外袭，肺经积热而致喉蛾。治宜疏风清热，解毒利咽之法。金果清咽抑火汤治之。处方：青果 10g，双花 20g，连翘 10g，黄芩 6g，桔梗 6g，防风 6g，栀子 6g，芒硝 2g，牛蒡子 6g，玄参 6g，酒军 3g，薄荷 3g，甘草 3g。水煎服。3 月 13 日，服药 5 剂，喉核肿痛悉减，余症已除。予原方加射干 6g，渐贝母 3g，金果榄 6g，继服。3 月 17 日，续服 5 剂，诸症悉除，喉核略大，无红肿，惟时有咽干，故予以金果清咽抑火汤作散剂服，以固疗效。

桔梗排脓疗痈，尤用治肺痈常获奇效。张仲景用治疮痈肠痈浸淫病，如《金匮要略》的排脓散与排脓汤两方。排脓散方：枳实十六枚、芍药六分、桔梗二分。上三味，杵为散，取鸡子黄一枚，以药散与鸡黄相等，揉和令相得，和服之，日一服。排脓汤方：甘草二两、桔梗三两、生姜一两、大枣十枚。上四味，以水三升，煮取一升，温服五合，日再服。此两方，原书条文虽未载主症，柳老师认为，凡肺痈、肝痈、胃痈、喉痈等内痈皆为适宜。《药征》记载："桔梗，主治浊唾肿脓也，旁治咽喉痛。"《金匮要略论注》曰："枳实和桔梗以通达周身之气，则脓自行也，人知枳实能下内气，岂知和桔梗则能利周身之气而排脓耶。"《医宗金鉴》托里消毒散治疗痈疽已成、不得内消等，均取其理气排脓、祛痰消痈之功。胡希恕先生曰："肺痈用桔梗，不只为排脓，并亦治胸胁痛，临床用于肝炎病人，诉肝区痛剧则常于是方加桔梗，确有效验。"

吉忱公常伍用桔梗治疗肺痈。吉忱公以方证立论，有是证用是方，以经方为头、时方为尾，针对肺痈的主证和兼证，合用几首有效方剂，以单用则力微、合用则效宏立方，创制"苇茎消毒饮"效方。苇茎消毒饮：方用排脓汤、葶苈大枣泻肺汤、千金苇茎汤、五味消毒饮加减。

苇茎消毒饮证医案：赵某，女，37岁，教师。1975年7月6日初诊。自前天发热39.3℃，咳喘不得卧，咳嗽痰黏，不易咯出，咳则胸满痛，继而咽干咯黄脓样腥臭之痰。X线胸片示：肺右上叶后段肺脓肿。理化检查：白细胞计数、中性粒细胞计数明显升高。舌红苔薄黄，脉滑数。证属外感风热之邪，热毒郁肺，血败肉腐而成肺痈。治宜清热化痰，活血排脓之法。予以苇茎消毒饮调之。处方：桔梗12g，生甘草10g，芦根30g，薏米15g，桃仁12g，冬瓜仁30g，葶苈子15g，鱼腥草30g，穿心莲15g，金银花30g，野菊花15g，蒲公英30g，紫花地丁30g，天葵子10g，大枣12枚，生姜3片。水煎服。7月12日，身热已退，咳痰腥臭味已减，胸满痛已缓。效不更方，原方加杏仁续服。7月18日，咳嗽未作，胸闷痛咳痰亦除。X线胸片示：肺脓肿已吸收。白细胞计数、中性粒细胞计数较前下降。舌苔薄黄，脉弦细。后予桔梗甘草汤清热化痰，润肺生津之小剂，以固疗效。

桔梗为诸药舟楫，开提肺气之圣药。《本草求真》谓桔梗："可为诸药舟楫，载之上浮，能引苦泄峻下之剂，至于至高之分成功。"桔梗入肺经，可载药上行。故桔梗可配伍不同中药疗身体中上部疾病，如头赤、头痛、咽痛、鼻渊等。《本草思辨录》谓桔梗："盖其开提气血，通窍宣滞，与羌防橘半等为伍，殊有捷效，鼻塞尤宜。"《本草求真》亦载："桔梗系开肺气之药，可为诸药舟楫，载之上浮。"

吉忱公配伍桔梗治疗鼻渊，有"柴胡鼻渊汤"，用于临床常得奇效。

柴胡鼻渊汤证医案：曲某，女，16岁，高中学生。1976年11月5日就诊。病人1周前外感风寒，头痛发热，鼻塞，服银翘解毒丸，发热之候遂愈。然仍有鼻塞不通之感，继而鼻塞加剧，嗅觉减退，前额痛，晨起重，午后减，涕黄绿黏稠，量多味臭，伴口苦咽干目眩，心烦易怒，舌红苔白，脉弦微数。X线胸片示：双侧上颌窦炎。证属外邪未尽，郁于少阳，郁而化热，循经迫脑犯鼻，伤及窦窍，而致鼻渊。治宜清解郁热，化浊通窍。予柴胡鼻渊汤治之。处方：柴胡10g，辛夷10g（包煎），焦栀子10g，当归10g，浙贝母6g，玄参10g，野菊花10g，金银花10g，桔梗10g，白芥子10g，生甘草6g。水煎服。11月11日，服药5剂，头痛、鼻塞诸症豁然，仍流黄色稠涕。予以原方加藿香15g，苍耳子10g，继服。11月16日，续服5剂，诸症若失。为固疗效，予以《外科正宗》之奇授藿香汤续服。处方：藿香15g，煎取1000mL，公猪胆1枚和匀，饭后顿服。

桔梗开胸散结，善治气滞血瘀痰阻所致的胸痹。《神农本草经》谓桔梗："味辛微温。主胸胁痛如刀刺，腹满肠鸣幽幽，惊慌悸气。"胸胁痛如刀刺类似现代的胸痹，但又不局限于此。桔梗治疗胸胁痛的代表方剂为血府逐瘀汤。王清任在《医林改错》中云："血府即人胸下膈膜一片，其薄如纸，最为坚实，前长与心口凹处齐，从两胁至腰上，顺长如坡，前高后低，低处如池，池中存血，即精汁所化，故名曰血府。"由此可见，王清任所说之血府，虽然范围大小不尽一致，但是都属于胸腔范围。血府逐瘀汤原为治疗"胸中血府血瘀之症"而设。方中桔梗主"胸胁痛如刀刺"，痛如刀刺，属瘀血阻滞，主以桔梗，说明桔梗确有治血之功。桔梗入气分性善上行而升清，又通过宣肺推动胸中气血运行，促使气畅血活瘀散。如《本草通玄》所言："桔梗之用，惟其上入肺经，肺为主气之脏，故能使诸气下降。世俗泥为上升之剂不能下行，失其用矣。"

吉忱公治疗胸痹，以胸阳不振、血瘀痰阻立论，常用栝楼薤白白酒汤合血府逐瘀汤加减治疗，常获捷效，立方名为"栝楼薤白逐瘀汤"。此医案在"薤白，心病宜食之"一文中。

柳老师说："吉忱公创立的四个方剂，验证了《珍珠囊药性赋》谓桔梗其用有四——止咽痛，兼除鼻塞；利膈气，仍治肺痈之论。"老师还说："桔梗除有这四大作用外，还有如下功效。"

桔梗能提壶揭盖。如《实用中医内科学》在癃闭论治中指出："当急性尿潴留、小便涓滴不下时，可在原方的基础上，加入开宣肺气的药物，如桔梗、荆芥之类，此即'下病治上''提壶揭盖'之法。"

桔梗有镇惊安神之效。《神农本草经》谓桔梗主"惊恐悸气"。惊恐悸气可理解为心悸、易惊，属中医学"心神不安"范畴。如天王补心丹，主治心肾两虚，阴虚血少，虚火内扰所致神志不安证。历代医家对桔梗在此方中的作用解释为"载药上行"，实应尊《本经》解读为镇静安神。

桔梗止痢疾腹痛。《神农本草经》谓桔梗主"腹满，肠鸣幽幽"。《本草经解》曰："肺亦太阴，通调上下，相传之职。太阴不能通调，则腹饱满矣。其主之者，辛以调气，温以行气也。大肠者燥金之腑也，大肠湿热，则鸣幽幽。肺与大肠为表里，桔梗辛以益肺，肺通调水道，则湿热行而肠鸣自止。"《南方医话》载蒋日兴的经验：痢疾以滞下脓血、里急后重为主要见症，多以清利湿热或清热解毒之方取效。其曰："我临床40余年中，对里急后重明显，诸药不效者，用家传秘方。以桔梗为主药，合芍药汤方意。取桔梗20~50g，白芍15~20g，槟榔、绵茵陈各12g，广木香3g（后下），川黄连9g，生莱菔子15g，金银花20g，甘草、枳壳各5g。发热加葛根10~20g，脓血甚加当归尾5g、生地黄15g；腹痛甚加延胡索9g，屡投屡效。我以此方为基础订制的治疗痢疾协定处方，治疗湿热型数百例，疗效甚佳。"

施今墨老先生用桔梗、枳壳、杏仁、薤白四药组方，名"调气方"。桔梗行上，枳壳降下，薤白行左，杏仁行右，四药相合，上、下、左、右，平调升降，燮理气机，开胸顺气、行气消胀、消散止痛之力增强。用于治疗气机不调，胸肺胀闷，脘胀不适，甚则疼痛，食欲不振，大便不利等，也治梅核气、功能性失音，验之临床，确有良效。对肝郁气滞胸闷胸痛者，加柴胡、香附、白芍、郁金；慢性阻塞性肺气肿胸闷胸痛者，加瓜蒌、丝瓜络、苏子、葶苈子、白芥子；冠状动脉粥样硬化性心脏病胸闷胸痛者，加丹参、降香、川芎、延胡索等。

《素问·六微旨大论》曰："出入废则神机化灭，升降息则气立孤危。故非出入，则无以生长壮老已；非升降，则无以生长化收藏。是以升降出入，无器不有。"一味桔梗既能升又能降，既能出又能泄，可谓调气机的良药。调理升降气机，是调理五脏六腑疾病的一大法则。《本草经疏》曰："升降者，治法之大机也。"《此事难知》说："大凡治杂病，先调其气，次疗诸疾。"老师说："机体最怕气机郁滞，若五脏元真通畅，气机周流，升降有序，人即安和。临床上，要常守升降之法。"

二〇一九年八月二十一日

地榆疗崩漏　止血止痢

　　山东省组织对中医医疗机构中药饮片进行检查，我也"充数"地跟着走了几个诊所。都说中医高手在民间，乡村间的中医多有一技之长不是虚言。乡民的信任，祖传传统疗法名闻乡里，病人众多。来到西部一个中医诊所，20多个病人等待着望闻问切。有"山东省基层名中医"称号的老中医和我熟知，见到我，热情地要给我倒水，我连忙制止说："你快看病，过会我们再聊。"

　　待诊疗结束，我们便聊起了中医。过去来过几次，不曾留意诊所前面的小山坡上竟有一片紫色的"小棒槌"。我问："那是不是地榆？"老中医边领着我往那片"小棒槌"走边说："你是知道我家祖传治疗烧烫伤、虫蛇咬伤的。你比我都明白，治疗烧烫伤、虫蛇咬伤离不了地榆。"我说："家有地榆皮，不怕烧脱皮。家有地榆炭，不怕皮烧烂。"他说："是啊，我们家的秘方的主药就是地榆。"

　　我问他："为什么不从药材公司购买地榆。他说："过去荒地多，周围山坡上有很多地榆，后来山坡都开垦了土地，地榆逐渐减少。后从药材公司进药，效果不好。于是我就承包了山坡上7分薄地，采了点地榆种子撒到承包地里，地榆根生加种生，现在都成片了。我种的地榆由于是多年生，所以和野生地榆是一样的效果。"我说："为什么药斗里没有地榆饮片？"老中医笑笑说："这地就是我的药斗，地榆全部在这里，有来找药的病人，随用随配。即使在隆冬季节，地榆根仍新鲜，而且效果更好。"他说："今天你来了也没有什么保密的，我家的秘方也不是什么秘密，古书上都有记载，就是地榆炒炭加等份的大黄研末，用香油调和，用鹅毛涂在患处，马上就感到舒服，一般几天就好了。现在用地榆比较多的是治疗小孩的湿疮、面疮、赤肿痛。"

地榆入药最早记载于《神农本草经》,李时珍赞曰:"宁得一斤地榆,不要明月宝珠。"可见,自古地榆的药用价值就被重视。

柳少逸老师非常重视野生药物考察,跑遍了山东的山山水水。山东的地榆多为紫红色枣形花穗,惟在荣成铁槎山可见到白色花穗,于是就有了红花地榆、白花地榆之分。白花地榆,同白花丹参一样,是变异品种,功效则无异。

柳老师曾用单味鲜地榆四两(或干品三两),水煎治菌痢及夏季肠道传染病获殊效。我问老师:"单味地榆重用治疗痢疾,为什么不配伍其他药?"老师说:"《雷公炮制药性赋》谓'地榆疗崩漏,止血止痢'。地榆凉大肠之血,单用一味,往往见功,而合用他药,反致无效。"这是他临床试验得出的结论。

《名老中医之路》中,陈源生老先生在《医学生涯六十年》一文中也记载了单味地榆重用治疗崩漏的案例:"另有一妇人患崩证,血大下不止。察其脉证,寒热皆无明显之征,惟询得血下时阴中觉热,我根据平素审苗窍诊断疾病性质所积累的经验:血下阴中觉热,必属血热致崩。乃出方:地榆120g,米醋同煎,单刀直入,期冀速效。病人昼夜连服两剂而血止。事后,有人问我:'老师治病,用方极其平常,且少执全方,选药亦属平淡,剂量轻重不定,为何收效同样显著?'我回答道:'遣方不以罕见邀功,用药不以量重取胜,关键在于辨证准确,立法吻合病机,方药切中病情,虽四两之力,可拨千斤之重,神奇往往寓于平淡之中。'"

柳老师也常重用地榆配伍治疗痢疾、腹泻。《柳少逸医案选》中记载了重用地榆的案例。

葛根芩连汤证医案:姜某,女,12岁。1983年8月16日初诊。1周前突然发热,腹痛腹泻,大便先为稀便,旋即转为典型脓血样,每日十余次,伴里急后重,全腹压痛,以下腹为著,某医院肠道门诊确诊为"细菌性痢疾",收入院治疗。诸症缓解,然仍腹痛,每日数次大便,较稀,带黏液和少量脓血,故出院延余治疗。其母代述仍腹痛,里急后重,下痢赤白相杂,肛门灼热,小便短赤,舌苔微黄,脉滑数。辨证:表证未解,邪陷阳明,致湿热之邪壅滞肠中,气机不畅,传导失司。治法:解表清热,解毒化浊。方药:葛根芩连汤加减。葛根20g,黄芩6g,黄连6g,地榆20g,紫参20g,萆草

20g，炙甘草6g。水煎服。服药1剂后，腹痛已除，未见脓血便。续服3剂，诸症豁然若失。予上方药量减半服之，1周后其母欣然相告，病臻痊愈。

老师解方曰："地榆沉降而走下焦，适用于下焦血热或湿热蕴结引起的便血、尿血、痔疮出血等症。地榆、紫参、萹草，余名之'紫榆萹草饮'，乃痢疾、急性肠炎之效方。单味萹草煎汤浴足，亦有止痢卓功。此方方中有方，取槐角丸中的地榆、黄芩以增强疗效。槐角丸出自《太平惠民和剂局方》，药物组成：槐角（去枝梗，炒）一斤，地榆、当归（酒浸一宿，焙）、防风（去芦）、黄芩、枳壳（去瓤，麸炒）各半斤。具有止痒痛、消肿聚、驱湿毒、清肠疏风、凉血止血之功效。主治五种肠风泻血。粪前有血名外痔，粪后有血名内痔，大肠不收名脱肛，谷道四面胬肉如奶，名举痔，头上有乳名瘘；及肠风疮内小虫，里急下脓血。"

陈源生老先生单味重用治疗崩漏可谓是善读古书者。《圣惠方》记载："地榆治妇人漏下赤色不止，令人黄瘦虚渴。地榆二两（细锉），以醋一升，煮十余沸，去渣，食前稍热服一合。亦治呕血。"在古方的基础上，将地榆加倍，可谓"智欲圆而行欲方，胆欲大而心欲小"。地榆不但能凉血，而且能补血，血正则血止，所以单味重用有此殊效。

治疗崩漏，《丹溪心法附余》中云："初用止血以塞其流，中用清热凉血以澄其源，末用补血以还其旧。若只塞其流不澄其源，则滔天之势不能遏；若只澄其源不复其旧，则孤子之阳无以立。故本末无遗，前后不紊，方可言治也。"后世医家将其所倡立的三大治则，即"塞流""澄源""复旧"称为"治崩三法"。

治崩漏下血，一般会用到酸涩收敛之品，以塞其源；用到苦寒清降之品，以澄其流；最后固本培元，复其旧。地榆加醋煎煮，以加强其酸收之力，况其性涩，也有止血之功。正如《本草求真》记载："地榆，诸书皆言因其苦寒，则能入于下焦血分除热，俾热悉从下解。又言性沉而涩，凡人症患吐衄崩中肠风血痢等症，得此则能涩血不解。按此不无两歧，讵知其热不除，则血不止，其热既清，则血自安，且其性主收敛，既能清降，又能收涩，则清不虑其过泄，涩亦不虑其或滞，实为解热止血药也。"

吉忱公治疗崩漏，多遵循急则治其标，缓则治其本的原则和"塞流、澄源、复旧"三大法，常伍大剂地榆。

升血汤证医案：梁某，女，28岁，工人。1974年5月3日就诊。病人既往有月经不调史，近半年来，月经先后不定期，经前乳胀、小腹痛，经来量多，经治好转，并于3个月前怀孕。后因情志抑郁，而发胎漏，虽予保胎治疗未效，继而小产，续下血不绝，而转至就诊。症见精神郁闷，燥热烦渴，时太息嗜卧，卧睡不宁，心悸怔忡，嗳气食少，胸胁乳房胀痛不舒，脘腹痞满，小腹胀痛，下血时多时少，色暗红，有血块，舌略暗，苔薄白，脉沉弦而细。证属肝郁气结，气机逆乱，致冲任失调，血海蓄溢失常，而致漏下。治宜疏肝解郁，调冲任，益气血，佐以止血调经。师《儒医指掌》之升血汤意化裁。处方：炒白术18g，当归12g，地榆30g，升麻15g，黄芩炭10g，柴胡10g，艾叶炭6g，荷叶炭10g，制白芍6g，白茅根6g，棕榈炭10g，川芎6g，阿胶10g（烊化），炙甘草10g，入清酒少许。水煎服。5月8日，服药5剂，诸症悉减，然漏下不止，予上方倍黄芩炭15g，加贯众炭10g，牡丹皮10g，制香附10g，焦栀子10g。续服。5月19日，续服10剂，漏下已止，胸胁脘腹不适之症亦除。因漏下日久，形神俱虚，且因早孕流产，伤及气血，时心烦渴，故予以加味圣愈汤以作善后之治。处方：红参10g，黄芪20g，当归12g，川芎3g，熟地黄12g，制白芍10g，知母10g，阿胶10g（烊化）。水煎服。

老师解方曰："此案'塞流''澄源''复旧'理、法、方、药朗然，故药仅15剂，而收效于预期。'复旧'又名'端本'，即补虚固本。如本案予圣愈汤，乃愈后之治方。且病人小产失孕，时心烦意躁，亦须调治。圣愈汤乃李东垣为一切失血过多，或气血俱虚之证而设方。方由四物汤加人参、黄芪而成。"柯韵伯云："此方取参、芪配四物，以治阴虚血脱等证。盖阴阳互为其根，阴虚则阳无所附，所以烦热燥渴；气血相为表里，血脱则气无所归，所以睡卧不宁。然阴虚无骤补之法，计在培阴以藏阳，血脱有生血之机，必先补气，此阳生阴长，血随气行之理也。"柯氏复云："此六味皆醇厚和平而滋润，服之此则气血疏通，内外调和，合于圣度矣。"柯氏之论，实《内经》"审其阴阳，以别柔刚，阳病治阴，阴病治阳"及"谨察阴阳而调之，以平为期"之治疗大法，故谓合于圣度，方名"圣愈"。

地榆外用治水火烫伤效果卓著，可控制创面渗出，起预防和控制感染、消除疼痛、促进新皮生长、创面迅速愈合等作用。正所谓"外用之药即内用之药，外治之理即内治之理"，治疗消化性溃疡之胃痛及上消化道出血之呕血黑便常配伍应用。

　　《神农本草经》谓地榆："味苦微寒。主妇人乳痓痛，七伤带下病，止痛，除恶肉，止汗，疗金创。"《本经逢原》解释地榆止痛，除恶肉曰："止痛者，止妇人九痛，一阴中痛，二阴中淋痛，三小便痛，四寒冷痛，五月经来时腹痛，六气满来时足痛，七汗出阴中如虫啮痛，八胁下皮肤痛，九腰痛。地榆得木火之气，能散带漏下之瘀，而解阴凝之痛也。止汗者，止产后血虚汗出也。除恶肉，疗金疮者，生阳气盛，则恶肉自除，血气调和，则金疮可疗。"老师说："《本经》明言'止痛，除恶肉，疗金疮'。《本草纲目》引用杨士瀛谓地榆'诸疮痛者加地榆，痒者加黄芩'，说明地榆有很好的止痛效果。除《本经逢原》止妇人九痛外，结合除恶肉，疗金疮的记载，地榆还是治疗癌症的良药，而且癌症兼疼痛的效果更好。地榆能治疗消化道溃疡是人所共知，但消化系统的癌症多由溃疡而来，地榆作为预防消化系统癌症也是一味药食两用良品。"

　　老师还说："地榆凉血止血，还能治疗原发性血小板减少性紫癜。"有个民间便方：生地榆、太子参各30g，或加怀牛膝30g，水煎服，连服2个月。

　　　　　　　　　　　　　　　　　　二〇一九年八月二十三日

苏门三才子——苏叶、苏梗、苏子

我心里一直记挂着上周六种的大白菜、萝卜、辣菜、胡萝卜，于是，便趁着早上凉爽回老家看看。看着一排排的白菜、萝卜、辣菜、胡萝卜冒着嫩芽苗壮生长，我似乎看到了丰收的希望。杯中倒上水后，我便坐在菜园边休息。喝了几口水，一阵清香悠悠飘来，我顿觉神清气爽。循着香味，墙角下的紫苏枝繁叶茂，紫色的叶子衬托着顶端串串紫红色的花，微风吹过悠香扑鼻。《花木小志》曾记载曰："紫苏香气清越，摘片叶嗅之，倦闷即豁。"于是我将小桌搬到其旁，清香伴着清茶，清升浊降，疲劳顿解，心旷神怡。

紫苏药用出自陶弘景"叶下紫色，而气甚香，其无紫色、不香、似荏者，名野苏，不任用"。而《神农本草经》记载的是水苏，现在有医家认为紫苏的药用来源是《本经》，实是混淆了水苏和紫苏。《神农本草经》谓水苏："味辛，微温。主下气，杀谷，除饮食，辟口臭，去毒，辟恶气。"陶弘景曰水苏："方药不用，俗中莫识。"可见，在此时水苏已不知何物。唐代《新修本草》开始对水苏有较为详细的形态描述："生下湿水侧，苗似旋覆。"五代时期的《蜀本草》言："叶似白薇，两叶相当，花生节间……"李时珍在《本草纲目》中认为"水苏、荠苧一类两种尔。水苏气香，荠苧气臭为异。"可见，历代本草对水苏的认识较为混乱。

紫苏可全草入药，《本草汇言》说："紫苏，散寒气，清肺气，宽中气，安胎气，下结气，化痰气，乃治气之神药也。"苏叶、苏梗、苏子可单独入药，人称"苏门三才子"，叶散、梗通、子降。

一、苏叶，解表辛温散寒

《药品化义》曰："紫苏叶，为发生之物。辛温能散，气薄能通，味薄发泄，专解肌发表，疗伤风伤寒，及疟疾初起，外感霍乱，湿热脚气，凡属表证，放邪气出路之要药也。"

苏叶为表散风寒主药，可用以代麻黄。后世畏麻黄"虎狼之药"者，多用苏叶。因此，应用苏叶的方剂比较多，如香苏散、杏苏散、参苏饮等。如果风寒感冒初起，苏叶、葱白、豆豉煎汤服用效果很好。如果小儿不喜欢此药的味道，煮水泡脚效果也很好。苏叶具有发汗和松弛肌肉的效果，当冒风、冒雨感觉身体受了风寒，喝上一杯暖乎乎的苏叶茶能有效缓解症状。当感到有压力、身心疲惫时，冲泡一杯紫苏茶，它特殊的香味能让人轻松、镇静，让身体恢复活力。

苏叶芳香行气散结，如治"妇人咽中如有炙脔"之半夏厚朴汤。《医宗金鉴·订正金匮要略注》曰："咽中如有炙脔，谓咽中有痰涎，如同炙肉，咯之不出，咽之不下者，即今之梅核气病也。此病得于七情郁气，凝涎而生。故用半夏、厚朴、生姜，辛以散结，苦以降逆；茯苓佐半夏，以利饮行涎；紫苏芳香，以宣通郁气，俾气舒涎去，病自愈矣。此证男子亦有，不独妇人也。"

苏叶解鱼蟹毒。日照地区近海，多食鱼蟹，特别夏、秋季节常鱼蟹中毒，出现腹痛、腹泻、呕吐等症状。老百姓都知道，到园子里拔棵紫苏加点生姜煮水频服，很快就好了。现在一些饭店在上螃蟹时，会给一碗苏叶生姜汤，既解蟹性寒凉又防中毒。前几天，有个吃螃蟹过敏的人，脸上，特别是嘴周边脱皮、湿疹。我告诉他说："你去摘点苏叶煮水，喝一半另一半用毛巾蘸水敷患处，一般用两天就好了。"

二、苏梗，解郁结而利气滞

《药品化义》曰："苏梗，能使郁滞上下宣行，凡顺气诸品惟此纯良。其性微温，比枳壳尤缓。病之虚者，宽胸利膈，疏气而不迅下。入安胎饮，顺气养阴；入消胀汤，散虚肿满。"

苏梗治疗胃肠型感冒。如《圣济总录》苏橘汤，治伤寒胸中痞满，心腹气滞，不思饮食。紫苏茎（锉）一两，陈橘皮（汤浸去白，焙）二两，赤茯苓（去黑皮）一两半，大腹皮（锉）、旋覆花各一两，半夏（汤洗七遍，焙）半两。上六味，细切如麻豆大，每服五钱匕，水一盏半，入生姜一分（拍碎），枣三枚（擘破），同煎至七分，去渣，温服。

苏梗治疗现代"斗气病"和"吃喝病"。《侣山堂类辩》曰："紫苏枝茎能通血脉，故易思兰先生常用苏茎通十二经之关窍，治咽膈饱闷，通大小便，止下利赤白。予亦常用香苏细茎，不切断，治反胃膈食，吐血下血，多奏奇功。"现在，很多人由于生活、工作压力较大，饮食不规律，长期肝郁气滞，胸闷不舒，加之酒肉穿肠过，过度饮食，食物都蕴积在大、小肠，大腹便便，上不能嗳气，下不能矢气，大便黏滞不成形。苏梗宽中下气，辛开苦降，既能理气还能降气，开胃醒脾，用之就有效果。同时，这类病人长期吃太多鱼虾蟹肉，造成隐性的鱼蟹中毒，正合紫苏解鱼蟹毒的特性。

苏梗行气宽中，行气止呕良药，兼有理气安胎之功效。苏梗为药食同源之物，能够缓解恶心呕吐、头晕、厌食或食入即吐等常见的妊娠反应，与砂仁等配伍具治疗胎动不安，如《胎产护生篇》和气安胎汤（砂仁、糯米、紫苏梗和香附）可和气安胎。

三、苏子，兮下气涎

苏子降气消痰，平喘，润肠。用于痰壅气逆，咳嗽气喘，肠燥便秘。诸香皆燥，惟苏子独润。性温气香，性润下降，辛温润降，降气消痰，气降则痰不逆，止咳定喘，为虚劳咳嗽之专药。凡痰涎涌盛，胸闷气短，可下气消痰而治之。性能下气，更润心肺，胸膈不利者宜之。宽肠利膈，润肠通便，治肠燥便秘之气秘。《药品化义》曰："苏子主降，味辛气香主散，降而且散，故专利郁痰。咳逆则气升，喘急则肺胀，以此下气定喘。膈热则痰壅，痰结则闷痛，以此豁痰散结。《经》云'膻中为上气海，如气郁不舒，及风寒客犯肺经，久遏不散，邪气与真气相待，致饮食不进，痰嗽发热，似弱非弱，以此清气开郁，大为有效'。"

苏子降气，最有名的方剂当属宋·《太平惠民和剂局方》的苏子降气汤。药物组成：紫苏子、半夏（汤洗七次）各二两半，川当归（去芦）一两半，甘草二两，前胡（去芦）、厚朴（去粗皮，姜汁拌炒）各一两，肉桂（去皮）一两半（一本有陈皮去白、一两半），上为细末。治男、女虚阳上攻，气不升降，上盛下虚，膈壅痰多，咽喉不利，咳嗽，虚烦引饮，头目昏眩，腰疼脚弱，肢体倦怠，腹肚广刺，冷热气泻，大便风秘，涩滞不通，肢体浮肿，有妨饮食。常服清神顺气，和五脏，行滞气，进饮食，去湿气。每服二大钱，水一盏半，入生姜二片，枣子一个，紫苏五叶，同煎至八分，去滓热服，不拘时候。

柳少逸老师说："苏子降气汤是临床上的常用方剂，辨证准确，效果极为明显，治疗范围广泛。临床上不局限于上盛下虚之痰喘，对肺气肿、胸痹、噎膈、梅核气等也有很好的疗效。"

此方在降气疏壅、祛痰止咳药中，妙在配伍肉桂。肉桂补助君、相二火，引火归元。君火足则膻中阳振，膈上饮气自消，相火足则肾气蒸化，津液运布而浊饮得除。老师说："此方在加减应用中，去肉桂加沉香，临床运用中常两药同用，以加强补助命门之火、纳气归元之效。"

苏子治肠燥便秘之气秘。柳老师常用苏子降气汤加党参、肉苁蓉治疗老年顽固性便秘。方中既有"肃降肺气、提壶揭盖"之意，又有"增水行舟"之法，加党参有"风正帆满好行船"之治。如果命火衰微，下焦常觉凉者，虚冷之便秘，宗张锡纯服硫黄法，加用生硫黄。张氏曰："硫黄之性，温暖下达，诚为温补下焦第一良药"，"诸家本草，皆言硫黄之性能使大便润小便长，用于此证，其暖而能通之性适与此证相宜也"。

三子养亲汤，出自《韩氏医通》，韩天爵在原书中记载："三士人求治其亲，年高咳嗽，气逆痰痞。予不欲以病例，精思一汤，以为甘旨，名三子养亲汤，传梓四方。有太史氏赞之曰：夫三子者，出自老圃，其性度和平芬畅，善佐饮食奉养，使人亲有勿药之喜，是以仁者取焉。老吾老以及人之老，其利博矣！"

三人同时来请韩天爵为他们患"年高咳嗽，气逆痰痞"的父亲或母亲看病。韩天爵为"三士人"的孝心所感动，用药害怕双亲年高不受，伤了双亲。于是精思出一方，均为菜园里常用蔬菜之子：莱菔子就是萝卜子，苏子是紫苏的种子，白芥子是辣菜的种子，三味种子做成汤，药性平和，甘美芳香可口。双亲不认为是药，高兴地喝了，病也痊愈了。韩天爵此方的精妙之处是针对老年人胃口不好、吃东西不容易消化、痰多、气不顺，甚至气喘而设。

苏子能宣畅气机，降上逆之气，平咳喘；莱菔子也能降气，还能健胃消食，使老人胃口大开，吃东西容易消化；白芥子能理气化痰。三味都是种子，种子能滋、能降、能通便。

没有孝心的医者，不可能有如此妙心。韩天爵也是一位大孝子，他的父亲是明朝的一位重要将领，常年领兵在外，南征北战，老了想告老还乡，无奈情况不允许。韩天爵放弃了自己的功名，苦学中医，父亲出征走到哪里，他就跟到哪里，为父亲看病，侍奉汤药。《韩氏医通》记载的就是韩天爵的医疗经验以及他为父亲、兄嫂治病的医案，书中充满了父慈子孝、兄友弟恭的亲情，读来令人感动。韩天爵正是本着赤诚的孝心，念及"老吾老以及人之老"，才构思出这个千古良方。

张秉成《成方便读》解此方曰："治老人气实痰盛，喘满懒食等证。夫痰之生也，或因津液所化，或因水饮所成。然亦有因食而化者，皆由脾运失常，以致所食之物，不化精微而化为痰。然痰壅则气滞，气滞则肺气失下行之令，于是为咳嗽、为喘逆等证矣。病因食积而起，故方中以莱菔子消食行痰；痰壅则气滞，以苏子降气行痰；气滞则膈塞，白芥子畅膈行痰。三者皆治痰之药，而又能于治痰之中各逞其长。食消气顺，喘咳自宁，而诸证自愈矣，又在用者之得宜耳。"张秉成谓："三者皆治痰之药，而又能于治痰之中各逞其长。"乃见地之言，现在三子养亲汤仍在广泛应用，诚赖治痰之功。

"百病皆因痰作祟"，痰是体内津液停聚所形成的稠浊而黏滞的病理产物，多因脏腑气化功能失调，水液代谢障碍而产生。朱丹溪曰："怪疾多属痰，痰火生异证。"沈金鳌说："痰为诸病之源，怪病皆由痰成。"张介宾说："痰生百病，百病多兼有痰。"柳老师说："当很多疾病用药不见效时，加用治痰之品，往往能取得较好的效果。"

痰、湿、食浊是现代人最大的健康顽敌，许多疾病如湿疹、高脂血症、脂肪肝、脂肪瘤、乳腺增生、子宫肌瘤、卵巢囊肿、带下病等都有因代谢障碍所致的瘀血、痰湿凝滞。三子养亲汤就是以消为补，清除人体代谢障碍。

老师怕我记不住，就随手在稿纸上写道："除教科书之用外，三子养亲汤新用。"

（1）咳喘病，小青龙汤佐三子养亲汤；止咳散佐三子养亲汤；肺肾阳虚、痰浊壅滞之喘，阳和汤佐三子养亲汤。

（2）脾胃虚寒或虚弱之胃脘痛，黄芪建中汤佐之；香砂六君子汤佐之；

吴茱萸汤佐之。

（3）胸阳不振之胸痹，栝楼薤白诸汤佐三子养亲汤。

（4）痰饮、胸水，苓桂术甘汤佐三子养亲汤；控涎丹佐三子养亲汤。

（5）类风湿关节炎，证属寒凝痰滞者，阳和汤佐三子养亲汤。

（6）颈椎病之"颈心综合征"出现胸闷、心悸气短时，亦可用阳和汤佐三子养亲汤。

......

另外，我的同学肖钦运主任医师在治疗慢性阻塞性肺气肿病人咳嗽、喘息、咳痰时，常用苇茎汤合新三子养亲汤。所谓新三子养亲汤是把三子养亲汤去白芥子加葶苈子而成。白芥子性温燥，此类病人喘憋痰多，痰大多黏稠或黄，把辛温的白芥子换成苦辛大寒的葶苈子以加强泻肺平喘、利水消肿的作用，临床对慢性阻塞性肺气肿急性加重的病人有很好的疗效。

二〇一九年八月二十七日

橘皮疗气胜　需陈久者良

　　按照山东省统一部署，2019 年 8 月 27 日市级专家组到我区对中医医疗机构中药饮片进行抽查。时过十一点，我们来到日照某药店，"炮制虽繁必不敢省人工，品味虽贵必不敢减物力"的对联醒目地挂在大门两边，给人一种信赖。药店的苗经理知道我们来后，为我们冲泡了茶水，端茶杯时，发现了茶几早已开封的一小包陈皮。苗经理说："这是十年陈皮，闲暇时自己煮点当茶喝，我给大家煮点尝尝如何？"我问身边几位："见过十年的陈皮吗？"他们都摇头。于是苗经理打开茶几上经常煮中药当茶饮的煮壶，放上陈皮煮了起来。

　　有人问我："临床上，中医师处方有时开橘皮，有时开陈橘皮，有时开陈皮，还有时开橘红，为什么处方名称这么乱？"我反问："乱吗？如果您了解了陈皮的前世今生，就明白了。"

　　橘皮入药首载《神农本草经》："名橘柚，一名橘皮。味辛温，生川谷。主胸中瘕热逆气，利水谷。久服，去臭，下气，通神。"此时，入药的是橘皮，没有陈皮之谓，更没有陈久之说。

　　至汉代张仲景的名方"橘皮枳实生姜汤"，宗《本经》之用，明确用的是橘皮，也没有说明用的是陈年的。读历代医家医案，使用其治疗胸痹的名方时，有开橘皮者、有开陈橘皮者、有开橘红者、有开陈皮者，说明后世医家对《本经》和《金匮要略》中的橘皮认识不一，同时，也是一个逐步认识的过程。从这里就可以看出，过去历代中医在记载医案的时候，陈皮的处方名是不一致的，所以近代中医师古方治病，当尊古处方名，才有现在的多名现象。

又有一人问："橘皮枳实生姜汤里的枳实，就是'橘生淮南则为橘，生于淮北则为枳'的枳吗？"我说："正是。水土异也，我们山东多枳而少橘。此方中，枳实降气速。《金匮要略直解》有'气塞短气，非辛温之药不足以行之，橘皮、枳实、生姜辛温，同为下气药也'。张仲景制方常令人妙不可言，将橘皮、枳实同用，治疗胸痹轻症，有'病有缓急，方有大小，此胸痹之缓者，故用君一臣二之小方也'之则。"

单位的司机师傅跑到药房门口，摘了一个苗经理盆栽的橘子，高兴地问："这就是枳实吗？"我们高兴地大笑："此是真正的橘子，每到冬天要搬到室内过冬，而枳实是长期适应环境后的变异品种。"又问："这个橘子的皮就是橘皮了？"我们一看橘子皮还很青，告诉他："这是橘子皮，但发青的药名叫青皮，有疏肝破气、消积化滞的功效。用于胸胁胀痛，疝气疼痛，乳癖，乳痛，食积气滞，脘腹胀痛。《雷公炮制药性解》谓青皮：'味苦酸，性温无毒，入肝脾二经。主破滞气，愈用而愈效；削坚积，愈下而愈良。引诸药至厥阴之分，下饮食入太阴之仓，消温疟热甚结母，止左胁郁怒作痛，去肉微炒用。按：青皮即橘之小者，酸能泻木，宜走肝经，温能消导，宜归脾部。其性峻削，多服伤脾，虚羸禁用。'"司机师傅摇摇头叹曰："中医太神奇了。"

有人又问："现在冠状动脉粥样硬化性心脏病病人很多，严重者用什么方子？"我说："当用枳实，用枳实薤白桂枝汤（枳实、薤白、桂枝、川厚朴、瓜蒌），此方治疗胸痹，其病势是由胸部向下扩展到胃脘两胁之间，而后胁下之气又逆而上冲，形成胸胃合病，证候之偏实者。如果再重，栝楼薤白系列方，血府逐瘀汤等都可以辨证施用。"

"二陈汤用的是橘红？我还认为二陈汤的'陈'是指陈皮了"，一人说。我说："橘红即橘皮去白留红者，温燥之性胜于橘皮。《本草崇原》云'李东垣不参经义，不礼物性'，承《雷敩炮制》谓'留白则理脾健胃，去白则消痰止嗽。后人习以为法'。"

是谁发明了"陈药"？梁代陶弘景首提："橘皮疗气大胜，以陈久者良。"并在《本草经集注》中曰："凡狼毒、枳实、橘皮、半夏、麻黄、吴茱萸皆须陈久者良，其余须精新也。"后世本草多尊其说，唐代《新修本草》曰："与麻黄、橘皮、半夏、吴茱萸、枳实为六陈也。"金·张从正《儒门事亲》谓："药有六陈，陈久为良，狼茱半橘、枳实麻黄。"金·李东垣《珍珠囊指掌补遗药性赋》中载有六陈歌："枳壳陈皮半夏齐，麻黄狼毒及吴萸，六般之药宜陈久，入药方知奏效奇。"传唱至今，"陈药"之用也流传了下来。

二陈汤之名，"橘皮用陈久者良""半夏陈久用之"之谓。《医方集解·除痰之剂》云："陈皮、半夏贵其陈久，则无燥散之患，故名二陈。"

橘皮用陈久者良。唐代孟诜所著的《食疗本草》首次明确提出陈橘皮为"陈皮"这一称谓。为什么橘皮陈久者良？《雷公炮制药性解》曰："陈皮辛苦之性，能泄肺部。金能制水，故入肝家，土不受侮，故入脾胃，采时性已极热，如人至老成，则酷性渐减，收藏又复陈久，则多历梅夏，而烈气全消，温中而无燥热之虞。"《本草从新》曰："橘皮，如人至老年，烈性渐减，经久而为陈皮，则多历寒暑，而燥气全消也。"

有人又提出："橘红是不是陈皮？"我说："我前面已经介绍得很清楚了，在宋代橘红只是橘皮的炮制方法不同，仍归属橘皮。如现代的清半夏、姜半夏、法半夏因炮制方法的不同有多种名称，故有'二陈汤'之名。大约明清以前，陈皮很少作为处方用名。此后，橘皮因用陈者良，陈橘皮逐渐简单写成了陈皮，橘红也自立门户。到现在，陈皮、橘红之名药斗里豁然在列，而少了橘皮之名。"

"二陈汤开处方应该是陈皮还是橘红？"我说："当然是橘红了，而且化橘红更好，但用陈皮也可。传言说化州仙橘近龙井处，下有礞石。中药礞石是强有力的坠痰药，橘树得礞石之气，故化痰力更胜。《药品化义》中记载'橘红，辛能横行散结，苦能直行下降，为利气要药。盖治痰须理气，气利痰自愈，故用入肺脾，主一切痰病，功居诸痰药之上'。《化州志》中载'化州橘红，治痰如神，每片真者值一金'。"

有人又问："陈皮具体治疗什么病啊？"我喝了一口陈皮水说："'百病皆因痰作祟'，陈皮治疗的疾病非常广泛。《本草备要》认为陈皮'能燥能宣，有补有泻，可升可降。辛能散，苦能燥能泻，温能补能和。同补药则补，泻药则泻，升药则升，降药则降。为脾肺气分之药。脾为气母，肺为气钥。凡补药涩药，必佐陈皮以利气。调中快膈，导滞消痰，大法治痰，以健脾顺气为主，洁古曰：陈皮、枳壳利其气，而痰自下。利水破癥，宣通五脏，统治百病，皆取其理气燥湿之功。人身以气为主，气顺湿除，则百病散'。"

我说："我的老师柳少逸先生，在其著作中记载，盖因陈皮'同补剂则补，同泻剂则泻，同升剂则升，同降剂则降，各随所配，而得其宜'。如其同生姜能止呕，同半夏能豁痰，同杏仁能治大肠气闭，同桃仁能治大肠血闭。

燥湿化痰，入二陈汤，与半夏、茯苓、甘草同用，以治痰湿滞塞之证；以理气健脾之功，入平胃散，与苍术、厚朴、甘草同用，以脾胃气滞之证。又如橘归丸，为陈皮与当归相伍，以治妇人肌肤手足，皆有血线路，血失常经之证。干葛汤用之以醒酒。"

"您能具体谈个有陈皮的方子吗？"我说："那给大家讲个柳老师的父亲吉忱公，用二陈汤加减治疗脑囊虫病的例子吧。"

吉忱公加味二陈汤证医案：孙某，男，52岁，干部。初诊于1963年3月12日就诊。发现遍体黄豆粒大之圆形囊瘤月余，质硬不坚，推之可移，不痛不痒，以前胸、后背及两上臂内较多，周身板滞不灵。性情急躁，眩晕头痛，旋即晕仆，昏不识人，面色苍白，牙关紧闭，手足抽搐，口吐白沫，移时苏醒，一如常人，二三日一发。形体尚丰，精神萎靡，言语如常。舌质淡红苔白腻，脉象沉缓。皮下结节活体切片检查，确诊为脑囊虫病。内科诊断为脑囊虫发作癫痫。证属痰壅虫扰，蒙蔽清窍。治宜豁痰开窍，杀虫定痫。方予加味二陈汤调之，佐以磁朱丸服之。处方：半夏9g，陈皮9g，茯苓12g，白芥子12g，榧子仁9g（研冲），雷丸9g（研冲），琥珀6g（研冲），胆南星9g，全蝎6g，僵蚕9g，薏苡仁18g。水煎服。磁朱丸6g，每日2次，药汁冲服。4月6日，续服20剂，囊瘤减小三分之一。肢体关节伸展自如，眩晕减轻，痫证半月一发，饮食、夜寐如常，舌质淡红，苔白，脉象濡缓。宗原方加竹沥15g（冲服）。5月10日，续服30剂，囊瘤基本消失，饮食、二便如常，痫证偶发，发则眩晕昏沉约2分钟即过，已无晕仆、抽搐现象，面色渐转红晕，神志自若，舌质淡红苔白，脉象缓，拟用健脾化痰、杀虫定痫之剂。处方：党参15g，茯苓12g，白术9g，炙甘草9g，半夏9g，陈皮9g，胆南星9g，远志9g，琥珀3g（研冲），雷丸9g（研冲），榧子仁9g（研冲），僵蚕9g。水煎服。磁朱丸3g，每日3次。10月5日，复进30剂，诸症消失，病臻愈可，痫证3个月未发，体质康复，一如常人恢复工作月余。

听我讲完，他们拍手称奇："这么重的病，用二陈汤就治好了？"我说："脑囊虫病临床常见癫痫、失明。癫痫常反复发作，很少自己缓解者，为缠绵难愈痼疾。在柳老师编著的《柳吉忱诊籍纂论》中记载了好几例案例。"

吉忱公谓："寸白虫宜先杀虫理气，后健脾养胃。囊虫病皮下结节，治宜化痰利湿，软坚散结；脑囊虫病发作癫痫，治宜豁痰开窍，杀虫定痫。平时治宜健脾化痰，杀虫散结，消补兼施，扶正祛邪。"加味二陈汤由制半夏9g、陈皮 9g、茯苓 12g、甘草 9g、白芥子 12g、砂仁 18g 组成，水煎服。五心烦热加地骨皮或牡丹皮；怔忡心悸加枣仁、远志；发作痫证加琥珀末（研冲）、朱砂（研冲）、郁金、远志、胆南星、僵蚕；痰多加胆南星、竹沥（冲服）；肝气郁滞加郁金、白芍；搐搦加钩藤、全蝎；气虚者加党参或人参、黄芪；血瘀者加丹参、归尾。

在该书中，特别提到两味杀虫药榧子仁、雷丸。榧子仁首见于《唐本草》，其味甘，性平，入肺、胃、大肠经、为安全有效之驱虫药。《食疗本草》治寸白虫，有日食七颗之记。《救急方》治白虫，有"榧子 100 枚，火燃啖之，能食尽佳，不能者，但啖 50 枚，亦得，经宿虫消自下"之验。《景岳全书》有治寸白虫之"榧子煎"，用榧子 49 枚（一方 100 枚），砂糖小煎熬，每日七枚，空腹服之。雷丸，为寄生于病竹根上雷丸菌的干燥菌核，味苦，性寒，入胃、大肠经。苦能泄降，寒能清热，而有杀虫消积之功。故吉忱公杀虫加榧子仁、雷丸等量，研末，每次，药汁冲服。杀虫治宜彻底，始能剪除后患。

讲得时间长了，虽然喝着陈皮水，但陈皮的温燥之性也开始发挥作用，口有点干。于是，让司机师傅将摘的橘子给我。他递给我橘子的时候问："橘肉也是药吗？"一位中药专家接话说："橘肉能有开胃、止咳润肺、解酒醒神之功，主治呕逆食少、口干舌燥、肺热咳嗽、饮酒过度等。"接着很专业地将橘皮内层的筋络剥下说："这就是橘络，有通络化痰止咳之功，主治痰滞经络之胸胁胀痛、咳嗽咳痰或痰中带血等。"

我将橘瓣中的橘核递给他，他说："药房中橘核的用量特别大。橘核有行气止痛、软坚散结之功。"《本草逢原》谓："橘核沉降，入足厥阴，与青皮同功，故治腰痛疝疬在下之病，不独取象于核也。然惟实证为宜，虚者禁用，以其味苦，大伤胃中冲和之气也。"我说："有一个著名的方子橘核丸，临床上应用广泛。"

橘核丸出自《重订严氏济生方》。药物组成：橘核（炒）、海藻（洗）、昆布（洗）、海带（洗）、川楝子（去肉、炒）、桃仁（麸炒）各一两，厚朴（去皮、姜汁炒）、木通、枳实（麸炒）、延胡索（炒，去皮）、桂心（不见火）、木香（不见火）各半两。制法：上药共为细末，酒糊为丸，如梧桐子大。用法用量：每服 70 丸，空腹时用盐酒或盐汤送下。功能主治：行气活血，软坚散结。治㿉疝，睾丸肿胀，偏有大小，或坚硬如石，不痛不痒，或引脐腹绞痛，甚则阴囊肿大，或成疮毒，轻则时出黄水，甚则成痈溃烂。虚寒甚者，加炮川乌一两，坚胀久不消者，加硇砂二钱（醋煮、旋入）。

本方所治㿗疝，是由肝经气滞血瘀，肾有寒湿而成。方中橘核、木香入厥阴气分而行气；桃仁、延胡索入厥阴血分而活血；川楝子、木通导小肠膀胱之热由小便下行，所以祛湿；官桂能暖肾，补肾命之火，所以祛寒；厚朴、枳实并能行结水而破宿血；昆布、海藻、海带润下而软坚散结，配合成方，共奏行气活血、软坚散结之功。

此外，橘叶也是一味好药。《本草经疏》谓橘叶："古今方书不载，能散阳明、厥阴经滞气，妇人妒乳、内外吹、乳岩、乳痈，用之皆效，以诸证皆二经所生之病也。"

有人又问："橘子浑身都是药，一起用不是更好吗？"我说："中药治病是用其偏性，以偏纠偏。《本草逢原》谓'橘皮下气消痰，其瓤生痰聚饮，一物而性之殊异如此'，所以很少用整个橘子入药。"

二〇一九年八月三十日

天冬——除肺肾虚热之要药

柳老师希望弟子们在继承他的基础上创新发扬，做学问要用心揣摩，独创得来才是最可贵的。写文章既要有广度、深度，更要有高度，给人以启迪。老师多次提到《医学衷中参西录》，并将张锡纯的名言"广搜群籍撷其精，参以西学择其粹"挂在办公室里，而我也将其作为必读书置于案头时常翻阅。我一向对所谓的"神仙药"不置可否，但《医学衷中参西录》中记载的一封来信，使我不可不信。其曰："湖北天门市崔某某来函：向染咳嗽，百药不效，后每服松脂一钱，凉茶送服，不但咳嗽痊愈，精神比前更强。迨读《衷中参西录》药物解，知天冬含有人参性味，外刚内柔，汁浆浓润，遂改服天冬二钱，日两次，今已三年，觉神清气爽，气力倍增，远行不倦，皮肤发润，面上瘢痕全消。"一封来函，将天冬润肺、养颜、祛瘢痕、益气、轻身延年表述得清清楚楚。

《本草新编》记载曰："或问天冬，古人有服而得仙，吾子贬其功用，谓多服必至损胃，然则古语荒唐乎？嗟乎！《神农本草经》服食重载长生，岂皆不可信乎？大约言长生者，言其能延生也，非即言不死也。天冬，食之而能却病，吾实信之，谓采服飞升，尚在阙疑。"可见服食天冬治病延年确有功效。

张锡纯谓天冬："味甘微辛，性凉，津液浓浓滑润。其色黄兼白，能入肺以清燥热，故善利痰宁嗽；入胃以消实热，故善生津止渴。津浓液滑之性，能通利二便、流通血脉、畅达经络，虽为滋阴之品，实兼能补益气分。"张锡纯解天冬的功效可谓见地，应用天冬更为广泛，他的很多医案中记载了"服药觉热者加天冬"。

治疗虚劳发热喘嗽，脉数而弱，张氏创方醴泉饮中就含有天冬。药物组成：生山药一两，生地黄五钱，人参四钱，玄参四钱，生赭石（四钱，轧细），牛蒡子（三钱，炒，捣），天冬四钱，甘草二钱。

其解方曰：劳热之证，大抵责之阴虚。有肺阴虚者，其人因肺中虚热熏蒸，时时痒而作嗽，甚或肺中有所损伤，略一动作，辄发喘促。宜滋补肺阴，兼清火理痰之品。有肾阴虚者，其人因肾虚不能纳气，时时咳逆上气，甚或喘促。宜填补下焦真阴，兼用收降之品。若其脉甚数者，陈修园谓其宜滋养脾阴。盖以脾脉原主和缓，脉数者必是脾阴受伤，宜于滋阴药中，用甘草以引之归脾，更兼用味淡之药，如薏米、石斛之类。特是人身之阴，所盖甚广，凡周身之湿处皆是也。

故阴虚之甚者，其周身血脉津液，皆就枯涸。必用汁浆最多之药，滋脏腑之阴，即以溉周身之液，若方中之山药、地黄是也。然脉之数者，固系阴虚，亦系气分虚弱，有不能支持之象，犹人之任重而体颤也。故用人参以补助气分，与玄参、天冬之凉润者并用，又能补助阴分。

且虑其升补之性，与咳嗽上逆者不宜，故又佐以赭石之压力最胜者，可使人参补益之力下行直至涌泉，而上焦之逆气浮火，皆随之顺流而下；更可使下焦真元之气，得人参之峻补而顿旺，自能吸引上焦之逆气浮火下行也。至于牛蒡子与山药并用，最善止嗽，甘草与天冬并用，最善润肺，此又屡试屡效者也。

张锡纯在天冬解中谓："《神农本草经》谓'天冬，主暴风湿偏痹，强骨髓'二语，经后世注解，其理终未透彻。愚尝嚼服天冬毫无渣滓，尽化津液，且觉兼有人参气味，盖其津浓液滑之中，原含有生生之气，其气挟其浓滑之津液以流行于周身。而痹之偏于半身者可除，周身之骨得其濡养而骨髓可健。且入药者为天冬之根，乃天冬之在内者也。"并根据此论创立了治疗偏枯的名方补偏汤：生黄芪一两五钱，当归五钱，天花粉四钱，天冬四钱，甘松三钱，乳香三钱，没药三钱。镇肝熄风汤中配伍天冬，其曰天冬："以清肺气，肺中清肃之气下行，自能镇制肝木。"

天冬药用首载《神农本草经》："味苦，平。主诸暴风湿偏痹，强骨髓，杀三虫，去伏尸。久服，轻身益气延年。"

天冬作为上品药，张仲景却较少使用，而且出现在用药寒热错杂的麻黄升麻汤里，因此有很多医家甚至认为此非仲景原方。

麻黄升麻汤证："伤寒六七日，大下后，寸脉沉而迟，手足厥逆，下部脉不至，咽喉不利，吐脓不止者，为难治，此方主之。"药物组成：麻黄二两半，升麻一两半，当归一两，知母十八铢，黄芩十八铢，葳蕤十八铢，石膏六铢，白术六铢，干姜六铢，芍药六铢，桂枝六铢，茯苓六铢，甘草六铢，天冬六铢。上十四味，以水一斗，先煮麻黄一两沸，去上沫，内诸药，煮取三升，去滓。分温三服。相去如炊三斗米顷令尽，汗出愈。

张令韶《伤寒论直解·辨厥阴病脉证并治》曰："伤寒六七日，乃由阴出阳之期也。粗工以内大热不解而大下之，虚其阳气，故寸脉沉迟，手足厥逆也。下为阴，下部脉不至，阴虚不能上通于阳也。咽喉不利，吐脓血，阳热在上也。泄利不止，阴寒在下也。阴阳两不相结，故为难治。与升麻、麻黄、桂枝以升阳。而复以茯苓、白术、干姜调其下利。与当归、白芍、天冬、葳蕤以止脓血。与知母、黄芩、甘草以利咽喉。石膏性重，引麻黄、升麻、桂枝直从里阴而透达于肌表。则阳气下行，阴气上升，阴阳和而汗出矣。此方药虽驳杂，意义深长，学人宜潜心细玩可也。"

柳少逸老师在《伤寒方证便览》和《柳少逸医案选》中，对此方多有论述。在临床上，常使用《伤寒论》的几个大方治疗疑难杂症。老师非常赞同张令韶对此方的见解，认为其是张仲景精心所设之方，厥阴病的麻黄升麻汤证治疗的是一种阴阳分裂、上热下寒之证，是以方证立论的经典方剂。老师解此方曰："麻黄升麻汤，出自《伤寒论》，乃为肺热脾寒、上热下寒、正虚阳郁证而设。本案以麻黄升麻汤发越郁阳，清上温下为治。方予麻黄汤宣肺止咳化痰；桂枝汤调和营卫，解肌开腠，而四肢酸楚得解；白虎汤清肺以生津，而解阳明气分之热；以苓桂术甘汤温脾阳而化寒饮。药味虽多而不杂乱，且重点突出，井然有序。方中升散、寒润、收缓、渗泄诸法俱备，推其所重，在阴中升阳，故以麻黄、升麻名其汤。"

此方用升麻、天冬可谓张仲景的独识。临床上，有些病人反复感冒，每次感冒治疗都不彻底，体内积聚的病毒种类较多。现代药理研究表明，升麻、天冬具有广谱抗病毒作用，因此对长期反复感冒、胸热咽干、腹泻、两足冷，此方则为对证之方。

从另一角度来说，长期反复感冒，人体就像一座疏于管理的城市，交通混乱，各种垃圾满街。升麻能升阳，就像交警指挥交通，使阴阳相互交通有序。天冬具有清肃澄湛之力，像清洁工，将身体内的垃圾从大、小便排出。正如《本草乘雅》谓天冬："门司出入，出即生也。冬司寒令，寒即水也。合天一生水，故名天冬。天者，清肃为用；水者，澄湛为体。其能浣垢，亦谓得清肃澄湛之力耳。对待染污不洁之气，使形骸气血，浑浊不清，致偏痹不周，遂生三虫伏尸，及暴受风湿而成诸痹者，咸相宜也。"

柳老师在其创立的"病机四论"中曰："枢机不利，可导致脏腑功能失常，日久可导致气化异常，而出现脏腑器官的器质性改变。气化失司亦能因物质转换或再生不利，而导致虚损性疾病。正气不足，枢机不利，气化失司，可造成痰瘀互结，称之人体某处'藏污纳垢'，或有腹水、胸水及水肿，或有肿痛、疮痒、结石及肿瘤。"而天冬具有清肃澄湛之力，痰、湿等身体内的"藏污纳垢"都随之清除。同时，天冬其外生之蔓多有逆刺，若无逆刺者，其皮又必涩而戟手。天冬之物原外刚内柔也，而以之作药则为柔中含刚，具有开破之性。叶天士曰："三虫伏尸，皆湿热所化，味苦可以除湿，气平可以清热，湿热下逐，三虫伏尸皆去也。"因而其在治疗肿瘤方面是一味不可多得的良药，被称为"抗癌扶正药"，常用于喉癌、乳房肿瘤等。柳老师以方证立论，用麻黄升麻汤治疗喉癌。癌症病人多寒热错杂，但见"咽喉不利、唾脓血"即用之，常得奇效。

天冬有较好的清心安神作用，可以用来治疗心阴亏虚，心火亢盛所导致的失眠多梦、心慌心悸、心烦气躁等，天王补心丹中用之。

黄元御谓天冬："味苦，气寒，入手太阴肺、足少阴肾经。清金化水，止渴生津，消咽喉肿痛，除咳吐脓血。水生于金，金清则水生，欲生肾水，必清肺金，清金而生水者，天冬是也。"以天冬为主药治疗消渴有《医学心悟》二冬汤。

柳老师在《柳吉忱诊籍纂论》中，解读吉忱公治疗消渴验案曰："《素问·气厥论》云'心移热于肺，传为鬲消'。'鬲消'又名'膈消'，鬲消者，膈上之津耗竭而为消渴也，故膈消即上消也。吉忱公认为此类病人多为情志所伤，五志化火刑金，故有肺热炽盛、耗液伤津之证。"恽铁樵曾云："西医之生理以解剖，《内经》之生理以气化。"故公以气化失司论治"鬲消"，予以《医学心悟》之二冬汤化裁。老师又曰："临床上，要知常达变、圆机活法，有时无法按常规治疗时，就要灵活思考，创立新的治疗方法。"《张氏医通》指出："夫病有不见经论之异证，则其治亦必有不由绳墨之异法。"就是说遇到疑难病症，既要博极医源，又要在无现成模式可循时，结合病机临时应变，创造出独特的新思路、新方法。《素问·异法方宜论》云："故圣人杂合以治，各得其所宜，故治所以异而病皆愈者，得病之情，知治之大体也。"故读此案，可解吉忱公临证之理法。

吉忱公治消渴二冬汤证医案：姜某，男，35岁，职工。1974年11月1日就诊。唇干口燥，烦渴多饮，大便干，患病3月余。理化检查无异常。舌边尖红，苔薄黄，脉洪数。证属肺热炽盛，耗液伤津。治宜清热润肺，生津止渴。方用二冬汤化裁。处方：生晒参10g，知母12g，玄参30g，天冬12g，麦冬12g，天花粉10g，荷叶10g，黄芩10g，石膏30g，生地黄30g，白术12g，茯苓15g，五味子10g，粳米15g，甘草10g，大枣4枚为引，水煎服。11月8日，服药后较前好转，睡眠尚可，口干较前轻，脉舌同前。处方：上方加桑椹子30g，女贞子15g，旱莲草15g，水煎服。12月6日，上方续服30剂，唇干口燥，烦渴多饮之候悉除。每日青果10g，石斛10g，代茶饮，以清热生津。

柳老师解此案：麦门冬，味甘性平，首载于《神农本草经》。《名医别录》以其"强阴益精"之功，而治"虚劳客热，口干烦渴"之症。《本草择要纲目》谓麦冬"佐以人参之甘寒泻热火，五味子之酸温泻丙火"。《本草求原》谓其"同石膏、知母、粳米，治胃热狂饮"。《本草纲目》谓天冬具"润燥滋阴，清金降火"之功，故二冬相须为用任为主药。方中人参、甘草益气生津任为辅药；天花粉、黄芩、知母、荷叶清热而解烦渴。因其症见"唇干口燥，烦渴多饮""舌红苔薄黄""脉洪数"，乃为肺胃热炽，津气皆伤之候，故宗《金匮要略·消渴小便利淋病脉证并治》"渴欲饮水，口干舌燥者，白虎加人参汤主之"之论，又以此方佐之。《内经》云："热淫所胜，佐以苦甘。"

又曰："热淫于内，以苦发之。"药用石膏、知母，清阳明独盛之热；甘草、粳米益气调中，使大寒之品不致伤胃。四药合用，组成苦甘清热之白虎汤，入益气生津之人参，故有"白虎人参汤"之证治。佐以玄参、生地黄、茯苓、远志、炒枣仁、当归、丹参诸药，与人参、元参、麦冬、天冬以成天王补心丹之用，以其滋阴养血，补心安神之功，以澄"五志化火"之源，则无"刑金"之害。

讲完医案，最后，一起欣赏赵瑾叔的《本草诗》中关于天冬的描述，再慢慢品味天冬吧。

天冬类与麦冬同，煮向深山腹可充。

损咳消痰诚有力，祛烦解热每多功。

酒蒸既美膏尤妙，日曝难舂火更烘。

冷补最能清肺毒，吐脓痛痿总堪攻。

二〇一九年九月二日

葛根——诚阳明圣药也

　　通过近几天对中药饮片的检查，看似寻常的葛根引起了我的思索。生活中常见的葛根分为柴葛根和粉葛根。有人说二者皆可作药用；有的说柴葛是正品葛根，入药当以此为准；还有的说粉葛便宜，功同柴葛。

　　葛根除药用外，葛藤是很好的天然捆绑物，也可用于编织。盖房用的芦苇把子就是用葛藤捆绑的，簸箕的边、椽子的沿都用葛藤收口，经久耐用。过去将葛藤从藤的中间劈开，再将长长的葛藤盘成团晒干，拿到集市上卖，使用时用水泡湿即可。这是我对过去农村最深刻的记忆了，过去葛藤的用途现在多被塑料制品代替。

　　一天，有位当乡村医生的朋友问我："我们村的后山上就有野葛，可愿到此一游？同时再挖点葛根？"

　　我没有推辞，约上几个朋友赶到地处三庄镇的深山里。在朋友的带领下，我们又徒步半个小时，来到山脚下的一处沟里。他用手指着一片攀援覆盖在断崖和树上、泛着黄色、茂密的叶子说，那就是野葛。

　　我们快步走近，纵横交织的葛藤匍匐于山间沟壑，攀附于断崖之上，苍劲蜿蜒，叶片宽大肥厚，生机盎然，把断崖覆盖得严严实实。几棵枯树也被藤蔓粗壮有力地缠绕着，失去了生命力。朋友说，这几年没有人来管理这片林子，所以葛藤长"疯了"。葛藤对树木的破坏力很强，树长多高，葛藤就缠住树，最后长得比树还高，如果没有人管理，葛藤在自由的空间里能长几十米。这就是野葛，做药用的柴葛。

　　一个朋友迫不及待拿起镢头，掀起一条藤蔓准备找葛根挖，平时悠闲惯了的黑蚊子，受到惊吓或闻到了人的味道，蜂拥地飞向我们。顿时，手臂上、脸上刺痒难耐。远处的黄蜂也像侦察机一样在藤蔓上盘旋。朋友说："这个季节不是挖葛根的季节，叶子没有落完，藤下不知道藏着什么动物，弄不好要伤人。"

葛根采挖要在封藏之力最强的时候，夏季所有的能量都在叶子上。现在虽然是秋天了，但叶子还没有落，能量还没有回归到根上。叶子落完了，就是挖葛根的季节，那时它的药力最强。但最好是冬至前后，此时葛根封藏的能量最强，而且是"冬至一阳初生"之时。

随后，乡村医生朋友领着我们到了一处枝蔓少的地方，见到一棵落单的茎蔓大于拇指的葛根，于是我们开始挖了起来。由于此处土比较软，葛根拼命地往地里钻，顺着葛根越挖越深，用力往外拽又拽不出来，弃之心有不甘，只得继续往下挖。最后挖了有一米多深，费尽九牛二虎之力，才把葛根完整挖出，平常不干活的我们被累得气喘吁吁。

我这位乡村医生朋友总归是干过农活的，体力明显好过我们，他拿着刚挖的葛根到旁边的小河里洗净，回来分给我们每人一块说："是不是渴了，嚼点葛根很快就可以解渴。"于是淌汗后口渴的我们，像吃黄瓜一样，嚼起了葛根。新鲜的葛根汁水特别足，甘甜的汁液随着我们的咀嚼，伴着唾液溢满口腔，滋润咽喉，口干舌燥顿解。这时他又说："葛根是膳食纤维，可以咽的，能通大便。"然后，我们学他的样子将其咽到了肚子里。过了约20分钟，由于劳动稍有酸痛的肩膀慢慢舒展开来，头脑也更加清醒，体力也恢复了不少。后来，为了体验葛根解酒的功效，体力恢复的我们，又找到一棵葛根挖了起来，准备喝酒的同时喝点葛根汤。

挖完之后，我站在原地，望着葛藤向四面八方蔓延，哪里有攀附物，它就能肆无忌惮地攀附到哪里，极具扩张疏散之性。葛根钻到地下数米，根须向旁边延伸到几米以外，强大发达的根系，不断地吸纳四面八方的水分又通过藤供给数米远的藤叶。

葛根是一味历史悠久的经典药物，翻看多本本草类书籍，对其描述可谓不一。

葛根首载于《神农本草经》："味甘，平。主消渴，身大热，呕吐，诸痹，起阴气，解诸毒。"只记载性味功效，而无植物或药材的描述。陶弘景《神农本草经集注》曰："即今之葛根。人皆蒸食之。当取入土深大者，破而日干之。生者捣取汁饮之，解温病发热。其花并小豆花干末，服方寸匕，饮酒不知醉。南康、庐陵间最胜，多肉而少筋，甘美，但为药用之，不及此间尔。五月五日日中时，取葛根为屑，疗金疮、断血为要药。"该书首次记载了葛根食用和多肉少筋的药材特征以及采收时间。唐代陈藏器的《本草拾遗》中云："葛根生者破血，合疮，堕胎，解酒毒，身热赤，酒黄，小便赤涩。可断谷不饥，根堪作粉。"唐代孟诜撰、张鼎增补的《食疗本草》记载："葛根蒸食之，消酒毒，其粉亦甚妙。"从上述记载可以看出，唐代以前，葛根是作为药食两用的。

细查宋以后本草类书籍，葛根的品种比较混乱。明、清两代沿用宋代品种。近现代的应用品种，多为野葛和甘葛藤的根。二者的药材特征有着明显的不同，从历代本草记载葛根的功效分析，粉葛根、柴葛根均有清热、解肌、止渴、生津的作用。但粉葛根偏重于清热解肌，生津止渴，醒脾解酒、解毒；柴葛根则偏重于解肌、透疹、升阳、止泻。

在柳少逸老师的著作中，多用柴葛根。老师提到："《神农本草经》谓葛根'起阴气'，因葛根气脉上行，辛甘发散，味道具薄，能鼓舞胃气，升发胃阳。由脾主升清，使阳升阴起，气上津生，将阳气、阴津上承入肺，以得到主消渴，止泻痢，润经脉，通血脉之效果。"叶天士说："其主消渴者，葛根辛甘，升腾胃气，气上则津液生也。"老师赞赏清末名医唐容川对葛根的论述，唐容川运用比类取象喻示葛根"起阴气"之理，也解了"起阴气"即升津液的简洁含义。唐容川曰："葛根其根最深，吸引土中之水气以上达于藤蔓，故能升津液，又能升散太阳、阳明二经，取其升达藤蔓之义。葛根藤极长，而太阳之经脉亦极长。葛根引土下之水气以达藤蔓，太阳引膀胱水中之阳气以达经脉，其理相同，故葛根能治太阳之痉，助太阳经由膀胱水中而达其气于外也。根色纯白，属金又能吸水气上升，是金水相生之物，又能引津气以治阳明之燥。葛根与升麻不同，葛根根实，故升津而不升气。升麻根空，有孔道以行气，故升气而不升津。"从唐容川的论述中推断，其描述的葛根与我们挖的葛根相似，当为柴葛根。

葛根具有治项背强之功效。《伤寒论》治疗"项背强几几"有葛根汤、桂枝加葛根汤。《本草思辨录》曰："葛根汤以桂枝汤加麻黄，讵不足发太阳之邪，而犹必重用葛根者，盖麻桂二方之证，均无项背强几几，太阳病而至项背不柔，则风寒已化热烁液，将入阳明，麻桂皆燥药，未足专任，能入阳明起阴气，滑泽其骨节，而又能化肌表之热者，舍葛根奚属，此葛根所以为一方之冠。凡寒阻于经，欲化未化而有表热之证，葛根能外达而解之。"现代由于电脑、手机等电子产品的普及，老年人、青年人、小孩都成了"低头族"，出现颈肩综合征、颈椎病的问题非常普遍，而且越来越年轻化，临床上此二方使用频率很高。在现今这个信息化的时代，很多上班族长期在空调房里工作，一人一台电脑，一个姿势坐在那里不动，肌肉紧张，气血运行不畅，又被空调的冷风吹着，颈椎、腰椎都可能会出现问题，而葛根就是治疗这种病的专药，如果再加点祛风湿药，效果会更好。

葛根既能升还能通。通脉饮由葛根、丹参、川芎组成，可治疗心脑血管疾病，如缺血性心脑血管疾病、动脉硬化、脑血栓、脑缺血、冠心病、心绞痛等。葛根能升，升的是津液而不是气，所以没有升血压的弊端。而能降压，是通过调节经脉不利，使周身肌肉拘急的状态放松，血管的外周阻力减轻，从而减轻压力。愈风宁心片是治疗高血压、冠心病的常用中成药。该药仅由葛根一味药组成，它是从野葛根中提取总黄酮加工制成的浸膏片，重要成分为葛根酮，具有降血压、降低脑血管阻力、改善心肌缺血、降低心肌耗氧量、有效增添冠状动脉和脑血管的血流量等作用，因而，临床上可用以治疗颈椎病、梅尼埃病、神经性头痛、早期突发性耳聋等。

葛根治疗下利，《伤寒论》有葛根汤、葛根芩连汤。"太阳与阳明合病，必自下利，葛根汤主之""太阳病，桂枝证，医反下之，利遂不止，脉促者，表未解也，喘而汗出者，葛根芩连汤主之"。葛根治疗下利与寒热属性无关，与治疗"项背强几几"升阳、起阴气同理。《汉方简义》谓葛根芩连汤："方以甘平之葛根，能散阳邪，兼能起阴气者，用至半斤，且先煮之，奉以为君。更以甘平之甘草，能缓中，以解风热之搏结；苦平之黄芩，能疗胃中热，且以清肺止喘；若寒之黄连，取其形之生成相连属，而名之曰连者，以清其自胃及小肠与大肠三腑，亦生成相连属者之热。得胃调肠厚，以止其利，更清心以止汗。且三物平配，胥听令于既入胃又解肌、既散阳又起阴之葛根，不但误入阳明之腑邪二解，而太阳之经邪亦解。立方者圣乎而至于神矣！"葛根汤治疗的"自下利"，是指没有用过泻药而出现大便次数增多或者稀薄者。葛根芩连汤治疗腹泻，属肠道湿热，热重于湿。大便黏腻，肛门灼热用葛根芩连汤效果很好。葛根芩连汤可用于治疗糖尿病、糖尿病腹泻、酒醉后腹泻，有降糖止泻作用。张仲景是通过大便的性状来决定葛根用量多少的。葛根汤用葛根四两，治疗自下利；葛根芩连汤用葛根八两，治疗"利遂不止"。小儿腹泻经常用七味白术散，即四君子加葛根、木香、藿香，对小儿长期腹泻，尤其是非感染性腹泻，如因受凉、食饮不节而腹泻者（粪常规检查正常且没有感染），效果很好。中成药小儿腹泻宁就是用的此方。此方不但小儿可用，对成人长期脾虚腹泻也有效。

《本经》谓葛根"主消渴"，治疗消渴病。《太平圣惠方》单用葛根捣汁饮服，治疗消渴烦躁，皮肤干燥。《古今医统》用葛根配天花粉治疗消渴肾渴，痰饮石水。清代叶天士有玉泉散，药物组成：葛根 15g，天花粉 15g，麦冬 15g，生地黄 15g，五味子 5g，甘草 5g，糯米 15g。张锡纯用葛根治疗消渴，创制玉液汤。药物组成：生山药一两，生黄芪五钱，知母六钱，生鸡内金二钱、捣细，葛根钱半，五味子三钱，天花粉三钱。

张锡纯解方曰："消渴之证，多由于元气不升，此方乃升元气以止渴者也。方中以黄芪为主，得葛根能升元气。而又佐以山药、知母、花粉以大滋真阴。使之阳升而阴应，自有云行雨施之妙也。用鸡内金者，因此证尿中皆含有糖质，用之以助脾胃强健，化饮食中糖质，为津液也。用五味者，取其酸收之性，大能封固肾关，不使水饮急于下趋也。消渴证，若其肺体有热，当治以清热润肺之品。若因心火热而铄肺者，更当用清心之药。若肺体非热，因腹中气化不升，轻气即不能上达于肺，与吸进之氧气相合而生水者，当用升补之药，补其气化，而导之上升，此拙拟玉液汤之义也。"

柳老师说："葛根应用剂量一般要大，但根据病情和药物配伍宜少则少。如玉液汤中葛根的剂量较小，因为葛根生津止渴，升阳止泻，透疹，所有的都是升的作用，止泻是升，透疹是升，治消渴还是升，外感发热也是升，都是把阳气升发出来，把邪气排出体外，把握了药物的重点，临床应用就得心应手了。另一方面，葛根还能通，用治心脑血管疾病。至于何病用柴葛根、粉葛根没有明确的概念。但要理解它们药性的本质，切中病机就可以灵活应用。"

而后，老师又感慨地说："我在长期临床体验中，葛根用之得法，其妙无穷。"

最后，再一次重温《药鉴》中对葛根的论述："气平，味甘，气味俱薄，无毒，升也，阳中之阴也。发伤寒之表邪，止胃虚之消渴。解中酒之苛毒，治往来之温疟。能住头疼，善疏疮疹。入柴胡疗肌表，功为第一。同升麻通毛窍，效实无双。其汁寒凉，专理天行时疫，且止热毒吐衄。其粉甘冷，善解酒后烦热，更利二便燥结。花能醒酒不醉，壳能止痢实肠，诚阳明圣药也。痘疮不起者，予用之立起，何哉？盖因肌肉实，腠理密，不得通畅，故痘出不快耳。今得葛根一疗解，一疏通，此肌肉畅而腠理开，其痘立起矣。孕妇所忌。"

二〇一九年九月六日

野荞麦花开满眼秋

9月7日星期六，恰逢岳父10年祭日。

一大早收拾好祭品，赶往曾经熟悉的山村石桥官庄。各路亲属，远至东北的老人、孩子林林总总30多口子汇聚在了一起，来赴这个程式化的仪式。

墓地坐落在石桥官庄的东山，登高望远，秋高气爽，天空湛蓝。凉爽的西北风，借着13号台风"玲玲"的影响不紧不慢地刮着。仪式在一波一波人的祭奠、磕头、鞭炮齐鸣中结束。

或许仪式使大家又感到了伤悲，也或许留恋着这凉爽丰收的秋，大家都不愿过早地离开，站在墓地里说着话。一个妻侄喊我："小姑父快看，那里开着一片白花。"我抬头顺着他手指的方向看去，一片洁净素白的花摇曳在秋风里。有人说："花通人性，今天也为过世的老人盛开。"

孩子的几个舅舅陪着我走到那片花前。孩子小舅说："谁种的荞麦？"我们一听说是荞麦，大家的注意力都集中起来。几十年没有见过荞麦了，都想看个稀罕。孩子二舅种过荞麦，拔起一棵说："现在地有的是，谁还到这里种地。"仔细看过后说："是野荞麦。"20世纪70年代他曾采过野荞麦的根当药材卖过。80年代以后，由于过度开垦土地，很少能见到野荞麦了。近几年加强了封山育林，加之老百姓撂荒，又可以见到了。

在大家对野荞麦是如何生长出来的诸多议论中，我感到大自然非常奥妙，土生万物，只要条件允许，就有物种的生发，此即"厚德载物"之谓。

60岁以上的人过去都挖过草药，具有一些辨识药材的能力，在大家的交流中，我们找到了车前草、葎草、地丁、丹参、银柴胡、酸枣、地黄、益母草等20多味药材。我站在山上，盼望野生的中药资源得到恢复，重现白居易提到的"独出前门望野田，月明荞麦花如雪"的盛景。

孩子的大姨夫蹲在地上正在看一种草，我们也围拢了过来。他和我们说："这种草不知道叫什么名字，有月亮的时候开花。"我一愣："有月亮的时候开花？"我问开什么花，他说是黄花。我在《情谊暖暖的月见草》一文中介绍过见月开花的"月见草"，心想："难不成这就是'月见草'？"询问几个老人都说不知道叫什么名字，真是"秦岭无闲草，百姓日见而不知"。我拍下照片，用"拍照识花"识别了一下，明确识别为"月见草"。我高兴地发到中医论坛上，请谢在佩所长确认。谢所长明确回答："是。"同时他还说："但要从花果上才能辨别是月见还是待霄。"我高兴地有点忘情，我在写《情谊暖暖的月见草》一文时，查过《日照县中草药汇编》，但没有这味药，如果真是"月见草"，当填补了日照市中草药的空白。山东省中药资源普查马上就要进行了，一定好好地调查这味药。

我们采集了一些野荞麦，虽根的块茎小，但今天却收获满满，在"山中无闲草"的议论中，我们下山了。

野荞麦，学名金荞麦，是蓼科植物金荞麦的干燥根茎。《神农本草经》未载，医圣张仲景未用。始载于《新修本草》："赤白冷热诸痢，断血破血，带下赤白，生肌肉。"《本草纲木拾遗》中称："治喉痹，喉风，喉毒，用醋磨漱喉。治白浊，捣汁冲酒服。"在我学过的成方中没有配伍，明代、清代、民国时期也较少应用。通过总结有关记载，不难发现，金荞麦性凉，味辛、苦，归肺经。有清热解毒、活血化瘀、健脾利湿、活血消痈、排脓祛瘀、祛风除湿、解疮毒、疗蛇虫咬伤之功。主治肺痈，肺热咳喘，咽喉肿痛，痢疾，风湿痹证，跌打损伤，痈肿癌，肺痈吐脓，肺热喘咳，乳蛾肿痛。

金荞麦广泛应用大概起于20世纪60年代，与朱良春老先生一段佳话有关。

1958年国医大师朱良春在广泛采集民间秘方、验方时遇见专治肺痈的"草医"成云龙，发现金荞麦是治疗肺脓疡的特效药。在朱先生的感召下，成云龙献出铁脚将军草（金荞麦）治疗肺脓疡的秘方，即取干的金荞麦根茎（去须）250g，切薄片，加黄酒（料酒）或水1250mL放入瓦罐中，以竹箬（或芦苇叶）封罐口，隔水文火蒸3小时，得汤液1000mL。成人每服40mL，每日三次口服，疗效十分显著。朱良春老先生验于临床，其效果远远超越了桔梗汤和千金苇茎汤。另外，他发现金荞麦不但能治疗肺痈还可治疗热毒瘀结、咳吐浊痰等病症，如咳嗽性晕厥、间质性肺炎、急性胃肠炎合并呼吸衰竭、尿毒症合并喉麻痹、双侧肺炎、超高龄多脏器衰竭、急性化脓性胆囊炎合并肺部感染、肿瘤转移、放射性肺炎高热等伴有排痰困难、瘀热蕴结明显者，多可获效。此外，虽非肺系、呼吸道疾患，但引流不畅，热毒瘀结者，金荞麦也可发挥排毒清热、祛瘀的良好作用。现金荞麦已制成"金荞麦片"，临床应用更为方便。

朱良春先生根据金荞麦的临床试验，创制了咳喘合剂（黄荆子、金荞麦各 5g，佛耳草、天竺子各 10g。为一日量），治疗慢性气管炎急性发作。病人症见咳嗽痰黄，凡遇此类气管炎病人，服用每获佳效。

治疗热型咳嗽，朱良春先生创制清肺定喘汤。方由金荞麦、鱼腥草、白花蛇舌草各 24g，苍耳子、天浆壳（萝摩荚）各 15g，炙枇杷叶、化橘红各 10g，甘草 6g 组成。共奏清肺泄热、化痰定喘之效。此方对痰热壅肺之咳嗽最为适宜，症见咳嗽痰稠，不易咯出，苔微黄腻，脉滑。兼风热者加荆芥、薄荷、连翘；肺热甚者去橘红加大青叶或生石膏；兼湿热者去甘草，加清化湿热之生薏苡仁、竹沥、半夏；夜咳甚者加当归；咽痒者加僵蚕；燥咳加北沙参、麦冬。

小儿的疾病不外乎外感和内伤。外感多为受寒，但有时容易阳气郁积化热，变化迅速；内伤多为食积。由于金荞麦能宣发肃降，清热解毒，故此时若将金荞麦连根、茎、叶剁碎，用碗隔水蒸，喝其汤就会有效果，如果再冲服小柴胡颗粒效果更佳。金荞麦俗称净肠草，俗言"一年沉积在胃肠者，食之亦消去也"。有健脾消食导滞之功。可治疳积消瘦、腹胀食少等症。对食积发热的小儿正是对症之药。《重庆草药》记载："治小儿流口水（脾胃虚火）：鲜苦荞头一两，熬水服。"

金荞麦治疗痰核瘰疬，《本草纲目拾遗》早有记载："金荞麦（须鲜者），将根捣汁冲酒服；其茎叶用白开水煮烂，和米粉作饼饵食之，不过二三服立消。"比类取象地看，金荞麦块茎疙疙瘩瘩，又名开金锁，系由形状而得名。所以能消肿，对乳蛾肿痛即扁桃体肿大、淋巴也肿大者，治之都有效。《本草纲目拾遗》治喉风喉毒："金荞麦，用醋磨，漱喉，涎痰去而喉闭自开。"

金荞麦败毒抗癌，用于癌瘤积毒。《本草拾遗》曰："主痈疽恶疮毒肿，赤白游疹，虫、蚕、蛇、犬咬，并醋摩敷疮上，亦捣茎叶敷之。"金荞麦有明确抗癌活性，有较广泛的抗瘤谱，且能干预肿瘤细胞侵袭及转移扩散。治疗鼻咽癌，可取鲜野荞麦、鲜汉防己、鲜土牛膝各30g，水煎服，另取灯心草捣碎口含，用垂盆草捣烂外敷。治疗喉头囊性肿瘤，取野荞麦60g，紫花地丁、夏枯草、牡蛎、九头狮子草、百部各30g，老君须、一支箭、猫爪草各15g，水煎3次分服，能缓解气急、哮喘等症状，囊性包块消失。治疗声带癌，取野荞麦、石见穿、蛇莓各15g，黄毛耳草、麦冬各12g，龙葵、白英各30g，水煎2次，早、晚分服，能使癌肿消失，失音恢复。治疗喉癌，取野荞麦、七叶一枝花、蛇莓各15g，灯笼草9g，龙葵、蜀羊泉各30g，水煎服，日1剂，能缓解呼吸困难、咽下疼痛等，使颈部肿块及淋巴结核逐渐消失。

金荞麦还可治疗跌打损伤痹痛。《植物名实图考》曰："治跌打要药。治损伤，活血、止痛、通关节。"《上海常用中草药》中说："清热，解毒，消肿，祛风湿。治筋骨酸痛，肝炎腹胀。"

说到金荞麦治疗风湿痹痛，就不得不说金荞麦煮鲫鱼的传说。

李时珍在雨湖对岸的乡间行医，有一天路过一条小河，河床的木板桥被山水冲垮了。正着急，一位青年过来将李时珍背过河去，李时珍非常感激。过了一段时间，李时珍又来到这里。见一家里有人哭泣，李时珍赶紧过去一看，床上病倒的正是背他过河的那位年轻人，经望闻问切之后，他对年轻人说："你这是筋骨病。住在水边的人，常年风里来，雨里去，干一脚，湿一脚，大多会轻重不同地患有这种病，严重了就会瘫痪。"于是病人央求他给予治疗，李时珍感念他的善良，又看到其家贫如洗。就对家人说："你们到雨湖抓几条鲫鱼，用它煮金荞麦，然后吃鱼喝汤，保证不出三天，病人就能起床。"他见家人迟疑，李时珍补充说："雨湖鲫鱼就是一味好药。它背脊草青，鳃边金黄，尾鳍比一般鲫鱼还要多两根刺，有温中补虚的功效。金荞麦能健脾祛湿，止痛，利关节。虽是平常之物，但配合起来具有强大的功效。"但家人不识金荞麦，李时珍又带着他们采来了金荞麦。年轻人喝了此汤，病很快就好了。从此，金荞麦煮鲫鱼，能治筋骨痛，就这样代代相传下来了。

柳少逸老师经常告诫学生："一名好的中医不到山野里采药，不掌握第一手资料，只在药斗里认药，使用这味药就缺少灵性，'秦岭无闲草，巴山多仙药'，但你不认识就是枯枝烂叶，没有了生命力。"所以老师跑遍了山东的山山水水，就是要掌握中药的灵性，药为知己者用。了解了一味药，就了解了当地的植物志、草药志、民俗志，亦有对故人治疗疾病感念的故事。只有到大山里，对天地参悟，才能比类取象地认识药物。学习一味药要做到"六要"：要识到、要采到、要尝到、要研究到、要用到、要总结到。一个好的中医不仅仅体现在诊所里，更是要置身天地间这个大药斗里，天地万物为我所用。一根草棒做银针，一把草药治百病，中医高手在民间此之谓也。

所以，我还要到山里，不为成仙，只为识药。老师的教诲就像王维的《送梓州李使君》中所说："万壑树参天，千山响杜鹃。山中一夜雨，树杪百重泉。汉女输橦布，巴人讼芋田。文翁翻教授，不敢倚先贤。"望发扬老师（文翁）政绩，奋发有为不负恩师（先贤）。

二〇一九年九月九日

绚丽牵牛花　生子名二丑

人曰:"八月桂花遍地开。"这个季节,我更喜欢在田野、河旁、公园、小区角落、篱笆墙上吹着喇叭,看迎着朝阳盛开的牵牛花,一片片、一堆堆,红的、紫的、白的、蓝的,姹紫嫣红,特别是在清晨,牵牛花含着晶莹的露珠,羞红地沐浴着朝霞,那神韵,惹人爱怜。

男孩调皮地吹着喇叭花唱:"小小牵牛花呀,开满竹篱笆呀,一朵连一朵呀,吹起小喇叭……"女孩则用一串串的牵牛花做成花环,戴在头上,显得更加可爱。

牵牛花不但出现在儿歌里、小孩画书里,而且是诗人墨客素材。宋代陈宗远诗曰:"绿蔓如藤不用栽,淡青花绕竹篱开。披衣向晓还堪爱,忽见蜻蜓带露来。"

在中医药界里,绚丽的牵牛花结的子,本有名有姓叫牵牛子,不知道得罪了哪路神仙,可能是嫉妒牵牛花的芳容,硬给她生的两个儿子起名为黑丑、白丑。大儿子既黑又丑是真丑,二儿子虽丑,但一白遮百丑,还说得过去。但就是有人与牵牛花过不去,在处方中写"二丑"。清代曹雪芹在《红楼梦》中写了多少美人,但也称牵牛子为黑丑,有诗为证:"黑丑花开早晚凉,红蜻蜓出雨丝香。清秋最要浓描写,莫种梧桐夜漏长。"关于牵牛子之名,弘景曰:"此药始出田野人牵牛谢药,故以名之。"黑丑、白丑之名,实是十二生肖中"丑属牛",李时珍曰牵牛子:"近人隐其名为黑丑,白者为白丑,盖以丑属牛也。"牵牛子表面灰黑色者称黑丑,淡黄色者称白丑,每同用之,功效大致相似。性味苦寒,有小毒。归肺、肾、大肠经。功用特殊,有攻痰泄水、通利二便、杀虫去积之效,入药以散剂为宜。功效所异者,《本草蒙筌》

曰："味苦，气寒。有毒。黑者属水力速，白者属金效迟。炒研、煎汤，并取头末。除壅滞气急，及疬癖蛊毒殊功；利大小便难，并脚满水肿极验。"

牵牛子在《神农本草经》中未载，张仲景医方中没用。南北朝时期始作药用，并收载入医籍，宋代以后用得较多。李时珍对牵牛子颇有研究且善于使用，他深谙药性、医理，认为牵牛子能"走气分，通三焦，达命门，走精隧"。能够通大便，有很好的泻下作用。李时珍在《本草纲目》中记载了两个医案，可资借鉴。

一则："一宗室夫人，年纪六十，平生苦肠结病，旬日一行，甚于生产。服养血润燥药则泥膈不快，服硝、黄通利药则若罔知，如此三十余年矣。时珍诊其人体肥，膏粱而多忧郁，日吐酸痰碗许乃宽，又多火病，此乃三焦之气壅滞，有升无降，津液皆化为痰饮，不能下滋肠腑，非血燥比也。润剂留滞，硝、黄徒入血分，不能通气，俱为痰阻，故无效也。乃用牵牛末，皂荚膏丸与服，即便通利，自是但觉肠结，一服就顺，亦不妨食，且复精爽。盖牵牛能走气分，通三焦，气顺则痰逐饮消，上下通快矣。"

二则："外甥柳乔，素多酒色，病下极胀痛，二便不通，不能坐卧，立哭呻吟者七昼夜。医用通利药不效，遣人叩予，予思此乃湿热之邪在精道，壅胀隧路，病在二阴之间，故前阻小便，后阻大便，病不在大肠、膀胱也。乃用楝实、茴香、穿山甲诸药，入牵牛加倍，水煎服，一服而减，三服而平。牵牛能达右肾命门，走精隧，人所不知，惟东垣李明之知之，故明之治下焦阳虚，天真丹用牵牛以盐水炒黑，入佐沉香、杜仲、破故纸、官桂诸药，深得补泻兼施之妙，方见《医学发明》。"

反复告诫慎用牵牛子者就是金代医家李东垣。其针对张子和等"攻下派"常以下药取快而极力反对用牵牛子攻下。《本草纲目》曰："牵牛，自宋以后，北人常用取快，及刘守真、张子和出，又倡为通用下药，李明之目击其事，故著其说极力辟之。"张子和为"金元四大家"攻下派的创始人，提出了"古方不能尽愈今病"的著名论点。张子和对于疾病的认识独到，认为治病应着重祛邪，祛邪就是补正，因而创立了"汗吐下"攻下之法。治疗水肿，张子和创制禹功散。张子和云："病水之人，如长川泛溢，非杯勺可取，必以神禹决水之法治之，故名禹功散。用黑牵牛（头末）四两，茴香一两（炒），为末。每服一二钱，以生姜自然汁调下，当转下气也。"禹功散治阳水、阳黄，便秘脉实，元气未虚者。《丹溪心法·水肿》解此方曰："若遍身肿，烦渴，小便赤涩，大便闭，此属阳水。析其病机，系由水湿之邪，泛溢肌肤，壅阻脏腑所致。治宜逐水通便为法。方中黑牵牛苦寒，泻下逐水，且利小便，使水湿之邪从二便排出，为君药。茴香辛温行气，与牵牛同用，可增其逐水通便之功，并使其无寒凝碍水之弊。两药配伍，药简义周，制小力宏，用于阳水便秘，实为万当。服加姜汁，以开痰水而和胃气。"

张子和主张以食补为主，反对乱用温热药物峻补。当今，人们物质生活极其丰富，顿顿鱼肉，鱼吃多了易导致内火蓄积，此即"鱼生火"也；食肉导致体内津液代谢失常，产生痰浊，此即"肉生痰"之谓也。加之时下火神论盛行，崇尚温补，使人体的痰热实邪壅滞，藏污纳垢，导致肿瘤等疾病多发。在辨证论治的基础上，适当用攻下法，也是却病的一大方法。即使反对使用牵牛子攻下的李东垣也常用之。李时珍曰："又东垣治脾湿太过，通身浮肿，喘不得卧，腹如鼓，海金沙散，亦以牵牛为君。则东垣未尽弃牵牛不用，但贵施之得道耳。"海金沙散：牵牛 45g（半生半炒）、甘遂 15g、海金沙 15g。上药研为细末，每服 6g，用倒流水 150mL 煎沸调下，空腹时服。得利止后服。

自从张子和创立了"攻下派"，历史上就有争鸣。《儒门事亲》记述了他的主要学术观点，也夹杂着一些争鸣性的文章。如《高技常孤》《谤三法》《谤峻药》等，因其指出了妄用温补的弊端，故而有争鸣。应该说，这些争鸣促进了中医学的发展。后来人们总结了中医治病的八法："汗、吐、下、和、温、清、消、补。"张子和的三法排在了前列，说明后世医家肯定其学术思想。

柳老师告诫我："不是说张子和下法疗效显著，就可以套用其方剂。简单而无辨证的照搬张子和的治法和方药，一旦辨证失误或者用药不慎，很容易造成医疗差错。这也是张子和医案中'得利，止后服'的意义。"

牵牛子在古代儿科中的一些方子里，有很好的清肠道实热的作用。《郑氏小儿方》曰："治小儿腹胀，水气流肿，膀胱实热，小便赤涩：牵牛（生，研）一钱，青皮汤空心下。一加木香减半，丸服。"小儿食积发热临床上常见，多由护理失当造成。平时，家长老担心孩子营养不足，经常大鱼大肉地喂给孩子，而且天稍一凉即给孩子添衣。岂知"若要小儿安，常带三分饥与寒"。《伤寒论》桂枝汤服药后调养："禁生冷、黏滑、肉面、五辛、酒酪、臭恶等物。"食积发热，就要釜底抽薪、急下存阴，通导阳明腑实。胃以通为用，胃降脾升，纳运自成。将二丑炒香后研成细粉，拌红糖后给小孩吃，每次 2g 左右，3 岁以下幼儿可以适当减量，3 岁以上幼儿可以适当加量，一般服用 3 小时左右后会出现腹泻，病即痊愈。而用之治疗小儿偏食、伤食、积滞、虫积等也有佳效。"胃不和则卧不安"，用于治疗小儿夜啼症，用少许二丑捣碎，用温水调成糊状，临睡前敷在小儿肚脐上，再用胶布固定。敷后当夜就能止哭。如小儿不能服药，用敷肚脐的方法治疗食积发热也有很好的效果。李东垣曰："用牵牛者，少则动大便，多则下水。"临床使用牵牛子一定要根据体质灵活掌握药量。用量较大的时候逐水，用量中等时通便，更小用量时去积。

现代人喜食肥甘厚味，常酒食杂进，导致大腹便便，食滞胃脘，气机壅滞，大便不畅，黏滞难下，胃脘胀闷不舒疼痛等症。肥人便秘多属痰证，当属中医之"痰秘""风秘"，在健胃消食的方子里配伍二丑通大便、去积滞，兼泻脾胃之湿，常获殊效。治疗"风秘""气秘"遵叶天士开肺气、通大肠之法，配伍紫菀、杏仁、瓜蒌、枇杷叶等药。《宋人医方三种》载蔡元长苦大肠秘，医不能通，用紫菀研末（即一味紫菀散）服之，须臾遂通。章次公先生喜黑白丑同用治疗胃痛，并创"灵丑散"即五灵脂、黑丑各等份，研末，每服 3~6g，消导行滞、通便止痛，实证多用之。

《名医别录》谓牵牛子："主下气，疗脚满水肿，除风毒，利小便。"二丑配大黄，一治气分之水湿壅结，一治血分之实邪结滞，相济为用，泻下之力甚峻。具有导湿利水、泄泻热毒、破积通滞之功。用治痛风、鹤膝风初得者效果显著；加小茴香治疗疝痛也有捷效；治疗痔疮效果也很好。《本草衍义》治大肠风秘壅热结涩：牵牛子（黑色，微炒，捣取其中粉）一两，桃仁（末）半两，以熟蜜和丸如梧桐子。温水服三，二十丸。治疗腰痛，《杨氏家藏方》牵牛丸：治冷气流注，腰疼不能俯仰：延胡索二两，破故纸（炒）二两，黑牵牛子三两（炒）。上为细末，煨大蒜研搜丸，如梧桐子大。每服三十丸，煎葱须盐汤送下，食前服。《仁斋直指方》治肾气作痛：黑、白牵牛各等份，炒为末，每服三钱。

治疗水肿，柳老师告诉我，20 世纪 60 年代贵州卢老太太家传治疗"肿半截"秘方，对治疗慢性肾炎肾变性期的水肿有独特效果。此方轰动一时，是献方运动的明星方剂之一，影响深远，现代用牵牛子泄水多受此影响。方用黑、白丑粉碎，与生姜、红糖、大量枣肉蒸制，以去牵牛子毒性，存其峻逐水肿的功效。此方攻补兼施，病人服后有大量水泻，水肿迅速消退，不仅治疗实证水肿，对虚象不严重的虚性水肿亦有理想的消肿效果。此方对肝病水肿、心源性水肿，疗效显著。

《景岳全书》中舟车丸治疗水肿见大便秘结，小便不利，口渴面赤，腹胀坚实，脉沉数有力等属热属实证的阳水。舟即船，走水道；车走谷道。本方逐水之力极峻，服后能使水热壅实之邪，从二便畅行而出，如顺水之舟，下坡之车，故名舟车丸。本方证乃因水热内壅，气机阻滞所致。邪实而正未虚，亦称热（燥）实阳水。这燥实阳水即为本方主证。故方中用黑牵牛苦寒以通利二便，下气行水，为君药。大黄助君药荡涤肠胃，泻热通便；甘遂、大戟、芫花攻逐积水，共为臣药。君臣相配，使水湿从二便分消而去。青皮、橘皮、木香疏畅气机，使气行则水行；轻粉走而不守，通窍利水，协助诸药，使水湿分消下泄，共为佐药。诸药相配，共奏行气逐水消肿之功。老师说，舟车丸只有在高度水肿、尿少尿闭、病情危急时才可使用，一般的利尿剂效果不显时，急用攻逐水饮法，可使垂危病人转危为安。此乃救急之法，不可常用。

癃闭多由前列腺肥大引起，柳老师用李东垣天真丹加减治之。方药组成：沉香、巴戟（酒浸，去心）、茴香（盐炒香，去盐用）、草薢（酒浸，炒）、胡芦巴（炒香）、破故纸（炒香）、杜仲（炒去丝）、牵牛（盐炒香黑，去盐）、琥珀各30g、肉桂15g。制法：上10味，共为细末，用原浸药酒打面糊为丸，如梧桐子大。用法用量：每服50~80丸，空腹时温酒下。能主治下焦阳虚。此方巴戟、肉桂、胡芦巴、破故纸、杜仲调补肾命门，佐以牵牛子、琥珀、草薢通利水道；沉香、茴香疏理气机，脾气行则水行，用此方治疗老年前列腺肥大所致癃闭，以及慢性肾炎之水肿，甚为合拍，堪称标本兼顾，补泻兼施之良方。

牵牛子药性峻猛，有摧枯拉朽的作用，临床辨证准确才能使用。在"十九畏"中，牵牛子不宜与巴豆、巴豆霜同用。《本草正》曰："牵牛，古方多为散、丸，若用救急，亦可佐群药煎服，然大泄元气，凡虚弱之人须忌之。"《本草衍义补遗》："不胀满，不大便秘者勿用。"

临床上使用牵牛子，记住《药鉴》中的这段话，即无大误矣："气寒，味苦。属火善走，有治水肿之功，破癥瘕痰癖，除壅滞气急，通十二水道。有黑、白二种，黑者属水力速，白者属金力缓，非病形与证俱实者，勿用也。

以气药引之，则入气分，以血药引之，则入血分。气用枳壳，血用大黄，此其法也。如气药用之，必须用白术、茯苓、白芍为主，而后用牵牛为良。盖苓术本补气药也，而有淡渗之功，兼以芍药之酸，以收真气，则泻之者，仅泻其气分之邪耳，于真气竟何损哉。如血家用之，必须当归、川芎、白芍为主，而后用牵牛为佳。盖芎归本补血药也，而有荣养之妙，兼以芍药之敛，以固真血，则泻之者，仅泻其血分之邪耳，于真血有何伤哉。"

二〇一九年九月十三日

会于会稽山　论道牛蒡茶

中秋节小假期第三天，朋友邀约去"回吉山"（音译）拾山栗子。

车沿着乡村公路，蜿蜒曲折行进在丘陵河旁，在一处大山前广告牌下停车。下车，抬头看到广告牌才明白，我们来的山是"会（kuai）稽山"，而非老百姓口中"回吉山"。我们非常兴奋，也学一回王羲之，在中秋佳节会于会稽山，畅叙幽情，别有一番诗情画意。

在一棵大槐树下的石桌上，主人早已摆满了煮熟的地瓜、花生、芋头、栗子。主人一边洗着山蘑菇一边招呼我们就坐，但我们被满院的柴鸡和牛羊所吸引，几个同去的女同志更是争先恐后地捡拾草窝里的鸡蛋，真是"天不怕，地不怕，就怕馋人到了家。"

主人拿出了几个塑料袋，分别介绍着，这是日照龙井茶、这是槐花茶、这是牛蒡茶，问我们喝哪一种。我们说："尝尝牛蒡茶吧。"随着主人洗茶、泡茶，金黄透明的茶汤散发出独特的诱人气味，端起茶杯细品一口，甘甜中带有丝丝的苦味。树荫下、微风里、秋日中，回味着醇厚的牛蒡茶，丝丝清凉沁人心脾。

一位在医院里当院长的客人问主人："你病好了吗？"主人说："自出院后，每年三季就从城里搬来山上住，血压、血糖都控制住了，人要活就干活，看我现在的身体棒得像个老农民。"他又说，到山上后，发现有很多的牛蒡，从网上查到，牛蒡茶可增强免疫力，调节血压、血糖、血脂、胆固醇，健脾胃，补肾壮阳。对高血压、高血脂、高血糖、糖尿病、类风湿关节炎、肥胖症、癌症预防有明显的效果。

院长听说山上有牛蒡后，说从来没有见过牛蒡，让主人领着过去认识认识。主人说："春天不好辨认，秋天结果后，你见了就难忘。"他指着房前一片长着和核桃一样大小，浑身带刺的植物说："那就是。"他提起一把撅头，提醒我们说："不要靠近它，它会刮到你裤子上，撕不下来。"就是它的这个特性，人们非常厌恶他，故牛蒡结的果实，被人们称为"恶实"。他调侃地问我："老中医，对不对？"我说："你说得很对。牛蒡子药用原名就叫恶实，载《名医别录》。《图经本草》始称恶实为牛蒡子。"据《本草名考》记载："蒡，通旁，此处作边、侧讲。牛蒡者，谓牛遇'恶实'，犹须在其侧而远其实，故名牛蒡。因本品为草本，并用其种子，因此称作牛蒡子。"院长问："为什么牛不敢靠近，要在一旁呢？"我说："牛非常喜欢吃牛蒡叶，吃了以后力气大增，故又名'大力子'。但牛蒡结果实后，牛如果靠近，果实就粘到牛毛上，撕不下来，牛非常难受，想吃叶又害怕被恶实粘到，故在旁也。"主人说："对对对，有时候羊身上粘上了，必须用剪刀剪下来。"我说："牛蒡子对老百姓还有一大用处，就是粘老鼠，老鼠粘之，难以脱身，摘几颗，放于粮囤、老鼠洞口，老鼠不敢再来，故又名'鼠粘子'"。说着，主人抡起撅头刨起了牛蒡根，不一会儿，一根又粗又长像山药的牛蒡根在众人的赞叹声中被刨出来，主人喘息着说："中午又多了一个菜，炒牛蒡。"院长说："牛蒡子怎么有这么多奇怪的名字？"我说："奇貌奇名必有奇才，牛蒡子是不可多得的良药，《本草经疏》曰：'恶实，为散风除热解毒之要药。'"主人说："春天我用牛蒡叶拌鸡食喂鸡，鸡从没有瘟死。"我说："老百姓说的瘟鸡就是禽流感，牛蒡叶能清热去火、润肺止咳、解毒益肝、润肠通便。治疗温病是不可多得的良药，你是未病先防啊。"

主人去河边洗牛蒡根，我们又回来喝牛蒡茶。面对山、水、风、日、云，语文老师兴致大发："我当作文以记之。"随抑扬顿挫道："共和70年，岁在己亥，中秋之佳节，会于日照会稽山大槐树下，庆伟大祖国70华诞，登高祈福也。群老毕至，少及老妇咸集……"我们听后，大笑着调侃语文老师："先生是否是在课堂上，教授《兰亭集序》？"一人接着："大禹会诸侯，勾践到此游。秦皇登临处，今朝更繁荣。"我们连连称赞。但也有人质疑："大禹、勾践、秦皇到的会稽山就是此山？"作诗者曰："据《越徙琅邪考》记载，'自

275

赣榆北七十五里，即达山东之日照，县北四十里有会稽山。县志相传，越王尝登此，号小会稽山。'还有学者考证，大禹治水的地点是兖州黄河流域，其不可能到长江以南去会诸侯，秦始皇东巡到过东海，会稽山周边的数个龙山文化遗址及夏代地名可为佐证。"一人站起说我不会作诗，但见到牛蒡我想起了一首高翥的诗，正符合此情此景。

> 篮舆破晓入山家，独木桥低小径斜。
>
> 屋角尽悬牛蒡菜，篱根多发马兰花。
>
> 主人一笑先呼酒，劝客三杯便当茶。
>
> 我已经年无此乐，为怜身久在京华。

洗完牛蒡根已到桌前的主人，听完诗笑说："马上上酒，中午喝用会稽山上的灵芝泡的灵芝酒。"

酒足饭饱，我们借着酒劲去刨牛蒡根做茶，我也用牛蒡作文记之。

要说牛蒡子临床上使用最得心应手的当属张锡纯先生。

《医学衷中参西录》记载张氏凡 130 余方，其中 20 方配伍牛蒡子。如资生汤、醴泉饮、参麦汤、薯蓣纳气汤、清金益气汤、寒降汤、清降汤、毒淋汤、燮理汤、从龙汤等，无一不是奇效无比、精妙无穷之方。

张锡纯治疗阴虚咳喘气逆，牛蒡子必用。

资生汤治劳瘵羸弱已甚，饮食减少，喘促咳嗽，身热脉虚数者。药物组成：生山药 30g，玄参 15g，于术 9g，生鸡内金（捣碎）6g，牛蒡子（炒，捣）9g。

张锡纯解方曰：《易》有之"至哉坤元，万物滋生"，言土德能生万物也。人之脾胃属土，即一身之坤也，故亦能资生一身。脾胃健壮，多能消食，则全身自然健壮，何曾见有多饮多食，而病劳瘵者哉。用于术以健脾胃之阳，脾土健壮，自能助胃。山药以滋胃之阴，胃汁充足，自能纳食。鸡内金为鸡之脾胃，中有瓷、石、铜、铁皆能消化，其善化有形郁积可知。且其性甚和平，兼有以脾胃补脾胃之妙，故能助健补脾胃之药，特立奇功，迥非他药所能及也。此三味为不可挪移之品。玄参用之以去上焦之浮热，即以退周身之烧热。且其色黑多汁，能补肾气，故以治劳瘵之阴虚者尤宜也。牛蒡子体滑气香，能润肺又能利肺，与山药、玄参并用，大能止嗽定喘，以成安肺之功，故加之以为佐使也。

醴泉饮治虚劳发热，或喘或嗽，脉数而弱。药物组成：生山药30g，大生地15g，人参12g，玄参12g，生赭石12g，牛蒡子9g，天冬12g，甘草6g。

张锡纯曰：故阴虚之甚者，其周身血脉津液，皆就枯涸。必用汁浆最多之药，滋脏腑之阴，即以溉周身之液，若方中之山药、地黄是也。然脉之数者，固系阴虚，亦系气分虚弱，有不能支持之象，犹人之任重而体颤也。故用人参以补助气分，与玄参、天冬之凉润者并用，又能补助阴分。且虑其升补之性，与咳嗽上逆者不宜，故又佐以赭石之压力最胜者，可使人参补益之力下行直至涌泉，而上焦之逆气浮火，皆随之顺流而下；更可使下焦真元之气，得人参之峻补而顿旺，自能吸引上焦之逆气浮火下行也。至于牛蒡子与山药并用，最善止嗽，甘草与天冬并用，最善润肺，此又屡试屡效者也。

张锡纯用味厚滋腻药配牛蒡子以防壅滞。

参麦汤治阴分亏损已久，浸至肺虚有痰，咳嗽劳喘，或兼肺有结核者。药物组成：生山药20g，干麦冬（带心）12g，牛蒡子（炒捣）10g，人参10g，生杭芍10g，清半夏6g，苏子（炒捣）6g，甘草5g。

张氏曰：虽多服久服，或有壅滞，而牛蒡子之滑利，实又可以相济。且牛蒡子能降肺气之逆，半夏能降胃气、冲气之逆，苏子与人参同用，又能降逆气之因虚而逆。平其逆气，则喘与嗽不治自愈矣。

张锡纯用牛蒡子与平冲降逆药配伍以止吐血、衄血。

寒降汤治吐血、衄血，脉洪滑而长，或上入鱼际，此因热而胃气不降也，以寒凉重坠之药，降其胃气则血止矣。《内经》厥论篇曰："阳明厥逆，喘咳身热，善惊衄，呕血。"方中代赭石配伍牛蒡子，降肺胃之逆气。

张锡纯用牛蒡子通大便以治痢。

燮理汤治下痢服化滞汤未痊愈者。若下痢已数日，亦可迳服此汤，又治噤口痢。药物组成：生山药24g，金银花15g，生杭芍18g，牛蒡子（炒，捣）6g，甘草6g，黄连4.5g，肉桂（去粗皮）4.5g。

痢证古称滞下，所谓滞下者，诚以寒火凝结下焦，瘀为脓血，留滞不下，而寒火交战之力又逼迫之，以使之下也。故方中黄连以治其火，肉桂以治其寒，二药等份并用，阴阳燮理于顷刻矣。用白芍者，《伤寒论》诸方，腹痛必加芍药协同甘草，亦燮理阴阳之妙品。且痢证之噤口不食者，必是胆火逆冲胃口，后重里急者，必是肝火下迫大肠，白芍能泻肝胆之火，故能治之。矧肝主藏血，肝胆火戢，则脓血自敛也。用山药者，滞下久则阴分必亏，山药之多液，可滋脏腑之真阴。且滞下久，则气化不固，山药之收涩，更能固下焦之气化也。又白芍善利小便，自小便以泻寒火之凝结。牛蒡能通大便，自大便以泻寒火之凝结。

张锡纯用牛蒡子解毒通淋。

毒淋汤治花柳毒淋，疼痛异常，或兼白浊，或兼溺血。药物组成：金银花 18g，海金沙 9g，石韦 6g，牛蒡子 6g，甘草梢 6g，生杭芍 9g。三七 6g，鸭蛋子（三十粒，去皮）。

方中金银花、甘草梢清热解毒，且甘草可缓急止痛；海金沙、石韦利水通淋；白芍养血敛阴；牛蒡子散热解毒消肿；三七活血化瘀，消肿止痛；鸦胆子清热解毒。诸药合用，共奏清热利湿，解毒化浊之功。

柳少逸老师非常赞赏张锡纯的从龙汤。药物组成：龙骨（不用煅，捣）30g，牡蛎（不用煅，捣）30g，生杭芍 15g，清半夏 12g，苏子（炒，捣）12g，牛蒡子（炒，捣）9g。用治外感痰喘，服小青龙汤，病未痊愈，或愈而复发者，继服此汤。热者，酌加生石膏数钱或至一两。

张锡纯深得仲景之法，治疗外感痰喘，遵《伤寒论》小青龙汤加减法，去麻黄加杏仁，热者更加生石膏，莫不随手而愈。而对于不愈的，宗仲景伤寒邪气未尽者，恒加龙骨、牡蛎，如柴胡加龙骨牡蛎汤，桂枝加龙骨牡蛎汤诸方，龙骨、牡蛎但敛正气，而不敛邪气。又杏仁与牛蒡子，皆能降肺定喘，而杏仁性温、牛蒡子性凉，伤寒喘证，皆用杏仁，而温病不宜用温药，故以牛蒡子代之。

《用药法象》谓牛蒡子其用有四："治风湿瘾疹，咽喉风热，散诸肿疮疡之毒，利凝滞腰膝之气是也。"《本草经疏》："故用以治瘾疹、痘疮，尤获奇验。"牛蒡子作为治疗瘾疹、痘疮的效药，为何张锡纯不用？老师说："时代不同、地域不同、医生的用药习惯不同，其不用并不等于此药无用，张锡纯治疗瘾疹喜用蝉蜕、连翘，而我好用牛蒡叶。牛蒡为药食两用植物，莱阳是蔬菜生产、加工、出口基地，牛蒡块根多加工出口。牛蒡目前也是胶东餐桌上的常见菜，有润肺利咽，益心脾的功效，且老少皆宜食用。其叶有疏散风热、利咽散结、宣肺透疹，解毒消肿之功，且不逊于子及根茎。莱阳田园地埂路边多野生，春、夏、秋均可采其鲜叶，或入煎剂，或捣汁冲服，其效尤佳。大凡感冒风热，咽痒咳嗽，或发疹痒之候，我均让病人自采而用之，疗效颇佳。所以用药习惯是长期个人的总结，不要拘泥。"

牛蒡子能通十二经络。《黄帝内经》曰："经脉者，人之所以生，病之所以成，人之所以治，病之所以起。"又曰："经脉者，所以能决生死，处百病，调虚实，不可不通。"经络影响着人体气血的运行和脏腑的正常运作，经脉畅、气血通，五脏安和，人体平衡，就是健康。牛蒡子又称大力子具有能排能补的特能，符合"一消必有一补"的理论。又能升能降，《药品化义》："牛蒡子能升能降，力解热毒。"所以牛蒡子应用广泛，是一味不可多得的良药。除在每个中医耳熟能详的银翘散、消风散、普济消毒饮里配伍外，还能治疗乳痈、瘰疬、颈腰腿痛等。

《柳吉忱诊籍纂论》中记载吉忱公宗《医宗金鉴》瓜蒌牛蒡汤创制"瓜蒌瓜络汤"治疗乳痈。

《医宗金鉴》瓜蒌牛蒡汤药物组成：瓜蒌仁、牛蒡子（炒，研）、花粉、黄芩、生栀子（研）、连翘（去心）、皂刺、金银花、甘草（生）、陈皮各 3g，青皮、柴胡各 1.5g。

瓜蒌牛蒡汤可清热解毒、消肿散结，为治疗急性乳腺炎的首选方，并可治疗带状疱疹。方中牛蒡子清热解毒、散结消肿，瓜蒌利气宽胸、散结消痈共为主药；金银花可清热解毒，连翘被誉为"疮家圣药"，花粉清热生津、消肿排脓，黄芩清热泻火解毒，山栀子泻火除烦，共奏清热解毒、消痈散结之功，体现以"清"为主；皂角刺溃坚散结消痈，以"消"为贵，共为臣；柴胡、青皮、陈皮疏肝理气，气行则乳行，以"通"为用，以为佐；生甘草益气补中、清热解毒、调和药性为使。诸药共奏理气疏肝，清热解毒，消肿排脓。治肝气郁结，热毒壅滞，致成乳疽、乳痈，初起憎寒壮热者。

吉忱公瓜蒌瓜络汤证案。

王某，女，26岁。1975 年 7 月 16 日就诊。产后哺乳期，右侧乳房不慎被挤，遂肿胀疼痛，皮肤微红，肿块若核桃大，乳汁排泄不畅，触痛拒按，伴全身发热恶寒，头痛，胸闷不舒，口干咽燥，舌苔薄黄，脉弦数。证属肝胃二经蕴热，乳络阻滞而致乳痈。宜疏肝清胃，通络散结，解毒消痈之治。予瓜蒌瓜络汤。处方：瓜蒌30g，丝瓜络10g，青皮10g，乳香3g，没药3g，蒲公英30g，牛蒡子10g，双花30g，炮山甲3g，橘叶6g，薄荷2g，甘草3g。水煎服，药渣布包热敷患处。服药4剂，乳房肿痛悉减，余症悉除。续服4剂，乳房肿痛消失，病臻痊愈。

柳老师常用柴胡连翘汤治疗瘰疬。柴胡连翘汤《医钞类编》谓："男妇瘰疬、热毒，并气寒血滞经闭。"《兰室秘藏》："治男子、妇人刀马疮。"柴胡散少阳郁结之气，连翘散外疡之血结气聚，瞿麦穗决上焦之壅肿，牛蒡子消上焦之热肿，《药品化义》谓牛蒡子："主治上部风痰，面目浮肿，咽喉不利，诸毒热壅，马刀瘰疬，颈项痰核。"生地、当归和手足少阳之血脉，黄芩、知母、黄柏解三焦之郁热，炙甘草调和寒热之剂，微加肉桂者，用以消皮肤浮肿之气也。若脓已成，加生黄芪、炙山甲、皂角刺、太子参、减柴胡、肉桂；肝火偏旺加山栀、夏枯草。

《柳少逸医案选》柴胡连翘汤证案。

刘某，男，12岁。1991年10月12日就诊。病人于7岁时，其家长偶然发现右侧颈部淋巴结肿大成串，疑诊为"颈淋巴结结核"，予链霉素、异烟肼治疗，1个月后消退，1年后又出现类似情况，再次治疗，病情减轻，但未痊愈。数月后又发现头后及项部有数个肿大之淋巴结，按之痛不著，再次治疗，数月后，病情减轻，但可扪及硬结。家长携患儿前来就诊，精神尚可，面色稍黄少华，舌红，苔黄薄，脉细数。处方：柴胡15g，连翘12g，知母12g，黄芩12g，黄柏12，当归15g，肉桂6g，牛蒡子10g，瞿麦15g，桔梗12g，瓜蒌仁12g，白芍12g，甘草6g。水煎服，1剂分2次服。以六神丸水调外敷患处。服药6剂后，硬结减少，但仍较硬，上方加炮甲6g（研冲），黄芪12g，赤灵芝6g，白薇12g，再进12剂，肿大之淋巴结消失，随访2年，未再复发。

牛蒡子治疗风湿颈腰腿痛。《景岳全书》："味苦辛，降中有升。治风毒斑疹诸瘘，散疮疡肿毒喉痹及腰膝凝寒痹滞之气，以其善走十二经而解中有散也。"《药性论》谓："利腰脚，又散诸结节、筋骨烦热毒。"骨伤科名家石幼山先生，治疗"痰湿入络"之类病症，常以自拟"石氏牛蒡子汤"治之，常获殊效。药物组成：牛蒡子9g，白僵蚕9g，白蒺藜9g，独活9g，白芷3g，秦艽6g，制半夏6g，桑枝9g。主治：周身四肢麻痹酸楚，牵强掣痛，关节不利等症。方中牛蒡子与僵蚕，是一对重要的药对，为君。牛蒡子祛风化痰，消肿散结，清热解毒，能升能降，通十二经络。僵蚕，散风化痰，止痉解毒，散结软坚。两药均为散风化痰之品，但牛蒡子偏于祛外感之风痰，僵蚕重于散内生之风痰，相互配合，相得益彰。石先生认为，人之血气流行，无一息之间断，如有壅滞、津液凝积，则聚而成痰。而痰涎之为物，随气升降，无处不到，入于经络则麻痹疼痛，入于筋骨则头项、胸背、腰脊、四肢牵引隐痛。聚于局部为肿为块，治当豁痰通络为要，以牛蒡子、僵蚕配合为主，多有良效。

谈完牛蒡子的功用，不得不说我们所会之会稽山，虽非王羲之当年"群贤毕至，少长咸集"所会之会稽山。但"是日也，天朗气清，惠风和畅"的天气和"茂林修竹""清流激湍"的美景，以及人们"一觞一咏，亦足以畅叙幽情"的畅饮叙怀是一样的。

在这假期里走进山野，观景、品茶、畅饮、识药，论道，"信可乐也"。

二〇一九年九月十九日

六一散——夏日良药，凡人仙药

我写的文章，柳少逸老师每篇都认真地读，完成了 60 篇，老师问我，第 61 篇是不是要写六一散？我愕然，逢巧 61 篇文章就想写六一散，也是一个机缘。问老师怎么知道的？老师说："你有按季节写药的规律，但也有'空'的机缘。师徒的相遇是累世的缘分，师徒之缘，尽在'其空'！三十六讲：'六六三十六，数中有术，术中有数。阴阳燮理，机在其空。机不可设，设则不中。'这'空'既是机遇，又是可遇不可求，这'空'就是无穷的玄机，也是心灵相通吧！"老师的一席话，感动了我，择师难，择徒更难啊，能做到心灵相通难上加难。

我对老师说："写六一散太简单了。"老师有些不高兴地说："如果沿袭课堂上讲的，六一散就是痱子粉，但放到刘完素学术思想里，那就是一个重要方剂了。"

《四库全书总目·医家类》云："儒之门户分于宋，医之门户分于金元。"刘完素为金元四大家之首，认为疾病多因火热而起，在治疗上多运用寒凉药物，有"热病宗河间"之说，开创了寒凉派。《河间府志》把他比作扁鹊："郑之有扁鹊，河间之有刘守真……皆精于岐黄者。"金章宗皇帝非常赏识刘完素淡泊名利的高尚品德，赐号"高尚先生"。一生救死扶伤，恩德所至之处，当地百姓纷纷建起祠庙作纪念。

刘完素非常重视对《内经》《伤寒论》等经典的研究。他指出，《内经》"奥藏金丹宝典，深隐生化玄文，为修行之径路，作达道之天梯。得其理者，用如神圣；失其理者，似隔水山。"从二十五岁学医开始，就立志于《内经》的理论研究，精勤习医，手不释卷，日夜不辍，一直坚持到年过六旬。将其学医过程高度概括为"夫医道者，以济世为良，以愈疾为善。盖济世者，凭乎术；愈疾者，仗乎法。故法之与术，悉出《内经》之玄机。"

写到这里，想起了柳老师曾眼含热泪和我说："柳氏医学流派创始人和奠基者吉忱公，青光眼术后，戴1600度的眼镜，外加个放大镜看书，著书立说，《柳吉忱中医四部经典讲稿》为建国初期的中医经典教材，也是家父课徒的教材，我是背着这些经典起步的。现在，我也老矣，也因用眼过度患了严重的目疾。工作室进行了系列讲座，趁对工作室的同学讲授之机也吸纳旁听者，实则是在表述我的临床方法，非单纯的临床经验传授。此亦授之以渔之法门也！虽非在拼老命，实是在做'传道解惑释难'之搏也！这是我们这个学派的精神内涵，有了这种精神，倡'理必《内经》，法必仲景，药必《本经》'之临床辨证思维方法，和医者当'知方药、知针灸、知推拿'之学科结构，以方证立论的柳氏医学流派定会发扬光大。"

老师说："读书一定要读原著，学原文。""六一散"有夏日良药、凡人仙药之称。其方源与方名来源必须要考证，才能理解此方。《伤寒直格》谓益元散"本世传名太白散"。可见，本方原是"世传"之效方，而经刘完素的实践和总结，予以发扬光大。《黄帝素问宣明论方》《伤寒直格》和《伤寒标本心法类萃》均载有此方。《黄帝素问宣明论方》为刘完素所撰，而后两书为其弟子所编。因此，本方始见于《黄帝素问宣明论方》，其方源应以该书为是。本方名称众多，见于《黄帝素问宣明论方》有益元散；见于《伤寒直格》有益元散、天水散、太白散；见于《伤寒标本心法类萃》有益元散、天水散、六一散。称为六一散，既可说明滑石和甘草的用量比例，又可区别于加辰砂之益元散，故为后世所常用。《增补内经拾遗方论》谓："六一者，方用滑石六两，甘草一两，因数而名之也。"又谓："不曰一六，而曰六一，乾下坤上，阴阳交而泰之道也。一名天水散，天一生水，地六成之，阴阳之义也。又名益元散，益元者，除中积热以益一元之气也。亦名神白散，神白者，因其色白而神之也。"这里的天一生水，地六成之，即由五行生成数学说中的地六配天一而来。何任也认为，本方"益气而不助邪，逐邪而不伤气，确不负益元之名。"

方中的君药滑石，《神农本草经》谓："主身热泄澼，女子乳难，癃闭，利小便，荡胃中积聚寒热，益精气。"《本草纲目》："滑石利窍，不独小便也，上能利毛腠之窍，下能利精溺之窍。盖甘淡之味，先入于胃，渗走经络，游溢津气，上输于肺，下通膀胱，肺主皮毛，为水之上源，膀胱司津液，气化则能出，故滑石上能发表，下利水道，为荡热燥湿之剂，发表是荡上中之热，利水道是荡中下之热，发表是燥上中之湿，利水道是燥中下之湿。热散则三焦宁而表里和，湿去则阑门通而阴阳利。刘河间之用益元散，通治表里上下诸病，盖是此意，但未发出尔。"甘草，甘缓性平，李杲称"生用则气平，补脾胃不足，而大泻心火。"既可清热泻火和中，又可缓滑石之寒滑重坠太过，为佐使药。正合《明医杂著》："治暑之法，清心利小便最好。"

刘完素通过挖掘世传太白散方，名益元散，广泛应用于临床，治疗70余症。益元散刘完素极为推崇，在《素问玄机原病式》中刘完素对该方的组成和方义做了很好的解释："且如一切怫热郁结者，不必止以辛甘热药能开发也，如石膏、滑石、甘草、葱、豉之类寒药，皆能开发郁结。以其本热，故得寒则散也。"《黄帝素问宣明论方》列出了六一散治疗的病症："治身热，吐痢泄泻，肠澼下痢赤白，癃闭淋痛，利小便，偏主石淋（久服金石热药，而结为砂石，从小便淋出者也），肠胃中积聚寒热，宣积气，通九窍六腑，生津液，去留结，消蓄水，止渴宽中，除烦热心躁，腹胀痛闷，补益五脏，大养胃肾之气（此肾水之脏，非为主之府也），理内伤阴痿，定魂定魄，补五劳七伤，一切虚损，主痫痉，惊悸健忘，烦满短气，脏伤咳嗽，饮食不下，肌肉疼痛，并口疮牙齿疳蚀，明耳目，壮筋骨，通经脉，和血气，消水谷，保元真，解百药酒食邪毒，耐劳役饥渴，宣热，辟中外诸邪所伤，久服强志，轻肩驻颜延寿，及解中暑伤寒疫疠，饥饱劳损，忧愁思虑，恚怒惊恐传染，并汗后遗热劳复诸疾，并解两感伤寒，能令遍身结滞宣通，气和而愈，及妇人下乳催生，产后损益血衰，阴虚热甚，一切热证，兼吹奶乳痈，此神验之仙药也。惟孕妇不宜服，滑胎也。"后世医家多本刘完素的经验，将本方融入后世的方治当中，应用广泛，多宗此也，此方方简效宏，不可忽也。

任何一个医学流派都有时代的特征，刘完素所处的年代正是宋金对立时期，燕赵大地，是金人进攻中原时的主要战场之一。天灾人祸，疫病蔓延，当时多沿用《太平惠民和剂局方》治病，疗效并不好。刘完素深入研究《黄帝内经》中关于热病的论述，结合北方环境气候特点，及当地民众饮食醇厚、体质强悍的特性，提出伤寒火热病机理论，善用辛苦寒药，以宣之、清之、通之。六一散加解表通里之药而创立的防风通圣散成千古名方，为后世医家推崇，民间有俗语："有病没病，防风通圣。"作为春季"防疫"与四季"脱敏"药服用，疗效极佳。

防风通圣散，出自刘完素《宣明论方》。由防风、荆芥、连翘、麻黄、薄荷、川芎、当归、白芍、白术、山栀、大黄、芒硝、石膏、黄芩、桔梗、甘草、滑石组成。功能解表通里，疏风清热。谓防风通圣者，防风方中之首味药。"通圣"，清代名医王旭高度评价此方，谓"此为表里、气血、三焦通治之剂，汗不伤表，下不伤里，名曰通圣，极言其用之效耳。""散"，乃中医方剂剂型。

朱良春《汤头歌诀详解》载："方中麻黄、荆芥、防风、薄荷，在寒凉的石膏、黄芩、山栀配合之下，成为辛凉解表剂，以疏散在表之风热。大黄、芒硝、滑石、甘草，前二药泻热通便，后二药下行利尿，合为解除里热实结之剂。连翘、石膏、黄芩、山栀清热解毒，以通解三焦之实热。当归、白芍、川芎养血和血，白术健脾补中。综合起来，本方具有上下分消、表里交治的作用。同时于散泻之中，寓以补养之意，这样便可达到发汗不伤表、攻下不伤里了。"

其神奇的疗效，可从《谢映庐医案》中窥得。

江妪，下元素虚，今秋四肢十指肿痛，手足不能运动，有时右边肿甚，即右边痛加。似恶寒，或微热。舌苔灰白，二便略通，面色枯黑，口不作渴。有以血虚为治者，有以风湿为治者，有以痰饮为治者，竟无一效。卧床贴席，转侧维艰，其兄光裕来寓请诊。脉得弦紧而数，时劲于指，认定为表里风热之症。踌躇良久，乃得其方。病者蹙额问曰："贱躯可活否？"曰："三日之内即安。"与防风通圣散，每日连进二剂。一剂而大便通，肿消肢软。二剂连泄黑粪两次，遍体得汗，痛止身轻。次日下榻，向家人云："昨服药后，懵懂一日，至晚汗出始清，今晨周身轻快。"但许久未经盥面，方取水间，乍闻余至，即出房诊脉，惟步履尚艰，尤须扶持。舌苔变黄，颇思饮茶，仍令原方再进一剂。复泄二次，下午急求止泄之药。余于原方中除硝黄，加葛根。服之泄止渴住，安睡进食，其病如失。后其兄光裕来寓问曰："舍妹之病，几至废弛，先生一视，预限三日成功，果符所言，必有奥秘，可得闻乎？"余曰："令妹之症，必先有饮食之热，后受外人之风，因见体虚不先伤卫，所以不病身热拘急，而直入于营，发为筋挛肿痛，与身中向有之热，凝聚经络。夫风无定所，走注疼痛，或左或右，流注关节。风入既久，郁而成热，未经解散，久之必入于胃。夫阳明胃者，主束骨而利机关，阳明既病，机关不利，手足岂能运动。恶寒发热者，表邪之征也；舌苔灰白者，伏热之验也。合推此症，是上中下三焦表里俱实，有非轻剂所能疗者。又风邪散漫，非仅苦寒可以直劫，兼之下元素虚，即用重剂，又恐其放逸，更当以固护驾驭其间。由是观之，发表攻里之外，尤当寓一补字于中。追思古人表里门中成方，而得防风通圣散，此盖刘氏河间所制，虽非为此症而设，然其用旨默合，是以借之取效。"

防风通圣治疗百病。防风通圣散解表、清热、攻下，外散腠理风邪、内清圣府蕴热和实邪的表里双解之方，被很多人称赞。

冬去春来，机体生命活动与天相应的一个新节律周期的开始，乃"闭藏"与"发陈"变换之际。《皇帝内经》："冬三月，此谓闭藏。水冰地坼，无扰乎阳，早卧晚起，必待日光，使志若伏若匿，若有私意，若已有得，祛寒就温，无泄皮肤，使气亟夺，此冬气之应，养藏之道也。逆之则伤肾，春为痿厥，奉生者少。"在这天人相应的"闭藏"过程中，自也难免有些许"废物"的积剩。"春三月，此谓发陈，天地俱生，万物以荣，夜卧早起，广步于庭，被发缓形，以使志生，生而勿杀，予而勿夺，赏而勿罚，此春气之应，养生之道也。"春三月乃"风"当令，在春风吹拂之下，万物生发，易发时令性疾病。应春"发陈"之变，需要"防风"；防止机体逆春运而伤肝，以致外邪蛰伏而后生夏日寒变之证；又清利冬三月闭藏过程中的"废物"积剩而"通圣"。因故，防风通圣当然就成了使机体应天运、适时令治病养生的有效方法。故而防风通圣被历代医家所推崇，并在民间广为流传。春季可以作为预防用药，防治春天的时令病与过敏。四季应用可以治疗风热壅盛，表里俱实。憎寒壮热，头目昏眩，目赤睛痛，口干舌苦，咽喉不利，胸膈痞闷，咳呕喘满，涕唾黏稠，大便秘结，小便赤涩。以及疮疡肿毒，肠风痔漏，丹斑瘾疹，惊狂谵语，手足抽搐等。现代用于肥胖、高脂血症、高血压等代谢性疾病；荨麻疹等过敏性疾病；春季性结膜炎等眼部疾病；以及多种细菌或病毒感染性疾病的预防和治疗，都取得了满意的效果。

防风通圣散只要切中病机，就能药到病除。即使，宗防风通圣的治疗方法，不用方中的药物，疗效也很好，此法多为历代医家遵循。《奇效良方》："医者意也，如对敌之将、操舟之工，贵乎临机应变。方固难于尽用，然非方则古人之心弗传，茫如望洋，如捕风，必有率意而失之者矣，方果可以弗用乎？虽然，方固良矣，然必熟之《素问》，以求其本；熟之《本草》，以究其用；熟之诊视，以察其证；熟之治疗，以通其变。始于用方，而终至于无俟于方，夫然后医之道成矣。"

清代熊应雄尚云："贵临机之通变，勿执一之成模。"成模者，规矩也。此即无规矩不成其方圆也。通变者，运巧也。荀子《劝学》篇云："登高而招，臂非加长也，而见者远；顺风而呼，声非加疾也，而闻者彰。假舆马者，非利足也，而致千里；假舟楫者，非能水也，而绝江河。君子生非异也，善假于物也。"故不能运巧，则无所谓规矩也。

柳老师说："历代方书或医著，其中所述之方，均有其证候及症状，均是行之有效之方证。因时间、时空的不同，人之体质及所患证候各异，临床上就要量体裁衣，就不能像用几个型号对所有高矮胖瘦的人了！所以临证施治要细化，教科书一个病讲了几个证，当看作是'举例说明'。所以照本宣科，就不会看病了。而以方证立论，就历代医家的经验效方，给我们提供广阔的空间，这就是学习间接经验的意义所存。如有人选药组方，探索经年，其后会发现前人早已记载。家父吉忱公倡方证立论，创立了'方证学派'，临床上或经方、或时方、或经方头时方尾、或名'加味某某汤'、或自立方，是习用于'以方证立论，施之于人'这一临证法式和思维方法。虽不能冠以'其效若神'，但临床多效验。"

老师说："刘完素创立了河间学派，故又名刘河间。流派的一个很鲜明的特色是地域性，柳氏医学流派立足胶东，面向全国，遵《内经》、崇《伤寒》、法《本经》以象取类的用药思想，实是'医经学派'。这个学派是兼容并蓄的，山以不辞土石之精神而成其高，海以容纳百川之襟怀而成其阔。一部中国医学史，见证了中医学术，就是在历代医家们的吸纳、积累、拓展的基础上形成和发展起来的。天外有天，山外有山。栖霞境内有艾山、牙山，两大山系，然其高不如泰山，秀不如黄山。虽说柳氏医学流派，是秉承了栖霞柳氏、牟氏两支之术而形成和发展起来，然山尚不言其高，海尚不言其深，而柳氏医派放到中国医学史上，也不过是沧海之粟。'百川学海至海，丘陵学山不至山'啊！这是一条永恒的真理。山外山，人外人，所以传承柳氏医学流派，尚要传承历代中医学术成果，及融纳现代其他学派之术，否则就有'丘陵学山不至山'之虞了。"

"此是你写这篇文章的嘱托，我对同学们的寄语。"老师最后说。

二〇一九年九月二十六日

拔茅连茹话茅根

　　白露已过，又到立秋。付疃河两岸的沙滩上，茅花白茫茫一片，蔚为壮观，"蒹葭苍苍，白露为霜"，诗经的意境浮现在脑海。但相比菊花、旋覆花争奇斗艳，色调单纯的白茅花在风中自由飘洒，三分凄凉七分浪漫。

　　席地坐在白茅花丛中，茅草花与蓝天白云相辉映，陶醉在她的怀里，感受她柔和的轻抚，什么"所谓伊人，在水一方"都可以不去想，忘却世俗的繁杂喧嚣，这是独处的妙处，我且享用这无边的茅花好了。在这明日清和天更好的宁静之时，突然想起了《道德经》《清静经》。这清静也是治病治世的良方，《道德经》曰："静胜躁，寒胜热，清静为天下正。"《清静经》说："人能常清静，天地悉皆归。"

　　柳少逸老师常讲，学习中医要背诵《道德经》《清静经》，这是道的两篇重要文章，求医其实就是求道，而不是求术，如果站在术的层面来求，越学越迷茫，立足一个高的点，再来感悟中医，就会执简驭繁，举重若轻。智者察同，愚者察异，智者总能看到事物的共性，利用共性来治病养生。《黄帝内经》的思维核心："知其要者，一言而终，不知其要者，流散无穷。"学习中医更不能追逐名利，若追逐名利而访师问道，离道益远。学习、背诵、遵照《伤寒论序》《大医精诚》，就是站在了德的制高点。有了道有了德，然后再来论医。柳老师的老师陈维辉先生书赠柳老师："道心在悟，道心在微，道心在哲，心中有数，数中有术。"很好地解读了道、德、术的辩证关系。这样不管是从四部经典开始，还是从各家流派溯流而上，怎么学你都不会走偏。

　　医圣张仲景、药王孙思邈都是高德大医，所以才写出了《伤寒论序》《大医精诚》流传千古的医学、医道、医德的教育名篇，为后人敬仰。孙思邈曰：

"凡大医治病，必当安神定志，无欲无求，先发大慈恻隐之心，誓愿普救含灵之苦。""见彼苦恼，若己有之，深心凄怆，勿避崄巇、昼夜、寒暑、饥渴、疲劳，一心赴救，无作功夫形迹之心。如此可为苍生大医，反此则是含灵巨贼。"张仲景曰："上以疗君亲之疾，下以救贫贱之厄，中以保身长全，以养其生。"张仲景为"医中之圣，方中之祖"，其不但用方剂治疗人体的病，更怀"救贫贱之厄"之心，治疗"穷病"为后世传道。

相传，东汉末年，洛阳一带常年荒旱，瘟病流行。张仲景闻知，大慈恻隐之心大发，从南阳来到洛阳普救含灵之苦。

某个冬天的早晨，一个衣衫褴褛、骨瘦如柴，名叫李生的孩子来求张仲景治病。"大人，您是神医，我有病，我是穷病，请大人诊治。"李生声泪俱下地说。

原来他父母双亡，卖掉家产借债安葬了父母，自己借住在了破庙里，现在债主又逼他还账。张仲景听了李生的哭诉，让弟子给李生取了两个馍，看着狼吞虎咽的李生说，穷也算是一种病，吃不好，每天愁苦烦闷，对身体确实不好。沉思良久，写了一个处方："白茅根，洗净晒干，塞满房屋。"

李生看到这个药方后，虽有些不解，但他相信张仲景不会骗他。于是，到山岭、河旁刨起茅根来。由于茅草处处都是，没有多长时间，李生住的那个破庙就被茅草根塞得满当当。

这年冬天，洛阳一带无雪。第二年春天，也没下一滴雨，空气干燥，瘟疫爆发流行。洛阳城老百姓争先恐后地请张仲景看病。

张仲景根据药证相应，方中均加白茅根，而且用量较大。其他医生见张仲景用药如神，也都暗中仿效。这样，没过多久，白茅根便成了奇缺的珍贵药材。

药铺里卖断了货，田野里的茅根也挖完，张仲景就介绍他们去李生那里购买。瘟疫过后，李生大赚了一笔。从此，李生有了自己的住处，过上了安稳的生活。

李生感到很奇怪，带着礼物去感谢张仲景，便问张仲景是如何判断出疫情的。张仲景不慌不忙地说出了其中的道理。

原来他根据运气推测，洛阳冬无雪、春无雨，瘟疫定会流行，而茅根凉血止血，清热利尿，清肺胃热，正是治瘟疫的良药。

从这个故事也说明张仲景不但有恻隐之心，还能识别药材的良能，已经达到"药人合一"的境界了。

想到这里，我有些口渴，想起小时候，常挖白茅根嚼着吃，既解渴又像吃甘蔗一样甜甜的，回味起来记忆犹新。

白茅根味甘，性寒。入肺、胃、膀胱经。有凉血止血，清热生津，利尿通淋之功。凡是因血热引起的各种出血证包括吐血、咯血、尿血、女子妇科出血、皮肤肌肉出血（紫癜）都可以用。它还有清热利尿的作用。临床常应用于热病烦渴、胃热呕哕、肺热咳嗽、血热妄行、急性肾炎、肾盂肾炎、尿路感染、咯血、尿血、衄血、小儿麻疹、热病后烦渴、肺热咳嗽、热淋、黄疸等症。其性利水而不伤阴，尤以热证而有阴津不足现象者，最为适用。

张仲景用白茅根、芦根、蒲公英根，以黑糖为引，在宛城周边支锅熬汤，数日施善，铲除病端。此后这汤便被命名为"三根汤"，也叫"仲景汤"，代代相传。而在《伤寒杂病论》中并没有见到白茅根的影子。张仲景用药多遵《神农本草经》，《神农本草经》谓白茅根："主劳伤虚羸，补中益气。除瘀血，血闭，寒热，利小便。其苗，主下水。"是否因为茅草为乡野最普通的一种植物，田埂河堤上、坟地田野里，甚至荒滩沙滩里，几乎都有，其易得且疗效又被老百姓熟知而不记载？我不得而知，且不去再追究了，但茅草根确实是治病的良药。《周易·系辞上》曰："夫茅之为物薄，而用可重也。"茅虽然不贵重，因为用得其所，就变得非常重要了。

李时珍论白茅根曰："白茅根甘，能除伏热，利小便，故能止诸血、哕逆、喘急、消渴，治黄疸水肿，乃良物也。世人因微而忽之，惟事苦寒之剂，致伤冲和之气，乌足知此哉？"可谓对白茅根不为医家所用和其有良好功效的中肯评价。而历代诸医家中，张锡纯善用白茅根。

张锡纯谓白茅根，最善透发脏腑郁热，托痘疹之毒外出。

《医学衷中参西录》记载："一人年近五旬，受瘟疹之毒传染，痧疹遍身，表里壮热，心中烦躁不安，证实脉虚，六部不起，屡服清解之药无效，其清解之药稍重，大便即溏。俾用鲜茅根六两，煮汤一大碗顿服之，病愈强半，又服一次痊愈。""一西医得温病，头疼壮热，心中烦躁，自服西药退热之品，服后热见退，旋又反复。其脉似有力，惟在浮分、中分，俾用鲜茅根四两、滑石一两，煎三四沸，取汤服之，周身得微汗，一剂而诸病皆愈。"

张锡纯用白茅根治疗水肿。

《医学衷中参西录》中记载医案曰："一妇人，年四十余，得水肿证。其翁固诸生，而精于医者，自治不效，延他医延医亦不效。偶与愚遇，问有何奇方，可救此危证。因细问病情，知系阴虚有热，小便不利。遂俾用鲜茅根煎浓汁，饮旬日痊愈。""一媪，年六十余，得水肿证。医者用药，治愈三次皆反复，再服前药不效。其子商于梓匠，欲买棺木，梓匠固其亲属，转为求治于愚。因思此证反复数次，后服药不效者，必是病久阴虚生热，致小便不利。细问病情，果觉肌肤发热，心内作渴，小便甚少。俾单用鲜白茅根煎汤，频频饮之，五日而愈。"

张锡纯应用白茅根，有独到的煎煮服用方法。

用白茅根一斤，掘取鲜者去净皮与节间小根细切。将茅根用水四大碗煮一沸，移其锅置炉旁，候十数分钟，视其茅根若不沉水底，再煮一沸，移其锅置炉旁，须臾视其根皆沉水底，其汤即成。去渣温服多半杯，日服五六次，夜服两三次，使药力相继，周十二时，小便自利。其论曰：茅根鲜者煮稠汁饮之，则其性微凉，其味甘而且淡。为其凉也，故能去实火。为其甘也，故能清虚热。为其淡也，故能利小便。又能宣通脏腑，畅达经络，兼治外感之热，而利周身之水也。然必须如此煮法，服之方效。若久煎，其清凉之性及其宣通之力皆减，服之即无效矣。所煮之汤，历一昼夜即变绿色，若无发酵之味，仍然可用。

张锡纯不但用单味白茅根治疗水肿，配伍鸡内金、白术名为鸡胵茅根汤，治水臌气臌并病，兼治单腹胀，及单水臌胀，单气臌胀。

张锡纯白茅根配伍鲜藕，名二鲜饮，治疗虚劳证，痰中带血；再加鲜小蓟根，名三鲜饮，治同前证兼有虚热者。

张锡纯用白茅根多用鲜者，其曰："春前秋后剖用之味甘，至生苗盛茂时，味即不甘，用之亦有效验，远胜干者。"

白茅根不仅治疗水肿、吐衄。张锡纯认为，白茅根乃通体玲珑之物，与肺泡之形体大有相似；又因其色白，五行与肺相应，故善通肺之窍络，主治咳嗽。张氏创黄芪膏，以"治肺有劳病，薄受风寒即喘嗽，冬时益甚者。"张氏曰："白茅根禀少阳最初之气，其性凉而上升，能发起脉象之沉细也。"能使深入下陷之邪热上出外散，坎离互根汤中白茅根助肾气上升与心火相济，用意即在此。坎离互根汤主治伤寒，或其肾经素有蕴热，因有伏气之热激发之，则其热益甚，以致心肾皆热，其壮热充实于上下。白茅根的这一特性决定了其在外感温病、肺痨咳嗽和虚劳发热治疗中的地位。

柳少逸老师常用白茅根治疗水肿。老师说："白茅全身都是药，不单单用其根也。"白茅根炒炭止血效果更好，著名的方剂十灰散中用之；茅芽，初发犹未出土，形如巨针者，其性与茅根同，而稍有破血之力。凡疮溃脓未破者，将茅针煮服其疮即破；白茅花治吐血衄血优于白茅根，花轻浮作用于上焦；败茅，屋上多年之茅草也，此物感风热雨露霜雪之气最多，有清利湿热之功。古书记载败茅：治吐血（锉碎，酒浸煮服），疗斑疮、蚕啮疮（均和酱汁研敷）、痘疮溃烂难屦（洗焙，为末掺之）。

白茅茎叶细弱、遇风就倒；但倒地就变得刚强，每节草茎都能长出根须，无论多么干硬的土地，都能将根扎进去，被认为是世界上最恶毒的 10 种杂草之一。白茅草会侵占土地和森林，毁坏农作物。此草虽恶，但多少人的记忆深处在怀念家乡的茅草，不说春抽毛芽鲜嫩爽口，冬挖茅根赛甘蔗。因其根系盘根错节、互相牵引，非常牢固。因此，用茅草的土坯代替砖块砌成墙，上盖茅草，就是茅草屋。"八月秋高风怒号，卷我屋上三重茅。茅飞渡江洒江郊，高者挂罥长林梢，下者飘转沉塘坳。""安得广厦千万间，大庇天下寒士俱欢颜，风雨不动安如山。"一阵狂风吹翻了茅草屋，也吹出了在苦难中仍忧心黎民疾苦的杜甫。

但无论人们恶之，轻贱之，茅草仍默默无闻、不屈不挠地生长着。采得茅针去恶疾，煎煮茅根益世情，茅庐避得风和雨，大庇寒士俱欢颜，何贱之有？

二〇一九年十月三日

误把木防已当葛藤

10月2日下午，全国第四次中药资源普查队在山东大学张伟、赵宏教授带领下来到日照。由于时间紧、任务重，简单的寒暄后，在东港区普查办同志的陪同下，来到位于日照马陵水库北岸的普查点"马腿"。

下车后，大家惊艳于马陵水库的山水风光，眼尖的高杨院长指着路边的草丛招呼大家捉兔子，十几个人一起围拢了过来，"兔子"拖着长长的尾巴惊跑起来，赵教授说："不是兔子是黄鼠狼。"我们都愣在了那里，感叹这次奇遇，更感叹自然生态的恢复，也增加了我们这次普查会有新发现的信心。

沿崎岖的山路去往国家中医药管理局早定位好的普查点，路边遍是地锦草、苍耳，牵牛花正在盛开，大家的裤脚上都粘上了鬼叉子（鬼针草），往山上走的一路上，地榆花开正艳地迎接着我们。在黑松下，一串蓝色的铃铛花，引起了我们的好奇，张教授说："这是南沙参。"党新卿院长指着一棵结着扁圆形紫红色果实的植物问大家这是什么？都说不知道。赶快请两位教授过来辨认，两位教授不太确定地说，在北方没有见过这种植物。这时有人用"拍照识花"辨认出是"算盘子"，张教授高兴地说："如果在山东有算盘子当是新发现。"我们更对这次普查多了更大的期许。果不其然，下山后，我将照片发给谢在佩所长，谢所长回复："是算盘子。是在日照发现的吗？"我回答说："是在日照发现的。"谢所长马上回话："应作为山东新发现。"我将此信息发给两位教授，两位教授因为也查到了同样的结果，为新发现而高兴不已。算盘子有清热除湿、解毒利咽、行气活血之功。主治痢疾，泄泻，黄疸，疟疾，淋浊，带下，咽喉肿痛，牙痛，疝痛，产后腹痛。但有小毒。

我们高兴地继续前进。路过一条沟，一人突然喊："有蛇。"一条长约一米的大蛇从树上窜下来，飞快地钻入石缝里，几个女研究生惊得站在原地不敢动了。多少年没有见到蛇了，居然在这里巧遇，我们行走得更小心翼翼了。我说："有蛇的地方就有解蛇毒的药，地榆就能解蛇毒。"高杨院长对中药比较熟悉，指着一棵结着紫红色有金属光泽果实的植物说："这是紫珠。"我们看着一簇簇的紫珠，大有紫气东来的壮丽，因碰到蛇的紧张感开始舒缓开来，真是"听曲解忧，看花解愁"啊。而紫珠就能解蛇毒，是一味好药材。《本草拾遗》谓紫珠："解诸毒物，痈疽，喉痹，毒肿，下瘘，蛇虺虫螫，狂犬毒，并煮汁服；亦煮汁洗疮肿，除血长肤。"《中国药植图鉴》曰紫珠："对食道静脉出血，肠胃溃疡出血，鼻出血，创伤出血，肺出血以及拔牙出血均有良效。"

终于到达半山腰的目的地，两位教授开始选点普查。我和几位院长坐在岩石上休息，眼前的几棵大黑松被一指粗的藤条捆绑得结结实实，刘善利院长问我："这是不是葛根？"我说："是，能治疗颈椎病、糖尿病、还能解酒。"我们起身，开始往外拔根，因为砂石土地松软，我们拔出了很多长长的有小拇指粗的根，高杨院长说："这不是葛根。"我看看拔出的根也不像葛根，许华院长赶快叫来张教授，张教授抬头看看 4 米高树上的叶子说："这是木防己。"真是"相见不相识，相遇两不知"啊。

张教授明确鉴定此为防己科植物木防己，写这篇文章时，为保险起见，我又问了谢在佩所长，也明确说此种植物是防己科的木防己，而且在日照药源丰富。

从药材的基源来看，木防己和粉防己分别为防己科植物木防己和粉防己的根；广防己和汉中防己分别为马兜铃科植物广防己和异叶马兜铃的根；四者源于不同的植物，因此化学成分必然不同，防己科的木防己和粉防己无毒，而马兜铃科的广防己和汉中防己，因含有马兜铃酸，故有肾毒性。

《本草拾遗》曰："汉防己主水气，木防己主风气。"他们的功效主治也不同。粉防己利水消肿、祛风止痛。主治水肿、小便不利、风湿痹痛、脚气肿痛、疥癣疮肿、高血压病；广防己祛风止痛、清热利水。主治湿热身痛、风湿痹痛、下肢水肿、小便不利、脚气、肿痛；木防己祛风除湿、通经活络、解毒消肿。主治风湿痹痛、水肿、小便淋痛、闭经、跌打损伤、咽喉肿痛、湿疹、毒蛇咬伤。

木防己之名始载于《伤寒论》，而且防己和木防己区别应用。《本经逢原》

解读防己剂谓："《金匮要略》防己黄芪汤、防己地黄汤、木防己汤、五物防己汤，皆治痰饮湿热之要药。而《千金》治遗尿小便涩，有三物木防己汤，水肿亦有三物木防己汤，总取其通行经脉之力也。能泻血中湿热，通经络中滞塞，险健之类，用之不得其宜，下咽令人心烦，饮食减少。至于去湿热肿痛，下注脚气，膀胱积热，诚通行十二经之仙药也。"明代陈嘉谟在《本草蒙筌》有言"汉者主水气，名载君行；木者理风邪，职金使列。故云：腰以下至足，湿热肿痛脚痛，及利大小二便，退膀胱积热，消痈散肿，非用汉者不能成功。若疗肺气喘嗽、膈间支满，并除中风挛急、风寒湿疟热邪，此又全仗木者以取效也。"二者均有祛风除湿利水之效，然汉防己偏于利水，主治病在腰以下者；木防己偏于祛风，主治病在腰以上者。

木防己汤，方出《金匮要略·痰饮咳嗽病脉证并治》，用的就是木防己。药物组成：木防己三两，桂枝二两，人参四两，石膏鸡子大。主治：膈间支饮，其人喘满，心下痞坚，面色黧黑，其脉沉紧，得之数十日，医吐下之不愈，属虚者。

柳少逸老师解此方提出：本方药味虽少，但有温清补利的四种治法，适合膈间痰饮郁结化热兼有阳气虚弱的证候。木防己与桂枝一苦一辛，能行水气并能散膈间结气；《素问·本病论》曰："民病伏阳在内，烦热生中，心神惊骇，寒热间争；以久成郁，即暴热乃生，风气肿翳，化成疫疠，乃化作伏热内烦，痹而生厥，甚则血溢。"《成方便读》："痞坚之处，必有伏阳。"此处之"阳"就指的是"热"，所以用石膏来清热；得之数十日，医吐下之不愈，属虚者。《金匮心典》："吐下之余定无完气"，所以用人参补气。温清补利并用，看似杂乱，实则"全凭乎证，添一证则添一药，易一证则易一药。"此方是张仲景药证相符理论的体现。

《金匮要略》治疗水肿防己剂，除上面讲的木防己汤外，还有以下诸方。

防己茯苓汤（防己三两，黄芪三两，桂枝三两，茯苓六两，甘草二两。）；《金匮要略·水气病》言其主治："皮水为病，四肢肿，水气在皮肤中，四肢聂聂动者，防己茯苓汤主之。"

己椒苈黄丸［防己，椒目，葶苈（熬），大黄各一两。］：《金匮要略·痰饮咳喘病》记载其主治："腹满，口舌干燥，此肠间有水气，己椒苈黄丸主之。"

防己黄芪汤方。《金匮要略》记载有两处，分别为《金匮要略·痉湿暍病脉证治第二》："风湿脉浮，身重，汗出恶风者，防己黄芪汤主之。"《金匮要略·水气病脉症并治第十四》："风水，脉浮身重，汗出恶风者，防己黄芪汤主之，腹痛者加芍药。"药物组成：防己一两，黄芪一两一分，白术三分，甘草半两（炙）。上锉，每服五钱匕，生姜四片，枣一枚，水盏半，煎取八分，去滓温服，良久再服。

《金匮要略》治疗水气病的原则是腰以上肿发汗，腰以下肿利小便。防己黄芪汤即是一张治疗腰以下肿的利小便的代表方。《外台》曰："风水，其脉浮，浮为在表，其人能食，头痛汗出，表无他病，病者言但下重，故从腰以上为和，腰以下当肿及阴，难以屈伸，防己黄芪汤主之。"从此论述中可以得出，病人即是以下半身浮肿，腰以下酸重为特征。当然，腰以下肿也包括膝关节、踝关节的肿胀。

《黄煌经方医案》曰："'防己黄芪汤体质'在老年妇女中很常见，其人体胖肤白，下半身特别松大，常浮肿、易出汗，易疲劳，易患骨质增生及腰膝关节疼痛，行走缓慢似鸭步。系更年期后神经内分泌紊乱，与遗传因素、肥美饮食、年长衰老、滥用药物等有关。"黄煌先生称为"浮肿易汗乏力膝痛综合征"。临床上还有口渴明显、且大便常稀溏的，常伴有脂类代谢障碍，先生称为"渴肿膝痛综合征"，以防己黄芪汤合方五苓散常获佳效。

柳少逸老师编著的《牟永昌诊籍纂论》中，老师论及防己剂治疗水肿曰："若方证相合，药量恰当，确奏奇效。"纵观《金匮要略》防己剂，对肺心病、慢性支气管炎以及心肾病所引起的水肿，都有很好的疗效，同时还有明显的消除蛋白尿作用。

《牟永昌诊籍纂论》"加减防己黄芪汤"证案。

牟某，男，11 岁，陡崖子村人。1960 年 9 月 26 日初诊。1 年前因心律失常，在县医院诊断为风湿性心脏病，未进行系统的治疗。近期出现心悸气短，动则喘息，不能平卧，形寒肢冷，一身悉肿，肢体沉重，睾丸亦肿大，胸满脘痞，纳呆。小便不利，两颧娇红如妆，唇甲略暗，舌胖嫩，苔白滑，脉代而微细。处方：防己 6g，黄芪 20g，白术 10g，木瓜 6g，大腹皮 6g，茯苓皮 6g，桑白皮 6g，木通 6g，车前子 6g，槟榔片 6g，内金 6g，干姜 3g，草豆蔻 6g，厚朴 6g。3 剂，水煎服。9 月 29 日：服药 1 剂，肿消大半，已能平卧。续服 2 剂，水肿全消。嘱灸中脘、关元、内关、足三里、冲阳，为后续之治。

柳老师按语：《素问·痹论》云："心痹者，脉不通，烦则心下鼓，暴上气而喘。"《金匮要略·水气病脉证并治》云："心水者，其身虚而少气，不得卧，烦而躁，其人阴肿。"表述了心脉痹阻，脉气不通，气血运行不畅，可产生心悸，胸闷短气，唇甲暗及脉搏异常。由于心阳虚而水气盛，故身肿而少气；水气凌心，故心悸，不能平卧；前阴为肝肾经脉所过，肾脉出肺络心，心阳虚不能下交于肾，则肾水不得制约，溢于前阴，而致睾丸肿大。治当温阳散饮，化气行水，用《金匮要略》防己黄芪汤，益气健脾，除湿行水，而除肌表水湿。方中主以防己，以其苦降之性而利水消肿，辛散之性而祛肌表水邪。《诸病源候论·水肿诸候》云："水病者，由脾肾俱虚故也。肾虚不能宣通水气，脾虚不能制水，故水气盈溢，渗液皮肤，流遍四肢，所以通身肿也。"故健脾益肾为治水肿之法。《诸病源候论·肿满候》又云："小儿肿满，由将养不调，脾肾二脏俱虚也。肾主水，其气下通于阴；脾主土，候肌肉而克水。肾虚不能传其水液，脾虚不能克制于水，水气流溢于皮肤，故令肿满。"本案即属此，故培补后天之本尤为重要。方中辅以黄芪，以其甘温之性，具生发之机，补气以生血，温运阳气以利水消肿；白术甘苦性温，甘温补中，苦可燥湿，故为"补脾燥湿之要药"。俾脾气得健，而水湿痰饮之邪得消。前人有"生姜走而不守，干姜能走能守，炮姜守而不走。"之论，本案重在温阳化饮，故用干姜，温脾阳，散水湿，而为佐使药。盖因病人"一身悉肿，身体沉重"又属皮水之候，故永昌公化裁五皮饮，以桑白皮、茯苓皮、大腹皮引领木通、车前子二药，以增消肿利湿之动。脾虚失运，必致胃纳之功失司，故有胸满、脘痞支饮见胃家实之候。故永昌公宗《金匮要略》："支饮胸满者，厚朴大黄汤主之。"之意，单取厚朴以行气化湿，则胸腹胀满之症可除；因枳实破气作用较强，易伤正气，大黄苦寒沉降，气味俱厚，力猛善走，乃峻烈攻下之药，能伤人正气，二药于脾虚之证不利，故弃之，代之以槟榔、草豆蔻、内金。槟榔，其味苦能降，味辛能散，温具通行之性，故有降气行滞之功，俾痰消水行，滞破积化；草豆蔻味辛性温而气芳香，功于健脾燥湿，行气开郁，以治湿滞中焦之候；凡动物弱于齿者，必强于胃，鸡内金为鸡肫内黄皮，善于消食磨积，故有健脾和胃、消食化积之功。药用木瓜，其味酸入肝而舒筋通络，温香入脾化湿和胃，其可温通肌腠之湿滞，而除肢肿身重。诸药、诸方、诸法合用，以建补脾益气、温阳化饮、利水消肿之功。本案之治，永昌公师防己黄芪汤、五皮饮、厚朴大黄汤之法度，化裁用之，方名曰"加减防己黄芪汤"，药仅3剂，而收卓功，细读之，深思之，方悟公处方用药之奥蕴。正如《医宗金鉴·凡例》所云："方者一定之法，法者不定之方也。古人之方，即古人之法寓焉。立一方必有一方之精意存于其中，不求其精意而徒执其方，是执方而昧法也。"水肿虽除，然风心病尚存。因患儿家庭经济困难，故永昌公有愈后诸穴之灸治，乃调补后天、补气益血之用。清代喻昌《医门法律·问病论》云："医，仁术也。仁人君子，必笃于情。笃于情，则视人犹己，问其苦，自无不到之处。"永昌公，仁人君子之医也。

和柳老师论及防己的毒性，老师说："是药三分毒。"《医学问答》对此解释曰："夫药本毒药，故神农辨百草谓之尝毒。"这是广义的药物的毒性。《诸病源候论》中曰："凡药物云有毒及大毒者，皆能变乱，与人为害，亦能杀人。"这种毒能对人体造成伤害，产生毒副作用，应加以避免，如砒霜、马钱子等，可称为狭义之毒药；张仲景有云："药，谓草、木、虫、鱼、禽、兽之类，以能治病，皆谓之毒。""毒药"是古代药物的代名词，"毒"乃药之偏性。《神农本草经》中记载曰："药有酸、苦、甘、辛、咸五味，又有寒、热、温、凉四气，及有毒、无毒。"《素问·异法方宜论》有云："其病生于内，其治宜毒药。"治疗疾病就是以偏正偏，吴鞠通："天下无不偏之药，无不偏之病。医者原以药之偏，矫病之偏。如对症，毒药亦仙丹；不对症，谷食皆毒药。"此可谓广义之毒药。

防己为去下焦血分湿热之要药，然其性悍，其气猛，能走窜决防，大苦大寒，能伤胃气。凡胃虚、阴虚、自汗、盗汗、口苦、舌干，肾虚小水不利，及胎前产后血虚，虽有下焦湿热，慎毋用之，犯之为害非细。历代医家对防己的论述，现在也搞不清楚是哪种防己。中药品种繁多，或同物异名，或同名异物，一字之差，误之千里。张仲景用的木防己是防己科的还是马兜铃科的现在无从得知。"凡药皆毒也，非止大毒、小毒谓之毒。虽甘草、人参，不可不谓之毒，久服必有偏胜，气增而久，夭之由也。"不经炮制、配伍乱用中药养生保健当慎之，中医治病"中病即止"也有防止药害之意。

医圣张仲景防己地黄汤中用防己，可谓中药配伍的典范，药物配伍得当，可起沉疴，从而说明药物配伍的重要性。防己地黄汤治"病如狂状，妄行，独语不休，无寒热，其脉浮。"药物组成：防己一钱，桂枝三钱，防风三钱，甘草二钱。上四味，以酒一杯，渍之一宿，绞取汁；生地黄二斤，㕮咀，蒸之如斗米饭久，以铜器盛其汁；更绞地黄汁和，分再服。

陶隐居在解读防己地黄汤中曰："防己地黄汤，治病如狂状妄行，独语不休，无寒热，其脉浮，岂亦有水饮湿也，而顾以防己治耶？曰：此仲圣别出手眼之方，未可与他并论者也。赵氏谓血虚从邪，邪并于阳而然。按本篇固以脉浮为血虚，《素问》阴不胜其阳则脉流薄疾并乃狂，固可为如狂之据，此注允矣。而不言邪为何邪。徐氏则谓风邪并入于心，心火炽盛，故如狂妄行，独语不休，较赵注为明晰矣。而于是方用药之所以然，则皆未发出。窃细玩之，四物酒渍取汁，自非阳邪表邪不尔。生地黄独多，自非补血凉血不尔。有表邪而用桂枝防风，可知是外入之风邪。以生地黄伍桂枝、防风，可知治不以汗解。不以汗解而有酒行药势以搜之，则邪不至或遗。四物取生汁而地黄取蒸汁，则阴阳得以分理，既所以退阳而安阴矣。然而风无出路，则风仍不息。阴不复位，则阴仍羁阳。欲并者而使之分，仲圣所以有取于防己也。夫防己者，走表而亦下行者也。操运转之技，则表间之风自随之得息。具返本之能，则被扰之阴亦因之得静。或谓防己治风湿不治风燥，不知风药中用地黄至数倍，则风亦转燥为润，正与防己相宜，可谓以人巧夺天工矣。"

二〇一九年十月六日

从学思悟——谈柳氏医学流派的继承

古之学者必有师。师者，所以传道受业解惑也。人非生而知之者，孰能无惑？惑而不从师，其为惑也，终不解矣。宋代著名的文学家韩愈的《师说》被选入中学课本，人人耳熟能详。中医学"其意博，其理奥，其趣深"，无师自通者少矣。

金元之前，很少有医书大范围流传，大多是师徒间的流传或口传心授，秘诀是通过口述，朝夕背诵，牢牢地刻在心上，有朝一日，体会多了就能融会贯通。《扁鹊仓公列传》记载："扁鹊与战国时的神医长桑君交往甚密，事之惟谨，乃以禁方传扁鹊，又出药使扁鹊饮服，忽然不见。于是扁鹊视病尽见五脏症结，遂以精通医术闻名当世。"淳于意得公乘阳庆之传，医圣张仲景学于同郡张伯祖，钱乙曾跟随姑父学医，叶天士的祖父、父亲皆为名医，可见即使是神医、医圣、医学大家，也不是无师自通。

最早培养出的医生什么病都会看，通过师徒传承没有形成各自的学派（门户），扁鹊过邯郸为带下医，过洛阳为耳目痹医，入咸阳为小儿医，随俗为变；张仲景的《伤寒杂病论》创立六经辨证治疗伤寒、杂病，即是证明。"儒之门户始于宋，医之门户发于金元"，秦汉以来"独尊儒术"，到宋代转向了儒、释、道三教合流而形成"理学"。理学促进了医学争鸣和新的医学流派的出现。金元时期，少数民族统治中国，其文化对汉文化的冲击和不同文化之间的碰撞、融合，"使长期禁锢汉王朝的封建文化构架发生动摇和蜕变……医学研究的百花齐放成为可能"。后世医家对历史上一个时期，著名医家及其弟子们的"所见病案不同、临床思路不同、体会不同"进行总结，产生了独特的学术观点和诊疗思想，形成独特的中医学术流派文化，并为后世医家推崇、继承、发展。如是形成了如伤寒派、温病派、经方派、时方派，后人还把金元四大家分为吐下派（张子和）、补土派（李东垣）、寒凉派（刘完素）、滋阴派（朱丹溪）。正是由于各流派纷呈，中医学达到了鼎盛时期。

柳氏医学流派开山宗师有三源：家传宗师柳吉忱公，师承宗师牟永昌公，中国象数医学思想源于陈维辉先生。柳少逸老师、蔡锡英老师继承并创新了三位宗师学术思想，成为柳氏医学集大成者的杏林大医鸿儒。而一脉相传的是吉忱公师承于李兰逊，传道于柳少逸、蔡锡英，形成了具有完善的理论体系和临床治疗方法，以"天人相应、崇尚经典、内外并重、针药兼用、临证以方证立论"为特点的医学派别。其学术思想概括为"三观""四论""一法则"。三观，即天人相应的整体观、形神统一的生命观、太极思维的辩证观；四论，即老年、退行性病变的虚损论，功能失调性疾病的枢机论，器质性病变的气化论，有形痼疾的痰瘀论；一法则，即理必《内经》、法必仲景、药必《本经》，其代表著作有《柳吉忱四部经典讲稿》（《内经讲稿》《本草经讲稿》《温病讲稿》《伤寒论讲稿》）、《柳吉忱诊籍纂论》、《牟永昌诊籍纂论》，柳老师、蔡老师的几十部系列专著。

大医必有大德、大善、大爱，在众多学子的恳请下，柳老师面对他们的渴望，怀着强烈的使命感和责任感，倡"贯通《灵》《素》及仲景诸经之旨，药到病廖，曰名医"的"世医"知识结构的有序传承，发出了"拼了老命，也要教你们"的大慈之音，于2018年12月21日开设"柳少逸中医传承工作室"，开坛讲道，众学子投入门下。

开坛讲道之际，柳老师告诫学子："学习中医是一个漫长的过程，不可有一蹴而就的思想，没到山顶之前，极有可能走偏，有些路是走不到山顶的。但只有到了山顶，才能知道什么路可以走，哪条路是最好的。"老师还说："习医之初，家父吉忱公即以黄元御'理必《内经》，法必仲景，药必《本草》'之言训导，认为此乃万世医门之规矩准绳也，后之欲为方圆平直者，必深究博览之。一部《伤寒论》，每日必须背诵，从不间断。而《内经》《难经》《神农本草经》《温病条辨》，也要熟读能详。就一部《伤寒论》而言，是在熟背如流后，家父方授课说难。递次讲授成无己《注解伤寒论》、柯琴《伤寒来苏集》、尤在泾《伤寒贯珠集》、恽铁樵《伤寒论辑义按》。让余从《伤寒论》六经辨证说理间，潜移默化地感悟其辨证论治法，家父称之为'神读'。其后又让余研读许宏《金镜内台方议》、任应秋《伤寒论语释》，意在运用经方时，能深究博览，探其奥蕴，以明仲景立方之旨。由于家父重视余对四大经典的学习，从而使四大经典成为余一生学以致用之根基。"

老师说："我的祖父恒宝公明示'认真读书，老实做人'乃为柳氏家训，家父的'神读'乃是家训的深化，都是强调'学'的重要性，而学习中医更要有会'学'的本领。"

"学"要解决学什么的问题，"问渠哪得清如许，为有源头活水来"。《内经》乃各个医学流派的理论之源泉。老师说："我'翻烂'了7本《素问》，才有张奇文厅长谓余'《内经》的活字典'之誉。而我初学医时，家父吉忱公规定的书目当也要成为你们必读书目，即使你没有能力学习这么多，但'理必《内经》、法必仲景、药必《本经》'书目应该认真地读，学就要读原文、学原著。纵观成名的医学大家，都有着无比坚定的恒心和对中医的热爱，没有不在'学'上下了苦功的。"

淳于意拜公孙光，公乘阳庆为师，临床诊病，可决嫌疑、定可治、断死生，因而名噪一时，仍不满足，继续四处拜访名师，尽采众家之长。叶天士承家学，又拜十七位名家为师，将诸家精华融会贯通，医名盛于天下，仍"无日不读书"。刘完素可谓皓首穷经，苦研《内经》三十五年，终至大成。"勤求古训，博采众方"是医圣张仲景成才之路。"博极医源，精勤不倦"是孙思邈的一生追求。吉忱公在行青光眼术后，带1600度的眼镜，外加一个放大镜仍坚持学习，著书立说，才成就了吉忱公柳氏医学流派创始人和奠基者地位。《柳吉忱四部经典讲稿》为吉忱公教授的中医经典教材。柳老师说："他就是'背着'这些经典起步的，现在《柳吉忱四部经典讲稿》已经出版，你们以后也要'背着'《柳吉忱四部经典讲稿》前行。正是因诸先贤对医道的不断追求，对医术的不断突破，才在历史中熠熠生辉，光彩夺目。"

学而不思则罔，思而不学则殆，"思"是学用结合的关键环节。只有多思多想、多动脑筋，才能做到知其然又知其所以然。中医深植于中国传统文化中，是中国文化的瑰宝。所谓的中医思维就是传统的国学思维，是古人的思维习惯和对世界的认知方式。简单地概括起来，大致有两点：一个是"象"思维，一个是"比类"思维。也就是所谓的取象比类，格物致知。从自然界观象，体察规律，观象以查脏腑，"天人合一"贯穿其中。古代的人从小伴随着这样的思维成长起来，学起中医来很自然，故有"秀才学医，笼中抓鸡"之谓。

如对于《道德经》所言的"道生一，一生二，二生三，三生万物"，人们很难理解，但用取象比类就很好理解了。我们吃饭用的筷子就蕴含着大道。给你的筷子，是一双，这叫道生一。用的时候必须一分为二，这是一生二。那什么是三呢？动者为阳，静者为阴，一动一静一阴一阳谓之道，这就是三。两根筷子这么一动，什么猪肉、鱼、韭菜……全都夹起来了，这就叫三生万物！所以这句话就好理解了，取咱们平时使用筷子这个简单的生活现象就能体会到其中的大道。中医思想的源泉就是"以道悟医"。不理解的是"道可道，非常道"，理解了就是"大道至简"。道就是我们自然现象和日常生活现象背后的那个规律和法则。我们中医的理论思想是怎么产生的？是咱老祖宗，上观天、下观地、中观生活和人事而感悟出来的！比如说"提壶揭盖"，比如说"增水行舟"，这些中医之理就是从自然、生活现象中提炼感悟出来的。

老师说："师傅领进门修行在个人，学习中医没有悟性是不行的。"不知从何时起，中医收徒要考察徒弟的悟性，有时一句"你没有悟性，学不了中医"就将求学者打发了。突然想到《西游记》中唐僧的三个徒弟：孙悟空、猪悟能、沙悟净，名字中都有一个"悟"字，说明过去师傅都希望徒弟能"大彻大悟"。佛教中非常强调"悟"，小疑小悟、大疑大悟、不疑不悟，没有疑惑就没有开悟。老师就是在学习的过程中，步步存疑，始终处于日思夜想的渴望求解的状态，每当一个疑惑解除了，就是一部专著的诞生。如读《内经》开悟了，著成《内经中的古中医学》《五运六气三十二讲》，读《伤寒论》写成了《少阳为病此为宗》《伤寒方证便览》，读《医学源流论》开悟了用药如用兵，写成了《三十六计与人癌之战》……从某种意义上来讲，卓越是一种修行甚至是一种苦行。黄宗羲曾说过一段非常透辟的话："为学为教，舍自得别无他路。欲自得，舍悟别无他路。"应该参天地悟，向自然悟，向日常生活悟，向自身悟，向病人悟，向药物悟。悟出医、药性之理。

如果把学比作你先到了山下，在山下的时间可能很长，来为登山做准备，没有做好准备的登山必定失败。这就像节令龟，没有三五年的生长发育是出不了土的，如果生长不好，就会永远在泥里，这个阶段就是苦修。

"思"就是路径，在学的基础上树立自己的思维方式，思维方式决定了走的路是否正确。柳老师常讲："现在院校培养很重要，是打基础的重要阶段，是取得法定行医资格的必备条件。但学校学的思维，通过四诊摘要，辨证出一个总结性的证候，根据这个证候来确定治法和方药。这种辨证施治思维方式也很重要，是临床思维方式的基础。"

如果在正确的思维下，悟出了理法，悟出了规律，在一些比较复杂的疾病面前，就能理出思路。如病人诉述，腿沉重抬不起来，腰酸背痛，颈部僵硬，头昏昏沉沉，记忆力差，头怕风，脸上容易长痤疮，面油多，鼻炎，嗓子不舒服，打嗝反酸胃胀，便秘，患有子宫肌瘤，月经也不正常。病人前后、从头到脚都是病，这时只要在"二"的层面上，从阴阳升降来调理病人就会效果显著。按照升降理论，人左升右降，后升前降，这个病人就是后不升、前不降。后是督脉、膀胱经清阳不升，前是任脉、肺胃的浊阴不降。这样理明了，法就合，方就对，药就当，疾病何能不愈。

如果大彻大悟，就是一览众山小了。柳老师就是站在高山之顶"道"上，临证以方证立论来救人危厄，此即"大道至简"。

柳氏医学流派的第三代弟子，在柳老师的领悟之下，走在柳老师开创的正确道路上，也定能达到山顶，虽然十分艰难，但世上无难事，只要肯登攀。有了这样的动力，不负自己，不负恩师。

二〇一九年十月十日

重九登高日　山萸红似宝

10月7日，国庆假期最后一天，适逢九九重阳节。本想带外孙登高郊游，但清晨一场淅淅沥沥的小雨，将登高望远的热情冲淡了下来。不去郊游，外孙便不高兴了，嚷着要回老家拔萝卜。于是，开车回到了老家。

我忙碌在秋日的菜园里，不知过了多长时间，外孙在院子外面喊我："姥爷快出来摘'红豆'。"看看菜园里的活快干完了，一想还没有陪外孙玩，赶忙出来，看他正拿着树枝在打山茱萸树上的果实。已栽了5年没有结过果实，似乎已被遗忘了的山茱萸，枝头突然结了几簇殷红似宝的果实，被小雨淋刷过更显得玲珑别透。我赶紧摘了几个，外孙迫不及待地放到嘴里，大声喊叫起来："太酸了！"看他挤眉弄眼的怪样，我也高兴地放到嘴里几颗，不禁打了一个寒战，就像喝了一口山西陈年老醋。外孙边笑边说着："也酸酸姥姥。"跑着去找姥姥了。

4年前，我收拾好宅子，初中同学知道我回归田园，高兴地来看我，并送给我一盆盆景。我问："盆景是用什么树做成的？"他哈哈大笑说："你离开老家几十年了，我们也很想你，送你一盆山茱萸吧。"顿时，诗人王维的情感溢满我的情怀："独在异乡为异客，每逢佳节倍思亲。遥知兄弟登高处，遍插茱萸少一人。"我感动地紧紧握着他的手，不成曲调地连说："好兄弟……"

放好盆景，同学说他这几年承包了一个苗圃，原来苗圃中有几棵山茱萸。后来，他发现山茱萸生长缓慢，早春别的花没开，山茱萸花却已捷足先登，先花后叶，秋天的叶子也很美，冬天果实凌冬不凋。若培育好了，春节即可开花，花似桂花，放到客厅里金玉满堂，入秋直到来年开花，殷红的果实红红火火。其果实可以治疗老年腰腿痛、妇女自汗，常有当地人去采。他说："干活干累了，就喝点山茱萸泡的酒，很快就恢复体力了，这是好药啊。"我说："白居易就将山茱萸泡酒当补品。黍香酒初熟，菊暖花未开。闲听竹枝曲，浅酌茱萸杯。一味山茱萸，胜过人参与当归，对于因长期疲劳引起的头昏脑胀、视物干涩，头痛、腰膝酸软、下肢无力均有效，甚至还能改善男性阳痿。你开发的山茱萸盆景很有前景，古代就有用山茱萸辟邪的传统，放在房间里，集观赏、防疫于一身。"《淮南万毕术》记载："井上宜种茱萸，叶落井中，人饮其水，无瘟疫。悬其子于屋，辟鬼魅。"有"辟邪翁"之谓。过了一段时间，同学在我的院子外面种了一棵山茱萸。

山茱萸作为经典药物，《神农本草经》早有记载："主心下邪气寒热，温中，逐寒湿痹，去三虫。"山茱萸具有补益肝肾、涩精固脱的功效，其味酸性温，临床上常用于眩晕耳鸣、腰膝酸痛、阳痿遗精、遗尿尿频、崩漏带下、大汗虚脱以及内热消渴等。

汉代张仲景惟一的补肾方"八味肾气丸"中就有山茱萸，唐代孙思邈的《千金要方》和王焘的《外台秘要》中也有记载，可谓是补肾的祖方。后世的补肾诸方，基本都是在此基础上变化而来，比如滋阴的六味地黄丸，补阳的桂附地黄丸、右归丸，补阳利尿的金匮肾气丸等。从中可以得出，历代医家多注重山茱萸补益肝肾之功。近代医家张锡纯认为，山茱萸善于治疗脱证、血证及痹证等，多有新意，可谓用山茱萸经验娴熟者。

救脱之药，当以萸肉为第一。张锡纯曰："山萸肉，味酸性温。大能收敛元气，振作精神，固涩滑脱""元气将脱，脱有危在顷刻之势，重用山萸肉即可随手奏效"。其在《霍乱暴脱证》篇中将元气之脱凭脉象分为上脱、下脱、外脱。其曰："上脱与下脱，其外现之证可据以辨别者甚多。今但即脉以论，如此证脉若水上浮麻，此上脱之征也；若系下脱其脉即沉细欲无矣；且元气上脱下脱之外，又有所谓外脱者，周身汗出不止者是也。"

张锡纯的参赭镇气汤，治疗"阴阳两虚，喘逆迫促，有将脱之势"之上脱。方药组成：野台参四钱，生赭石六钱（轧细），生芡实五钱，生山药五钱，萸肉六钱（去净核），生龙骨六钱（捣细），生牡蛎六钱（捣细），生杭芍四钱，苏子二钱（炒捣）。

《医学衷中参西录》中有一医案记载：一妇人，年三十余，劳心之后兼以伤心，忽喘逆大作，迫促异常。其翁知医，以补敛元气之药治之，觉胸中窒碍不能容受。更他医以为外感，投以小剂青龙汤喘益甚。延愚诊视，其脉浮而微数，按之即无，知为阴阳两虚之证。盖阳虚则元气不能自摄，阴虚而肝肾又不能纳气，故作喘也。为制此汤，病患服药后，未及复杯曰："吾有命矣。"询之曰："从前呼吸惟在喉间，几欲脱去，今则转落丹田矣。"果一剂病愈强半，又服数剂痊愈。

单味山茱萸能堪当救脱大任。张锡纯曰："气将脱，有危在顷刻之势，重用山萸肉即可随手奏效者，因人之脏腑惟肝主疏泄，人之元气将脱者，恒因肝脏疏泄太过，重用萸肉以收敛之，则其疏泄之机关可使之顿停，即元气可以不脱，山萸肉救脱之力十倍于参、芪也。因屡次重用之，以挽回人命于顷刻之间，因名之为回生山茱萸汤。"其记载医案曰："邑北境刘氏妇，年近四旬，得霍乱暴脱证。受妊五六个月，时当壬寅秋令，霍乱盛行，因受传染，吐泻一昼夜，病似稍愈，而胎忽滑下。自觉精神顿散，心摇摇似不能支持。遂急延为诊视。迨愚至欲为诊视，则病势大革，殓服已备，着于身将舁诸床，病家辞以不必入视。愚曰：此系暴脱之证，一息尚存，即可挽回。遂入视之，气息若无，大声呼之亦不知应，脉象模糊如水上浮麻，莫辨至数。处方：净杭萸肉二两，野党参一两，生怀山药一两。共煎汤一大盅，温服。"

方虽开就而药局相隔数里，取药迫不及待，幸其比邻刘翁玉珍是愚表兄，有愚所开药方，取药二剂未服，中有萸肉共六钱，遂急取来暴火煎汤灌之。将药徐徐灌下，须臾气息稍大，呼之能应，又急煎渣灌下，较前尤明了。问其心中何如，言甚难受，其音惟在喉间，细听可辨。须臾药已取到，急煎汤两茶杯，此时已自能服药。俾分三次温服下，精神顿复，可自动转。继用生山药细末八钱许，煮作茶汤，调以白糖，令其适口当点心服之。

急救回阳汤，治疗"霍乱吐泻已极，精神昏昏，气息奄奄，至危之候"之下脱。药物组成：潞党参八钱，生山药一两，生杭芍五钱，山萸肉八钱（去净核），炙甘草三钱，赭石四钱（研细），朱砂五分（研细）。先用童便半盅炖热，送下朱砂，继服汤药。

方中重用人参以回阳，山药、芍药以滋阴，山萸肉以敛肝气之脱，炙甘草以和中气之漓，此急救回阳汤所以必需也。吐泻已久，阴阳将离，赭石色赤入心，能协同人参，助心气下降。而方中山药，又能温固下焦，滋补真阴，协同人参以回肾气之下趋，使之上行也。用朱砂且又送以童便者，又以此时百脉闭塞，故用朱砂直入心以解毒，又引以童便使毒从尿道泻出，而童便之性又能启发肾中之阳上达，以应心脏也。是此汤为回阳之剂，实则交心肾和阴阳之剂也。

既济汤，治"大病后阴阳不相维系。阳欲上脱，或喘逆，或自汗，或目睛上窜，或心中摇摇如悬旌；阴欲下脱，或失精，或小便不禁，或大便滑泻。一切阴阳两虚，上热下凉之证"之上、下脱。药物组成：大熟地一两，萸肉一两（去净核），生山药六钱，生龙骨六钱（捣细），生牡蛎六钱（捣细），茯苓三钱，生杭芍三钱，乌附子一钱。

张锡纯曰："既济汤原为救脱之药，方中何以不用人参？答曰：人参之性补而兼升，以治上脱，转有气高不返之虞。惟与赭石同用，始能纳气归根。而证兼下脱者，赭石又不宜用，为不用赭石，所以不敢用人参。且阳之上脱也，皆因真阴虚损，不能潜藏元阳，阳气始无所系恋而上奔。故方中重用熟地、山药以峻补真阴，俾阴足自能潜阳。而佐以附子之辛热，原与元阳为同气，协同芍药之苦降，自能引浮越之元阳下归其宅。更有萸肉、龙骨、牡蛎以收敛之，俾其阴阳固结，不但元阳不复上脱，而真阴亦永不下脱矣。"

来复汤，治疗"寒热外感诸证，大病瘥后不能自复，寒热往来，虚汗淋漓；或但热不寒，汗出而热解，须臾又热又汗，目睛上窜，势危欲脱；或喘逆，复解或怔忡，或气虚不足以息"之外脱。药物组成：萸肉二两（去净核），生龙骨一两（捣细），生牡蛎一两（捣细），生杭芍六钱，野台参四钱，甘草二钱（蜜炙）。

张锡纯曰："凡人元气之脱，皆脱在肝。故人虚极者，其肝风必先动，肝风动，即元气欲脱之兆也。又肝与胆脏腑相根据，胆为少阳，有病主寒热往来；肝为厥阴，虚极亦为寒热往来，为有寒热，故多出汗。萸肉既能敛汗，又善补肝，是以肝虚极而元气将脱者服之最效。萸肉救脱之功，较参、术、芪更胜。盖萸肉之性，不独补肝也，凡人身之阴阳气血将散者，皆能敛之。故救脱之药，当以萸肉为第一，且敛正气而不敛邪气，与他酸敛之药不同。"

张氏举例曰："一人，年二十余，于孟冬得伤寒证，调治十余日，表里皆解。忽遍身发热，顿饭顷，汗出淋漓，热顿解，须臾又热又汗。若是两昼夜，势近垂危，仓猝迎愚延医。及至，见汗出浑身如洗，目上窜不露黑睛，左脉微细模糊，按之即无，此肝胆虚极，而元气欲脱也，盖肝胆虚者，其病象为寒热往来，此证之忽热忽汗，亦即寒热往来之意。急用净萸肉二两煎服，热与汗均愈其半，遂为拟来复汤，服两剂而病若失。"

山茱萸，尤善于开痹也。张锡纯曰："山茱萸得木气最浓，酸收之中，大具开通之力，以木性喜条达故也。《神农本草经》谓主寒湿痹，诸家本草，多谓其能通利九窍，其性不但补肝，而兼能利通气血可知，若但视为收涩之品，则浅之乎视山茱萸矣。门生万泽东，曾治一壮年男子，因屡经恼怒之余，腹中常常作疼。他医用通气、活血、消食、祛寒之药，皆不效。诊其脉左关微弱，知系怒久伤肝，肝虚不能疏泄也。遂用净萸肉二两，佐以当归、丹参、柏子仁各数钱，连服数剂，腹疼遂愈。后凡遇此等证，投以此方皆效。"

张锡纯创制曲直汤（萸肉、知母、乳香、没药、当归、丹参），用之治疗心腹、肢体疼痛。一人，年三十许，当大怒之后，渐觉腿疼，日甚一日，两月后，卧床不能转侧。医者因其得之恼怒之余，皆用疏肝理气之药，病转加剧。后愚诊视，其左脉甚微弱，自言凡疼甚之处皆热。为制此汤，以萸肉补肝，以知母泄热，更以当归、乳香诸流通血气之药佐之，连服十剂，热愈疼止，步履如常。

吉忱公常用山茱萸治疗肝肾亏虚之痹痛，用以逐风湿痹痛等，皆大有效验。《柳吉忱诊籍纂论》记载补肾地黄丸证案。

王某，男，67岁，1973年11月13日初诊。自一年前双足跟及跖面疼痛，晨起踩地时痛剧，活动后症状减轻。步行或久立复痛，自入冬以来加剧。X线片示：跟骨骨刺。查患部无红肿，足跟和跖部有明显压痛。舌淡红，苔薄白，脉沉。此乃肝肾亏虚，筋骨失养，营卫失和而致足跟痛。治宜益元荣骨，调和营卫，养血通络。予补肾地黄丸易汤合桂枝倍芍药汤意内服，佐以骨刺洗方。处方：熟地黄18g，山萸肉12g，菟丝子15g，枸杞子15g，怀牛膝10g，鹿含草15g，毛姜15g，鹿角胶10g（烊化），地龙10g，土元12g，淫羊藿10g，当归12g，桂枝12g，制白芍30g，炙甘草10g，生姜、大枣各10g引。5剂，水煎服。苍术30g，白芷30g，生川乌30g，生草乌30g，透骨草30g，甘草30g。共为粗末，装袋，煎水2000mL，另外用醋500mL，趁热倒入袋内，用脚踏踩。11月19日，病人欣然相告，药后足跟及足跖面痛若失，效不更方，予5剂续服，渍剂法继用。11月25日，病人主诉足无疼痛，患部压之亦无痛感，惟用足跟跳跃时仍有痛感。嘱继用骨刺渍方以善其后。

山萸肉之性，又善治内部血管或肺络破裂，以致咳血、吐血久不愈者。临床上常与龙骨、牡蛎配伍。龙骨、牡蛎、萸肉性皆收涩，又兼具开通之力，故能补肺络，与胃中血管，以成止血之功，而又不至有遽止之患，致留瘀血为恙也。又佐以三七者，取其化腐生新，使损伤之处易愈，且其性善理血，原为治衄之妙品也。张锡纯的清降汤（生山药、清半夏、山萸肉、生赭石、牛蒡子、生杭芍、甘草），治因吐衄不止，致阴分亏损，不能潜阳而作热，不能纳气而作喘。甚或冲气因虚上干，为呃逆，为眩晕。心血因虚甚不能内荣，为怔忡，为惊悸不寐，或咳逆，或自汗诸虚证蜂起之候。固冲汤（白术、生黄芪、龙骨、牡蛎、山萸肉、生杭芍、海螵蛸、茜草、棕榈炭、五倍子），治妇女血崩。补络补管汤（生龙骨、生牡蛎、山萸肉、三七，服之血犹不止者，可加赭石细末五六钱），治咳血吐血，久不愈者。

山萸肉之性，又善息内风。张锡纯举例曰："族家嫂，产后十余日，周身汗出不止，且四肢发搐，此因汗出过多而内风动也。急用净萸肉、生山药各二两，俾煎汤服之，两剂愈。"他又创立息风汤（人参、赭石、熟地黄、山萸肉、杭芍、附子、龙骨、牡蛎），且认为芍药与龙骨、牡蛎、山萸肉均为宁息内风之妙品也。

张锡纯先生对每味药物都亲尝、亲试来体查药性，用药师古而不泥古，大有创新之意。读来如醍醐灌顶，振聋发聩，《医学衷中参西录》不愧"第一可法之书"也。

二〇一九年十月十二日

诗词中的决明子

10月19日我又到莱阳，国家中医药管理局，山东省的卫生、中医管理部门的有关领导、老专家也来了，全国各地的中医专家、学者，柳氏医学流派的众弟子也来了，共同来参加20日"纪念柳氏医学流派创始人柳吉忱先生诞辰110周年学术传承研讨会"暨"中国中医药出版社《柳吉忱中医四部经典讲稿》首发式"。在为期2天的活动中，有20多位领导、专家发言和讲座，110多人齐聚一堂，共同弘扬柳吉忱先生的高尚医德，传承先生的学术思想和临床经验，规格之高、阵容之大、气氛之热烈、感情之真挚在山东属罕见。对推进柳氏医学流派学术思想和临床经验的传承和发展，具有里程碑的意义。

肩负着沉甸甸的柳氏医学传承责任，任重道远的使命，又要告别柳少逸老师。由于老师近几天特别劳累，本想静悄悄地离开莱阳不打扰老师，没有想到，老师专门来为我送行。伟岸的老师站在医院办公楼前，传承工作室的学子们都过来了，老师的送别也别具一格，送别语仍是他挚爱的中医学，这点空隙仍不忘为我们讲点中医。

在我们旁边就有一个小药圃，决明子结着长长的荚，有些已经发黄、发黑了，我采了一点，告诉老师，回家种植。老师指着决明子说："过去不知道谁写的一首诗，'愚翁八十目不瞑，日数蝇头夜点星，并非生得好眼力，只缘长年饮决明'。通过写诗人的体验，说明决明子有明目的作用。唐代医家甄权曰：'每日取一匙挼净，空心吞服，百日后，夜见物光。'决明子的名字本身也表明了这一点，"决"即开决、疏通，决明就是冲破黑暗、重见光明之意。"老师考我们说："谁说说老花眼的治疗？"我说："我是老花眼，有一个阶段还患有飞蚊症，我就是用炒决明子当茶泡水加中成药杞菊地黄丸治愈的。"还有的人说："明目地黄丸更好。"老师说："中医治疗疾病一定要有'象'思维，将眼睛比作一盏油灯，油灯不亮了，只挑灯芯不行，还要加油，即滋补肝肾，肾水生肝木，肝开窍于目。六味地黄丸滋补肾阴，枸杞子滋补肝肾，此是'治病必求其本'之谓。明目地黄丸在杞菊地黄丸的基础上加了白芍、当归滋补肝血，对于肝血不足者，作用比杞菊地黄丸更强。眼花看东西不清，就像灯上罩着灯罩，去掉灯罩的药就是明目地黄丸里的蒺藜、菊花、石决明。而决明子能滋补肝肾、明目，具有'加油'和去'灯罩'的双重作用，是治疗目疾不可多得的良药。《本草求真》曰：'决明子，除风散热。凡人目泪不收，眼痛不止，多属风热内淫，以致血不上行，治当即为驱逐；按此若能泄热，咸能软坚，甘能补血，力薄气浮，又能升散风邪，故为治目收泪止痛要药。'《本草正义》曰：'决明子明目，乃滋益肝肾，以镇潜补阴为义，是培本之正治。非如温辛散风，寒凉降热之止为标病立法者可比，最为有利无弊。'"

我坐在返程的火车上，仍回味着老师的话，想到《名老中医之路》中记载蒲辅周老先生不耻下问，求得秘方"九子地黄丸"的故事。先生青年学医时，县里有一名姓龚的眼科名中医，为了向他学习，蒲老帮助他做了几年丸药。龚老对蒲说，九子地黄丸能控制内眼病及白内障等眼病。在龚老去世的前几个月，他才将这张方子传予蒲老。药物组成和用法：熟地黄二两，山萸肉、山药、茯苓、泽泻、牡丹皮、五味子、枸杞子、沙苑子、决明子、青葙子、茺蔚子、覆盆子、菟丝子、车前子各五钱，共研细末；醋制龟甲一两，另研细；灵磁石一两，火煅醋淬三次，另研细；沉香粉一钱，不见火。诸药和匀，炼蜜为丸，早、晚各服三钱，淡盐汤下。忌辛辣、酒、大蒜，不过用眼力。

此方就是在六味地黄丸的基础上加九子，配方之理法仍是"加油"、去"灯罩"，六味地黄丸补益肝肾之阴，"九子"中有滋补肝肾之阴的枸杞子、五味子、沙苑子、菟丝子；有清泄肝热的决明子、青葙子；有导泄膀胱之浊气车前子；有化瘀导滞的茺蔚子；有类似山萸肉补肾固精的覆盆子。此方配伍较杞菊地黄丸、明目地黄丸更周全，效果更佳，广泛应用于白内障、飞蚊症、视力疲劳等。由此可见，所谓的秘方都是符合中医理法，精选药物而成，说明白了，也就没有秘密可言。

又想到"凡仁皆润"，决明子有润肠通便的作用。老年人中可常见眼花便秘者，现在很多上班族整天看电脑、手机，且活动较少，容易出现眼涩、大便不畅通等。特别是老年人，体虚大便秘结，不可用大黄、番泻叶强通之，以免犯虚虚实实之戒，而用决明子效果甚佳。

关于决明子的药用，《神农本草经》早有记载："味咸，平。治青盲，目淫肤赤白膜，眼赤痛，泪出，久服益精光。"而决明子广被人知，不是来自哪个医学大家使用决明子的独特体会，而是诗人用诗使其流传下来的。

作"愚翁八十目不瞑"这首诗的人，据说是一位人称"瞽翁"的老秀才，因为长服决明子而治好了其眼疾，80多岁的时候仍能"日数蝇头夜点星"，可见决明子早就被文人当成养生药而常年服用。古代文化人，每天都秉烛夜读，秉持"三更灯火五更鸡，正是男儿读书时。黑发不知勤学早，白首方悔读书迟"的理念，没有不用眼过度的，所以患眼疾的文人很多，而且很多诗人还用诗作了记载。

宋代的欧阳修在《朝中措·送刘仲原甫出守维扬》中说："平山阑槛倚晴空，山色有无中。"意思是，晴朗天气，站在平山堂上，山色似隐似现、若有若无、缥缈恍惚。有人因此质疑欧阳修得了眼疾，可能是近视。而欧阳修确实有眼疾，南宋叶梦得《石林燕话》记载："欧阳文忠近视，常时读书甚艰，惟使人读而听之。"如果仅是近视，读书应该没有问题，可能还伴有其他的疾患。

"散乱空中千片雪，蒙笼物上一重纱。纵逢晴景如看雾，不是春天亦见花。僧说客尘来眼界，医言风眩在肝家。两头治疗何曾瘥，药力微茫佛力赊。"白居易40多岁就患有眼疾，此诗是他所作《眼病二首》诗中的一首，描述了患眼病的症状。白居易在《眼暗》诗中写道："早年勤倦看书苦，晚岁悲伤出泪多。眼损不知都自取，病成方悟欲如何？夜昏乍似灯将灭，朝暗长疑镜未磨。千药万方治不得，惟应闭目学头陀。"从诗中可以看出，白居易总结了患病的原因。第一是由于"看书苦"，白居易常年勤奋，博览群书，其曰："昼课赋，夜课书，间又课诗，不遑寝息矣。"不分昼夜用功读书过多而损伤了眼睛。第二是"出泪多"，白居易晚婚，又连丧两子女，其悲伤过度，常以泪洗面，有诗为证："掌珠一颗儿三岁，鬓雪千茎父六旬。岂料汝先为异物，常忧吾不见成人。悲肠自断非因剑，啼眼加昏不是尘。怀抱又空天默默，依前重作邓攸身。"其实，诗人没有说的第三个原因就是"嗜酒"，白居易出身于酿酒世家，酷爱饮酒而且还会酿酒，"旧法依稀传自杜，新法要妙得于陈"。晚年患眼疾以后不但自己饮，"有时闲酌无人伴，独自腾腾入醉乡"，更是呼朋唤友地喝，写给刘禹锡的《与梦得沽酒闲饮且约后期》中说："少时犹不忧生计，老后谁能惜酒钱。共把十千沽一斗，相看七十欠三年。闲征雅令穷经史，醉听清吟胜管弦。更待菊黄家酝熟，共君一醉一陶然。"那时的文人，深信饮酒能带来快乐，激发创作灵感，很少顾及饮酒对身体造成的伤害，饮酒醉酒成为时尚。酒对于白居易来说，可解忧消愁，也令他笑任狂歌，"俗号销愁药，神速无以加。一杯驱世虑，两杯反天和。三杯即酩酊，或笑任狂歌。陶陶复兀兀，平生有风波。深心藏陷阱，巧言织网罗。举目非不见，不醉欲如何？"

白居易喝酒过多，不但伤肝而且伤肺，"眼昏久被书料理，肺渴多因酒损伤"。出现了糖尿病眼病，治疗起来就难了，"千药万方治不得"成了终生的遗憾。

过去的文人多懂点医学，白居易也不例外。"眼藏损伤来已久，病根牢固去应难。医师尽劝先停酒，道侣多教早罢官。案上漫铺龙树论，盒中虚贮决明丸。人间方药应无益，争得金篦试刮看。"白居易应医生的要求"停酒"，而且自学中医，"案上漫铺龙树论"中的"龙树论"即《龙树菩萨药方》，是我国有记载的首部眼科专著，约隋唐间人托名"龙树菩萨"撰。书中讲述了眼病的起因及各种眼病的治法，特别是较详细地说明了针拨白内障的方法。白居易长期服用决明丸，但疾病没有得到治愈，于是就考虑是否用针拨白内障手术治疗，"争得金篦试刮看"，可以看出他似乎已经下定决心，读"龙树论"在权衡利弊。

文人不但用决明子治疗疾病，还喜欢种植决明子。苏辙的《种决明》云："肉食不足，藜蒸藿羹。多求异蔬，以佐晨烹。秋种罂粟，春种决明。决明明目，功见本草。食其花叶，亦去热恼。有能益人，剡可以饱。"明代顾同应诗曰："个个金钱压翠叶，摘食全胜苦苣芽。欲叫细书宜老眼，窗前故种决明花。"这些说明古代读书人常采其叶烹食以明目。

决明子不但可以用来治病、采叶烹食，还可用来做枕头。黄庭坚《种决明》中云："后皇富嘉种，决明著方术。耘锄一席地，时至观茂密。缥叶资苾羹，缃花马蹄实。霜丛风雨余，簸簸场功毕。枕囊代曲肱，甘寝听芬苾。老眼愿力余，读书真成癖。"说的就是用决明子做枕头的好处，有明目安神的效果。而且，决明子的硬度恰好可对头部和颈部穴位进行按摩，从而对头痛、头晕、失眠、颈椎病等还有辅助治疗作用。

决明子是一味常见的中药，其形态和花生极为相似，决明草的花瓣是黄色的，跟花生的花瓣有些相似，决明草的叶子跟花生长得也很像，到了秋末的时候，花瓣会长出一条条细小的豆荚种子，决明草的种子包裹在豆荚里，深秋以后会变成黑色，采之就是决明子。决明子是中医眼科的要药，适用于肝热或肝经风热所致的目赤涩痛、羞明多泪等。古代医书中记载了决明子丸、决明子散等眼科名方。决明子又具有缓泻的作用，适宜治疗老年人的热结便秘、阴虚肠燥等，有泻下而不伤正之誉。对于肝阳上亢所致的头痛、眩晕等，决明子也有平肝降压的作用。

决明子作为单方、验方在临床和民间也广泛应用。

《青岛中草药手册》治疗急性结膜炎的处方及服用方法：决明子、菊花、蝉蜕、青葙子各 15g，水煎服。

《四川中药志》治疗急性角膜炎的处方及服用方法：决明子 15g，菊花 9g，谷精草 9g，荆芥 9g，黄连 6g，木通 12g。水煎服。

《安徽中草药》治疗习惯性便秘的处方及服用方法：决明子 18g，郁李仁 18g。沸水冲泡代茶。

《浙江药用植物志》治疗夜盲症的处方及服用方法：决明子、枸杞子各 9g，猪肝适量。水煎食肝服汤。

《圣惠方》治疗雀目的处方及服用方法：决明子 100g，地肤子 50g。上药捣细罗为散，每于食后，以清粥饮调下 5g。

《浙江药用植物志》治风热偏头痛的处方及服用方法：决明子、野菊花各 9g，川芎、蔓荆子、全蝎各 6g。水煎服。

柳老师治疗高血压的经验处方及服用方法：炒决明子 20g 代茶，或加枯芩。若肝火旺者，再加龙胆草 6g。

决明子药性较寒凉，脾胃虚寒、脾虚泄泻和低血压者不宜服用，不少女性用决明子减肥，长期服用易造成月经不规律，孕妇服用容易发生流产或早产，应予以注意。

二〇一九年十月二十七日

药至贱而为世要用　未有若苍耳者

　　霜降过去一段时间，苍茫大地上绿油油的小麦正使劲地钻出地面。苍耳迎风斗霜，傲立田野，这是人们最熟悉的野草了，枝枝节节上早已果实累累，灰褐色的苍耳子正等待着人们路过，急不可待地黏到衣服上，将其带到新的生命起点。正因为其无处不在、无处不黏人、无处不扎人的特性，故被人们称为"恶草"。

　　苍耳叶肥厚，表背皆生涩毛，牛羊都不吃它，更不用说鸡鸭。一棵苍耳侵占一片土地，多被农民当害草清除，而就是牛羊不食的苍耳，还被古人当成食物来食用。古代的"卷耳"就是现代的苍耳吗？

　　苍耳，《诗经》最早称作"卷耳"，"采采卷耳，不盈顷筐。嗟我怀人，寘彼周行"。《尔雅翼》云："卷耳，菜名也。幽、翼谓之禙菜，雒下谓之胡枲，江东呼为棠枲。叶色青白，似胡荽，白花细茎，可煮为茹，滑而少味。又谓之常思菜，伧人皆食之。又以其叶覆曲作黄衣，其实如鼠耳而苍色，上多刺，好著人衣，今人通谓之苍耳。"苍耳子"如鼠耳而苍色"，故名苍耳子。"伧人皆食之"，说明古代普通老百姓经常食用。《救荒本草》云："苍耳叶青白，类黏糊菜叶。秋间结实，比桑椹短小而多刺。嫩苗炸熟，水浸淘拌食，可救饥。其子炒去皮，研为面，可做烧饼食，亦可熬油点灯。"由此可见，苍耳不但叶能食，其子也可食用，且可以熬油用来照明。

　　苍耳不但饥时可以果腹，而且还是药材。宋代的政治家、科学家沈括，诗人苏轼合著的《苏沈良方》中对苍耳子称赞有加。苏轼被贬海南，生活艰苦，自言那里"食无肉，病无药，居无室，出无友，冬无炭，夏无寒泉，然亦未易悉数，大率皆无尔。惟有一幸，无甚瘴也"。贫困交加的苏轼，也采食苍耳充饥，而且研究起了苍耳的药用价值。《苏沈良方·苍耳说》中曰："药至贱而为世要用，未有如苍耳者。他药虽贱，或地有不产。惟此药不为间南北夷夏，山择斥卤，泥土沙石，但有地则产。其花叶根实皆可食，食之则如药。治病无毒，生熟丸散，无适不可。愈食愈善，乃使人骨髓满，肌如玉，长生药也。主疗风痹、瘫痪、癞恶、疮痒，不可胜言，尤治瘿金疮。海南无药，惟此药生舍下，迁客之幸也。"被苏轼、沈括神奇描述的"苍耳"是现在的苍耳吗？

有人说，卷耳非苍耳；也有人说，苍耳作为蔬菜食用，一般是采摘嫩苗或嫩花顶部及其下两片嫩叶，用水煮沸，其中的毒性物质，自然会在淘洗和烹饪过程中去除了。苍耳子具有小毒，临床上使用时一定要炮制，且不能超量。

"药至贱而为世要用，未有如苍耳者"，诚苏轼、沈括对苍耳子中肯的评价。

苍耳子，《神农本草经》中记载为"葈耳"，注释家多注解葈耳就是苍耳子。苏颂在《本草图经》中记载："诗人谓之卷耳，尔雅谓之苍耳，广雅谓之葈耳，皆以实得名也。"《神农本草经》谓葈耳："一名胡葈，一名地葵。味甘，温。主风头寒痛，风湿周痹，四肢拘挛痛，恶肉死肌。"

苍耳子，辛温散寒，苦能燥湿，能上达颠顶，下走足膝，内通骨髓，外彻皮毛，祛一切风湿之邪，为走而不守之品。功能为祛风胜湿，通鼻窍止痛。主治风邪头痛，鼻渊头痛，鼻塞流涕，风湿痹痛，风疹湿疹，疥癣，麻风等。

苍耳子善祛风止头痛。《日华子本草》曰："治一切风气，填髓，暖腰脚。"《本草蒙筌》曰："止头痛善通顶门。"风为百病之长，多夹寒、湿、热侵犯人体。凡外感疾病，不论寒、热、湿邪为病，都可配伍应用。外感风寒感冒之恶寒、无汗、头痛、肢节酸痛、鼻塞声重等，可用葱豉汤、荆防败毒散加苍耳子；风热感冒之身热、微恶风、头痛喉肿、鼻塞涕浊等，可用苍耳子加金银花、连翘、薄荷、荆芥、芦根等疏散风热，解表通窍；夏天，天气比较热，下雨比较多，多是暑湿感冒，表现为发热温度比较高、无汗、不渴或喝水不多、身体困重、头重、鼻塞、流黄鼻涕、舌苔黄腻等，用苍耳子加金银花、连翘、鲜荷叶、香薷、白扁豆等祛暑解表，胜湿止痛。

苍耳子为治疗鼻病之要药。《要药分剂》曰："治鼻渊鼻瘜，断不可缺，能使清阳之气上行颠顶也。"凡头面之疾，皆由清阳不升，浊阴逆上所致。浊气上烁于脑，则鼻流浊涕为渊。以苍耳子为君药的苍耳子散是治疗鼻渊的常用效方，由辛夷仁、苍耳子、香白芷、薄荷叶等组成。后人多认为苍耳子散只有四味药，临床应用的时候，往往忽视了用葱、茶调下，致使效果不理想。本方以治疗鼻塞、流浊涕、前额头痛、舌苔薄白或白腻为辨证要点。苍耳子"独能上达颠顶，疏通脑户之风寒"，有祛风除湿、通窍止痛之功，善治鼻渊。香白芷及辛夷仁祛风疏表，宣通鼻窍，进一步加强了苍耳子的作用。薄荷既可助上三药祛风通窍，又能制其辛燥化热之弊，还可宣散壅遏之热邪，一药三用。用葱、茶调服，葱可升阳通窍，茶可清利头目，合薄荷可使全方温中兼清，且其性下降，又使全方升中有降，除湿散风，故治之也。如果再加入外散风寒、内祛阴寒、止痛的细辛，佐以金银花以清郁热，效果更好。以苍耳子散加减治疗鼻渊，如涕浊量多尤其色黄者，其方应当偏于凉性，否则有使病情加重之弊。

柳少逸老师编著的《柳吉忱诊籍纂论》中，吉忱公常合苍耳子散治疗鼻渊。

柴胡苍耳子汤证医案：赵某，女，16岁，1976年4月12日初诊。感冒一周，伴发热、头剧烈痛，鼻塞，微咳，口干口苦，有脓涕出，味臭。X线片示：双上颌窦炎，舌红苔黄腻，脉弦而数。证属肺热胆火上犯鼻腔而致鼻渊。治宜调达枢机，宣通鼻窍，清热泻火。予柴胡苍耳子汤化裁。处方：柴胡30g，黄芩15g，半夏10g，党参10g，苍耳子12g，白芷12g，川芎10g，连翘30g，金银花30g，桔梗10g，辛夷12g，防风10g，甘草10g，姜枣各10g，水煎服。4月18日，服药5剂后，有脓涕自鼻孔排出，涕出后痛热渐减，再服5剂，无脓涕出，而仍可见白稠涕，上方加野菊花15g，5剂后，诸候皆平，收效于预期。

苍耳子能治疗皮肤病。苍耳子入肺经而走皮毛，故对风与湿邪淫于皮肤之疥癣、风疹瘙痒等有较好疗效。《玉楸药解》谓苍耳子："治疥疠风瘙瘾疹。"临床上，苍耳子配伍白鲜皮、刺蒺藜、蝉蜕、川椒、地肤子，水煎服，治疗风疹瘙痒疗效显著；用苍耳子50g，加入75%酒精500mL，浸泡7天后，滤出药液涂患处，每日2~3次，治疗寻常疣疗效显著。《本草新编》谓苍耳子："耳实，味苦、甘，气温，叶苦、辛、微寒，俱有小毒。善解大麻风之毒""盖此物最利关节，凡邪物在脏腑者，服之无不外出。大麻风之毒，正苦其留于脏中，必借此引出于皮毛"。《柳吉忱诊籍纂论》中治疗顽固性皮肤病常配伍苍耳子。

加味天王补心丹证医案：张某，女，19 岁，工人，1965 年 10 月 13 日就诊。半年前，颈后两侧皮肤瘙痒，继而出现粟粒至绿豆大小丘疹，顶部扁平，呈圆形或三角形，散在分布，丘疹逐日增多，密集融合成片。搔抓后皮肤逐渐肥厚，形成苔藓样变。以神经性皮炎治之，然收效甚微，观全身皮肤干燥，皮损处皮厚粗糙、脱屑、苔藓样变、瘙痒，伴眩晕，神情抑郁，心烦少寐，大便干结，舌红少苔，脉细而数。证属心营失调，血虚风燥。治宜益心营，养心血，滋阴清燥。予天王补心丹合加味消风散易汤治之。处方：生地黄 30g，党参 12g，丹参 20g，玄参 15g，茯苓 15g，五味子 10g，远志 10g，桔梗 10g，当归 10g，天门冬 10g，麦冬 10g，柏子仁 15g，酸枣仁 15g，赤芍 12g，川芎 10g，荆芥 12g，苦参 15g，苍耳子 10g，地肤子 15g，连翘 12g，白鲜皮 12g，牡丹皮 10g，红花 10g，甘草 10g。水煎服。外敷樟冰散：冰片 10g，樟脑 10g。每次各取少许，摊于柳条膏上，敷于患处。10 月 21 日，内服、外治一周，皮损明显好转，予以原方继用。11 月 6 日，续治两周，病臻痊可，予以原方去加味消风散，惟取天王补心丹易汤调之。

柳老师解方曰："本病中医以其皮损顽硬，形如牛皮，故名牛皮癣，现代医学称为神经性皮炎。此案发于颈后两侧，盖因阴血不足，血虚生风化燥，即"五志化火"之因也。肌肤失濡，加之衣领揩摩，搔抓刺激，皮肤增厚，坚硬而发顽癣，故主以天王补心丹。其治之理，公以清代柯琴之解导之：'补心丹用生地黄为君，取其下足少阴以滋水为主，水盛可以伏火，此非补心之阳，补心之神耳！水主肾也。凡果核之有仁，犹心之有神也。清气无如柏子仁，补血无如酸枣仁，其神存耳，参、苓之甘以补心气，五味之酸以收心气，二冬之寒以清气之火，心气和而神自归矣；当归之甘以生心血，玄参之咸以补心血，丹参之寒以清心中火，心血足而神自藏矣；更加桔梗为舟楫，远志为向导，和诸药入心而安神明。'此案乃脏腑功能失调而内生五邪也！主以天王补心丹以治顽癣，乃清心火而解五志化火之谓也，亦即'治风先治血，血行风自灭'之谓也。初诊中，尚合以加味消风散，乃活血润燥、疏风清热、透疹止痒之用，续治三周，病臻痊可，而去之，惟以天王补心丹作汤剂调之。外用樟冰散、柳条膏，乃燥湿止痒之用。"

苍耳子治疗风湿周痹。《本经》曰："主风头寒痛，风湿周痹，四肢拘挛痛。"《本草正义》亦云："温和疏达，流利关节，宣通脉络，遍及孔窍肌肤而不偏于燥烈，乃主治风、寒、湿三气痹者之最有力而驯良者。"《本草汇言》曰："枲耳实，通颠顶，祛风湿之药也。甘能益血，苦能燥湿，温能通畅，故上中下一身风湿众病不可缺也。"《素问·痹论》曰："风寒湿三气杂至，合而为痹。"苍耳子性温，祛风寒而胜湿止痛，实为治痹所必须。对于风湿性关节炎、类风湿关节炎、肩关节周围炎、强直性脊柱炎、颈椎病等，都能起到比较好的疗效。

药有异象必有异功，"诸花皆升，惟旋覆花独降。诸子皆降，惟苍耳子独升"。很多花的药性是往上升的，惟有旋覆花是降的，所有子类药是降的，如枸杞子、五味子、车前子，吃下去后可降入到腰肾，但苍耳子吃下去后，却可以进入督脉往上升。督脉阳气不升，导致腰、背、颈乃至于头脑诸窍阳气不透达的各种病症，皆可用苍耳子主之。

苍耳子有小毒，不可久服，中病即止，以防蓄积。苍耳子药源广泛，价格低廉，且疗效可靠，实为佳品。《唐木草》曰："忌猪肉、马肉、米泔。"《本草从新》曰："散气耗血，虚人勿服。"

二〇一九年十月三十一日

旋覆花有旋转乾坤之象

我在《药至贱而为世要用，未有若苍耳者》中写道："诸子皆降，惟苍耳子独升。"中医讲求"升降相因"，完成了此文，心里一直惦念着"诸花皆升，惟旋覆花独降"的旋覆花。日照海边的盐碱地里，每到秋天金色一片，密密麻麻，和野菊花争奇斗艳，远观和野菊花分不清，很多采野菊花的人采的多是旋覆花。《本草纲目》曰："花缘繁茂，圆而覆下故曰旋覆。"《本草新编》记载旋覆花："此物有旋转乾坤之象，凡气逆者，可使之重安。"此可谓旋覆花名称的由来。而日照老百姓称旋覆花为"毛（猫）耳朵"，因其浑身长满毛，嫩苗不能做猪食，猪食用后能引起咳嗽和呕吐。旋覆花有白细绒毛，质柔软，煎药时需要包煎。

花类药味咸的不多，《神农本草经》记载："旋覆花味咸，性温。主结气，胁下满，惊悸。除水，去五脏间寒热，补中，下气。"生于海边盐碱地里的旋覆花，由于特殊的生长环境，其味更咸，药用效果更好。张锡纯在《医学衷中参西录》的参赭培气汤条下曰："仲景《伤寒论》有旋覆代赭石汤，原治伤寒发汗，若吐若下解后，心下痞硬，噫气不除者。周扬俊、喻嘉言皆谓治膈证甚效。拙拟此方，重用赭石，不用旋覆花者，因旋覆花《神农本草经》原言味咸，今坊间所鬻旋覆花，苦而不咸，用之似无效验。惟邑武帝台为汉武帝筑台望海之处，地多咸卤，周遭所产旋覆花，大于坊间鬻者几一倍。其味咸而兼辛，以治膈食甚效，诚无价之良药也。"《崇明县志稿》称："崇旋覆最为有名。"因崇明岛为长江三角洲的冲积岛屿，地多盐碱，往往崇明产多少旋覆花，过去一些有名气的中药铺就收多少。可见，生长在海边的旋覆花药用更佳。

后世医家对旋覆花多有解读，叶天士与徐大椿注解各有可取之处。《本草经解》曰："旋覆花气温，秉天春和之木气，入足厥阴肝经；味咸有小毒，得地北方阴惨之水味，入足少阴肾经。气味降多于升，阴也。温能散结，咸能软坚，故治结气，胁下满也。水气乘心则惊悸，咸温下水，所以并主惊悸也。去五脏间寒热者，五脏藏阴者也，痰蓄五脏，则脏阴不藏而寒热矣，咸温可以除痰，所以去寒热也。补中者，中为脾胃，水行痰消，则中宫脾胃受补也。下气者，咸能润下也。"《神农本草经百种录》谓旋覆花："味咸，温。主结气胁下满，惊悸，除中上二焦结闭之疾。除水，咸能润下。去五脏间寒热，五脏留结不通所生之寒热。补中下气，开气下达，皆咸降之功。此以味为治，凡草木之味，咸者绝少。咸皆治下，咸而能治上焦者尤少。惟此味咸而治上，为中上二焦之药。咸能软坚，故凡上、中二焦凝滞坚结之疾，皆能除之。凡体轻气芳之药，往往能消寒热，盖寒热之疾无不因郁遏而成。《内经》云："火郁则发之。轻芬之体能发散，故寒热除也。"任应秋先生的《药效随笔》中结合自己的用药实践解旋覆花曰："下气行水，通脉。虽有走散之功，却无香燥之弊。凡上、中、下三焦痰饮水湿留滞，而致痰涩胶着，咳喘呕逆者，用之多效。白前、旋覆花虽均能治水饮，但旋覆花之力尤强，白前仅入肺肝，而旋覆花则偏行三焦。"

医圣张仲景在《伤寒杂病论》中用旋覆花的方子有两张，即旋覆代赭石汤和旋覆花汤。后世医家常用方剂对其多有发挥。

旋覆代赭石汤："伤寒发汗，若吐，若下，解后，心下痞硬，噫气不除者，旋覆代赭汤主之。"药物组成：旋覆花三两，人参二两，生姜五两，代赭石一两，甘草三两（炙），半夏半升（洗），大枣十二枚（擘）。上七味，以水一斗，煮取六升，去滓，再煎取三升。温服一升，日三服。

柳少逸老师在《伤寒方证便览》解此方曰："此乃痰气痞的证治，法当和胃降逆，化痰下气。表邪已解，脾胃气伤，脾胃运化失司，则痰饮内生，痰饮上逆则作痞硬；土虚木乘，肝气犯胃则噫气不除。方中旋覆花、生姜、半夏温化痰饮，和胃降逆；赭石镇肝降逆；人参、甘草、大枣补益胃气。共奏镇肝和胃、化痰降逆之效。故而旋覆代赭汤为治心下痞硬，噫气不除的有效方剂。罗东逸在《古今名医方论》中称:'仲景此方,治正虚不归元,而承领上下之圣方。'王晋三在《绛雪园古方选注》中称:'旋覆代赭汤,镇阴宣阳方。'大凡胃脘痞满、按之紧硬不痛、嗳气频作,或纳差、腹胀、呃逆、恶心、呕吐等症,舌苔白腻或厚腻、脉缓或滑者,皆可应用。"

旋覆代赭汤与五个泻心汤、五苓散均可治心下痞或心下痞硬。而半夏泻心汤、生姜泻心汤、甘草泻心汤主治肠鸣下利证;大黄黄连泻心汤则主治热痞脉证;附子泻心汤主治热痞兼表阳虚证;五苓散之心下痞,为膀胱气化不利所致,必见口渴、小便不利。

现代研究表明,本方具有降逆止呕、促进循环、健胃止泻、抗菌消炎、祛痰镇咳等功效。多用于膈肌痉挛、胃及十二指肠溃疡、幽门不全梗阻、胃扩张、胆道感染、慢性肝炎等消化系统疾病,支气管炎、支气管哮喘、支气管扩张等呼吸系统疾病,及眩晕、梅核气等其他方面疾病而见痰气痞阻证者。

旋覆花汤证,《金匮要略》中见两处,分述如下。

《金匮要略·五脏风寒积聚》曰:"肝着,其人常欲蹈其胸上,先未苦时,但欲饮热,旋覆花汤主之。"

柳少逸老师在《金匮要略讲稿》中谓旋覆花汤:"《金匮要略》以其行气散结、活血通络之功,而用于治疗肝脏肝血郁滞之肝着证。临床症见胸胁痛,或胸胁苦满,用手按摩或捶击痛处则缓解,热饮则舒,舌质暗紫,脉弦涩。该方尚适用于现代医学之肋间神经痛、冠心病、产后腹痛等病而见气血郁滞证者。"

《金匮要略·妇人杂病》曰:"寸口脉弦而大,弦则为减,大则为芤,减则为寒,芤则为虚,寒虚相抟,此名曰革,妇人则半产漏下,旋覆花汤主之。"

《绛香园古方选注》谓:"旋覆花汤,通剂也,治半产漏下,乃通因通用法。仲景云:妇人三十六病,千变万端,无不因虚、积冷、结气三者而成。故用旋覆花散结气,通血脉,全用葱之青白,开积冷,安胎气,佐以茜丝补脾气。绛乃红蓝花染就,并得乌梅、黄柏之监制,则通血脉之中,仍有收摄之妙。余因其义,采用新绛和血,青葱管利气,再复理气血之品,配合成方,移治郁结伤中,胸胁疼痛等证,屡有殊功,并识之。"邹澍曰:"然则仲景以之治在上之心下痞，噫气不除，在下之半产漏下，何也？盖水能从下行，则气道可畅，而参甘大枣得以施其补中之力；气能下返，则血源遂裕，而葱与新绛得以逞其通络之功，络通则血泽，气顺则痞除，原无甚深妙义也。"

柳少逸老师《金匮要略讲稿》谓："本条表述了妇人半产漏下的脉象和治法，原文已见《血痹虚劳》篇中，但去'男子亡血失精'句，而用旋覆花汤主之，是专为妇人立法。弦、减、大芤，为虚寒之脉，用旋覆花汤理血通络，似与虚寒之旨不合。然妇女之病，治肝为主，因肝藏血则喜条达，故虚不可补，解其郁结即所以补；寒不可温，行其血气即所以温，用方深意，即在于此。其治尚可参阅《金匮要略广注》之解：'血以养胎，而实藉气以生血，所谓阳生则阴长也。若气虚则上逆不能下济，血亦虚而下陷，不能中守，故致半产漏下。盖肺主天气，位高而气下降，旋覆花入肺经而降气，气降则与血交，气血相生，煦濡不绝，胎可保矣；葱入阳明经以安胎，盖阳明即中冲脉，为气血之海，主供应胎孕者也；新绛者，红花染成，用以引经活血，然不竟用红花，而用红花所染之新绛，何也？盖桑乃箕星之精，《神农本经》称桑皮治五劳六极，崩中绝脉，补虚益气，蚕食其叶，吐丝织绢，红花染成绛色，丝有绵绵不绝之形，绛有入心化赤之义。盖医者意也，以此治半产漏下，欲使胎气继续无穷，源源生血之妙，所谓因其类相感，而以意使之者也。'"

旋覆花汤：旋覆花三两，葱十四茎，新绛少许。上三味，以水三升，煮取一升，顿服之。本方虽药味简少，却颇受历代医家重视。

叶天士取旋覆花汤具有辛通之用，视为"辛润通络"治疗络病之祖方，善用旋覆花汤，对旋覆花汤的运用达到了得心应手的地步。常以此方化裁治胁痛、积聚、喘咳、阳逆忿怒，营卫不调的怯冷、月经不调等。所谓络病，主要包括"久病入络""久痛入络"和"络病辨证当分气血脏腑"。治法包括辛味通络、虫蚁通络、扶正通络法，为后世医家丰富了辨证思路和用药规律。

吴鞠通以旋覆花汤去葱、新绛，加香附、苏子、茯苓、陈皮、半夏、薏苡仁，名香附旋覆花汤，变内伤杂病方为外感热病剂，是外邪引动内饮胁痛的效方，被后世医家广泛应用，堪称善于通变发挥者。香附旋覆花汤出自吴鞠通《温病条辨》："伏暑，湿温胁痛，或咳，或不咳，无寒，但潮热，或竟寒热如疟状，不可误认为柴胡证，香附旋覆花汤主之。"方由生香附三钱，旋覆花（绢包）三钱，苏子霜三钱，广皮二钱，半夏五钱，茯苓块三钱，薏苡仁五钱组成。水八杯，煮取三杯，分三次温服。功能理气和络，降逆化饮。所治之病为伏暑、湿温、积留支饮、悬于胁下，而成胁痛之证，即《金匮要略》水在肝而用十枣之证。然十枣汤所治之证因里水久积，非峻攻不可，此因时令之邪，与里水相搏，其根不固，不必用十枣之太峻，只以香附、旋覆花，善通肝络而逐胁下之饮，苏子降肺气而化饮，所谓建金以平木；陈皮、半夏消痰饮之证；茯苓、薏苡仁开太阳而合阳明，所谓治水者必实土，中流涨者开支河之法也。此方辨证的关键是：胁肋部的疼痛属牵掣性的疼痛，一旦体位变化，如翻身、仰俯、走路均诱发。

新绛旋覆花汤是吴鞠通化裁旋覆花汤的第二首效方。《吴鞠通医案》肝痛案曰："谢四十四岁，辛巳三月二十四日病起肝郁胁痛，痰中带血，病名肝着。医者不识络病因由，与络病治法，非见血投凉，即见血补阴，无怪乎愈治愈穷也。大凡血症之脉，左脉坚搏，治在下焦血分；右坚搏，治在上焦气分。兹左手脉浮取弦，沉取洪大而数，重按即芤，前曾痰有气味，现下痰挟瘀滞黑色，唇舌皓白，其为肝经络瘀挟痰饮，咳血无疑。势已急极，勉与宣络止血，兼之两和肝胃，以逐痰定咳。"故创立新绛旋覆花汤，方由新绛纱三钱，旋覆花三钱，归须钱半，桃仁泥三钱，半夏三钱，广皮炭二钱，苏子霜一钱，降香末钱半，广郁金二钱。后世医家将此方广泛应用于治疗肝部胁痛、闭经、肝厥犯胃、肝痛、吐血、单腹胀、积聚、淋浊和癥瘕等证。在此案后，吴鞠通自注云："此方《金匮》载在妇人虚劳门，有识者其悟之。"

正是"有识者其悟之"，后世医家曲尽古方旋覆花汤变化之妙，深得仲景制方之心，用旋覆花汤衍生出很多名同药异、治异的方子，从而说明旋覆花汤制方之意，临床疗效得到后世的肯定，仲景不愧"医方之祖"。

写到这里，旋覆花的临床应用似乎总结差不多了，但王孟英对旋覆花的祛痰之功别有会意，《温热经纬》有云："二陈汤去甘草加旋覆花、石菖蒲、胆南星，亦名六神汤，治癫狂昏厥诸痰证极效。"后世医家常以此方加减治疗癫狂痰盛者。

张锡纯在《医学衷中参西录》中记载了旋覆花能续断筋，其曰："诸家本草多言旋覆花能续断筋，至旋覆花邑中有以之治牛马断筋者，甚效。其方初则秘而不传，当耕地之时，牛马多有因惊骇奔逸被犁头铲断腿上筋者，敷以所制之药，过两旬必愈。后愚为其家治病，始详言其方。且言此方受之异人，本以治人，而以治物类亦无不效。方用旋覆花细末五六钱，加白蔗糖两许，和水半茶杯同熬成膏。候冷加麝香少许（无麝香亦可），摊布上，缠伤处。至旬日，将药揭下，筋之两端皆长一小疙瘩。再换药一帖，其两小疙瘩即连为一，而断者续矣。若其筋断在关节之处，又必须设法闭住，勿令其关节屈伸，筋方能续。按：《外台秘要》有急续断筋方，取旋覆花根洗净捣敷创上。日一二易，瘥止，是取其鲜根捣烂用之也。因药局无旋覆花根，是以后世用者权用其花，想性亦相近，故能奏效。"

　　凡花类之味，咸者很少，旋覆花以味为治，全赖咸降之功。旋覆花处处有之，但应以海边盐碱地生长的为道地药材，不可因其他地产效果不显而轻弃无价之良药也。

二〇一九年十一月三日

浅述生石膏在温病中的应用

　　石膏为硫酸盐类矿物硬石膏族石膏，主含含水硫酸钙，即为生石膏，生石膏所含的水加热后丢失而成煅石膏。《神农本草经》谓石膏："味辛微寒。主治中风寒热，心下逆气，惊，喘，口干舌焦，不得息，腹中坚痛，除邪鬼，产乳，金创。"《本草秘录》言生石膏："祛痰火之积，止胃脘之痛，发狂可安，谵语可定，乃降火之神剂，泄热之圣药也。"《药性论》云："治伤寒头痛如裂，壮热，皮如火燥，烦渴，解肌，出毒汗，主通胃中结，烦闷，心下急，烦躁，治唇口干焦。和葱煎茶去头痛。"《药征》有言："石膏主治烦渴也明矣。凡病烦躁者，身热者，谵语者，及发狂者，齿痛者，头痛者，咽痛者，其有烦渴之证也，得石膏而其效核焉。"

　　古今业医而善用石膏者，莫过于张锡纯。张氏用石膏达到了炉火纯青之地步，故有"张石膏""石膏先生"的美誉。其认为石膏"为药品中第一良药，真有起死回生之功""为救颠扶危之大药""治外感实热者，放胆用之直胜金丹"。石膏在《医学衷中参西录》药物解中被列为第一，可见张氏对此药的重视，其解曰："石膏之质原为硫、氧、氢、钙化合而成，其性凉而能散，有透表解肌之力，为清阳明胃腑实热之圣药，无论内伤、外感用之皆效，即他脏腑有实热者用之亦效。"

　　后世医家自《名医别录》言石膏"性大寒，十分败坏胃气"，故而怖之，畏之如虎，遂至于置而不用焉。《本草新编》云："或疑石膏比为白虎，明是杀人之物，教人慎用之宜也。"吴鞠通更为石膏的使用设立了白虎汤四禁。张锡纯针对明清以来不敢用煅用石膏的现状，通过大量临床案例说明。其曰：

《神农本草经》原谓其微寒，其寒凉之力远逊于黄连、龙胆草、知母、黄柏等药，而其退热之功效则远过于诸药。《神农本草经》谓其微寒，则性非大寒可知。且谓其宜于产乳，其性尤纯良可知。"又曰："石膏医者多误认为大寒而煅用之，则宣散之性变为收敛（点豆腐者必煅用，取其能收敛也），以治外感有实热者，竟将其痰火敛住，凝结不散，用至一两即足伤人，是变金丹为鸩毒也。迨至误用煅石膏偾事，流俗之见，不知其咎在煅不在石膏，转谓石膏煅用之其猛烈犹足伤人，而不煅者更可知矣。于是一倡百和，遂视用石膏为畏途，即有放胆用者，亦不过七八钱而止。夫石膏之质甚重，七八钱不过一大撮耳。以微寒之药，欲用一大撮扑灭寒温燎原之热，又何能有大效。"

张仲景用石膏制方白虎汤被历代医家所赞赏，并广泛应用于临床。张锡纯谓此方曰："方中重用石膏为主药，取其辛凉之性，质重气轻，不但长于清热，且善排挤内蕴之热息息自毛孔达出也。用知母者，取其凉润滋阴之性，既可佐石膏以退热，更可防阳明热久者之耗真阴也。用甘草者，取其甘缓之性，能逗留石膏之寒凉不至下趋也。用粳米者，取其汁浆浓郁能调石膏金石之药使之与胃相宜也。药止四味，而若此相助为理，俾猛悍之剂归于和平，任人放胆用之，以挽回人命于垂危之际，真无尚之良方也。"

清代，温病大家吴鞠通在其所著《温病条辨》一书中，给白虎汤立下四禁。吴氏云："白虎本为达热出表，若其人脉浮弦而细者，不可与也；脉沉者，不可与也；不渴者，不可与也；汗不出者，不可与也。常需识此，勿令误也。"吴氏此论，限制了白虎汤的应用范围，后世医家因多信吴鞠通在温病学的建树，畏用白虎汤。张锡纯对吴氏显然与《伤寒论》经旨相悖的白虎汤四禁，深感痛心疾首，云："近世用白虎汤者，恒恪守吴氏四禁。所谓四禁者，即其所著《温病条辨》白虎汤后所列禁用白虎汤之四条也。然其四条之中，显有与经旨相反之两条，若必奉之为金科玉律，则此救颠扶危挽回人命之良方，几将置之无用之地。"吴氏所设四禁中，张锡纯又曰："至其第三条，谓'不渴者，不可与也'，夫白虎汤之定例，渴者加人参，其不渴者即服白虎汤原方，无事加参知矣。吴氏以为不渴者不可与，显与经旨相背矣。"又曰："至其第四条，谓'汗不出者，不可与也'，夫白虎汤三见于《伤寒论》，惟阳明篇中所主之三阳合病有汗，其太阳篇所主之病及厥阴篇所主之病，皆未见有汗也。仲圣当日未见有汗即用白虎汤，而吴氏则未见有汗者禁用白虎汤，此不又显与经旨相背乎？"张锡纯认为，吴鞠通在《温病条辨》虽设四禁，但吴氏在后来著成的《吴氏医案》大剂量使用石膏，如"夫吴氏为清季名医，而对于白虎汤竟误设禁忌若此，彼盖未知石膏之性也。及至所著医案，曾治何姓叟，手足拘挛，因误服热药所致，每剂中用生石膏八两，服近五十日始愈，计用生石膏二十余斤。又治赵姓中焦留饮，上泛作喘，每剂药中皆重用生石膏，有一剂药中用六两八两者，有一剂中用十二两者，有一剂中用至一斤者，共服生石膏近百斤，其病始愈。"以观其《温病条辨》中，所定白虎汤之分量生石膏止用一两，犹煎汤三杯分三次温饮下者，岂不天壤悬殊哉？盖吴氏先著《温病条辨》，后著《吴氏医案》，当其著《温病条辨》时，因未知石膏之性，故其用白虎汤慎重若此；至其著《吴氏医案》时，是已知石膏之性也，故其能放胆重用石膏若此，学问与年俱进，故不失其为名医也。

张锡纯进而对《神农本草经》阐述了自己的观点："人之所以重视白虎汤而不敢轻用者，实皆未明石膏之性也。夫自古论药之书，当以《神农本草经》为称首，其次则为《名医别录》。《神农本草经》创于开天辟地之圣神，洵堪为论药性之正宗，至《名医别录》则成于前五代之陶弘景，乃取自汉以后及五代以前名医论药之处而集为成书，以为《神农本草经》之辅翼（弘景曾以朱书本经、墨书别录为一书），今即《神农本草经》及《名医别录》之文而细为研究之。"张氏又结合自己临床体会曰："愚浮沉医界者五十余年，尝精细体验白虎汤之用法，若阳明之实热，一半在经，一半在腑，或其热虽入腑而犹连于经，服白虎汤后，大抵皆能出汗，斯乃石膏之凉与阳明之热化合而为汗以达于表也。若犹虑其或不出汗，则少加连翘、蝉蜕诸药以为之引导，服后复杯之顷，其汗即出，且汗出后其病即愈，而不复有外感之热存留矣。若其阳明之热已尽入腑，服白虎汤后，大抵出汗者少，不出汗者多，其出汗者热可由汗而解，其不出汗者其热亦可内消。盖石膏质重气轻，其质重也可以逐热下行，其气轻也可以逐热上出，俾胃腑之气化升降皆湛然清肃，外感之热自无存留之地矣。"

张锡纯对白虎加人参汤也有独到的体会，其有言："白虎加人参汤所主之证，或渴，或烦，或舌干，固由内陷之热邪所伤，实亦由其人真阴亏损也。

人参，补气之药，非滋阴之药，而加于白虎汤中，实能于邪火炽盛之时立复真阴，此中盖有化合之妙也。"又云："凡遇其人脉数或弦硬，或年过五旬，或在劳心劳力之余，或其人身形素羸弱，即非在汗吐下后，渴而心烦者，当用白虎汤时，皆宜加人参，此立脚于不败之地，战则必胜之师也。"

白虎汤是医圣张仲景创立的经典方剂，经过几代人传承、摸索与实践，其神奇的疗效广为流传，近代在治疗流行性乙型脑炎中立下了奇功。

柳吉忱先生在 20 世纪 50 年代，负责胶东地区的中医培训工作，亲自讲授《内经》《本草经》《伤寒论》《温病学》及《中国医学史》等主要课程。他治疗温热病的临床经验丰富，曾参与了山东省及国家对传染病中药治疗大法的制定。1960 年又受聘于省中医学校传授《温病学》，深入浅出是其教学特点。教学中以"伤寒为法，法在救阳；温病为法，法在救阴"两大法门启迪学生，并倡临证治寒温于一炉。临床中不墨守成规，辨病与辨证相结合，每收桴鼓之效。先生对流行性乙型脑炎的治疗，积累了丰富的临床经验，根据临床的证候，或按卫气营血，或按三焦辨证，均有相应的理、法、方、药。在传授温病治疗心法时，强调治病之要在方剂，则活法中有定法，于加减，则定法之中有活法。从柳少逸老师编著的《柳吉忱珍籍纂论》记载的医案中可窥一斑。

白虎清营汤证医案：倪某，男，6 岁。1958 年 8 月 13 日初诊。今晨开始高热，精神不振，纳呆，时有呕吐，呕吐呈喷射性，下午就急诊，经检查诊为流行性乙型脑炎，请中医会诊，中药治疗。查患儿壮热无汗，嗜睡，狂躁不安，时有抽搐，两目上翻，呼吸短浅，四肢不温，小便短赤，大便不行，唇燥、色赤绛而干裂，舌质绛红，苔白腻而厚，中有黄褐苔芯，脉沉细而濡短。证属湿热内侵，气血两燔，肝风内动，邪传心包。治宜清营退热，透邪涤暑，开窍清心，镇肝息风。予白虎清营汤化裁。处方：生石膏 60g，知母 10g，金银花 24g，石菖蒲 10g，钩藤 15g，滑石 10g，香薷 6g，全蝎 45g，蝉衣 6g，淡竹叶 10g，竹茹 45g，生地黄 15g，玄参 15g，芦根 10g，粳米 15g，甘草 3g，灯心草 2g 引，水煎服。配服安宫牛黄丸半粒，早晚各一次。8 月 18 日，服药 4 剂，高热得退，神志得清，诸症豁然。效不更方，予原方加大青叶 30g，紫草 10g，贯众 10g，连翘 10g，续服。8 月 22 日，病日渐痊可，予以滋肾生津、滋液息风之剂，以善其后。处方：生地黄 10g，山萸肉 10g，山药 10g，白芍 10g，茯苓 10g，牡丹皮 6g，知母 6g，黄柏 6g，麦冬 10g，白茅根 15g，生牡蛎 10g，生龟甲 6g（先煎），生鳖甲 6g（先煎），阿胶 6g（烊化），甘草 3g。水煎服。

本案发病急骤，传变迅速，热毒之邪入侵后，而见热燔阳明高热之候。倏尔形成神昏、惊厥、狂躁不安等气营两燔诸症。故吉忱公予以透邪涤暑、清营退热、开窍清心、镇肝息风之治，予白虎汤合清营汤化裁，吉忱公名之曰"白虎清营汤"。以石膏、知母、金银花、竹叶清热泻火；粳米、竹茹养胃和中；安宫牛黄丸、菖蒲清心解毒，以解高热神昏之候；玄参、生地黄清营热；滑石、香薷、芦根、灯心草透邪涤暑；钩藤、全蝎、蝉蜕解痉定搐。故诸药合用，而收效于预期。为增其清热泻火之力，二诊时合入紫草、大青叶诸味，增其清热凉血之功。待其向愈，予以知柏地黄汤合大定风珠加减，以滋肾、生津、息风之治，以建愈病之续功。

白虎银翘清营汤证医案：贾某，男，6 岁。1962 年 7 月 21 日就诊。时值伏暑新凉，阴雨连绵，病人头痛，发热已四天。初以夏季感寒经治未效，自昨日神志昏愦，继而不省人事，嗜睡腹泻，抽搐，牙关紧闭，无汗，高热不退，舌苔黄厚而腻，质红，上被褐色苔芯，脉细数。调节反射、对光反射迟钝，克兰费尔特综合征呈阳性，提睾反射尚存在。传染科以化脓性脑膜炎入院，邀中医会诊。证属暑热兼湿，伤气入营，蒙蔽心窍。治宜清热化湿，救营醒神，佐以芳香化浊。予白虎银翘清营汤化裁。处方：生石膏 60g，金银花 30g，连翘 12g，鲜生地黄 30g，知母 9g，钩藤 10g，菖蒲 12g，黄连 6g，大黄 10g，薏苡仁 15g，玄明粉 6g（冲服），甘草 6g，4 付，水煎两遍，合剂分 4 次鼻饲。并配服紫雪丹 3g，分 2 次，药汁冲服。7 月 26 日会诊，患儿服药当日即热退神清，续服 3 剂，而诸症豁然。予以原方加贯众 10g，续服以固疗效。

化脓性脑膜炎，是婴幼儿时期常见的急性感染性疾病，是由各种化脓菌引起的脑膜炎症，以其病因病机属中医"温病"范畴。而此案病人之临床见证，以暑热兼湿，伤气入营认证，故以清热化湿，救营醒神为治，佐以芳香化浊之法，而收效于预期。因温邪"伤营入卫"，故予《伤寒论》之白虎汤，合《温病条辨》之银翘散，借清热生津之功，而除卫气之热；合入《温病条辨》之清营汤，清营透热，养阴活血，以除伤营之热邪。三方同用，名曰"白虎银翘清营汤"。而加用钩藤凉肝息风定搐，菖蒲芳香开窍而醒神，大黄、玄明粉泻火通便。合以紫雪丹，乃取其清热开窍、镇痉安神之神功，为治温热病热邪内陷心包，高热烦躁、神昏谵语、痉厥抽风之效方。

二〇一九年十月八日

枸杞有十全之妙焉

大概从电脑、手机普及时，保温杯里泡枸杞子就成了我的时尚，也可能是因为人到中年不由己，常用开水泡枸杞，以养生保健。

枸杞是药食两用之品，以之养生有几千年的历史。古人却不独用枸杞子，而是叶、茎、花、根、子同用。古代枸杞如神药一般的存在，被历代养生家所推崇。

《淮南枕中记》记载：有一人，往河西为使，路逢一女子，年可十五六，打一老人，年可八九十。其使者深怪之，问其女子曰："此老人是何人？"女子曰："我曾孙。""打之何故？""此有良药不肯服食，致使年老不能步行，所以决罚。"使者遂问女子："今年几许？"女曰："年三百七十二岁。"使者又问："药复有几种，可得闻乎？"女云："药惟一种，然有五名。"使者曰："五名何也？"女子曰："春名天精，夏名枸杞，秋名地骨，冬名仙人杖，亦名西王母杖。以四时采服之，令人与天地齐寿。"使者曰："所采如何？"女子曰："正月上寅采根，二月上卯治服之；三月上辰采茎，四月上巳治服之；五月上午采其叶，六月上未治服之；七月上申采花，八月上酉治服之；九月上戌采子，十月上亥治服之；十一月上子采根，十二月上丑治服之。但依此采治服之，二百日内身体光泽，皮肤如酥；三百日内徐行及马，老者复少；久服延年，可为真人矣。"

故事虽有所夸张，但历代本草中多有记载，也就是说，大家都信这个故事，大文学家刘禹锡更作诗盛赞枸杞，并流传至今。刘禹锡《枸杞井诗》有云："僧房药树依寒井，井有清泉药有灵。翠黛叶生笼石甃，殷红子熟照铜瓶。枝繁本是仙人杖，根老能成瑞犬形。上品功能甘露味，还知一勺可延龄。"刘禹锡说的就是润州开元寺中，一口大井旁边生满枸杞，年岁久远了，枸杞叶、子落入井中，同时枸杞根也扎入井中，当地的人称为枸杞井，饮用此井中的水可以延年益寿。《本草纲目》记载："世传蓬莱县南丘村多枸杞，高者一二丈，其根盘结甚固。其乡人多寿，考，亦饮食其水土之气使然。"可见枸杞养生不独枸杞子也，此论还有证明，《续仙传》云："朱孺子见溪侧二花犬，逐入于枸杞丛下。掘之得根，形如二犬。烹而食之，忽觉身轻。"《保寿堂方》中更是把叶、花、子、根并用，创立地仙丹。书中是这样记载地仙丹的："昔有异人赤脚张，传此方于猗氏县一老人，服之寿百余，行走如飞，发白反黑，齿落更生，阳事强健。此药性平，常服能除邪热，明目轻身。春采枸杞叶，名天精草；夏采花，名长生草；秋采子，名枸杞子；冬采根，名地骨皮。并阴干，用无灰酒浸一夜，晒露四十九昼夜，取日精月华气，待干为末，炼蜜丸如弹子大。每早晚各用一丸细嚼，以隔夜百沸汤下。此药采无刺味甜者，其有刺者服之无益。"

枸杞药用早在《神农本草经》中就有记载，考其功效主治，似也不独指枸杞子，应该是枸杞的全株。《神农本草经》曰："枸杞，味苦，寒。主五内邪气，热中，消渴，周痹。久服，坚筋骨，轻身不老。"现在多用枸杞子滋补，枸杞根又名地骨皮，用于退热，实是缩小了它们的用药范围。

李时珍对此论述颇详，他说："据前数说，则枸杞之滋益不独子，而根亦不止于退热而已。但根苗子之气味稍殊，而主治亦未必无别。盖其苗乃天精，苦甘而凉，上焦心肺客热者宜之；根乃地骨，甘淡而寒，下焦肝肾虚热者宜之。此皆三焦气分之药，所谓热淫于内，泻以甘寒也。至于子则甘平而润，性滋而补，不能退热，只能补肾润肺，生精益气。此乃平补之药，所谓精不足者，补之以味也。分而用之，则各有所主；兼而用之，则一举两得。世人但知用黄芩、黄连，苦寒以治上焦之火；黄柏、知母，苦寒以治下焦阴火。谓之补阴降火，久服致伤元气。而不知枸杞、地骨甘寒平补，使精气充而邪火自退之妙，惜哉！予尝以青蒿佐地骨退热，屡有殊功，人所未喻者。"陈修园于《神农本草经读》解曰："枸杞气寒，禀水气而入肾；味苦无毒，得火味而入心。五内，即五脏。五脏为藏阴之地，热气伤阴即为邪气，邪气伏于中则为热中，热中则津液不足，内不能滋润脏腑而为消渴，外不能灌溉经络而为周痹。热甚则生风，热郁则成湿，种种相因，惟枸杞之苦寒清热可以统主之。"又曰："久服坚筋骨，轻身不老，耐寒暑三句，则又申言其心肾交补之功，以肾字从坚，补之即所以坚之也。坚则身健而轻，自忘老态；况肾水足可以耐暑，心火宁可以耐寒，洵为饮食之上剂。然苦寒二字，《本经》概根、苗、花、子而言。若单论其子，严冬霜雪之中，红润可爱，是禀少阴水精之气兼少阴君火之化，为补养心肾之良药；但性缓不可以治大病、急病耳。"

什么时候，枸杞独用其子，地骨皮独用其根？《本草衍义》是宋代重要的中药专著。寇宗奭说："枸杞，当用梗皮，地骨当根皮，枸杞子当用其红实，是一物有三用。其皮寒，根大寒，子微寒，亦三等。此正是孟子所谓性由柳之杞。后人徒劳分别……今人多用其子，真为补肾药，是曾未考究《经》意，当更量其虚实冷热用之。"由此可知，宋以前枸杞之名泛指枸杞全株。枸杞子单独入药，最早始于宋代。

古今繁衍宗嗣种子第一方——五子衍宗丸中用的就是枸杞子。

说起五子衍宗丸的历史，可以追溯到唐代《悬解录》中的五子守仙丸，五子守仙丸由余甘子、覆盆子、菟丝子、五味子、车前子5味子实类药物组成，并同时使用了枸杞嫩叶汁、莲子草汁、杏仁、好酒、生地黄汁、真酥、鹿角胶等7种配料。从这里可以看出，唐代五子守仙丸中用的是余甘子而不是枸杞子，但配方中又用了枸杞嫩叶。唐代开元年间，八仙之一张果老将此方献给唐玄宗，皇帝龙心大悦，秘藏于皇室。张果老作诗称赞其神妙曰："返老成少是还丹，不得守仙亦大难。要见鬓斑令却黑，一日但服三十丸。松竹本自无艳色，金液因从大制干。五子可定千秋旨，百岁如同一万年。"

五子衍宗丸，首见于明代张时彻所编著的《摄生众妙方》。书中记载："男子服此药，添精补髓，疏利肾气。不问虚实寒热，服之自能平秘，旧称本方古今第一种子方。有人世服此药，子孙蕃衍，遂成村落之说。"张时彻还说："予及数人用之殊验。"

五子衍宗丸方中的五子即枸杞子、菟丝子、覆盆子、车前子、五味子。用于因先天不足或后天失养，肾虚精亏所致腰膝酸软、阳痿不育、遗精滑精、小便频数、尿后余沥，舌淡苔白，脉沉细弱，性功能障碍等见上述证候者。近代医家在五子衍宗丸基础上化裁，广泛地应用于临床。柳少逸老师创制的九子填精方（菟丝子、枸杞子、沙苑子、女贞子、芦巴子、韭菜子、车前子、覆盆子、桑椹子、鹿角胶、龟甲胶、山萸肉），可用于治疗老年病、退行性疾病的虚损，但见肾精亏虚所致之髓虚脑晕、髓虚目眩、髓虚耳鸣、髓虚骨痛、髓虚神怯及男科肾虚精少精弱、阳痿早泄，妇科肾虚经少经闭等证，常与益元方或益元荣冲方合用；治疗胚胎发育不良时，与益元荣子方合用。可以说，数百年来，五子衍宗丸一直在繁衍传承中做着贡献。

枸杞其树寿逾松柏，万年不老，无论生于何地，其根皆能直达黄泉，莫不盛茂，从未见有自枯萎者。人服枸杞而寿，或亦因斯欤。张锡纯在《医学衷中参西录》中谓地骨皮："即枸杞根上之皮也。其根下行直达黄泉，禀地之阴气最浓，是以性凉长于退热。为其力优于下行有收敛之力，是以治有汗骨蒸，能止吐血、衄血，更能下清肾热，通利二便，并治二便因热下血。且其收敛下行之力，能使上焦浮游之热因之清肃，而肺为热伤作嗽者，服之可愈。是以诸家本草，多谓其能治嗽也。惟肺有风邪作嗽者忌用，以其性能敛也。"《药鉴》曰："地骨皮，气寒，味苦，无毒，纯阴。凉血之妙剂也。去皮肤上风邪，除骨节间劳热。君四物汤鹿角胶佐以丹皮，治妇人骨蒸最妙。佐解毒汤生地黄臣以茜根，治痘家热毒为良。又治足少阴手少阳有汗而骨蒸者。表寒忌用。"

历代治疗风毒、肺痿、骨蒸痨热、虚热内扰以及肺火喘嗽等证，方中必用地骨皮。古方黄芪鳖甲散、秦艽扶羸汤、清骨散、地骨皮饮、泻白散等，无不把地骨皮列为主要药物。但地骨皮的用量是取效的关键，《本草新编》有言："或问地骨皮治骨蒸之热，用之不见效者，何也？夫骨蒸之热，热在骨髓之中，其热甚深，深则凉亦宜深，岂轻剂便可取效乎，势必多用为佳。世人知地骨皮之可以退热，而不知多用，故见功实少耳。曰：黄柏、知母，亦凉骨中之热也，辟黄柏、知母，而劝多用地骨皮，何也？不知地骨皮非黄柏、知母之可比，地骨皮虽入肾而不凉肾，止入肾而凉骨耳。凉肾必至泻肾而伤胃；凉骨反能益骨而生髓。黄柏、知母泻肾伤胃，故断不可多用以取败。地骨皮益肾生髓，不可少用而图功。欲退阴虚火动、骨蒸劳热之证，用补阴之药，加地骨皮或五钱或一两，始能凉骨中之髓，而去肾中之热也。或问地骨皮用至五钱足矣，加至一两，毋乃太多乎，恐未必有益于阴虚内热之人耳？不知地骨皮，非大寒之药也，而其味又轻清，如用之少，则不能入骨髓之中而凉其骨。大寒恐其伤胃，微寒正足以养胃也。吾言用一两，犹少之辞，盖既有益于胃，自有益于阴矣。"

《本草汇言》中记载："枸杞能使气可充，血可补，阳可生，阴可长，风湿可去，有十全之妙焉。"现代扩大了地骨皮的应用范围，被广泛应用于糖尿病、高血压、牙痛、皮肤病、疮疡等病证。单方治病临床上多有报道：单味地骨皮治疗功能性低热，效果颇佳。《千金方》记载治疗虚劳客热："枸杞根，为末，白汤调服。有痼疾人勿服。"《济生方》中治疗骨蒸烦热及一切虚劳烦热，大病后烦热，并用地仙散："地骨皮二两，防风一两，甘草（炙）半两。每用五钱，生姜五片，水煎服。"《圣济总录》中治疗热劳如燎："地骨皮二两，柴胡一两，为末。每服二钱，麦门冬汤下。"《永类方》中记载妇人阴肿或生疮的治疗方法是："枸杞根煎水，频洗。"《圣济总录》治疗吐血不止的方子是："枸杞根、子、皮为散，水煎，日日饮之。"温州马大正医师治疗妊娠齿衄，用地骨皮 30g、升麻 15g，5 剂。水煎漱口，遂痊愈。《外科精义》治疗气瘘痔疮多年不愈者，方用应效散（又名托里散），就用地骨皮（冬月者）为末，每用纸捻蘸入疮内，频用自然生肉。更以米饮服二钱，一日三服。《肘后方》火赫毒疮的疗法："此患急防毒气入心腹。枸杞叶捣汁服，立瘥。"唐慎微在其著作《证类本草》中这样治疗痈疽恶疮，脓血不止："地骨皮不拘多少，洗净，刮去粗皮，取细白穰。以粗皮同骨煎汤洗，令脓血尽。以细穰贴之，立效。"徐建华以单味地骨皮外用治疗疮疡效果颇佳。治法：取生地骨皮 5g，炒地骨皮 5g，分别研粉，装瓶备用。用时取药粉敷于疮疡表面。初期用生者，破溃生、炒合用，纱布固定。每天换药 1 次，一般 3~5 次即愈。单味地骨皮研磨成粉，外敷还可治疗耳仓瘘等。李东垣在《兰室秘藏》中治疗口舌糜烂同样用地骨皮汤："治膀胱移热于小肠，上为口糜，生疮溃烂，心胃壅热，水谷不下。用柴胡、地骨皮各三钱，水煎服之。"还有人把枸杞子烘干研成粉末，用于治疗萎缩性胃炎，效果良好。

地骨皮以皮治皮，祛风止痒。《中医临床家——胡天雄》中记载："地骨皮性味苦寒，退伏热以除蒸；清肺而定喘。此外，尚可祛风热以止痒，则不甚为人所注意。"曾有一人患疹，遍身瘙痒，胸腹尤甚，久治未效。谭礼初老医师用地骨皮 30g，生地 30g，紫草 15g，猪蹄壳 7 个煎水服，三帖即愈。以药测证，知此种瘙痒，当有血分燥热证候之可验。又见一人患脓疱疮，瘙痒流汁，遍请县城诸老医治之不愈。一年轻女医师单用地骨皮一味煎水洗之，随洗随愈，因而声名大噪。"

我已年老，两眼昏花，也常服枸杞子。逮至须发变白，想到《本草杂识》中记载：地骨皮"弯髭发，益气血，令终身不白，但黑润而已"。我便学用地骨皮乌发，更想学习古人用枸杞的苗叶"天精草"，花"长生草"，果"仙地果"，根"地骨皮"，合而用之滋补强身。虽枸杞子、地骨皮易得，但花和叶难求。自从有了自己屋边地，便自己动手栽了几棵枸杞，从此可以把枸杞从头吃到脚，几年下来身体明显变好，诚古人不欺我也。

枸杞处处有之，不独宁夏也，但有学者提出，枸杞入药以中华枸杞为正宗，如有人栽培可以用野生枸杞移栽，山东的野生枸杞多是中华枸杞。种植枸杞时一定不要忘了枸杞叶澡浴可除病，《本草纲目》曰："正月一日，二月二日，三月三日，四月四日，以至十二月十二日，皆用枸杞叶煎汤洗澡。令人光泽，百病不生。"

二〇一九年十一月十一日

秋天里的银杏

深秋的一个周日，说是深秋，其实节气已过立冬，昨晚的一场风雨把天空洗刷得干干净净，暖阳已爬上楼顶，细思今天干点什么？爱人说，约几个朋友去拾银杏吧。近几年，经查体，发现我有轻度的冠状动脉粥样硬化，于是每年都去拾点银杏烤着吃。银杏黄酮苷能扩张血管，改善微循环，克服脑功能障碍，延缓心脑血管老化，对冠心病、老年性痴呆有较好的预防和治疗作用，同时，又能降低胆固醇，防止血栓形成和动脉粥样硬化，用于防治脑血栓形成，对恢复脑疲劳过度有明显作用。另外，它还可以促进细胞再生，因此有抗衰老的作用。

大约 20 世纪 80 年代，日照奎山镇的李村开始在傅疃河的北岸种植了几百亩银杏，30 多年过去了，小银杏已长成参天大树，而当年兴起的银杏产业却日渐萧条，叶无人采，果无人拾。

接近李村，路边的银杏树开始多了起来，下车慢慢步行，静静地欣赏着这染黄了的秋，终于悟出深秋为什么叫"金秋"了。银杏叶才是真正担起"金秋"大任的主角。置身银杏树林中，地上铺满了金黄的银杏叶，树上满带黄金甲，透过金黄的银杏叶仰望天空，满世界都金光灿烂。顿时想起宋朝葛绍体《晨兴书所见》诗："等闲日月任西东，不管霜风著鬓蓬。满地翻黄银杏叶，忽惊天地告成功。"

进入银杏林深处，风吹过，树上劈里啪啦地往下落银杏果。低头看地上，厚厚的银杏落叶上，铺满了一层银杏果。我们不再顾及树上落果，拿着袋子，精心地挑拾起地上的银杏果来，把这些圆圆的小果子剥开，就是一颗颗的白果。

银杏被植物界称为活化石，有植物界的"大熊猫"之称，是我国特有的多用途的孑遗植物，它在地球上已存在了1亿多年。日照是银杏的故乡，莒县浮来山古银杏，有着"天下银杏第一树"的美誉。据记载，这棵银杏早在春秋时期已栽植，生存期超过了2500年之久。清代顺治年间，莒州知州陈全国看了浮来山定林寺的古银杏后说，此树"盖至今已三千余年"，并赋诗曰："蓦看银杏树参天，阅尽沧桑不计年。汉柏秦松皆后辈，根蟠古佛未生前。"银杏不仅古老，也是与松、柏、槐一同被誉为四大长寿观赏树的长寿树。现在，每到深秋，莒县古银杏上结的银杏果论个卖给游客，大家都想沾点长寿树的仙气吧，可见之珍贵。

银杏最早的名字叫"鸭脚子"，叶似鸭脚，因以为名。此名最早见于宋朝，梅尧臣《鸭脚子》道："高林似吴鸭，满树蹼铺铺，结子繁黄李，炮仁莹翠林，神农本草阙，夏禹贡书无，遂压葡萄贵，秋来偏上都。"宋代，银杏成为贡品，始称"银杏"。欧阳修在《和圣俞李侯家鸭脚子》中说："鸭脚生江南，名实未相浮。绛囊因入贡，银杏贵中州。致远有余力，好奇自贤侯。因令江上根，结实夷门秋。始摘才三四，金奁献凝飚。公卿不及识，天子百金酬。"明代李时珍在《本草纲目》中说："白果，鸭脚子。原生江南，叶似鸭掌，因名鸭脚。宋初始入贡，改呼银杏，因其形似小杏而核色白也，今名白果。"可以看出，到宋代银杏成了贡品，此后银杏备受推崇，以京师为中心，逐渐被人们所广泛种植。又称"公孙树"，这是因为银杏实生树结实较晚，大约需要几十年，明代周文华《汝南圃史》提到"银杏，一名公孙树，言公种而孙始得食"的说法，故得其名。

银杏药用在《神农本草经》没有记载，南宋王继先著《绍兴本草校注》，新添药中有"银杏"一条，说明银杏已被列入药品。《食物本草》中首次出现"白果"一名，银杏药用才盛行。至明朝白果之名大盛，被李时珍收入《本草纲目》。李时珍曰："熟食温肺益气，定喘嗽，缩小便，止白浊；生食降痰，消毒杀虫；（捣）涂鼻面手足，去皶泡，皯黯，皱皱及疥癣疳匿、阴虱。"

银杏益肺气，定喘嗽，代表方剂当为治喘名方定喘汤。此方出自明·《摄生众妙方》，又名白果定喘汤。药物组成：白果二十一个，麻黄三钱，苏子二钱，甘草一钱，款冬花三钱，杏仁一钱五分，蜜炙桑白皮三钱，炒黄芩一钱五分，法半夏三钱。主治：痰热内蕴，肺气上逆，症见痰多气急，痰稠色黄，哮喘咳嗽，或有恶寒发热，舌苔黄腻，脉滑数。临床主要用于治疗支气管哮喘急性发作、慢性阻塞性肺疾病急性加重期、慢性支气管炎、毛细支气管炎等病。

张秉成在《成方便读》中谓此方："治肺虚感寒，气逆膈热，而成哮喘等证。夫肺为娇脏，畏热畏寒，其间毫发不容，其性亦以下行为顺，上行为逆。若为风寒外束，则肺气壅闭，失其下行之令，久则郁热内生，于是肺中之津液，郁而为痰，哮嗽等疾所由来也。然寒不去则郁不开，郁不开则热不解，热不解则痰亦不能遽除，哮咳等疾，何由而止？故必以麻黄、杏仁开肺疏邪，半夏、白果、苏子化痰降浊，黄芩、桑皮之苦寒，除郁热而降肺，款冬、甘草之甘润，养肺燥而益金。数者相助为理，以成其功。宜乎喘哮痼疾，皆可愈也。"

龚廷贤在《寿世保元》中称定喘汤治"哮吼如神"。龚廷贤编方歌曰："诸病原来有药方。惟愁哮喘最难当，麻黄桑杏寻苏子，白果冬花更又良，甘草黄芩同半夏，水煎百沸不须姜。病患遇此仙方药，服后方知定喘汤。"又曰："一论人素有喘急，遇寒暄不常，发则哮吼不已，夜不能睡者，用此。"

柳少逸老师编著的《柳吉忱诊籍纂论》记载了吉忱公常用右归阳和饮佐白果治疗喘证。吉忱公谓："肾虚为病，不能纳气以归元，故气逆而上，咳嗽痰盛，或喘或胀，髓虚多唾，足冷骨痿，胸腹百骸俱为之牵制。"《丹溪心法》云："有脾肾俱虚，体弱之人，皆能发喘。"盖因肺为气之主，肾乃气之根。肾虚气不归原，肺损气无依附，孤阳浮泛作喘，肺气膹郁作咳。肾阳虚弱，肾精不足，痰饮壅滞者，必借以真火以煦和，真水以濡养，同时佐以化痰逐饮之品。咳喘一证，前人有"久病在肾""其标在肺，本在肾"之说，虽云"脾为生痰之源，肺为贮痰之器"，然肾司蒸化，固藏摄纳，实属首位。右归阳和饮由右归丸合阳和汤及《济生方》之人参胡桃汤（人参、胡桃）组成。

右归阳和饮证案。

张某，女，49岁，鞋厂工人。1975年3月11日初诊。

病人气喘经年，时发时止，近日发作，嗽而痰多，清稀有泡沫，呼吸急促，张口抬肩，伴脘痞纳呆，胸闷短气，动则心悸，腰膝酸软，舌质淡，苔薄白，舌体胖伴齿痕，脉沉细微弦。X线片示：慢性支气管炎并肺气肿。证属肺肾气虚，痰浊壅滞，肺气膹郁而致咳喘。治宜益肾宣肺，豁痰化饮，止咳平喘之剂。予右归阳和饮化裁。处方：熟地 20g，肉桂 3g，制附子 10g，鹿角胶 10g（烊化），龟甲胶 10g（烊化），炙麻黄 6g，白芥子 6g，茯苓 15g，红参 6g，菟丝子 15g，山萸肉 12g，芦根 15g，葶苈子 10g，陈皮 10g，胡桃仁 10g，海浮石 6g，白果 10g，川贝 6g，炙甘草 10g。水煎服。3 月 18 日，服药 7 剂，咳嗽痰多已减，动则仍见气喘，脉仍见弦。予以原方加黄芪 15g，赤灵芝 10g，继服。3 月 26 日，继服 7 剂，咳息喘平，胸闷脘痞症悉除，惟动则仍有短气心动悸之感。予以原方加蛤蚧一对，制成蜜丸以为续治。

　　柳少逸老师解读：右归阳和饮由右归丸合阳和汤，及《济生方》之人参胡桃汤（人参、胡桃）组成。方中熟地益肾填精，大补阴血，俾化气有源，摄纳有司，任为主药；鹿角乃血肉有情之品，生精补髓，养血助阳，有阴阳双补之能；附子峻补下焦元阳，具助阳化气之功；肉桂补火助阳，备引火归原之效，三药为辅，则补肾益元之功倍增。菟丝子禀气中和，平补足之三阴；山萸肉涩温质润，补益肝肾；核桃肉甘润温涩，补益肺肾，三药既可补阳又可滋阴，为阴阳双补，阴中求阳之品。人参补益脾肺，茯苓健脾和中。以杜生痰之源；麻黄宣肺平喘，白芥子豁痰化饮，则标证可疗，共为佐使药。于是，主、辅、佐、使朗然，俾肾中之阳得补，散失之真阳得收，肾充，肺肃，脾健，痰除，则哮喘得瘳。而方加龟甲胶，辅鹿角胶、人参诸药，乃"龟鹿二仙胶"之伍，以成填精补阴，益气壮阳之功；药用陈皮、海浮石、川贝、白果，乃清肺化痰之用。黄芪，《神农本草经》以其甘温之性，谓其具"养五脏，强阴，益精气"之功；赤灵芝，《神农本草经》以其苦平之性，谓其具"治胸中结，益心气，补中，增智慧"之效。故二诊时，药加黄芪、赤灵芝二味，吉忱公名芪灵煎，以健脾益气和中之功，而补后天之本，以杜生痰之源。清代宝辉在《医医小草》中记云："方有膏丹丸散煎饮汤渍之名，各有取义。膏取其润，丹取其灵，丸取其缓，煎取其下达，饮取其中和，汤取其味，以涤荡邪气，渍取其气，以留连病所。"三诊时，方加补肺益肾之蛤蚧为丸剂，乃"丸取其缓"，作防复发之用。《素问·四气调神大论》有云："是故圣人不治已病治未病，不治已乱治未乱，此之谓也。夫病已成而后药之，乱已成而后治之，譬犹渴而穿井，斗而铸锥，不亦晚乎！"本案乃"慢性气管炎合并肺气肿"病人，为器质性病变，以"汤取其味，以荡邪气"，而咳喘息，乃"戡乱"之治也。而"丸取其缓"，乃公"治未乱"之举也。

　　柳少逸老师治疗慢性咳喘病人，常嘱每年入秋新梨上市熬"银杏川贝梨膏"以防疾病的复发。膏方：仕梨 5kg，白萝卜 1.5kg，切丝煮汁浓缩，入川贝、白果仁、沙参末各 60g 成膏。每日三次，每次 20mL。

银杏止带浊，代表方剂为《傅青主女科》的易黄汤。药物组成：山药 30g（炒），芡实 30g（炒），黄柏 6g（盐水炒），车前子 3g（酒炒），白果 10 枚（碎）。功能主治：妇人任脉不足，湿热侵注，致患黄带，宛如黄茶浓汁，其气腥秽者。

傅青主解此方曰：妇人有带下而色黄者，宛如黄茶浓汁，其气腥秽，所谓黄带是也。夫黄带乃任脉之湿热也。任脉本不能容水，湿气安得而入而化为黄带乎？不知带脉横生，通于任脉，任脉直上走于唇齿，唇齿之间，原有不断之泉下贯于任脉以化精，使任脉无热气之绕，则口中之津液尽化为精，以入于肾矣。惟有热邪存于下焦之间，则津液不能化精，而反化湿也。夫湿者，土之气，实水之侵；热者，火之气，实木之生。水色本黑，火色本红，今湿与热合，欲化红而不能，欲返黑而不得，煎熬成汁，因变为黄色矣。此乃不从水火之化，而从湿化也。所以世之人有以黄带为脾之湿热，单去治脾而不得痊者，是不知真水、真火合成丹邪、元邪，绕于任脉、胞胎之间，而化此黔色也，单治脾何能痊乎！法宜补任脉之虚，而清肾火之炎，则庶几矣。方用易黄汤。水煎，连服四剂，无不痊愈。此不特治黄带方也，凡有带病者，均可治之，而治带之黄者，功更奇也。盖山药、芡实专补任脉之虚，又能利水，加白果引入任脉之中，更为便捷，所以奏功之速也。至于用黄柏清肾中之火也，肾与任脉相通以相济，解肾中之火，即解任脉之热矣。

银杏能缩小便，《品汇精要》记载云："煨熟食之，止小便频数。"夜尿频多者，常服银杏有很好的治疗作用。古代科举考试，很多举子因怕考试时尿急，因而在考试前都要煮白果吃。陈淏子《花镜》中有记载道："惟举子廷试煮食，能截小水"，说的就是这个道理。

治疗肺结核，服药后部分病人的发热、盗汗、咳嗽、气喘、咳血、食欲不振等，都有不同程度的好转。用法：在中秋节前夕，将半青带黄的银杏（选取外表丝毫无损的大颗粒）摘下，不用水洗，亦不去柄，随即浸入生菜油内，浸满 100 天后即可使用。每日早、中、晚各服 1 粒（小儿酌减），饭前服，视病情连服 1~3 个月。

清代张璐的《本经逢原》中有记载曰："白果有降痰清毒杀虫之功能，可治疗疮疥疽瘤、乳痈溃烂、牙齿虫龋、小儿腹泻、赤白带下慢性淋浊遗精遗尿等症。"《滇南本草》有云："大疮不出头者，白果肉同糯米蒸合蜜丸，与核桃捣烂为膏服之，治噎食反胃、白浊、冷淋；捣烂敷太阳穴，止头风眼疼，又敷无名肿毒。"治小儿腹泻：白果二个，鸡蛋一个。将白果去皮研末，鸡蛋打破一孔，装入白果末，烧熟食。治诸般肠风脏毒的处方：生银杏四十九个。去壳膜，烂研，入百药煎末，丸如弹子大。每服三丸，空心细嚼米饮下。治牙齿虫露：生银杏，每食后嚼一个，良。治鼻面酒渣，用银杏、酒醇糟，同嚼烂，夜涂旦洗。治头面癣疮：生白果仁切断，频擦取效。治乳痈溃烂：银杏半斤，以四两研酒服之，以四两研敷之。治癫痫可以将白果30g（连壳）烧炭存性研末，每次3g，每日3次，用酒送服，于发病后连续服完。治神经性头痛，将带壳白果60g捣裂，加水500mL，文火煎至300mL，分早、晚2次服，上药可连煎3次，服3次。

银杏性平，味甘、苦、涩，有小毒。《日用本草》记载道："多食壅气动风。小儿多食昏霍，发惊引疳。同鳗鲡鱼食患软风。"《本草纲目》有言："多食令人胪胀。"而古代食用白果，养生延年。日本人有每日食用白果的习惯，西方人圣诞节必备白果。银杏在宋代被列为皇家贡品，由此可以看出它在宋代是皇室的食品之一，而且得到皇帝与贵族的喜爱。从食用方式来看，银杏主要有炒食、烤食、煮食、蜜饯、罐头、饮料、酒类等。因此可以得出，熟食银杏毒性大为减少。如果有毒，皇帝不可能食用，而文人墨客也不可能当作茶食或礼品赠送给好友。陆游《听雪为客置茶果》一诗中有云："青灯耿窗户，设茗听雪落。不钉栗与梨，犹能烹鸭脚。"北宋欧阳修在《梅圣俞寄银杏》中道："鹅毛赠千里，所重以其人。鸭脚虽百个，得之诚可珍。"梅尧臣在《代书寄鸭脚子于都下亲友》中说："后园有嘉果，远赠当鲤鱼。中虽闻尺素，加餐意何如。"《依韵酬永叔示予银杏》中云："去年我何有，鸭脚赠远人。人将比鹅毛，贵多不贵珍。"

定喘汤白果用量在21枚，约为25g，我自己曾一晚食用烤熟的银杏60多枚，除一夜没有小解外，无任何不适。一般认为引起中毒及中毒的轻重，与年龄大小、体质强弱及服食量的多少有密切关系。生食毒性较大，熟食毒性较小，由此提示临床上一般入煎剂，煮熟后的银杏还是比较安全的。银杏的外壳可以解银杏毒，这也是好多医家连壳捣碎用的原因，而且壳白入肺，敛肺定喘的效果更好。

银杏除果仁外，其叶的药用价值更值得重视。近几十年，通过对银杏叶进行药理及其他方面的研究，证明银杏叶提取物能明显改善心脑供血不足，促进脑部血液循环，增加大脑血流量，增强记忆力，改善器质性脑部神经症状，脑部病变，对各种形式的痴呆、末梢循环障碍（尤其是下肢动脉病变）有一定效果。

二〇一九年十一月十五日

酸枣仁——睡多生使，不得睡炒熟

　　小雪已过，天更高云也淡，萧萧的西北风刮得秋叶凋零，树梢上只剩下人们还没有摘的红红的苹果，黄黄的柿子，昭示着人们平平安安，事事如意。

　　迎着西北风，顺着山间小路，来到日照水库西边的瞻埠潭村，沟沟坎坎兀立着一丛丛的酸枣树，酸枣树高不足米，满身硬刺，明知道长不成栋梁大树，仍顽强地成为一簇怒放的生命。正因为其顽强，侵占土地，被人们毫不留情地清除，逼到了沟岔地头。于是，岭坡、沟壑、路边、崖壁是酸枣的立命之所，作为无用之物，被人们当作野柴，燃烧于锅底。

　　望着枝头挂满了圆溜溜、红彤彤的酸枣，我情不自禁地摘了起来，但半个小时摘了不到200克，而且手已被扎出了血。这时，一位老者过来，看着我笨拙地摘酸枣的模样笑了起来，然后他转身拿了一个编织袋铺到枣树底下，又用锨棒插在两个较粗的酸枣枝间，有节奏地晃动树枝，熟透了的酸枣便纷纷落在了编织袋上，不多一会，就采了2000多克。我感谢老者，问老者："酸枣仁是很好的中药，而且价格很高，为何这么多的酸枣没有人采啊？"老者说："人工采酸枣一天累得不行也挣不了多少钱，外出打工一天挣200多元，采了酸枣还要除去外皮，晒干，挺费劲的，所以人们宁可出去打工，也不上山打酸枣。"说着，我俩各抓了一小把，开始吃了起来。

　　薄薄的外皮里面有很少的枣肉，酸中带甜，吃了十几个，嘴里只是一点皮的渣滓，老者把没有吃完的扔了，拍拍手说不好吃，我真正体会到什么叫"食之无味，弃之可惜"。老者问我采酸枣做什么，我说酸枣树浑身都是药，酸枣叶：①镇定、养心安神，可治失眠；②镇痛抗惊厥，降温；③使血压持续下降；④可使烧伤引起的皮肤损害加快恢复。酸枣肉有止血、止泻的功效。

酸枣树皮可用于烧烫伤，外伤出血，月经不调，崩漏。酸枣树根味涩，性温，治便血，烧烫伤，高血压，遗精，白带。酸枣仁是一味被历代医家公认的治疗失眠的良药，诚中药最良善之安眠剂也。对于轻度失眠证，每服10g，疗效可靠。

《神农本草经》记载的是酸枣，曰："味酸平，主心腹寒热邪结气聚，四肢酸疼湿痹。久服安五脏，轻身，延年。"这里谓酸枣味酸，应该指的是酸枣的果肉，而不是酸枣仁的气味。品尝酸枣仁气微味淡，无酸味，其性平。《名医别录》记载："酸枣，无毒。主治烦心不得眠，脐上下痛，血转，久泄，虚汗，烦渴。补中，益肝气，坚筋骨，助阴气，令人肥健。生河东，八月采实，阴干，四十日成（恶防己）。""主烦心不得眠"，这是酸枣安神作用的最早记载。"八月采实，阴干，四十日成"，由此可以得出《名医别录》中记载的酸枣应该是酸枣实。《唐本草》对此进行了注释："此（酸枣）即枣实也，树大如大枣，实无常形，但大枣中味酸者是。《本经》惟用实，疗不得眠，不言用仁，今方用其仁补中益气。自补中益肝已下，为酸枣仁之功能。"可见，《名医别录》用之安神的当为酸枣实，后世医家多沿用此说。现在只用其仁不能不说是没有理解《本经》之旨，缩小了酸枣的应用范围，我更倾向于用酸枣实。《本经逢原》中记载的酸枣仁的功效和主治，似乎说的也是酸枣实，其曰："酸枣仁，熟则收敛精液，故疗胆虚不得眠，烦渴虚汗之证；生则导虚热，故疗胆热好眠，神昏倦怠之证。按酸枣本酸而性收，其仁则甘润而性温，能散肝、胆二经之滞，故《本经》治心腹寒热，邪气结聚，酸痛血痹等证皆生用，以疏利肝、脾之血脉也。盖肝虚则阴伤而烦心，不能藏魂，故不得眠也。伤寒虚烦多汗，及虚人盗汗，皆炒熟用之，总取收敛肝脾之津液也。"

《本草拾遗》谓酸枣仁："睡多生使，不得睡炒熟。"王好古曰："酸枣仁治胆虚不眠，寒也，炒服；治胆实多睡，热也，生用。"从而说明酸枣仁生、炒熟不同的功效和应用。《本草纲目》谓："酸枣仁甘而润，故熟用疗胆虚不得眠，烦渴虚汗之证；生用疗胆热好眠。皆足厥阴、少阳药也，今人专以为心家药，殊昧此理。"明确了酸枣仁入心、肝、胆经。其安神的作用更与入胆经有关，俗语"心虚胆怯""心惊胆战"等，都与胆主决断有关。《本草经疏》对此作了很好的论述："酸枣仁，实酸平，仁则兼甘。专补肝胆，亦复醒脾。熟则芳香，香气入脾，故能归脾。能补胆气，故可温胆。母子之气相通，故亦主虚烦、烦心不得眠。其主心腹寒热，邪结气聚，及四肢酸疼湿痹者，皆脾虚受邪之病，脾主四肢故也。胆为诸脏之首，十一脏皆取决于胆，五脏之精气，皆禀于脾，故久服之，功能安五脏。"酸枣仁为肝胆家之正药，治疗夜半子时发病及不眠效果显著。《圣惠方》治胆虚睡卧不安，心多惊悸：酸枣仁一两。炒熟令香，捣细罗为散。每服二钱，以竹叶汤调下，不计时候。

酸枣仁汤，是治疗失眠的千古奇方，《金匮要略》中记载："虚劳虚烦不得眠，酸枣仁汤主之。"药物组成：酸枣仁二升、炒，茯苓二两，知母二两，川芎二两，甘草一两。上五味，以水八升，煮酸枣仁得六升，纳诸药，煮取三升，分温三服。

所谓虚劳，指平时气血虚弱，体质差，不耐劳，也因为家里某些事情，例如红白喜事，整日劳作，以至于过度劳累，虽然累，但是仍然睡不着觉，越想睡越睡不着，越心烦不安。《古今名医方论》曰："枣仁酸平，应少阳木化，而治肝极者，宜收宜补，用枣仁至二升，以生心血，养肝血，所谓以酸收之，以酸补之是也。顾肝郁欲散，散以川芎之辛散，使辅枣仁通肝调营，所谓以辛补之。肝急欲缓，缓以甘草之甘缓，防川芎之疏肝泄气，所谓以土葆之。然终恐劳极，则火发于肾，上行至肺，则卫不合而仍不得眠，故以知母崇水，茯苓通阴，将水壮金清而魂自宁，斯神凝魂藏而魄且静矣。此治虚劳肝极之神方也。"此方治虚劳虚烦不得眠，几乎一剂知，二剂已，不得不佩服古人组方之智慧！

柳少逸老师编著的《柳吉忱诊籍纂论》中，记载吉忱公用"加味酸枣仁汤"治疗失眠不寐。

加味酸枣仁汤证案。

郝某，女，32岁，栖霞松山人。1981年2月7日初诊。主诉：心烦意乱，不寐，纳呆，大便微结，舌淡无苔，脉沉弱无力，余均正常。西医诊为神经衰弱症。中医辨证属枢机不利，肝郁化火，扰动心神而致不寐。治宜理气导滞，透达郁阳，佐以养血安神，清热除烦。予加味酸枣仁汤调之。处方：炒枣仁30g，远志10g，桑椹子30g，柴胡10g，白芍12g，枳壳10g，木香10g，白术12g，瓜蒌12g，陈皮12g，知母10g，菖蒲12g，党参30g，夜交藤20g，川芎10g，龙牡各20g，三仙各10g，茯神10g，甘草10g，生姜3片、大枣3枚为引，水煎服。3月9日复诊，经治1个月，诸症悉减，然仍心烦不得眠。处方：柴胡10g，桂枝9g，龙牡各20g，白芍12g，炒枣仁30g，桑椹子30g，磁石30g，陈曲15g，郁金10g，党参15g，白术10g，茯苓12g，夜交藤20g，麦芽10g, 龙胆草6g, 甘草10g, 生姜3片、大枣5枚、小麦1把为引, 10剂, 水煎服。4月16日, 药后睡眠可, 心烦、纳呆诸症悉除。为固药效, 嘱服天王补心丹。

柳老师解读: 此案病人, 始病时因心情不舒, 致枢机不利, 肝气郁结, 郁久化火, 扰动心神而发不寐。胸阳被郁, 不能通达四末, 而见脉沉弱无力。故公有《伤寒论》之四逆散以理气导滞, 透达郁阳为治。经云: "热淫于内, 治以咸寒, 佐以甘苦, 以酸收之, 以苦发之。"对此, 成无己注云: "枳实、甘草之苦, 以泻里热; 芍药之酸, 以收阴气, 柴胡之苦, 已发表热。"并谓"四逆散以散传阴之热也"。此即四逆散透解郁热, 疏肝理脾, 以除"心烦不得眠"之理也。主以《金匮要略》之酸枣仁汤伍茯神、桑仁、夜交藤、菖蒲, 养血安神, 以救其本, 并兼清热除烦之功; 药加龙骨、牡蛎, 乃镇惊安神, 以敛"不守舍"之神, 尤药用牡蛎, 乃"治以咸寒"之谓也。诸药合用, 公谓方名"加味酸枣仁汤"。药入瓜蒌, 乃清热散结、润肠通便之伍; 方入党参、白术, 与茯苓、甘草, 乃四君子汤之伍, 以成健脾和胃之用, 而纳呆之候可解。

酸枣仁不但可治疗失眠, 而且可以治疗癫狂, 这要从孙思邈说起。唐代永淳年间, 相国寺和尚名允惠, 患了癫狂, 经常妄哭妄动, 狂呼奔走。经孙思邈治愈, 孙思邈曰: "此病是用辰砂酸枣仁乳香散治之, 即取辰砂一两, 酸枣仁及乳香各半两, 研末, 调酒服下, 以微醉为度, 服毕令卧睡, 病轻者, 半日至一日便醒, 病重者二三日方觉, 须其自醒, 病必能愈, 若受惊而醒, 则不可能再治了。昔日吴正肃, 也曾患此疾, 服此一剂, 竟睡了五日才醒, 醒来后病也好了。"宋·《太平惠民和剂局方》中有"宁志膏"治丧心病狂, 其方药及方义与孙思邈的方法相似: 酸枣仁(微炒, 去皮)、人参各一两, 辰砂(研细, 水飞)半两, 乳香一分。四药研末, 炼蜜为丸, 如弹子大, 每服一粒, 温酒化下, 也可用酸枣仁煎汤, 空腹临睡前服。

《本草汇言》谓酸枣仁: "荣筋养髓, 和胃运脾。"随着电脑的普及, 现代人的工作多以静态为主, 交通越来越方便, 出门坐车, 上下楼乘电梯, 回到家就在电视或电脑前一坐或低头玩手机, 缺少筋骨的锻炼, 于是在不知不觉中, 患上了颈肩腰腿痛。究其原因, 就是肢体关节僵硬板结, 也就是"筋缩"了, 此即"用则进、废则退"之理。这种病首先要治"筋",《辨证录》中就有一个配伍酸枣仁的养筋汤, 关于其疗效, 该书记载: "水煎服, 一剂筋少舒，四剂筋大舒，十剂疼痛、酸麻之症尽除。"这神奇的方子中只有 5 味药：白芍 30g，熟地 30g，麦冬 30g，炒枣仁 9g，巴戟天 9g。功能主治：补肾养心，滋肝舒筋。主治有二：一是行役劳苦，动作不休，以至筋缩不伸，卧床呻吟，不能举步，遍身疼痛，手臂酸麻。二是肝肾不足，心阴亦虚，筋缩不伸，卧床呻吟，不能举步，遍身疼痛，手臂酸麻。

酸枣仁安心神，调睡眠，故称"调睡参军"，生、炒功殊，和而用之，其效更妙，不知者，当细思悟之！但生酸枣仁同样具有镇定效果，也能安眠，但炒枣仁的镇静作用优于生枣仁。焦树德曰："我治失眠是用炒枣仁，最好是新炒的。"而对白天昏昏沉沉，晚上又睡不着的，生、熟两用效果更好。对于酸枣仁用量，刘惠民先生有独特的体会——酸枣仁不仅是治疗失眠不寐的要药，且具有滋补强壮作用，久服能养心健脑，安五脏强精神。"酸枣仁用至五十粒即可中毒"之说不足为凭。他临床应用此药，其用量除根据体质强弱、病情轻重酌定外，一般成人一次剂量在 30g 以上，甚至有 75~90g 者，用量五六倍于他人。实践证明，只要配伍得宜，大多可应手取效。刘老不仅对此药用量有所突破，对本药的应用范围也有所开拓。他认为在一些功能性疾病的治疗中，如能根据病情和体质酌情应用重剂酸枣仁，也是取效的关键。

酸枣仁临床应用较多，《医学衷中参西录》记载了正胆汤，疗效颇为神奇：有因"胆倒"而呕吐不止者，《续名医类案》记载："许宣治一儿十岁，从戏台倒跌而下，呕吐苦水，绿如菜汁。许曰：此'胆倒'也，胆汁倾尽则死矣。方用温胆汤，加枣仁、代赭石，正其胆腑，可名正胆汤，一服吐止。"现代作为治疗胆汁反流性食管炎和反流性胃炎的特效方，被广泛应用于临床。

二〇一九年十一月二十八日

威灵仙——威武灵奇，仙趣也

关注威灵仙久矣，清代黄宫绣曰："威喻其性，灵喻其效，仙喻其神耳。"唐代贞元年间，周君巢之《威灵仙传》云："威灵仙去众风，通十二经脉，朝服暮效。疏宣五脏冷脓，宿水变病，微利，不泻人。服此四肢轻健，手足微暖，并得清凉。"现代研究发现：威灵仙有抗炎、镇痛、镇静、抑制血小板聚集、降血压、抗肿瘤、抗光敏等作用。单品或提取物常被用于消化道肿瘤、急性乳腺炎、胆结石、慢性胆囊炎、角膜溃疡等。如此治病良药，何致后世不知用之，处方中难得一见，而在民间成了治疗骨鲠的专药？《乾坤生意》中有载：威灵仙，米醋浸二日，晒研末，醋糊丸梧桐子大，每服二三丸，治诸骨鲠咽。《本草纲目》中用威灵仙一两半、砂仁一两、砂糖一盏，煎水温服。《圣济录》用威灵仙五钱，井水煎服，治疗鸡鹅骨髓法甚效，加醋口含慢咽更效。在我的记忆里，只有小活络丹下附方大活络丹中配伍威灵仙，师傅不教，学生就不会用，如此良药，如此尴尬，使人不解。

又威又灵又仙的威灵仙，药威猛，功效甚灵而性颇锐利，又名老虎须。老虎的屁股都摸不得，何况老虎须？大致其虎狼之性，很多人驾驭不了。李时珍曰："气壮者服之有捷效，其性大抵疏利，久服恐损真气，气弱者亦不可服之。"更有很多医者认为：体虚气弱者慎用；血虚而致的筋骨拘挛疼痛忌用；若气血本亏虚则更要禁用，否则气血亏耗会更加严重。过去患虚劳病者多，则耗散气血的威灵仙用之较少。现代顿顿鱼肉穿肠过，导致营养过剩，代谢障碍，身体中瘀堵不通成了常见病，如此通十二经脉、攻关夺隘的威灵仙成为治疗时代病的仙药，重新认识威灵仙就有必要了。

《威灵仙传》中记载了一个故事："先时，商州有人病手足不遂，不履地者数十年。良医殚技莫能疗。所亲置之道旁，以求救者。遇一新罗僧见之，告曰此疾一药可活，但不知此土有否？因为之入山求索，果得，乃威灵仙也。使服之，数日能步履。其后山人邓思齐知之，遂传其事。"从这个故事中，"商州有人"的这个人当是患"血痹"，长期的血痹，瘀血留于经络证变虚劳；虚劳不能行气血，痹而不行之处，其经络多有瘀滞，故《金匮要略》将血痹虚劳合为一篇。从这个故事可以得知，威灵仙对虚劳之有实证者，用之也是对证之药。《本草新编》对威灵仙的禁忌描述为："威灵仙乃攻痰祛湿妙药，子谓散人真气，败人活血，是威灵仙乃害人之物，非益人之物乎？曰：吾戒人长饮频服者，恐风痰邪湿已去仍用之，非教人风痰邪湿之未去而用之，故戒之也。"

教科书中介绍了威灵仙的种种作用："此药治丈夫、妇人中风不语，手足不遂，口眼㖞斜，言语謇滞，筋骨节风，绕脐风，胎风头风，暗大风，皮肤风痒，白癜风，热毒风疮，头旋目眩，手足顽痹，腰膝疼痛，久立不得，曾经损坠，腰痛，肾脏风壅，伤寒瘴气，憎寒壮热，头痛流涕，黄疸黑疸，头面浮肿，腹内宿滞，心头痰水，膀胱宿脓，口中涎水，冷热气壅，肚腹胀满，好吃茶滓，心痛，注气膈气，冷气攻冲，脾肺诸气，痰热咳嗽气急，坐卧不安，气冲眼赤，攻耳成脓，阴汗盗汗，大小肠秘，服此立通，气痢痔疾，瘰疬疥癣，妇人月水不来，动经多日，气血冲心，产后秘涩，孩子无辜，并皆治之。其法采得根，阴干月余，捣末。"验之临床确实收到很好的功效。

威灵仙，治痛之要药。《本草蒙筌》曰："威灵仙，盖性好走，能通行十二经，为诸风湿冷痛要药也。"《开宝本草》谓威灵仙主治"腰膝冷疼，及疗折伤"。历来以"祛风湿、通经络、止痹痛"为威灵仙主要功效，常用于风寒痹证，经配伍后可用于湿热痹证的治疗。《本草备要》曰："宣，行气祛风。辛泄气，咸泄水，《本草》苦，元素甘。气温属木。其性善走，能宣疏五脏，通行十二经络。治中风痛风，头风顽痹，湿热流于肢节之间，肿属湿，痛属热，汗多属风，麻属气虚，木属湿痰死血。十指麻木，亦是胃中有湿痰死血，脾主四肢故也。痛风当分新久，新痛属寒，宜辛温药；久痛属热，宜清凉药。河间所谓暴病非热，久病非寒是也。大法宜顺气、清痰、搜风、散湿、养血、去瘀为要……一切冷痛，性极快利，积疴不痊者，服之有捷效。"

历代本草中，对威灵仙"利腰膝胫踝湿渗冷疼"的作用多有记载。《普济方》中用之配川乌、五灵脂治疗手足麻痹，时发疼痛；或跌扑损伤，痛不可忍；或瘫痪等。《圣惠方》用之治疗腰脚疼痛久不瘥。《海上集验方》用其治中风手足不遂，口眼歪斜，筋骨关节诸风腰膝疼痛，伤寒头痛等。《拈仙集》有威灵仙和甘草组成的二妙汤，外洗治一切风痹瘫痪，筋骨疼痛。正是由于威灵仙温阳通络，有走窜之功，通行十二经脉，所以在现代临床中用于治疗"不通"引起的诸多痛证。

柳吉忱公善用威灵仙治疗痹证。公认为，威灵仙辛散善走，性温通利，能通行十二经，既可驱在表之风，又能化在里之湿，通经达络，可导可宣，为驱除风湿痹痛之要药。在柳少逸老师编著的《柳吉忱诊籍纂论》中，公创制"三痹灵仙汤"应用于临床，多收预期。

三痹灵仙汤证案。

陈某，女，33岁，福建省福州人，军人家属，1977年9月8日就诊。发病3年，产后左腿抽筋，继之左腿麻木酸痛，头部伴有湿疹。经省人民医院治疗无效。现病症仍如前，体质消瘦，面色萎黄，服镇痛药后痛轻，阴雨天仍酸麻，头昏加重，左腿臀肌酸麻萎缩、松弛，梨状肌腹有弥漫性肿胀、压痛。直腿抬高试验60°以前疼痛明显，超过后疼痛反而减轻。主动下肢外展外旋时可引起坐骨神经痛。查舌质淡无苔，六脉沉迟而弱。此乃肝肾亏虚，湿着肌腠，血虚寒凝之证。治宜养肝肾，补气血，祛寒湿，止痹痛之法。予三痹汤化裁。处方：黄芪30g，桂枝10g，当归15g，白芍12g，灵仙10g，熟地15g，川芎10g，苍术12g，黄柏10g，苡米20g，没药10g，茯苓12g，龙骨15g，杜仲10g，牛膝10g，细辛3g，独活12g，防风10g，秦艽10g，炙甘草10g，生姜3片，大枣4枚为引。9月14日复诊，服药5剂，头部湿疹消退，惟有臀肌麻木疼痛，舌淡无苔，脉沉涩，以三痹汤加萆薢12g，石斛10g，桑枝30g，水煎服。9月20日三诊，病人欣然告知，续服中药5剂，肢体痛麻挛急悉除。

柳少逸老师解读：本案病人证属筋痹范畴，西医学诊为梨状肌综合征。因产后肝肾亏虚，气血不足，故有"风寒湿三气杂至，合而为痹"之病机。

此即"邪之所凑，其气必虚"之谓也。公处以《妇人良方》之三痹汤、威灵仙散加减，故有证准、法对、方符、药效之治，而收效于预期。三痹汤由独活寄生汤加减而成。方寓八珍汤伍黄芪、杜仲，以养肝肾；补气血，以扶正而达邪；独活、细辛、防风、威灵仙诸药以祛风、散寒、胜湿建功。方中以桂枝、白芍、黄芪、甘草诸药配伍，实寓有桂枝汤、黄芪桂枝五物汤之功，以和营卫、调气血，而舒筋通络止痛。公谓方名"三痹灵仙汤"，乃合三痹汤、威灵仙散（威灵仙、当归、没药、木香、桂枝）二方之功而愈病。实乃三痹汤加威灵仙之伍也。威灵仙其效诚如其名——"是以威喻其性，灵喻其效，仙喻其神耳"。药用没药，用其行瘀止痛之功；苍术、黄柏、牛膝，名三妙散，合薏苡仁、萆薢、石斛用其燥湿养阴之治，以除头部之湿疹浸淫，兼以杜湿邪化热之弊。公谓："药用龙骨，以其含大量钙的成分，而能减轻骨骼肌的兴奋，有镇痛之用"。故用 10 剂三痹灵仙汤加味，收效于预期。

对于痛风的治疗，威灵仙是不可多得的良药。痛风是一种单钠尿酸盐沉积所致的晶体相关性关节病，与嘌呤代谢紊乱和（或）尿酸排泄减少所致的高尿酸血症直接相关，属代谢性风湿病范畴。痛风可并发肾脏病变，严重者可出现关节破坏、肾功能损害，常伴发高脂血症、高血压、糖尿病、动脉硬化及冠心病等。威灵仙对尿酸性肾病有保护作用，可以明显改善尿酸性肾病的肾脏损害，其作用可能与其降低血清尿酸、减少肾小管间质尿酸盐结晶沉积和炎性细泡浸润有关，既能止痛，又能降低尿酸，还能化尿酸结石，是治疗痛风多管齐下的良药。

威灵仙不但可以治疗痛风结石，而且治疗淋病、肾结石、输尿管结石、胆结石、胃结石也功勋卓著，是治疗骨质增生必用之品。足跟骨痛用威灵仙、牛膝、骨碎补加醋，痛重者再加白芷、川乌、红花，煎煮泡脚，内服桂附地黄丸，疗效可靠。《验方治百病》曰："威灵仙威灵仙，铁剑同煮变铁鞭。"可见其软坚散结之力强劲。

《开宝本草》云："宣通五脏，去腹内冷滞，心膈痰水，久积癥瘕，痃癖气块，膀胱宿脓恶水。"临床上用于治疗脾阳虚弱所致的消化系统疾病，如慢性胃炎、慢性结肠炎。威灵仙有通便之功，元代危亦林在《世医得效方》中曾载用威灵仙丸［黄芪 30g（蜜炙、切），威灵仙 15g（去土、洗），枳实 30g。

上为细末，炼蜜为丸，如梧桐子大〕治年高之人，津液苦燥，无以润养，肠间干涩，气血俱衰，艰于运化。其无巴豆辛热大毒、峻下逐水之忧，通腹中之冷积。临床上，对频用寒下遏阳或冷积凝滞便秘有效。灵仙温窜之力，化三焦之凝滞，以达膀胱，即化膀胱之凝滞，以达溺管也，用以治疗下焦受寒，小便不通之证，如张锡纯的温通汤（椒目、小茴香、威灵仙）。取其荡涤膀胱宿脓恶水之功，用治小儿鞘膜积液。威灵仙能推陈出新，还可疏肝利胆退黄，用于治疗肝炎、胆囊炎。其"久积癥瘕，痃癖气块"之用，可治疗食管癌、乳腺癌、子宫癌、肝癌、胃癌等。

　　威灵仙散疬痒皮肤之风，是治疗湿疹、顽癣的要药。《本草新编》谓威灵仙："散爪甲皮肤风中痒痛。"《奇效良方》中有一首诗说道："威灵甘草石菖蒲，苦参胡麻何首乌。药末二钱酒一碗，浑身瘙痒一时无。"治疗顽固性皮肤瘙痒症，收效甚佳。《医宗金鉴》中有祛风换肌丸，治白屑风及紫白斑风，顽风顽癣，湿热疮疥，瘙痒无度，日久不绝，愈而又发，肛门瘙痒，肌肤干燥，角化皲裂。方用威灵仙、石菖蒲、何首乌、苦参、牛膝、苍术、大胡麻、天花粉各等份，甘草、川芎、当归减半，上为末，新安酒为丸，绿豆大。每服6g，白汤送下。注意服药期间，忌食牛肉、火酒、鸡、鹅、羊等发物。威灵仙气温，味辛咸，辛泄气，咸泻水，既可祛风除湿，又有温化之效，一药两用，且其性走窜，易达阴部，治疗阴囊潮湿与阴汗、小儿龟头炎时常配伍应用。《普济方》设能消丸治五痔肿痛，下血不止，用威灵仙300g、木香30g，为末，蜜丸桐子大。每服50丸，荆芥汤下。治疗紫癜类皮肤病，不论外感、内伤均有风邪为患，威灵仙可用。外感病祛风为上，内伤病祛风为先，无风不病，扶正即祛风，风多夹邪，祛风退诸邪，多配伍防风、荆芥、钩藤等祛风药。

　　威灵仙具有疏通血滞痰阻，消散积块之功。《本草纲目》记载：治停痰宿饮，喘咳呕逆，用威灵仙、姜半夏为末，皂角水熬膏，丸绿豆大，每服7~10丸，姜汤下，1日3服，1个月为验。其性可升可降，消胸中痰唾之痞，利气道以缓胸闷喘促、蠲痰积以除咳喘宿根，方中加用威灵仙一味，往往疗效大增，屡建奇功。治疗某些痰气、瘀血互结之咽喉诸证为主药。治梅核气，每次30g，入半夏厚朴汤以理气散结，屡用屡效。威灵仙辛散宣导，走而不守，大剂量应用滋补药时，易造成壅滞现象，而不能化生精气，威灵仙引诸药畅通无阻，治疗输精管阻塞及精子活动力差常配伍应用。

威灵仙，即威猛又具灵气的仙药，故而能治疗"百病"。威灵仙长于通利，通胸咽，善消胸中痰唾之痞；通肠腑，善推腹中新旧之滞；通毛孔，善散皮肤瘙痒之风；通经络，利筋骨百节之气，通四肢百脉。《本草乘雅半偈》赞威灵仙曰："有威可畏，有灵可通，仟化适变，以为体用者也。味苦气温，性秉风火。风得之而作夏，脉得之而流行，宣发陈，通横遍，空所有，实所无，急方之宣剂通剂也。威武灵奇，仙趣也。其性快，其效速，其力峻，其祸深，如商君之治秦，立徙木之命令，朝示而夕行者也。故主久疲宿冷之痼疾，元阳委顿，犹贯朽粟红，但少设施者，藉此便成大观。倘兵柔饷乏，作此背水阵，终非万全策耳。"

二○一九年十二月三日

远志乃通心肾之妙药

11月22~24日，首届"特色儿科疗法高峰论坛"在北京举行，同门师兄弟6人参加了论坛。柳少逸老师不顾年迈的身体，专程赴北京给弟子们鼓劲祝贺，并主持召开了传承工作室座谈会。众师兄弟白天参加论坛，或听，或作报告，晚上围拢在柳老师身边听他讲道，回到宿舍后仍意犹未尽，众师兄弟讲心得、谈体会、论临证得失，析疑解惑，直到凌晨3点多钟。这次北京之行，收获颇丰，站在国家级论坛上，平日里在一方也算有点名气的我们，都显得有点底气不足，真是天外有天，人外有人啊。颇熟悉药理的蒋泉涛说："处则为远志，出则为小草矣！"我们一愣，会意过来，便陷入了沉思。处，藏在地下便是远志；出，发出苗来便成了小草。他巧妙地借用远志一物的两名，调侃我们现在的处境。是啊，做学问，不能固步自封，"小草"也要不失"远志"。

接着这个话题，孙忠强说："我临床上常配伍远志治疗风湿疼痛，效果很好，是否与远志安神定志有关？"刘玉贤说："《素问·至真要大论》病机十九条有'诸痛痒疮皆属于心'之论，心主血与脉相连，血的运行靠心气推动，若心气充盛血行流畅，无瘀滞或结块即不能产生不通则痛之证。另外，'心者，君主之官，神明出焉'，远志能开心窍、利痰涎，且通神明。'心者，五脏六腑之主也，忧愁则心动，心动则五脏六腑皆摇。'心安，身体才安，此之谓也。"陈安玉接着说："远志配甘草为养肺要药，肺为相傅之官而主治节，'肺与心皆居膈上，位高近君，犹之宰辅。'心为君主，肺为辅相，人体各脏腑组织之所以依着一定的规律活动，有赖于肺协助心来治理和调节。故曰：'肺主气，气调则营卫脏腑无所不治。'"

我说："《验方新编》配伍远志的四神煎是一个治疗膝关节疼痛的奇方、神方，岳美中先生非常推崇。先生有言：'鹤膝风，膝关节红肿疼痛，步履维艰，投以《验方新编》四神煎恒效。'四神煎是中医方剂中最不按规矩'出牌'的一个方剂，用量奇、构方奇、煎药奇，非常罕见，取效也非常快，特别是关节积液肿胀疼痛用之，多一剂知，二剂已。"药物组成：生黄芪半斤，远志肉、牛膝各三两，石斛四两，金银花一两。用法：生黄芪、远志肉、牛膝、石斛用水十碗煎二碗，再入金银花一两，煎一碗，一气服之。服后觉两腿如火之热，即盖暖睡，汗出如雨，待汗散后，缓缓去被，忌风。一服病去大半，再服除根，不论近久皆效。《医书效方》记载去渣取液，临睡前空腹顿服。全身大汗，听其自止，然后用干毛巾擦干汗，揉搓全身。主治：鹤膝风。两膝疼痛，膝肿粗大，大腿细，形似鹤膝，步履维艰，日久则破溃之证。痛而无脓，颜色不变，成败症矣。

孙忠强说："临床上他用过四神煎，原方、原剂量、原煎药法、原服用将息法。临床应用以膝关节肿大为辨证要点，不论新久寒热，增生还是炎症、外伤还是风湿等，但见膝关节肿大、积液者，放胆应用，效如桴鼓。"

方中重用黄芪，味甘，性温，为补气圣药。《本经》载黄芪"主大风"之功，气行血行、血行风灭，并可固表止汗，托疮排脓。正气充足，邪自易除，重用之，用来扶助正气以统领诸药直达病所，蠲痹除滞，祛邪外出。《辨证录》曰："此方补气未免太峻，然气不旺不能周遍全身，虽用利湿健膝之药，终不能透入邪所犯之处，而祛出之也。"牛膝味苦、酸，性平，益阴壮阳，强健筋骨，祛瘀止疼，非牛膝不过膝，善治膝关节屈伸不利；石斛味甘淡，性偏寒，养阴生津清热，除痹之良药。甄权曰："治男子腰脚软弱，健阳，逐皮肌风痹，骨中久痛。"尤宜于久痹虚羸者；远志味辛、苦微温，补益心肾，以杜绝邪气内传之路，预安未受邪之地。世人只知远志可宁心安神，祛痰开窍，其尚有消散痈肿的作用，可治一切痈疽，不论寒热虚实。《本草正义》云："用于寒凝气滞，痰湿入络，发为痈肿等证，其效最捷。"金银花甘寒，清热解毒之功颇佳，可消除因瘀而化热的关节肿痛，制约黄芪温热之性。总观诸药相伍，扶正之功甚强，祛邪之功亦具，真乃补而不滞，清而不寒，大汗而不虚，堪称妙方也。

此方，药量超常规，使很多中医大夫望而却步，更有人畏惧远志的副作用，临床上多不敢用，故很少使用该方。张锡纯记载用远志二钱即可致呕吐，所以，他用远志多为二钱。此方远志用量多达 90g，差不多是常用剂量的 10 倍，可能与久煎有关。而方中石斛也宜先煎 30 分钟以上，单用更需久煎。此物最耐久煮，一味浓煮，始有效力，可见《验方新编》的著者鲍相璈是熟悉药性的。孙忠强也说，服此方后，病人全身出汗，甚则大汗淋漓。陈士铎在《辨证录·鹤膝风》中释黄芪之发汗功用云："用黄芪补气以出汗，乃发邪汗而非损正汗也……非但不会亡阳，且反能益阳也。"黄芪等药之力通行经脉，宣畅腠理，充实营卫，阳气旺盛，阴精充足，自然汗出，而使邪有出路，随汗而解。况有益心肾之远志和养阴津之石斛相伍，更乃万无一失。话虽如此，但临床当灵活，不要执"成模"而犯险。

李卓睿说，柳少逸老师的《浅谈宋方在痛风及尿酸肾病中的应用》一文中，对痛风气血亏虚、寒湿痹阻证，常用《圣济总录》干地黄丸（生干地黄 75g，五味子、桂枝、秦艽、独活、制附子、石斛各 45g，远志 30g，肉苁蓉、萆薢、菟丝子、蛇床子、牛膝、狗脊、桃仁各 45g，诃子、槟榔各 105g）治之。此方中就有四神煎的影子，柳老师解方中远志的作用："远志今多以养心安神入药，现代药物学以其有祛痰作用而入药，而《本经》称其有'补不足，除邪气，利九窍、益智慧，耳目聪明，不忘，强志倍力'之功；《本草汇言》称远志'味苦甘辛，气温，无毒，手足少阴二经药''苦能养血，甘能养精，辛能散瘀，故利九窍''同人参、茯苓、白术，能补心，同白芍、川芎能补肝，同人参、麦冬、沙参能补肺'，故远志为佐使之良药，尤对痛风病人而伴有冠心病，症见'心悸气短'者用之，常获殊效。"临证时，可酌加当归、白芍、黄芪、白术、山药诸药，适用于痛风发作间歇期和慢性期，亦可改汤剂服用。若有痛风肾病者可合入五苓散，或当归芍药散，或桂枝茯苓丸。《圣济总录》中有以远志为主药来治"肾脏虚乏，久感寒湿，因而成痹"。可见，远志用于痹痛古已有之。

远志对寒凝气滞、痰湿入络所致的痈疽肿毒，不论内服外敷，均有消肿止痛功效。治急性乳腺炎，单用研末，黄酒送服，并外用调敷患处即效。张锡纯曰："若用水煎取浓汁，去渣重煎，令其汁浓若薄糊，以敷肿疼疮疡及乳痈甚效，若恐其日久发酵，每一两可加蓬砂二钱溶化其中。"更有用酒泡远志治带状疱疹者。喉痹作痛，用远志肉为末，吹扑痛处，以涎出为度。

远志利九窍。《本草经解》曰："九窍者，耳目鼻各二，口大小便各一也。"四神煎加六一散，治疗老年前列腺增生"癃闭"证，常获良效。

《神农本草经》记载远志"益智慧，耳目聪明，不忘，强志倍力"；唐朝甄权《药性论》说远志"治心神健忘"；李时珍《本草纲目》说"其功专于强志益精，治善忘"。孙忠强说远志配石菖蒲被誉为"经典对药"，他门诊部就配有读书丸，对增强记忆力，改善老年痴呆症具有协同增效作用。我说我写的《夏采石菖蒲，送你状元丸》一文中，对远志、菖蒲配伍的代表方剂，如孔圣枕中丹、状元丸、聪明汤、读书丸等都做了介绍。如果谁出现龚廷贤在《万病回春》记载的症状——"劳心灯窗，读书辛苦，并健忘、怔忪、不寐及不善记而多忘者"，可以配一料服用。《万病回春》说"服之能日诵千言，胸藏万卷，神效。"

远志味辛通利，能利心窍，逐痰涎，故可用治痰阻心窍所致之癫痫抽搐，惊风发狂等症。用于癫痫昏仆、痉挛抽搐者，可与半夏、天麻、全蝎等化痰、息风药配伍；治疗惊风狂证发作，常与菖蒲、郁金、白矾等祛痰、开窍药同用。

用于咳嗽痰多，张锡纯经验：远志味酸微辛，性平。其酸也能阖，其辛也能辟，故其性善理肺，能使肺叶之阖辟纯任自然，而肺中之呼吸于以调，痰涎于以化，即咳嗽于以止矣。若以甘草辅之，诚为养肺要药。《神农本草经》说，远志能主咳逆者，此祛痰之用也，所以治疗支气管炎、咳喘时，配合远志可以稀释痰涎，使痰浊容易咳出。一般人只知道远志安神之效，却很少把远志用于除痰。

《本草新编》曰："远志，味苦，气温，无毒。而能解毒，安心气，定神益智，多服强记，亦能止梦遗，乃心经之药，凡心经虚病俱可治之。然尤不止治心也。肝、脾、肺之病俱可兼治，此归脾汤所以用远志也。而吾以为不止治心、肝、脾、肺也。夫心肾常相通者也，心不通于肾，则肾之气不上交于心，肾不通于心，则心之气亦不下交于肾。远志定神，则君心宁静而心气自通于肾矣，心之气既下通于肾，谓远志但益心而不益肾，所不信也。是远志乃通心肾之妙药，故能开心窍而益智，安肾而止梦遗，否则心肾两离，何能强记而闭守哉。"远志和平纯粹之品，夫固无所不宜也。

远志在临床应用时有一定的副作用，《药品辨义》总结前人经验，得出远志"生用戟人咽喉，梗不去令人烦闷"的结论。多用能引起呕吐，胃炎、胃溃疡病人慎用。《本草纲目》谓其解天雄、附子、乌头毒等。

二〇一九年十二月八日

蒲黄入血治血　双向调节之要药

大雪节气过去了几天，"大雪不封地，不过三二日"，不但见不到雪的影子，气温反而回暖。日照飞机场前面的后村河河边本没有封实的冰也解冻了。如不是水边的芦苇、蒲草枯黄一片，还有身上穿的棉衣，我都认为已经开春了。

芦苇、蒲草早成了无用之物。看着眼前白茫茫的芦苇花，傲立水边的蒲棒槌，突然想起了过去，春拔蒲根吃起来甜美，夏日树下坐蒲团摇蒲扇的逍遥，秋日吹蒲绒的快乐，冬日穿轻若鸿毛的蒲草鞋的幸福。人虽穷了一点，但人穷而智巧，总能物尽其用。

过去的快乐来得容易，我且不再去回忆了，如果再回到那个年代，大概也将痛苦不堪。而通身都是宝的蒲草，何至如此境遇，孤零零的，任由风摧残？而从蒲草里生长出来的蒲黄，还被《神农本草经》列为上品，谓其："味甘，平。主治心腹膀胱寒热，利小便，止血消瘀血。久服轻身，益气力，延年神仙。生河东池泽。"

《中药大辞典》记载，蒲黄来源于香蒲科水生草本植物水竹香蒲、东方蒲或同属植物的干燥花粉。夏季采收蒲棒上部的黄色雄性花序，晒干后碾轧，筛取细粉，生用或炒用。味甘性平，归心包经，有止血、化瘀、利尿三大功效。《本草汇言》云："蒲黄，血分行止之药也，主诸家失血。至于治血之方，血之上者可清，血之下者可利，血之滞者可行，血之行者可止。凡生用则性凉，行血而兼消；炒用则味涩，调血而兼止也。"蒲黄主要成分为黄酮类，具有止血、化瘀、通脉之功效。可见，蒲黄在止血和活血两个方面有双向调节作用，故止血而无留瘀之弊，化瘀而无出血之害，尤适于既有出血证又有瘀滞者。而同样有善化瘀血，又善止血妄行，止血、活血双向调节作用的三七，虽《神农本草经》未载，但有《本草纲目拾遗》的夸耀："人参补气第一，三七补血第一，味同而功亦等，故称人参三七，为中药之最珍贵者。""三高"人群的增多，三七粉被人们当作保健品常年服用，价格居高不下，大有只知三七，不知蒲黄之势。

根据现代药理研究，蒲黄可以降血压、降血脂，从而减轻心脏负担，改善微循环，减轻心肌缺血性病变和抗动脉粥样硬化，是防治冠心病的佳药。蒲黄对血清总胆固醇、甘油三酯、低密度脂蛋白、血清总胆固醇/高密度脂蛋白比值有显著降低作用，具有抗内皮细胞损伤作用。《医学衷中参西录》记载的两个医案，可以证明蒲黄与三七在止血、活血祛瘀方面没有区别。张锡纯在蒲黄解中曰："颠仆血闷，用生蒲黄半两，煎汤灌下即醒。"闪挫颠仆都会引起气滞，也会有瘀血形成；血闷即离经之血瘀于体内；灌下即醒说明由于跌倒或者摔伤，比如高空坠落，或者碰撞，引起的昏迷。证明蒲黄治疗血闷证有奇效。在化瘀理膈丹方解中，张锡纯记载了一个用三七治疗的医案：一童子，年十四，夏日牧牛野间。众牧童嬉戏，强屈其项背，纳头裤中，倒缚其手，置而弗顾，戏名为"看瓜"。后经人救出，气息已断。俾盘膝坐，捶其腰背，多时方苏。惟觉有物填塞胸膈，压其胸中大气，妨碍呼吸。剧时气息仍断，两目上翻，身躯后挺。此必因在裤中闷极之时努挣不出，热血随努挣之气力上溢，而停于膈上也。俾单用三七三钱捣细，开水送服，两次痊愈。两则医案，虽因"颠仆""看瓜"的不同，但都有离经之血和血瘀的病机，而出现"血闷"，皆随手而愈，可见蒲黄和三七在止血活血祛瘀方面有相同的作用。看完这两则医案，是不是为二药的神奇抚掌大笑？说到笑，蒲黄入药还有一个无人不知的著名方剂失笑散，暂按下不表。

蒲黄入血分，走上彻下无所不达。

在上，蒲黄为香蒲之精华，性味甘平清香，入口中无异味，功在凉血活血、行血化瘀，是血分中的动力药，是治疗头面部五官科疾病的要药。

（1）外用治舌胀肿疼，溃疡甚或出血，一切疮疡肿疼，蜜调敷之，皆有捷效。据《芝隐方》记载：南宋度宗皇帝赵禥欲外出赏花，谁知次日清晨，忽然舌肿满口，不能言语，不能进食。度宗及满朝文武十分焦急，急召御医入宫治疗。蔡御医用蒲黄、干姜末各等份，干搽舌上，数次而愈。后来度宗就问蔡御医："蒲黄和干姜为何能治寡人的舌病？"蔡御医道："启禀万岁，蒲黄有凉血活血作用。盖舌乃心之外候，而手厥阴相火乃心之臣使，得干姜是阴阳相济也。"舌体肿大需消肿，蒲黄因其生于水中，且味淡，故又善利小便也。

（2）蒲黄一味治喉痈。徐荷章老先生以单味生蒲黄末外搽治喉痈，或用以生蒲黄为主配制的喉科吹药来治疗多种喉科疾病，更是得心应手，具有独到之处。用消毒棉签蘸生蒲黄末频搽患处，须臾肿胀略减，疼痛转缓，吞纳稍舒，2日后肿胀消退，吞纳如常。其谓："蒲黄入血分，咽喉肿痛，频频搽擦，无不效验，配入复方中更佳。"

（3）治疗眼底出血。王幸福先生经验：最近连续看了几例眼底出血的病人，引起了我的注意，看来此病有一定的普遍性。现举一例谈一谈此病的治疗：王某，76岁，男性……医院告之眼底静脉炎引起玻璃体积血……我告之系动脉硬化引起的眼底出血……处方：菊花10g，密蒙花6g，枸杞15g，生蒲黄30g，服7剂，到医院做眼底检查，已无积血，玻璃体仍浑浊，系老年退行性眼疾。至此，嘱常饮枸杞蒲黄茶。王先生按：此案病人眼底出血重症，之所以敢承约用中医治疗，乃我多年治疗效果卓著，其中关键用药在于蒲黄一味。我30多岁时，曾因眼底静脉炎引起出血，后参考有关文献，用失笑散（蒲黄、五灵脂）1周治愈。后因服用不方便，将此方精简为一味蒲黄当茶常饮，活血、降脂、软化血管三位一体，效果非常好。在治疗高血压、糖尿病、冠心病等引起的眼底出血症中，常重用此药组方治疗，一般眼底出血均在半月内吸收痊愈。

（4）治疗耳流脓流血。蒲黄5g，放入茶杯中冲入沸水，加盖闷20分钟，代茶饮，每日1剂，用治慢性化脓性中耳炎。《简便单方》治耳中出血的方子是：蒲黄炒黑研末，掺入。

（5）治鼻衄经久不止。《圣惠方》上有处方：蒲黄二三两，石榴花一两（末）。上药，和研为散，每服以新汲水调下一钱。

（6）治疗瘰疬。《纲目拾遗》记载：蒲包草，连根采来，洗去泥，切寸段，砂锅煎汤代茶饮。不论男女皆愈。但妇人服此愈后，终不受孕，须服北京真益母丸四五两，可解之。《上海常用中草药》治瘰疬、甲状腺肿大、尿道炎，蒲包草根五钱，煎服。

蒲黄对头面五官有这么多的治疗作用，即使单方用药疗效亦很显著，而临床上弃之不用，使人笑不起来。失笑散是因服药者每于不觉之中诸症悉消，不禁欣然失笑，故得名，希望临床多应用蒲黄，使更多的人获益。

失笑散，出自宋·《太平惠民和剂局方》，治产后心腹痛欲死，百药不效，服此顿愈。处方：蒲黄（炒香）、五灵脂（酒研，淘去砂土），各等份，为末。用酽醋调二钱熬成膏，入水一盏，煎七分，食前热服。（现代用法：共为细末，每服6g，用黄酒或醋冲服，亦可每日取8~12g，用纱布包煎，作汤剂服）。

失笑散可谓治疗胸（心）腹疼痛的良方。常用于冠心病、痛经、高脂血症、宫外孕、慢性胃炎等属瘀血停滞者。《医宗金鉴·删补名医方论》曰："凡兹者，由寒凝不消散，气滞不流行，恶露停留，小腹结痛，迷闷欲绝，非纯用甘温破血行血之剂，不能攻逐荡平也。是方用灵脂之甘温走肝，生用则行血，蒲黄甘平入肝，生用则破血；佐酒煎以行其力，庶可直抉厥阴之滞，而有推陈致新之功。甘不伤脾，辛能散瘀，不觉诸症悉除，直可以一笑而置之矣"。

柳少逸老师编著的《柳吉忱诊籍纂论》中，吉忱公治疗胸痹常用血府逐瘀汤加失笑散，栝楼薤白白酒汤加失笑散治之。公认为血府逐瘀汤加蒲黄，其活血化瘀、顺气通滞之力甚强，可用于冠心病心前区剧痛，痛处固定不移，胸闷心悸，短气喘息，面色青紫，舌有瘀斑，六脉实牢之心脉瘀阻者。栝楼薤白白酒汤加失笑散，公谓之"栝楼薤白通痹汤"，治寒邪壅盛，阻遏心阳而致胸痹。

栝楼薤白通痹汤证案。

衣某，男，52岁，干部，1975年4月7日初诊。阵发性左胸痛二年，曾于1973年4月确诊为冠心病。近期胸闷加剧，心前区痛频发，且波及背部，肢体麻木，形寒肢冷，倦怠乏力，伴右肩臂疼痛，自寒冬始，阴雨天胸闷甚，背痛著，饮食二便自调。舌淡薄白苔，脉沉迟。心电图示：冠状动脉供血不足。证属寒邪壅盛，阻遏心阳。治宜宣痹散寒，温心通阳。予以栝楼薤白白酒汤合失笑散化裁。处方：瓜蒌30g，薤白10g，丹参30g，灵脂10g，蒲黄10g，降香10g，细辛2g，郁金12g，炙甘草10g，黄酒30g，水煎服。4月14日，药后胸闷痛悉减，然纳呆、脘痞不减，仍守原法，佐以健脾豁痰之剂。处方：瓜蒌12g，薤白10g，桂枝10g，半夏10g，人参15g，白术12g，丹参30g，川芎10g，红花10g，降香12g，炙甘草10g，黄酒30mL，水煎服。4月25日，药后诸症递减，心绞痛未发，仍宗原意。处方：瓜蒌15g，薤白10g，半夏10g，川芎10g，红花10g，赤芍10g，降香12g，丹参30g，黄芪

30g，寄生 15g，木香 10g，炙甘草 10g，黄酒 30g，水煎服。4 月 29 日，经服中药 20 剂，病人欣然相告：胸闷悉除，心绞痛未发，肩背痛已瘳，纳食渐馨。查心电图正常，复作运动试验亦明显改善。

柳老师解方曰：《医门法律》云："胸痹总因阳虚，故阴得乘之。"《类证治裁》云："胸痹，胸中阳微不运，久则阴乘阳位而为痹结也""此《金匮》《千金》均以通阳主治也"，而本案病人乃以寒邪壅盛，阻遏心阳而致胸痹。公认为此乃脾肾阳虚而内生寒邪，即"五脏虚损，内生五邪"之谓也。故予以栝楼薤白白酒汤伍降香、细辛以宣痹散寒，温心通阳，此即"以通阳主治也"；以失笑散伍丹参、温郁金以活血行气，祛瘀通脉。二方加味，方名"栝楼薤白通痹汤"。故用药 1 周，"胸闷痛悉减"；因其"纳呆、脘痞不减"，故复诊时药加四君子汤，以健脾和胃，化痰饮消食积；因"胸闷痛"之症仍存，去失笑散加被誉为"血中之气药"之川芎，取其辛温走窜之功，而能上达头额，下达血海，外彻皮毛，旁通四肢。三诊时病人告云"心绞痛未发"，故去四君子汤加黄芪，取其甘温之性，具生发之机，以补气生血；寄生，黄宫绣谓其"性平而和，不寒不热，号为补肾补血之要剂"，此乃公以其益元之功而收益心脉之效。故经服中药 20 剂，而诸症悉除，心电图亦正常。徐灵胎云："凡辨证，必于独异处着眼。"此案中，公用川芎、黄芪、寄生，乃其用"独"之谓也。

蒲黄活血散瘀、收敛消肿，治疗胃脘痛。石恩骏先生经验：胃和十二指肠溃疡若为瘀血停滞者，失笑散合乌贝散［海螵蛸（去壳），渐贝母，陈皮油］治之有常效。若脾胃气虚，加四君子汤；脾胃寒气重加黄芪建中汤。慢性胃炎病久而屡发，余家有扶正养胃汤（黄芪、党参、炒白芍、炒枳壳、炒白术、茯苓、石菖蒲、白及、乌贼骨、蒲黄、炙甘草、炒地榆）治之恒有效验。一般慢性胃炎未必可见瘀血见证，或因蒲黄可清胃中湿热而愈胃黏膜充血糜烂水肿，自有生肌敛疮之力。

治疗下腹部的疾患当属失笑散的变方少腹逐瘀汤。出自《医林改错》，药物组成：小茴香七粒，干姜二分，延胡索、官桂、没药、川芎各一钱，炒赤芍、五灵脂各二钱，蒲黄、当归各三钱。治疗：少腹瘀血积块疼痛，或有积块不疼痛，或疼痛而无积块，或少腹胀满，或经期腰酸少腹胀，或月经不调，其色紫黑，或有瘀块，或崩漏兼白带，少腹疼痛等。现代主要用于治疗慢性盆腔炎、原发性痛经、子宫内膜异位症、输卵管阻塞性不孕症、子宫肌瘤等病症。历经数代医家验用，具有活血祛瘀、温经止痛的作用，被誉为"调经种子第一方"。还可以治疗先兆流产、崩漏、带下、肠粘连、肠套叠、卵巢囊肿、老年前列腺增生等。

蒲黄治疗血症。《本草新编》谓："能止衄血妄行，咯血、吐血亦可用，消瘀血，止崩漏白带，调妇人血候不齐""夫蒲黄治诸血症最效，而治血症中尤效者，咯血也。咯血者，肾火上冲，而肺金又燥。治肾以止咯血，而不兼治肺，则咯血不能止。蒲黄润肺经之燥，加入于六味地黄汤中，则一服可以奏功，非若他药如麦冬、五味，虽亦止咯，而功不能如是之捷"。蒲黄可利水通淋、凉血止血，治疗血尿有专功，也可治疗血精证。治尿道炎、膀胱炎引起的尿血、小便不利、尿道作痛处方如下：蒲黄30g，冬葵子15g，生地20g，水煎温服，早晚各1次。刘炳凡先生治疗子宫功能性出血和某些恶性肿瘤出血，用归脾汤加蒲黄炭、灵脂炭、荆芥炭，临床医师们重复运用后确认疗效显著而称赞为"刘氏三炭"。

蒲黄治疗湿疹、带状疱疹：蒲黄、青黛、滑石各等份，共研细末，患处如有渗液可用干粉外扑，无渗液者用香油调后搽。张勇临床报道，自拟"黛蝎消疹汤"治疗带状疱疹30例，全部治愈。黛蝎消疹汤方：由青黛粉（包煎）、生蒲黄、丹皮、赤芍各10g，全蝎（研粉吞服）5~10g，板蓝根、薏苡仁各30g，蚕沙（包煎）、草薢、土茯苓各20g组成。每日1剂，煎服。纳呆者加木香10g；疼痛甚者加五灵脂10g，皮损完全消退后，仍遗留有神经痛者，去板蓝根加丹参20g，红花10g，鸡血藤30g。

蒲黄气味俱淡体轻，人多忽之。张锡纯年代就有轻视蒲黄的现象，故张锡纯在《医学衷中参西录》中曰："蒲黄诚为妙药，失笑散用蒲黄、五灵脂等份生研，每用五钱，水、酒各半，加醋少许，煎数沸连渣服之，能愈产后腹痛于顷刻之间。人多因蒲黄之质甚软，且气味俱淡，疑其无甚力量而忽视之，是皆未见邹氏之论，故不能研究《神农本草经》主治之文也。"蒲黄药源广、价格低廉，为天下苍生计，将广布于民间的妙药推广应用，将功德无量。

二〇一九年十二月十二日

女贞子——少阴之精，隆冬不凋

　　星期天参加完孙忠强师弟组织的"胶东柳氏医派读书沙龙"，收获颇丰。星期一上班，细雨笼罩着的女贞，"负霜葱翠，振柯凌风"，时节已到冬至，又到了采摘女贞子的季节了。

　　参加过很多学术会议，这次特别，由民间中医组织，民间中医参加的读书会，正在生长为新的阅读力量。柳少逸老师说："中医发端于民间，扎根民间，具有浓厚的平民医学色彩，我国有一支庞大的基层中医药队伍，正是他们才是传统中医药基因的坚定守护者，是中医药理论技术传承创新的努力践行者，更是中医适宜技术的积极推广者。"而民间中医，不正像女贞吗？隆冬不凋，守正传统中医节操，坚贞不屈的扎根在中华大地上吗？正如李时珍评价道："凌冬青翠，有贞守之操。"

　　女贞子入药，《神农本草经》早有记载："女贞实，味苦平。主补中，安五藏，养精神，除百疾。久服肥健，轻身不老。生山谷。"《本草崇原》曰："三阳为男，三阴为女，女贞禀三阴之气，岁寒操守，因以为名。味苦性寒，得少阴肾水之气也。凌冬不凋，得少阴君火之气也。作蜡坚白，得太阴肺金之气也。结实而园，和太阴脾土之气也。四季常青，得厥阴肝木之气也。女贞属三阴而禀五脏五行之气，故主补中，安五脏也。水之精为精，火之精为神，禀阴水火之气，故养精神。人身百病，不外五行，女贞备五脏五行之气，故除百病。"女贞子，归肝、肾二经，有滋阴益寿、补益肝肾、清热明目、乌须黑发等功效。现代药理研究，具有抑制嘌呤异常代谢和辅助治疗高尿酸血症的功效；降血糖、降血脂，并有抗动脉粥样硬化的作用；具有促进白细胞升高以及抗血栓等的功效；在临床上还可用于视神经炎、白细胞减少症、慢性肝炎、高脂血症等的治疗。

女贞子作为《神农本草经》上品药，成方中很少应用，李时珍也曾感慨曰："女贞实乃上品无毒妙药，而古方罕知用者，何也？"《本草新编》似乎给出了答案。书中有言："近人多用之，然其力甚微，可入丸以补虚，不便入汤以滋益。与熟地、枸杞、南烛、麦冬、首乌、旱莲草、乌芝麻、山药、桑椹、茄花、杜仲、白术同用，真变白之神丹也。然又为丸则验，不可责其近效也。""或问女贞既善黑须，又有诸益，自宜入汤剂中，以收其功，何以不宜乎？夫女贞子功缓，入在汤剂中，实无关于重轻，无之不见损，有之不见益。若必欲入汤剂，非加入一两不可，然而过多，则又与胃不相宜。盖女贞少用则气平，多用则气浮也。""或疑女贞子为长生之药，而子以为无足重轻，何以又誉之为变白之神丹乎？曰：余前言其有功者，附之于诸补阴药中为丸，以变白也，后言其无足重轻者，欲单恃之作汤，难速效也。女贞子缓则有功，而速则寡效，故用之速，实不能取胜于一时；而用之缓，实能延生于永久，亦在人用之得宜耳。"

逮至20多年后，不入古方的女贞子和旱莲草配伍成二至丸，被载入《证治准绳》，为治肝肾阴虚之剂，被后世称为清上补下第一方。常用于失眠白发夜尿多。"二至"即夏至与冬至，女贞子禀天地至阴之气，其木隆冬不凋，冬至日采之，果实熟透，味全气厚，为少阴之精；旱莲草乃草本植物，其株盛夏繁茂，夏至日采之，茎叶健壮，汁黑液足。因两药分别于冬至与夏至采来配制成丸，故名二至丸。明代王三才在《医便》中对它的效用概括为——"二至丸，清上补下第一方，价廉而功效极大，常服屡有奇效。初服便能使无夜起（夜间小便多）之累，不旬日体力加倍，又能变白须发为黑，强腰膝，壮筋骨，强阴不走。酒色痰火人服，尤更效。"临床上常用来治疗：肝肾阴虚而导致的低热不退、盗汗潮热、腰膝酸软、下肢痿软、遗精等症；或肝肾不足而引起的头昏目眩、眼目干涩、口苦咽干、须发早白、心悸健忘、失眠多梦等症；或是阴虚火旺，迫血妄行而导致的便血、吐血、崩漏下血、月经过多等等。

在柳少逸老师编著的《柳吉忱诊籍纂论》中，吉忱公谓二至丸：女贞子味甘性平，善补肝肾之阴，补而不腻；旱莲草味甘性寒，功能滋阴益肾凉血，二药合用是补肾养肝，滋阴清热之要方。广泛应用于临床，收到较好的效果。兹介绍几例如下。

一、倒经

杨某，女，21 岁，莱阳人，1976 年 3 月 4 日初诊。

19 岁月经来潮时即鼻衄，曾因出血过多而晕倒。此后每值月经来时即鼻衄，至今未愈。经来量少，月经常不按期。查面色萎黄无华，两颧及唇周均有色素沉着。舌淡无苔，六脉沉涩。

证属肝肾亏虚，冲任失濡，阴亏于下，冲脉之气浮越于上而致倒经。治宜养肝肾，调冲任，益血降冲。师芎归胶艾汤合二至丸意化裁。

处方：当归 15g，阿胶 10g（烊化），艾叶 10g，白芍 10g，川芎 10g，生地 30g，血余炭 10g，小蓟炭 10g，怀牛膝 10g，丹皮 10g，旱莲草 30g，女贞子 30g，陈皮 10g，焦栀子 10g，甘草 10g，大枣 3 枚为引。水煎服。

服中药 15 剂，经治当月，经行未见鼻衄。嘱当归丸平时服，经前 1 周服药 7 剂。经调治 3 个月，病未见复发。

二、暴盲

尉某，女，23 岁，1964 年 8 月 3 日初诊。

1 周前，因心情抑郁，恚怒存心，遂感右眼视物模糊，当时未在意，继而左眼亦然，遂来院眼科就诊，以中心性视网膜炎，予以西药治疗。因效不显，转中医治疗，症见双目视物模糊，头目眩晕，耳鸣，心烦不寐，口苦咽干，舌红，脉细数。

证属枢机不利，五志化火，郁火上炎。治宜达郁清火，清营凉血。师生地芩连汤意化裁。

处方：生地 20g，柴胡 3g，黄芩 6g，川连 3g，黄柏 6g，犀角 3g，栀子 15g，知母 10g，山萸肉 10g，枸杞子 15g，白芍 10g，丹皮 10g，甘草 6g，女贞子 10g，旱莲草 15g，元参 10g，三七 3g（研冲）。水煎服。

8 月 20 日，视力恢复，眩晕诸症已除，然阅读时间过长，或疲惫时，仍有视物不清之感。嘱其静心养目，为固效复明之续治，予以地黄复明丸。

处方：生地 15g，熟地 15g，蛤粉 15g，枸杞子 10g，太子参 10g，黄连 10g，夜明砂 10g，天冬 10g，黄芩 10g，知母 10g，丹皮 10g，枳壳 10g，车

前子 10g，泽泻 10g，石菖蒲 10g，白芍 10g，远志 10g，茯苓 10g，草决明 10g，五味子 10g，石决明 30g，当归 12g，共研细末，蜜丸重 10g，朱砂研末为衣。日 3 次食前服。

9 月 17 日，用药 2 周，病人欣言相告，阅读时目无不适，嘱其慎之，不可急之，仍予地黄复明丸续服，以善其后。

三、眩晕

辛某，男，56 岁，干部，1981 年 2 月 26 日初诊。

患高血压病 10 余年，近因春节拜亲访友交际颇多，而眩晕头痛加剧，伴耳鸣，烦躁易怒，失眠多梦，视物昏花，舌红无苔，脉沉弦而细。血压 170/105mmHg。

证属肝阴不足，肝阳上亢，肝风扰动清窍。治宜镇肝息风，育阴潜阳。师建瓴汤意化裁。

处方：山药 20g，怀牛膝 20g，赭石 20g，生龙骨 20g，生牡蛎 20g，生地黄 20g，生白芍 12g，柏子仁 15g，磁石 12g，寄生 12g，菊花 10g，酒芩 10g，枸杞子 15g，女贞子 15g，旱莲草 15g，甘草 6g，水煎服。

3 月 3 日，服药 5 剂，诸症悉减，惟耳鸣不减。血压 160/100mmHg，脉象已缓。予原方加节菖蒲 10g，川芎 6g。

3 月 14 日，续服中药 10 剂，头痛、眩晕、耳鸣、不寐、视物昏花诸症悉除，舌淡红薄白苔，脉沉微弦。血压 150/96mmHg。予以每日炒草决明 20g，炒槐米 10g，炒黄芩 10g，代茶饮。

四、脱发

此病例记载在柳少逸老师编著的《牟永昌诊籍纂论》，为大补阴丸合七宝美髯丹证案。

闫某，男，42 岁，城镇粮所职工，1959 年 11 月 3 日初诊。

半年前，因思虑忧愁而突然脱发，继而眉毛胡须亦开始脱落，脱发始如钱大，其后头发眉毛全部脱光，脱光处头皮平滑光亮。伴头目眩晕，耳鸣，心烦，少寐，腰膝酸软，面色潮红，手足心热，口燥咽干，大便微干，舌红少苔，脉细数无力。

处方：生地 24g，熟地 24g，制龟甲 10g，首乌 30g，当归 10g，栀子 10g，黄柏 10g，知母 10g，寸云 10g，石斛 10g，元参 10g，玉竹 10g，女贞子 15g，旱莲草 15g，甘草 10g，水煎服。

11 月 12 日，服药 4 剂，始发纤细眉毛稀疏，续服 4 剂，头发增多，眉毛长齐。心烦少寐，眩晕耳鸣，面色潮红，手足心热，口舌干燥诸症悉除。仍宗原意，减栀子柏皮汤续服。

处方：生地 24g，熟地 24g，制龟甲 10g，首乌 12g，当归 10g，寸云 10g，玉竹 10g，石斛 10g，元参 10g，枸杞子 15g，故纸 10g，怀牛膝 10g，女贞子 15g，旱莲草 15g，甘草 10g，水煎服。

11 月 21 日，续服药 8 剂，头发长齐如初，予原处方去玉竹、石斛、元参，续服以固疗效。

柳老师解曰："清·徐灵胎《伤寒论类方》有云：'盖病症既多，断无一方能治之理，必先分证而施方。'故永昌公所用之方，宗其立法之法则，每取方中精要之药，或减味，或加味，不胶柱鼓瑟。本案之治，枢机不利，胆、三焦经郁热，而见'心烦不寐'之证，故有栀子柏皮汤证之治；阴虚火旺，灼津耗血，而致须发脱落，故有滋肾益阴大补阴丸证之治；二至丸为乌须黑发、生长毛发的要方，故有二至丸之治；发为血之余，精血亏虚，不能荣发，故有养肝肾，调冲任，补脾胃，生气血之七宝美髯丹证之治。此即病者合诸症以成病，医者即合诸病以成方。有症即有治此症之药，故要先审证以识病，而后议药以处方。此永昌公临床辨证、识病、立法、处方用药之规迹，彰显永昌公立法谨严，用药精当，熟谙通权达变之理，故对众多疑难顽病之治，出有制之师，应无穷之变，有巧夺天工之妙。"

女贞子治疗痹痛。《本草蒙筌》曰："强筋强力，多服补血祛风。"《本草再新》有言："养阴益肾，补气舒肝。治腰腿疼，通经和血。"人多知"风、寒、湿三气杂至，合而为痹也"，而忽视了寒湿郁而化热的现象，女贞子在滋阴的同时，还能清除体内的郁热、虚火。在辨证方中重用女贞子，每获奇效。女贞子对类风湿因子转阴，亦有明显促进作用。

女贞子治疗失眠。《景岳全书》曰："寐本乎阴，神其主也，神安则寐，神不安则不寐。"《黄帝内经》云："生病起于过用。"通宵达旦，夜以继日的工作、学习、应酬、娱乐已成现代社会之常态，久视屏幕、久坐、房劳过度等都会导致阴液耗伤。女贞子在滋补肝肾阴的同时，亦可清除浮游的虚火，配伍旱莲草乃治疗阴虚失眠的要方。

女贞子补肾生精。《本经逢原》谓："女贞少阴之精。"女贞子具有良好的补肾生精功能，其滋肾阴而不燥，强腰生精而力雄，能显著地提高病人精子活力，增加精子数量，对各种原因引起的少精症均有良效。《本草述》曰："女贞实，固入血海益血，而和气以上荣……由肾至肺，并以淫精于上下，不独髭须为然也，即广嗣方中，多用之矣。"可在五子衍宗丸中加入大剂量女贞子。

女贞子能治疗百病，而女贞叶同样是一味良药，具有明目解毒，消肿止咳之功效。用于头目昏痛，风热赤痛，口舌生疮，牙龈肿痛，疮肿溃烂，水火烫伤，下肢溃疡，肺热咳嗽。取女贞子的叶子捣汁后放入口中含住，可治疗口舌生疮造成的肿胀。下肢溃疡亦能用如下方子治疗：新鲜女贞叶20片，清洗干净后放入搪瓷缸内，加水煎煮，熏洗患处，再取出叶片敷到溃疡处，用纱布固定住，也可以将新鲜的叶子捣烂后敷到患处。每日更换2~3次。而治疗白癜风，《本草拾遗》道："补腰脚令健，枝叶烧灰淋取汁，涂白癜风。亦可作稠煎傅之。"临床报道，二至丸所治疗的皮肤病，尤其是难治性的免疫性皮肤病常表现为肾虚证。在辨证的基础上运用加味二至丸往往能使沉疴得愈。

脾胃虚寒泄泻及阳虚者忌服女贞子。《本经逢原》曰："女贞少阴之精，但性禀纯阴，味偏寒滑，脾胃虚人服之，往往减食作泻。"《本草经疏》另言："当杂保脾胃药及椒红温暖之类同施，不则恐有腹痛作泄之患。"

二〇一九年十二月十八日

暖冬里的麦冬——别样青

不知从何时起，麦冬因其常绿，又耐寒耐旱及病虫害，且生命力顽强，被北方城市用作理想的绿化植物，在日照也不例外，被广植于公园、景区、绿化带。今年是暖冬，麦冬没有了寒冬的憔悴仍青翠欲滴，大有返青之势。

麦冬是百合科沿阶草属植物，《本草新编》谓麦冬："退虚热神效，解肺燥殊验，定嗽咳大有奇功。真可恃之为君，而又可藉之为臣使也。"是不可多得的治疗温病的良药。

《伤寒论·辨阴阳易差后劳复病脉证并治》有言："伤寒解后，虚羸少气，气逆欲吐，竹叶石膏汤主之。"药物组成：竹叶二把，石膏一斤，半夏半升，人参三两，甘草二两，粳米半升，麦冬一升。主要用于治疗热病之后，邪热未清，气液已伤之证。临床应用以身热烦渴、疲乏无力，或见泛恶、舌红干、脉虚数为辨证要点。外感热病的恢复期，体液消耗，此发热当与津伤有关。不惟外感病如此，肿瘤病人经化疗、放疗等伤阴发热者也可使用。本方由白虎汤与麦门冬汤加减而成，是清热补虚的名方，竹叶石膏汤《汤液经法》中名曰大白虎汤，以"治天行热病，心中烦热，时自汗出，口干，渴欲引水"之症。《柳少逸医案》中记载柳老师用竹叶石膏汤治疗大叶性肺炎，疗效显著。

林某某，女，28岁，农民。盛夏在田间劳作，忽逢大雨，冒雨急行回家，旋即寒战、高热，体温39.7℃。村医予对乙酰氨基酚、复方新诺明口服，仍高热不退，2日后出现胸部刺痛，随呼吸和咳嗽加剧。来院内科就诊，以大叶性肺炎入院治疗。经抗生素治疗3日，仍高热不退，故请中医会诊。症见高热口渴，咳嗽胸痛，气喘不得平卧，咯铁锈色痰，略带血丝，小便赤，舌红苔黄，脉洪大。方药：师竹叶石膏汤意予之。竹叶15g，生石膏45g，姜半夏

10g，麦冬 12g，西洋参 10g，穿心莲 15g，鱼腥草 15g，粳米 15g，羚羊角 2g（研冲），炙甘草 10g。水煎服。服药 1 剂，体温得降，口渴、咳嗽、胸痛悉减，续服 12 剂，诸症悉除，病愈出院。

竹叶石膏汤祖方麦门冬汤，是张仲景创制的一首著名方剂。原文曰："火逆上气，咽喉不利，止逆下气者，麦门冬汤主之。"该方具有清养肺胃、降逆下气之功，为治疗虚热肺痿之主方。张仲景运用麦冬的方剂中，本方麦冬用量最大，多达七升，用如此之量，《本草新编》曰："但世人不知麦冬之妙用，往往少用之而不能成功为可惜也。不知麦冬必须多用，力量始大。盖火伏于肺中，烁干内液，不用麦冬之多，则火不能制矣；热炽于胃中，熬尽其阴，不用麦冬之多，则火不能息矣。"喻嘉言曰："此方治胃中津液干涸，虚火上炎，治本之良法也。"

麦门冬汤开辟了甘寒养阴法的先河，对后世温病治疗学影响深远。沙参麦冬汤之类方剂都是在此基础上发展起来的。沙参麦冬汤见于《温病条辨》，主治"燥伤肺胃阴分，或热或咳者"。名方必有广用，如陈修园以麦门冬汤治疗倒经，可谓特识。张锡纯在《医学衷中参西录》中载有加味麦门冬汤，用于治疗倒经，方中用山药代粳米，以补肾敛冲；加入生杭芍、桃仁、丹参，以开通下行之路，则冲任之血循其道而不上逆。

应用麦冬治疗阳明温病，津亏便秘的增液汤，出自《温病条辨》，由玄参30g、麦冬（连心）24g、细生地 24g 组成。临床主要用于治疗便秘以及咳嗽、慢性咽炎、口腔溃疡、慢性牙周炎、萎缩性胃炎、鼻衄、糖尿病、高血压、干燥综合征、皮肤瘙痒等属于阴津不足者。方中三药合用，重剂而投，大补阴液，润滑肠道，促使糟粕下行，并借寒凉清热，使诸症得解。《温病条辨》称其为"增水行舟之计，故名增液，但非重用不为功"。祝谌予先生在《名老中医之路》中介绍其治疗糖尿病的经验曰："我认为气阴两伤，脾肾虚损方是糖尿病的基本病理。在治疗上，我选用增液汤玄参一两，麦冬（连心）八钱，细生地八钱合生脉散为主，再加苍术配元参降血糖、黄芪配山药降尿糖（系施今墨先生的经验）为基本方。从肺、脾、肾三脏入手，尤以脾肾为重点，着重先后天两方面滋养培本论治，屡获显效。"

麦冬药用，《神农本草经》记载曰："主心腹结气，伤中伤饱，胃络脉绝，羸瘦短气。"张璐在《本经逢原》中曰："因过饱伤胃而致心腹气结，羸瘦短气，故宜以此滋其津液，通其肺胃。"指麦冬可养胃阴、滋津液，治疗一切胃阴亏损之证。症见心腹胀满不适，中焦脾胃受损，胃阴大伤，形消体瘦，短气，口唇干燥，嘈杂干呕，饥不能食，或食后胸膈不适，大便干结，舌红，苔少，或者舌光、干绛，脉细数等，临床常用麦冬治疗各种胃炎见有胃阴虚之象者，疗效显著。麦冬善养胃阴，故可疗乳络之虚，而善通乳。古有以麦冬与犀角合用之方治疗缺乳。《本草求真》谓："乳汁不开，用此则能通活。"《傅青主女科》有配伍麦冬的通乳丹。方药组成：人参一两，生黄芪一两，当归二两（酒洗），麦冬五钱（去心），木通三分，桔梗三分，七孔猪蹄二个（去爪壳）。水煎服。功用补气养血，生化乳汁。主治产后气血不足，乳汁点滴皆无，乳房柔软而无胀感。

麦冬可用于治疗各种心血管疾病。麦冬能增强心肌收缩力，增加冠脉流量，故可用于治疗冠心病、心绞痛。麦冬还有抗心律失常的作用，可预防心肌梗死后的心律失常。"千古补心第一方"——炙甘草汤中就有麦冬，出自《伤寒论》，原著177条云："伤寒脉结代，心动悸，炙甘草汤主之。"方药组成为炙甘草、生姜、人参、生地黄、桂枝、阿胶、麦冬、麻仁、大枣。可益气滋阴，通阳复脉，凡属气血不足，阴阳两虚者，用之可获良效。麦冬甘寒质润，直入心经，可滋心阴，清心火，除虚烦，临床常配伍五味子治疗各种内热扰心之症。热病之后，气阴耗伤，使人心烦不安，汗出口渴，乏力短气，常于各种益气药物中加入大量麦冬予以滋阴生津，每有良效。千古名方生脉散，千百年来把它当作救死回生的良方，至今仍被人们所应用。生脉散是由人参、麦冬、五味子所组成。三药伍用，药性平和，凉而不沉，补而不亢，具有补虚、固脱、复脉、救逆生津止渴、调荣养卫的效果。历代医家对此方多有论述，吴鹤皋谓："人参补肺气，麦冬清肺气，五味子敛肺气，一补一清一敛，养气之道毕矣。名曰生脉者，以脉得气则充，失气则弱，故名之。"柯韵伯解释说："麦冬甘寒，清权衡治节之司；人参甘温，补后天营卫之本；五味酸温，收先天天癸之原。三气通而三才立，水升火降，而合既济之理矣。"汪昂的解释更加精彩，他说，"人参甘温，大补肺气为君；麦冬止汗，润肺滋水，清心泻热为臣；五味酸温，敛肺生津，收耗散之气为佐。盖心主脉，肺朝百脉，补肺清心，则元气充而脉复，故曰生脉也。夏月炎暑，火旺克金，当以保肺为主，清晨服此，能益气而祛暑也。"汪昂担心人们记不住，于是就在《汤头歌诀》中这样写道："生脉麦味与人参，保肺清心治暑淫，气少汗多兼口渴，病危脉绝急煎斟。"暑令炎炎，汗出过多，耗气伤津，使人口干舌燥，手掌烦热，短气倦怠，心慌心悸，麦门冬寒润，养阴增液，补阴解渴，故宜用生脉散。秋冬燥甚，治疗很多病症加入适量麦门冬，效果甚佳。

张仲景配伍麦冬的方子温经汤，称调经第一方，用治疗月经病，每有效验。《金匮要略·妇人杂病脉证并治》有云："问曰：妇人年五十所，病下血数十日不止，暮即发热，少腹里急，腹满，手掌烦热，唇口干燥，何也？师曰：此病属带下，何以知之？曾经半产，瘀血在少腹不去，故唇口干燥也，温经汤主之。"温经汤原方：吴茱萸三两，当归二两，川芎二两，芍药二两，人参二两，桂枝二两，阿胶二两，生姜二两，牡丹皮二两（去心），甘草二两，半夏半斤，麦门冬一升（去心）。上十二味，以水一斗，煮取三升，分温三服，亦主妇人少腹寒，久不受胎，兼取崩中去血，或月水来过多，及至期不来。温经汤临床主要用于治疗痛经、绝经期疾患、乳腺增生、月经失调、不孕等病症。但此方美容作用往往被人忽视，方中的麦冬，《本草新编》曰："美颜色，悦肌肤。"当然了，温经汤的美容作用不是麦冬起决定作用，女人以血为本，月经好的女人，非常顺畅，量也多，颜色也红，反映在外，皮肤也是通透、细腻的，嘴唇饱满、红润，女人味更足。温经汤能养血、温经、调经，暖宫，被黄煌教授称为"古方温经汤，滋养女人的超级养颜方。"黄煌教授说："我在治疗女性月经不调时，也开始注意手掌皮肤。一般来说，手掌皮肤滋润、嫩白者，大多月经正常，而手掌皮肤干燥，尤其是指端皮肤粗糙干裂，甚至擦手时沙沙作响的女性，大多有月经不调或闭经。慢慢地，又发现有些女性，虽然没有手掌皮肤的开裂，但是指甲沟周边的皮肤多毛刺，指甲很脆，易裂、易断，面部的皮肤也是干干的，很容易出现细纹，口唇干瘪，不饱满，颜色比较淡，干燥、开裂，或感觉疼痛，或有热感，这样的女性也常常伴有月经异常。有这些指征的女性，用上温经汤以后再看她，脸色变得红润，手脚皮肤滋润啦，嘴唇丰盈饱满，头发也变得有韧性、有光泽了，身材更匀称，更有活力，整个人都变漂亮了，这不是名副其实的美丽方嘛！而且原来不受孕的，也容易怀胎。"

麦冬为《神农本草经》上品药，广泛的应用于临床，涉及的方剂较多，其不但可以内服，而且可以外用。《本草新编》有麦冬外治烫伤的验方："或问，麦冬但闻可以内治成功，未知亦可以治外证乎？曰：麦冬之功效，实于内治独神，然又能外治汤火，世人固不识也。凡遇热汤滚水泡烂皮肉，疼痛呼号者，用麦冬半斤，煮汁二碗，用鹅翎扫之，随扫随干，随干随扫，少顷即止痛生肌，神效之极。谁谓麦冬无外治哉。"

　　张仲景用麦冬的方剂还有薯蓣丸，限于篇幅，以后再谈。但上所列诸方，立法准确，组方严谨，药少力专，为后世医家所推崇。掌握其组方配伍特点，灵活应用，触类旁通，举一反三，对于识方、用方、制方，颇具指导意义。

二〇一九年十二月二十二日

三七——阳明厥阴血分之药，故治血病

　　三七，是云南白药的主要成分，作为名贵中药，以止血散血定痛著称。用作治病的三七，在"养生热"的催生下，制造了三七包治百病的热潮，但三七是何方神圣，如何应用，不是人云亦云就能够了解的。

　　三七，《神农本草经》不载，《本草纲目》曰："金不换，近时始出，南人军中用为金疮要药，云有奇功。"三七又名"金不换"，是言其珍贵。李时珍称其"近时始出"，说明三七明代开始药用，如何发现三七有治疗疾病的奇功，李时珍曰"南人军中用为金疮要药"，云南、广西等军队里有这种药，说明这种药早就在云南、广西少数民族中流传，后被军旅、商贾带到中原。李时珍验证之功效曰："杖仆伤损，瘀血淋漓者，随机嚼烂，罨之即止；青肿者，即消散。"这使人不禁想起"台儿庄战役"，来自云南第六十军的官兵，他们身上带有一小瓶白色的粉末。这些战士受了伤，不管伤势如何，只要还能动，把这白色的粉末，吃一点，外敷一点，又上阵拼杀，这种粉末就是后来的云南白药。李时珍不但用于外伤，通过实践又曰："产后服，亦良。大抵此药气味温，甘微苦，乃阳明、厥阴血分之药，故能治一切血病，与血竭相似。"

　　李时珍有菩萨之心，过去有一种"杖刑"的刑罚，因杖刑毙命者多矣，李时珍就嘱咐犯人受杖时先喝三七粉，这样受杖后，就不至于瘀血攻心而死。此方记载在《本草纲目》里，书中说："若受杖时，先服一二钱，则血不冲心。杖后尤宜服之。"

　　李时珍称三七为金不换，当然不是治疗跌仆损伤就能担此盛名，又总结其功效曰："止血散血定痛，金刃伤，跌仆杖疮、血出不止者，嚼烂涂，或为末掺之，其血即止，亦主吐衄血，下血血痢，崩中经水不止，产后恶血不下，血运血痛，赤目痈肿，虎咬蛇伤。"《本草纲目新编》记载："三七根，止血之神药也。无论上、中、下之血，凡有外越者，一味独用亦效，加入于补气补血药中则更神。盖此药得补而无沸腾之患，补红得此而有安静之休也。"

到了清代，由于《本草纲目拾遗》赞誉："人参补气第一，三七补血第一，味同而功亦等，故称人参三七，为中药中之最珍贵者。"而成了地方进贡朝廷的珍稀物品，源源不断的流入宫廷，其珍贵可见一斑。

到了"民国时期"，三七流入民间，人们对三七的药用价值有了更全面的认识。张锡纯是临床实践家，他认为，学中医"第一层功夫在识药性……凡药皆自尝试"，对三七更是进行了大量的临床实践。

张锡纯谓三七："凡疮之毒在于骨者，皆可用三七托之外出也。"这种说法来源于一次临床实践和自己患病的经历。

《医学衷中参西录》记载曰："丙寅季春，表侄刘某某，右腿环跳穴处，肿起一块，大如掌，按之微硬，皮色不变，继则渐觉肿处骨疼，日益加重。及愚诊视时，已三阅月矣。愚因思其处正当骨缝，其觉骨中作疼者，必其骨缝中有瘀血也。俾日用三七细末三钱，分作两次服下。至三日，骨已不疼。又服数日，其外皮色渐红而欲腐。又数日，疮顶自溃，流出脓水若干，遂改用生黄芪、天花粉各六钱，当归、甘草各三钱，乳香、没药各一钱。连服十余剂，其疮自内生肌排脓外出，结痂而愈。按此疮若不用三七托骨中之毒外出，其骨疼不已，疮毒内陷，或成附骨疽为不治之证。今因用三七，不但能托骨中之毒外出，并能化疮中之毒使速溃脓（若早服三七并可不溃脓而自消），三七之治疮，何若斯之神效哉！因恍悟愚之右腮肿疼时，其肿疼原连于骨，若不服三七将毒托出，必成骨槽风证无疑也。"其说的"右腮肿疼时"的病案也详细地记录在了《医学衷中参西录》一书中。

凡人腹中有坚硬之血积，或妇人产后恶露未尽结为癥瘕者，皆可用三七徐消之也。《医学衷中参西录》记载了一个医案："天津胡氏妇，信水六月未通，心中发热，胀闷。治以通经之药，数剂通下少许。自言少腹仍有发硬一块未消。其家适有三七若干，俾为末，日服四五钱许，分数次服下。约服尽三两，经水大下，其发硬之块亦消矣。"

张锡纯对于其自身试验而得出的临床经验，皆在"屡试屡效"之后方才下笔成书，《医学衷中参西录》被后世医家称为"第一可法之书"。

《医学衷中参西录》中记载了山东沂水刘某某来函。此山东沂水的刘某某当为山东中医学院老院长刘惠民，刘老先生不但学习张锡纯的著作，而且还不远千里赴奉天，在张锡纯创办的"奉天立达中医院"学习和工作。刘惠民老院长的来函是这么说的："仲夏，杨姓女，年七岁，患疳疾兼大便下血，身形羸弱，不思饮食，甚为危险。前所服中西治疳积之药若干，均无效，来寓求治。后学查看腹部，见血管现露，色青微紫，腹胀且疼，两颧发赤，潮热有汗，目睛白处有赤丝，口干不渴，六脉沉数，肌肤甲错，毛发焦枯。审证辨脉，知系瘀血为恙也。踌躇再四，忽忆及向阅《医学衷中参西录》，见先生论用三七之特殊功能，历数诸多奇效，不但善于止血，且更善化瘀血。遂俾用三七研为精粉，每服七分，朝夕空心时各服一次，服至五日，而大便下血愈。又服数日，疳疾亦愈。用三七一味，治愈中西诸医不能治之大病，药性之妙用，真令人不可思议矣。"在山东中医界，没有不知道刘惠民院长者，但对这封信不知道得多，不知道刘惠民是张锡纯弟子的更多矣。

柳少逸老师毕业于刘惠民任院长时的山东中医学院，深受两位大家的影响，对三七有独到的体会，其谓："三七有祛瘀安新之功，一味三七，可代《金匮》之下瘀血汤，而较下瘀血汤稳妥，为抗癌之要药。"在肝硬化、肝癌治疗中常配伍三七应用。《柳少逸医案》记载的"柴胡鳖甲煎证案"可资参考。

阎某某，男，42岁，农民，1990年3月就诊。腹胀、乏力、下肢浮肿1月余，病人于1个月来感腹胀剧烈，不能纳食，稍进饮食则胀甚，并感乏力，不能户外活动，下肢浮肿，按之凹陷不起，且常鼻衄、齿衄，大便稀溏，小便黄赤。检查：面部及颈、胸部有多个痴蛛痣，肝病容及肝掌。唇红绛，舌红绛无苔，脉弦细数。B超：肝右叶包块（3.4cm×4.6cm）。门静脉宽1.8cm，脾厚6.4cm。证属肝胆气郁，日久化热，暗耗肝阴，正虚邪实。治宜枢转气机，扶正散瘀。予柴胡鳖甲煎治之。处方：柴胡15g，黄芩12g，半夏10g，童参15g，龟甲15g，鳖甲15g，三七10g，白花蛇舌草30g，半枝莲30g，水蛭10g，黄芪15g，厚朴15g，甘草10g，生姜5片，大枣5枚，水煎服。服上方 10 剂后，腹胀减轻，鼻衄、齿衄好转，可进少量饮食，服药 20 剂后，做 B 超复查：肝右叶包块缩小（0.9cm×0.9cm），门静脉缩至 1.6cm，脾厚减至 5.6cm。续服药 50 剂，再行 B 超检查：肝右叶包块消失，门静脉及脾恢复正常。但病人仍感腹胀、便溏、纳差，上方加赤芝 15g，砂仁 12g，云苓 15g，白术 15g，去水蛭 10g。再服 20 剂，病情基本稳定，惟有时仍感腹部胀闷，便时稀。B 超示：肝大，光点粗，回声仍有不均质。病人感觉良好，可参加一般农业劳动。随访 5 年，无复发。

张锡纯通过实践得出三七的种种功效多矣，只选取几则病案，说明三七的特殊功效。《医学衷中参西录》中，还记载了三七："善化瘀血，又善止血妄行，为吐衄要药。病愈后不至瘀血留于经络证变虚劳（凡用药强止其血者，恒至血瘀经络成血痹虚劳）。兼治二便下血，女子血崩，痢疾下血鲜红（宜与鸦胆子并用）久不愈，肠中腐烂，浸成溃疡，所下之痢色紫腥臭，杂以脂膜，此乃肠烂欲穿（三七能化腐生新，是以治之）。为其善化瘀血，故又善治女子癥瘕，月事不通，化瘀血而不伤新血，允为理血妙品。外用善治金疮，以其末敷伤口，立能血止疼愈。若跌打损伤，内连脏腑经络作疼痛者，外敷、内服奏效尤捷，疮疡初起肿疼者，敷之可消（当与大黄末等份，醋调敷）。"

为证明三七既善化血，又善止血，张锡纯亲自试验，对破伤流血者，用三七末擦之则其血立止，是能止血也；其破处已流出之血，着三七皆化为黄水，是能化血。

张锡纯应用三七越广，越感觉三七之奇，其晚年曰三七："直如神龙变化，莫可端倪。"就是说三七的药用价值，简直太神妙了，像神龙一样，无法总结到底有多少种用法。现代还在"神坛"的三七，若用之得当，是为养生仙丹，但临床报道，三七为害，也不可忽视，在服用前，最好找中医咨询。

应用三七养生保健，大家关注的多是"心脑血管病"。王致效医师曾写文章说：常服单味三七，会导致人体的血液呈现出"无瘀血"的"高凝血"状态，虽然没有瘀血存在，但长时间血液处于"高凝血"状态，并不是一件好事。如果配伍丹参，可以降低单独服用三七时的副作用，因为丹参也是防治心脑血管疾病的良药，丹参的活血作用，正好可以改善单独吃三七时产生的"无瘀血"的"高凝血"状态，二宝配合，血液就会既无"瘀血态"也无"高凝血态"，对于预防心脑血管疾病有一定的效果。

气为血之帅，血为气之母，单纯的活血，会导致病人气虚，使病人浑身难受。这时，在王致效医师药方的基础上，再加一味西洋参，既补了气，又通过气的推动作用加速了瘀血的化解，三味药合用颇为周全，对高脂血症、冠心病、高血压，甚至脑动脉硬化等为血瘀体质者，有明显的治疗效果。

最后，要特别强调的是，本文说的三七绝不是土三七，土三七有毒，若服用不当，则会导致严重的肝损害。

二〇一九年十二月二十五日

杜仲——悲怆的"纤夫的爱"

日照早有用杜仲泡酒、杜仲炖猪腰子治疗风湿痹痛的习惯，但杜仲制茶是近几年才兴起的。

中药杜仲之名原是一个人名。《本草纲目》记载："昔有杜仲服此得道，因以名之。思仲、思仙，皆由此义。"一个叫杜仲的人服此之后，得道成仙了，这当然只是一个美丽的传说，人们为了纪念他发现了良药，救人苦难，故又称此药为思仲、思仙。李时珍又曰："其皮中有银丝如棉，故曰木棉，其子名逐折。"所以杜仲又有木棉、丝连皮之谓。

我相信这个传说，但我更愿意相信这是洞庭湖上一个叫杜仲的青年纤夫，为给患腰膝疼痛的纤夫们寻找治病良药的故事。故事说，在洞庭湖上靠小木船运输货物，船上拉纤的纤夫由于长年累月低头弯腰拉纤，以致积劳成疾，他们当中十有八九患上了腰膝疼痛的顽症。善良的杜仲为了能解除纤夫们的疾苦，只身到大山里采药。几十天后，经采药老翁的指点，杜仲终于采到了这种药，但他却因过度劳累，从高山陡坡上掉到了八百里洞庭湖里。纤夫们听到此噩耗，寻找了九九八十一天，终于找到了杜仲的尸体，他怀里还紧紧抱着一捆采集的树皮。纤夫们含着泪水，吃了他采集的树皮，果真腰膝痛好了。为了纪念杜仲，人们将此树皮命名为杜仲。

活剥树皮总归不人道，好在人们发现杜仲叶子也像皮一样有白丝，把叶子熬水品饮，滋味竟比杜仲树皮还要甘甜，而且有跟杜仲树皮相似的作用。于是人们将杜仲叶子制成茶，经常饮用，并称其为"长寿叶"。经过几千年的实践检验，杜仲叶终于被 2005 年版《中华人民共和国药典》收载，正式成为药品，有了自己的户口。杜仲叶：微辛、温，归肝、肾经，具有补肝肾、强筋骨、降血压的功效，主治肝肾不足，腰膝酸软，筋骨痿弱等症。

不可否认，现代药理研究促进了中药学的发展，拓展了中药的应用。《神农本草经》记载杜仲有云："主腰脊痛，补中益精气，坚筋骨，强志，除阴下痒湿，小便余沥。"历代医家将其作为补肝肾、强筋骨、安胎要药，而没有降低血压之谓。神农时期及西医传入中国前，不可能有血压计来测量血压，而后通过人们的实践，得出"杜仲是最温和而安全的降血压药物"，具有稳定、缓和、递增而持久降压的功效，并且对预防化学药物造成肝肾损伤有一定效果。值得注意的是，杜仲叶的降压效果优于皮，杜仲叶能明显增加冠状动脉流量，而杜仲皮无此作用；杜仲叶降血压具有双向调节作用，在治疗高血压方面，疗效显著，被医学界誉为优质的天然降压药物。

说到杜仲有降压的功效，就不得不说说近代名方——天麻钩藤饮。在"三高"多发时代，我估计此方的使用频次远远高于桂枝汤、麻黄汤这两个《伤寒论》中的第一二方。

天麻钩藤饮首载于《中医内科杂病证治新义》，出版于1956年，是现代方剂。由天麻、钩藤、石决明、山栀、黄芩、夜交藤、朱茯神、益母草、杜仲、桑寄生、川牛膝组成，为高血压头痛而设。该方在中医辨证论治的基础上，结合现代药理研究的成果，认为高血压头痛病因多为肝火厥逆，上攻头脑。故在选药上，以平肝息风的天麻、钩藤为主药，配伍清肝降火药黄芩、栀子。另一方面，结合现代药理研究的成果，配以黄芩、杜仲、益母草、桑寄生等降压药物。又根据西医治疗高血压病常用利尿剂和扩血管药物，方中之杜仲、牛膝、益母草，均有良好的扩血管及利尿作用，提高了方剂配伍的针对性、有效性。此方，可以说是中西医结合的成果。柳少逸老师说："虽然是现代方剂，但仍适用方证理论，紧紧抓住头昏脑涨、脸红喜凉，失眠、腰膝酸软主症，不论何疾病，屡用屡效。"《柳少逸医案选》记载"天麻钩藤饮证案"。

姜某某，男，60岁。1974年4月10日初诊。头目眩晕，伴头痛耳聋，暴躁易怒，面色涨红，口苦、心烦不得眠，左侧手足麻木欠灵，言语尚清。查：舌红薄黄苔，脉弦数。血压230/100mmHg。辨证：肝火偏盛，火动阳亢。

治则：清泻肝火，潜阳息风。方药：天麻钩藤饮合栀子豉汤加减。处方：天麻 10g，钩藤 12g，黄芩 10g，栀子 10g，豆豉 10g，菊花 12g，杜仲 12g，寄生 12g，牛膝 15g，生白芍 15g，生龙骨 30g，生牡蛎 30g，甘草 6g，水煎服。4 月 14 日，药后诸症如前。查：舌红白薄苔，脉弦（血压 225/100mmHg）。上方加夏枯草 12g，槐米 12g，水煎服。5 月 9 日，服药十余剂，诸症大减，血压稳定，查：舌红苔薄，脉弦（血压 160/90mmHg）。仍宗原意，上方加珍珠母 30g 继服。5 月 14 日，诸症悉除，病臻愈可，血压稳定。查：舌红苔白薄，脉弦缓。予以托盘根、草决明代茶，嘱常服以固疗效。

天麻钩藤饮自问世以来，被广大医者所喜用，不但用于治疗高血压，而且配伍补阳还五汤用于治疗脑中风后遗症，也取得了很好的疗效。

杜仲为补肝肾、强筋骨之良药。《本草汇言》中记载："凡下焦之虚，非杜仲不补，下焦之湿，非杜仲不利，脚胫之酸，非杜仲不去，腰脊之痛，非杜仲不除。然色紫而燥，质绵而韧，气温而补，补肝益肾，诚为要剂。如肝肾阳虚而有风湿病者，以盐酒浸炙，为效甚捷。"《本草纲目》谓："杜仲，古方只知滋肾，惟王好古言是肝经气分药，润肝燥，补肝虚，发昔人所未发也。盖肝主筋，肾主骨，肾充则强，肝充则筋健，屈伸利用，皆属于筋。杜仲色紫而润，味苦微辛，其气温平，甘温能补，微辛能润，故能入肝而补肾，子能令母实也。"李时珍同时记载了一个医案：一少年新婚，得了脚软病，且疼甚，有医者以为是脚气病，治疗无效，后用杜仲一两，用半酒半水一大盏煎服，三日能行，又三日痊愈。他说，此乃肾虚，非脚气也，杜仲能治腰膝痛，以酒行之，则为效容易矣。配伍杜仲治疗肝肾虚腰背痛的有《备急千金要方》中的独活寄生汤。孙思邈曰："夫腰背痛者，皆犹肾气虚弱，卧冷湿地当风所得也，不时速治，流入脚膝，为偏枯冷痹缓弱疼重，或腰痛挛脚重痹，宜急服此方。"药物组成：独活三两，桑寄生、杜仲、牛膝、细辛、秦艽、茯苓、肉桂心、防风、川芎、人参、甘草、当归、芍药、干地黄各二两。

独活寄生汤为治疗痹证的名方，也是治疗腰痛的效方。主治：痹证日久，肝肾不足，气血两虚，经络瘀滞。常用于现代风湿性关节炎、类风湿关节炎、坐骨神经痛、腰椎间盘突出症、强直性脊柱炎、腰椎骨质增生等疾病。本方的药物剂量的特点是必须要注意的。古人曾言，不传之秘在于量，而孙思邈明明标上了剂量，但后人用此方时，往往将独活的用量和其他药平行或少于其他药，这样使用方子虽对，但却难以取效，不是方子不行，是自己学医不精。使用本方独活量要大，而且要多于其他药。天津名老中医王士福在《治痹之秘在于重剂》一文中谈到"如疼痛较重，舌苔白厚而滑者加独活一味，此药不但有疏风散湿之功，若用至60g既有镇痛之神效又无副作用"。

吴崑在《医方考》一书中解此方曰："肾气虚弱，肝脾之气袭之，令人腰膝作痛，屈伸不便，冷痹无力者，此方主之。肾，水脏也，虚则肝脾之气凑之，故令腰膝实而作痛。屈伸不便者，筋骨俱病也。《灵枢经》曰：'能屈而不能伸者，病在筋；能伸而不能屈者，病在骨。故知屈伸不便，为筋骨俱病也。'冷痹者，阴邪实也；无力者，气血虚也。是方也，独活、寄生、细辛、秦艽、防风、桂心，辛温之品也，可以升举肝脾之气，肝脾之气升，则腰膝弗痛矣；当归、熟地、白芍、川芎、杜仲、牛膝者，养阴之品也，可以滋补肝肾之阴，肝肾之阴补，则足得血而能步矣；人参、茯苓、甘草者，益气之品也，可以长养诸脏之阳，诸脏之阳生，则冷痹去而有力矣。"

《内经》曰："风寒湿三气杂至，合而为痹也。其风气胜者为行痹，寒气胜者为痛痹，湿气胜者为着痹也。"迨至痹证日久，久病多虚，久病多瘀，久病入络。久病多虚，此方故有八珍汤之治；病程日久，由初期的病在"筋脉肉骨"累及"脏腑"，用桑寄生、杜仲、牛膝、肉桂心、干地黄等益肝肾之品；久病多瘀，久病入络故用牛膝、川芎、当归三药活血通络；风寒湿未除，独活、桑寄生、细辛、秦艽、防风祛风散寒除湿；痹证表现为"痛"，独活、秦艽、杜仲、肉桂都有明显的止痛作用，而且细辛的止痛力更强，从而有显著的近期止痛效应。由于方中补益肝肾、益气养血等药物的配伍，标本同治，有较好的远期疗效，故有"痹证首选方"之谓，也成了治腰腿痛的专方。

《神农本草经》言杜仲："除阴下痒湿，小便余沥。"《本草汇言》有一方可疗：川杜仲四两，小茴香二两（俱盐、酒浸炒），车前子一两五钱，山茱萸肉三两（俱炒）。共为末，炼蜜丸，梧桐子大。每早服五钱，白汤下。

　　此外，杜仲还为安胎的要药，用治妇人胞胎不安。《圣济总录》有杜仲丸之药方：杜仲不计多少，去粗皮，细锉，瓦上焙干，捣罗为末，煮枣肉糊丸，如弹子大，每服一丸，嚼烂，糯米汤下。治频惯堕胎或三四月即堕者，《简便单方》有一方：于两月前，以杜仲八两（糯米煎汤，浸透，炒去丝），续断二两（酒浸，焙干；为末），以山药五六两为末，作糊丸，梧子大。每服五十丸，空心米饮下。

　　临床上，要注意杜仲恶蛇蜕皮、玄参。

　　为了更好地保护杜仲树，呼吁大家多应用杜仲叶，少用杜仲皮，使悲怆的“纤夫的爱”不再重演。

二〇一九年十二月二十七日

数九严冬到腊八　腊八粥里配黑豆

　　过了腊八就是年，腊八粥作为年味之首，喝过了腊八粥，迎接新年的各种仪式开始了。腊八粥是由多种食材熬制的粥，虽然，不同的地域食材不一样，但北方似乎都有黑豆、黄豆、红豆、绿豆、白饭豆等，无米不成粥，大米和小米也是不能缺少的。

　　俗话说，"腊七腊八冻掉下巴"。前几天，还温暖如春，突然寒流来袭，天气就冷了下来，流感也随之而来。今年的"冬行春令，阳气失藏"的气运，本该冬眠的蛰虫爬出地面，本应结冰的水依旧流淌，本该落叶的树木却发芽开花，本该敛藏的阳气，还在外散着。人体中下大虚，虽表面健康，却会出现邪热之证。临床表现为：外有寒束内有阳气闭郁，出现阳郁化热的症状，病人表现为背部怕冷，脖子怕风，头痛等一派伤寒的表现；而前胸则出现咽喉肿痛，鼻塞上火，咳嗽，发热等热病的表现。此表现，正如《黄帝内经》里说："今夫热病者，皆伤寒之类也。"为什么多小孩、老人？《黄帝内经》曰："冬不藏精，春必病温。"小儿脏腑之气未充，老人多有虚损，伤寒专打下虚的人是其重要原因。

　　如此气运，不独今年有之，古代早就总结出了这个季节喝腊八粥的养生智慧，如果说腊八粥是为了"祭祀"，我更相信，这是人们长期与疾病做斗争的经验总结。有古书记载道："季冬八日，用糯米、籼米、绿豆、红豆、黄豆、黑豆、白豆、腊肉剁碎杂煮作粥者，名腊八粥。食之老者健，少者无灾。"明确说明食用腊八粥"老者健，少者无灾"。彭子益在《圆运动古中医学》中曰："凡虚损之家，与老人小儿，最宜食品治病，宜重视之。不得已而用药，亦须本食品之旨。药虽补剂，亦伤胃气，经验自知。"腊八粥里的各种豆子长的似肾，凡种子皆可补肾，一颗种子可以顶开土地，破土而出，可见其内在勃发的生命能量。《摄生众妙方》中五子衍宗丸，究其治病原理，其实就是补充肾气，增强人体内的阳气。"五色入五脏"，各种颜色的豆子，能全面地滋养五脏六腑，可谓一碗腊八粥，养生大智慧。

腊八粥不但能预防疾病，病已成还能治疗。腊八粥里的黑豆、红豆、绿豆不就是"扁鹊三豆饮"吗？扁鹊三豆饮随着彭子益《圆运动的古中医学》而推广开来，彭子益认为：冬春"温病"流感，是肾气不固，木气根不稳，让木气疏泄，冲开肺金、相火逆腾，中下大虚之病。说白了就是先天肾气不足，或者冬天肾气收藏不充分。此方最"平淡和养"，能把阳气敛藏住，丝毫不伤及"根本"。彭子益应用"扁鹊三豆饮"时，将红豆改为了黄豆，更切合病机，用于治疗小儿风热感冒、扁桃体炎、湿疹、惊风、疱疹性咽峡炎等。黄豆和黑豆养肝木，补中气，降肝胆经相火；绿豆清肝热，是治疗温病的平和之剂。彭子益治疗温病还有一个方子乌梅白糖汤，乌梅味酸，能收敛外散的相火、肝木之气，生津液。肝木主疏泄，疏泄太过，相火就会过分地外散。乌梅能扭转这种失衡的气机。白糖能补中而不横滞，与乌梅酸甘生阴，最宜温病虚证，故服之病愈。若发热仍兼恶寒，彭子益曰："是感大气之疏泄，又感大气之收敛，而本身卫气，闭束不舒，故加薄荷，以开卫气之闭束也。"现在，两方常联合应用。体内有湿气，小便不利加白饭豆，名"四豆饮"。如尿量多、出汗减除白饭豆。

"扁鹊三豆饮"中的黑豆，被称为肾之谷，色黑属水，最能补肾，"要想长寿，常吃黑豆"，被历代养生家推崇。黑豆，分为两种，乌皮青仁豆和乌皮黄仁豆。顾名思义，青仁黑豆，里面的颜色青绿，是传统的黑豆，被人们称为"黑珍珠"，色青入肝，色黑入肾，所以能补肝肾；乌皮黄仁豆是从日本引入的一个品种。《本草纲目》曰："服食黑豆，令人长肌肤，益颜色，填筋骨，加力气，乃补虚之神秘验方也。"《本草纲目拾遗》言其："服之能益精补髓，壮力润肌，发白后黑，久则转老为少，终其身无病。"说明黑豆是冬季进补的第一药食两用品，起到了"冬季进补，来年打虎"的作用。李时珍举例"李守愚每晨水吞黑豆到老不衰""陶华以黑豆煮盐，常时食之，云能补肾"。

黑豆，性味甘、平、无毒。有活血、利水、祛风、清热解毒、滋养健血、补虚乌发的功能。《本草纲目》说："黑豆入肾功多，故能治水、消胀、下气、制风热而活血解毒，所谓同气相求也。"常用于肾虚阴亏，消渴多饮，小便频数；肝肾阴虚，头晕目眩，视物昏暗，或须发早白；脚气水肿，或湿痹拘挛、腰痛；腹中挛急作痛或泻痢腹痛；服药中毒或饮酒过多等。

黑豆治疗消渴。《普济方》中有消渴救治丸：黑豆（炒香）、天花粉各等份。研为细末，面糊为丸。每次 15g，每日 2 次。临用时，另用黑豆 15g，煎汤送服。用以"治肾虚消渴难治者"。彭子益有云："消渴肝木失根，风动消耗津液，故渴。风动疏泄，故又小便太多，是乃难治大病。"又云："本肾气丸的原理，用辽刺多的小海参一枚，黑豆一把，煮烂食极效。"他认为，此病乃形质的亏损，非草木之力所能挽回。此方一为血肉之品，一为谷食之精。海参大补肾中阳气，黑豆大补肾水，水火均足，水静风平，疏泄遂止。他赞扬此方："凡肾家亏损，及年老甚，真有不可思议之妙。"彭子益解此方曰："凡补品，多数皆有偏处，或生胀满，成生燥热，种种不适，功不抵过。惟此方，服之愈久，神愈清，气愈爽。海参大补肾阴，又补肾阳，世人只知补肾阴也。煮法先将海参用温水泡一小时，用手捏去，换水两大碗，加黑豆一把，微火煮八小时，取出海参，剥去沙坭，肠勿去。连汤食。海参精华全在汤中也。肾家虚损，力可回天。凡病精神不振、饮食减少，补中药服之不受者，可速服此方以补中气之根源即效。能于子时后寅时前服下，效力更大。凡半身不遂，经脉不通，癥瘕，皆可借子后寅前造化旋转之力，以宏海参黑豆补肾水火之功，而复中气之旧也。消渴属于热者，小黑豆煮浓汤，常常服之，胜于食凉药。"对彭子益此方，我介绍给多位糖尿病人服用，效果显著。我的一个亲属得纵隔肿瘤，嘱其常服此方，十年病情稳定。

黑豆油治疗小儿湿疹有很好的治疗作用，用之配成药膏，用于治疗亚急性湿疹、慢性湿疹、玫瑰糠疹、神经性皮炎、银屑病疗效确切。

在《神农本草经》中未载黑豆，但有"大豆黄卷"之记。陶弘景曰："黑大豆浸水使出芽，生五寸长，晒干，名为黄卷。"李时珍说："大豆有黑、青、黄、白、斑数色，惟黑者入药，而黄豆、白豆炒食，或做豆腐食，或造酱榨油。"说明大豆黄卷是用黑豆做成的，《神农本草经》谓大豆黄卷："味甘平。主湿痹，筋挛，膝痛。生大豆，涂痈肿。"我无从得知，神农时期为什么不用黑豆而用大豆黄卷，而古代本草中记载黑豆与大豆黄卷功效基本一致。《本草便读》曰："豆卷，即黑豆浸水中生芽者也，其性味功用，与黑豆大同。然其浸水生芽，则有生发之气，故亦能解表。至于宣风解毒，乃豆之本性，能舒筋者，亦因水湿所困耳。"《本草汇言》曰："大豆黄卷，活血气，消水胀之药也。蓐妇药中多用之，有行瘀血之妙也；水肿方中多用之，有行水之功也。仰思前古治湿痹久着与筋挛膝痛，皆血与水气之所结也。"张仲景《金匮要略》薯蓣丸用的就是大豆黄卷。

薯蓣丸号称补虚第一方，现代更是冬季进补膏方中首选方剂，是张仲景治疗"虚劳"的经典方剂，主治"虚劳诸不足，风气百疾"，由二十一味中药组成，组方十分神妙。

薯蓣丸方：薯蓣三十分，当归、桂枝、干地黄、神曲、豆黄卷各十分，甘草二十八分，川芎、麦门冬、芍药、白术、杏仁各六分，人参七分，柴胡、桔梗、茯苓各五分，阿胶七分，干姜三分，白蔹二分，防风六分，大枣百枚（为膏）。上二十一味，末之，炼蜜和丸，如弹子大，空腹酒服一丸，一百丸为剂。

薯蓣丸主治虚证兼顾外邪。柳少逸老师在其编著的《金匮方证便览》解此方曰：人身之元气，主于肺而根于肾，一经亏损，不易恢复，全赖后天水谷之气以资生长。因脾胃为营卫气血生化之源，非饮食无由而补充，故谓"虚劳诸不足，风气百疾，薯蓣丸主之。"对此方之解，《金匮要略心典》有云："虚劳证多有夹风者，正不可独补其虚亦不可着意祛风气。仲景以参、地、芎、归、苓、术补其气血，胶、麦、姜、枣、甘、芍益其营卫，而桔梗、杏仁、桂枝、防风、柴胡、白蔹、黄卷、神曲祛风行气，其用薯蓣最多者，以其不寒不热，不燥不滑，兼擅补虚祛风之长，故以为君，谓必得正气理而后风气可祛耳。"细辨之，该方寓后世之八珍汤合阿胶、麦冬以补气血，桂枝汤以和营卫；理中丸以温中健脾；减味之柴胡桂枝干姜汤以和解散结，温里祛寒。薯蓣，即山药。其味甘，性平，既能补气，又能养阴。补而不滞，养阴不腻，为培补中气最为平和之剂。薯蓣丸，以其扶正达邪，平补三焦，安和五脏之功，而具攘外和内之治，故《金匮要略》用治"虚劳诸不足"之证。现代研究表明，该方有抗氧化作用，能提高机体免疫功能。故可用于治疗呼吸系统之肺结核，及肺炎后期等病症；尚可用于消化系统之慢性胃炎，胃及十二指肠溃疡等；循环系统之冠心病，血液病等；泌尿系统之慢性肾炎，慢性膀胱炎，前列腺肥大等；以及内分泌系统、神经系统、免疫机制等疾病而见虚劳证候者。吉忱公对五脏虚损之疾病多用此方，辨证并辅以时方而施治，每收卓效。

薯蓣丸服药方法也很讲究。"炼蜜和丸""空腹酒服""一百丸为剂"。此因蜂蜜补而不燥，滋而不腻，为补养脾阴之良药；以酒送服，目的在于借酒辛通，助药力发挥。"一百丸为剂"，即以"一百丸"为一疗程，不能速效，当长期服用，则能慢慢改善气血阴阳诸不足的体质。

二〇二〇年元月一日

昨晚的一场雪，下得潇潇洒洒，我的老同学山东省成武县中医院肖钦运主任也飘然而至，来到日照。我们相约雪后到我的老家，坐在老房子里赏雪、品茶、叙旧。

雪后寒冷的天气里，车子小心地行驶在公路上，车窗外洁净的雪野，宽阔而畅快；逶迤起伏的小山，如银蛇起舞。到家，一院的雪在阳光照射下显得圣洁美丽。

我看肖兄急切地寻找着什么，便用手一指，说："你前年给我的腊梅栽在影壁墙下。"肖兄说："此时正是赏梅的好季节，有雪岂能无梅？"卢梅坡曾作诗曰："有梅无雪不精神，有雪无诗俗了人。日暮诗成天又雪，与梅并作十分春。"我走到腊梅前，手抖梅枝，覆盖在梅花上的雪纷纷落下，顿时，看到一树梅花精神地开放着，在寒冷里香艳飘逸，散发着诱人的气息。

肖钦运是山东省菏泽市名中医药专家，其工作室被命名为"菏泽市名中医药专家传承工作室"。他有着深厚的中医理论基础知识和丰富的临床实践经验，临床之余著述颇多。我们一边欣赏着梅花，一边回顾着梅花的药用。肖兄说："现在正是采摘梅花作药用的最佳季节，此时采摘方有此性味、此功效。医者，意也，善于用意，即为良医，中医遣方用药历来讲究'道地'二字。"我说："《神农本草经》记载'阴干，曝干，采造时月，生熟，土地所出，真伪新陈，并各有法'。中药采摘时间非常关键，《红楼梦》里'冷香丸'药物不多，但对药物的采集时间有严格的规定，配好这么一料药丸，没有几年时间是不行的。"肖兄说："冷香丸用春天开的白牡丹花蕊十二两，夏天开的白荷花蕊十二两，秋天开的白芙蓉花蕊十二两，冬天开的白梅花蕊十二两，这四样花蕊，于次年春分晒干，和秃头和尚给的那包做引的药末一起研好；再要雨水节气这天的雨水十二钱，白露节气这天的露水十二钱，霜降节气这天的霜十二钱，小雪节气这天的雪十二钱。用这四样水把药末调匀，再加蜂蜜十二钱、白糖十二钱，调制成龙眼大的丸子，盛在旧瓷坛内，埋在花根底下。如此制作精良的药丸，确是很麻烦，虽是文学化了的药丸，但也足以说明药物采集时间对治疗疾病取效很是关键。"

我们贪婪这雪后的美景，踏着积雪去往我家后山的"农家乐"。白雪覆盖的大地苍茫一片，沟沿向阳处的益母草在雪的映衬下，更加青翠，等待来春。我们拔出一棵益母草，益母草全草入药，需夏、秋间花开时，割取地上全草，晒干。而现在采收即使是益母草，也没有什么药效，也就是野菜而已。"三月茵陈四月蒿，五月砍来当柴烧。"不按时节采摘的中药材，有名无实，跟烂草根、木头没有什么两样。

我说："益母草在全国大部地区均有分布，日照就是益母草的主产区，中医遣方用药历来讲究'道地'二字。所谓道地药材，由当地气候、地理环境培育而出，具有特殊的禀赋。"

爬到小山顶，山后的日照水库烟波浩渺，水库下游的付疃河犹如一条弯曲的玉带，缠绕在群山间，一片银装素裹之象。肖兄感慨日照生态自然环境的优美，在学校里号称诗人的他，不禁吟起了陈毅元帅的诗："大雪压青松，青松挺且直。要知松高洁，待到雪化时。"我说："陈毅元帅《青松》诗里写的青松，是挺拔笔直的那种松树，我们日照的黑松直的不多，苍劲虬曲，坚韧不拔，很适合在当地生长，这应该是道地的松树品种，适应了这里的自然气候，所以生命力旺盛。"

就像一方水土养一方人一样，草草木木在适宜的地理环境里，又生长了出来。肖兄说："某些中药材产地'道地'无道，盲目种植发展，就是被破坏了的中医药生态环境，只有像治理环境一样，下定决心治理中医药生态，我们中华民族的瑰宝才能重新焕发出旺盛的生命力。"

我说："我的老师柳少逸先生讲，中国人骨子里就存有中医药文化的，中医药文化在中国大多数老百姓中具有深厚的基础。20世纪70~80年代以前的中医，基本功就是识药，一方水土养一方药材，一方药材治一方疾病。当地药材长在什么地方、什么环境、什么模样、什么颜色、什么味道、用什么部位、如何炮制等，他们都亲自体验，心中有数，使用起来也得心应手。老百姓更是掌握了很多中药知识，甚至治病的法门，中医的根在民间。中医药学知识和经验必须'从群众中来，到群众中去'。中医的生命力在于临床，但根本要具有古中医学的世界观和方法论。"

肖兄说："我知道你为什么写书了，不同于别人写中药的文体，就是想用朴素的语言、柔美的文字唤醒早已沉睡的民间中医药文化意识？"我说："我长期从事中医临床、教学和管理，对中医药的现状了解得比别人深刻，现在最需要唤醒和重新点亮人们的中医梦想，让人们在阅读我的书时，发现中药就伴随在我们身边，从自然界的花花草草中，发现中药自然之美、组方之意、治病之魂。为患疾的人们指明一个方向，把疾病掌握在自己手里，找到一个适合自己的疗法；也使人们都懂点中医药，懂得一些'简便廉验'的治病方法，使用身边的草木自我调理；给中医学子树立以象取类、用药法于象的思维；给临床中医大夫提供中药在方剂中的配伍奥秘和治病原理。"肖兄说："我看到一篇网文——《2020年，孩子，你一定要懂点中医》，文章很是感人。如果天下的父母都那样教育孩子，让孩子都学习点中医药，中医振兴就有希望，中华民族的瑰宝必将永远屹立于世界之林。"

我俩看着手机读完短文，内心被深深地震撼。我无从得知这位母亲是不是一名中医工作者，但她一定对中医有着无比的挚爱，并深受中医恩惠，才从心底里发出肺腑之言。现在国家推行中医药文化进校园活动，是传承中医药的善举，让孩子们了解中医，懂得中医，是给予他们巨大财富，从而帮助他们拥有健康人生。肖兄说："学校的绿化美观精致，如果将绿化都换成观赏性的中药品种，一花一木一世界，一草一树一人生，在潜移默化中，让孩子们学习中药，效果应该会更好，也解决了城市孩子识药的问题。中医药从孩子抓起，就有无限希望。"

我对肖兄说："中医是中华文化的载体，弄懂了，就知道如何面对疾病，如何面对人生，让你真正健康快乐地活着。刚开始我写文章的目的，并不是想着出书，就是想通过写中药，写出本草之美、本草之用，给人们树立正确认识中药的思维方法。我将写完的文章发给柳少逸、蔡锡英老师后，老师的肯定更坚定了我继续写作的决心。我还要感谢你。"他问："为何？"我说："我的文章发到论坛上，你和同学们都中肯地给予了鼓励，你们的赞赏也是我写作的动力。今天请你来，还要请你帮助我修改文章。"肖兄高兴地说："愿意效力。"我和他说："'编筐编篓，重在收口。'中医药方面的文章，引述

'经典'较多，不容易校稿，费博、苗子阳、刘萌萌、鞠文婷、焦自淑、汉蓉……诸位老师不厌其烦，牺牲休息时间为我校稿，正是他们的支持和帮助，才有了这本书稿的尘埃落定，我非常感谢他们。"

此文写到多半，武汉爆发了"瘟疫"，并随着春运蔓延到全国。我放下写作了一半的文章，积极投入到防"疫"当中，在这场战"疫"斗争中，国家高度重视中医药的作用，山东省对特定人群进行免费服用中医药方剂预防干预，我是指挥者之一，也是亲历者。中医药预防干预的效果非常明显，老百姓服药的积极性也很高，说明老百姓对中医药极大信赖，这就是中医药振兴的基础。自 2020 年 2 月 4 日开始，全国所有的"新冠肺炎"病人都要求中医药参与治疗，这说明国家层面在重大疫情防治方面对中医药的充分肯定。

今天，立春。没有一个春天不会到来，春来了，又是一个满目的青山，青山依旧在，中医药的希望也在。

二〇二〇年二月四日